Hilke Stamatiadis-Smidt

Harald zur Hausen

Otmar D. Wiestler

Hans-Joachim Gebest (Hrsg.)

Thema Krebs

3., vollständig überarbeitete und erweiterte Auflage

Hilke Stamatiadis-Smidt

Harald zur Hausen

Otmar D. Wiestler

Hans-Joachim Gebest (Hrsg.)

Thema Krebs

3., vollständig überarbeitete und erweiterte Auflage

Mit Beiträgen von

Christian Beitel, Monika Christ, Claudia Eberhardt-Metzger, Andrea Gaisser, Regine Hagmann, Gisela Harms, Birgit Hiller, Monika Preszly, Helga Schüssler, Carla Simon, Gerhard van Kaick, Sabine Wilcke

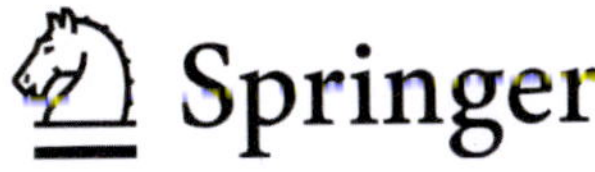

Hilke Stamatiadis-Smidt
Deutsches Krebsforschungszentrum, Im Neuenheimer Feld 280, 69120 Heidelberg

Prof. Dr. med. Harald zur Hausen
Deutsches Krebsforschungszentrum, Im Neuenheimer Feld 280, 69120 Heidelberg

Prof. Dr. med. Otmar D. Wiestler
Deutsches Krebsforschungszentrum, Im Neuenheimer Feld 280, 69120 Heidelberg

Dr. med. Hans-Joachim Gebest
Krebsinformationsdienst, Deutsches Krebsforschungszentrum, Im Neuenheimer Feld 280, 69120 Heidelberg

ISBN-10   3-540-25792-6 Springer Medizin Verlag Heidelberg
ISBN-13   978-3-540-25792-9 Springer Medizin Verlag Heidelberg

Bibliografische Information der Deutschen Bibliothek
Die Deutsche Bibliothek verzeichnet diese Publikation in der Deutschen Nationalbibliografie;
detaillierte bibliografische Daten sind im Internet über http://dnb.ddb.de abrufbar.

Springer Medizin Verlag

springer.com
© Springer Medizin Verlag Heidelberg 1993, 1998, 2006
Printed in Germany

Planung: Dr. Sabine Höschele
Projektmanagement: Lindrun Weber
Design und Einbandgestaltung: deblik Berlin
Titelbild: photos.com
SPIN 10827886
Satz: typographics GmbH, Darmstadt
Druck: Stürtz GmbH, Würzburg
Gedruckt auf säurefreiem Papier   2111 – 5 4 3 2 1 0

Geleitwort

Das Ziel aller Krebsforscher und Krebsärzte ist es, die Ergebnisse der Krebsforschung so schnell wie möglich in die Praxis, d. h. in die Diagnostik und Behandlung von Krebspatienten umzusetzen. Gerade in den letzten Jahren ist es durch wissenschaftliche Errungenschaften gelungen, bemerkenswerte Fortschritte zu erzielen. Die Übertragung neuester Erkenntnisse und die schnelle Kommunikation zwischen Krebsforschern und Krebsärzten in aller Welt wird in der Zukunft mit Hilfe der heute zur Verfügung stehenden Kommunikationsmittel immer erfolgreicher werden.

Die Übertragung neuester Ergebnisse in das Wissen und das Bewusstsein von Bürgern und speziell von Patienten und deren Angehörigen gehört ebenso zu den erklärten Zielen. Denn erst durch die aktive Mitarbeit von interessierten Bürgern und insbesondere Patienten, z. B. über die Gruppen der »advocats«, wie sie in den USA heißen, der sich für den Fortschritt der Krebsbehandlung einsetzenden Bürger, erfährt dieser Fortschritt den nötigen Nachdruck.

In diesem Prozess spielt eine Einrichtung wie der Krebsinformationsdienst (KID) des Deutschen Krebsforschungszentrums eine außerordentlich wichtige Rolle. Es gibt kaum einen Onkologen in der Deutschen Krebsgesellschaft, der nicht schon sein Wissen dem KID zur Verfügung gestellt und geholfen hat, die vielfältigen Fragen an den KID mit der notwendigen Expertise zu beantworten oder z. B. Texte für das Internet, für Broschüren, für dieses Buch inhaltlich mit zu gestalten oder gegenzulesen.

Die Deutsche Krebsgesellschaft, in der zahlreiche Krebsforscher und -ärzte zusammengeschlossen sind, und das Deutsche Krebsforschungszentrum als nationale Einrichtung für den Vorstoß in das uns noch Unbekannte in Krebsentstehung und -verlauf, halten den aktiven Bürger als Gesprächspartner für unentbehrlich. Der KID ist das Bindeglied zwischen Patienten, Angehörigen und interessierten Bürgern und diesen Einrichtungen. Sie sind das Sprachrohr des in seinen vielfältigen Nöten manchmal nur unzureichend verstandenen Patienten.

Das Deutsche Krebsforschungszentrum und seine Partner werden sich nach Kräften bemühen, den Krebsinformationsdienst als Brücke zwischen Bürger, Forschung und Klinik weiterhin zu tragen, zu unterstützen und ihm die notwendigen Möglichkeiten zur Weiterentwicklung zu bieten. Möge dieses Buch denen, die den KID noch nicht kennen, Hinweise dafür geben, in welcher Weise seine Arbeit die Arbeit der Ärzte unterstützt und das Leben des Patienten mit Krebs möglich machen kann.

Prof. Dr. med. Michael Bamberg
Präsident der Deutschen Krebsgesellschaft

Januar 2006

Geleitwort

Ohne Forschung kein Fortschritt, so das Credo der Wissenschaft. Gerade die Ergebnisse der Krebsforschung sollten so rasch wie möglich dem Patienten zugute kommen, sollten schnell von der Laborbank aus Einzug halten in Diagnostik und Therapie. In jüngster Zeit konnten durch wissenschaftliche Erkenntnisse große Fortschritt erzielt werden – beispielsweise in der Betreuung von genetisch belasteten Krebs-Risikofamilien. Die Übertragung neuer Ergebnisse in die klinische Anwendung sowie eine rasche und gute Kommunikation zwischen Forschern und Ärzten in aller Welt sind zwingend, um zu einer besseren Patientenversorgung zu gelangen.

Um das Bewusstsein der Bürgerinnen und Bürger für das Thema Krebs und die Fortschritte der Medizin zu schärfen, bedarf es der Kommunikation und der Vermittler. Erst durch die aktive Mitarbeit interessierter Menschen und die umfassende Aufklärung von Krebs-Patienten können die Errungenschaften der Forschung im Alltag des Gesundheitswesens implementiert werden. Solche Vermittler sind der Krebsinformationsdienst (KID) des Deutschen Krebsforschungszentrums, der Informations- und Beratungsdienst der Deutschen Krebshilfe und viele weitere Multiplikatoren. Ihre Rolle wird immer wichtiger, denn die ratsuchenden Menschen brauchen Orientierung im Dschungel der Information.

Zahlreiche Forscher und Wissenschaftler stellen ihr Wissen in den Dienst dieser Beratungseinrichtungen. Sie tragen dazu bei, das Informationsangebot zu aktualisieren, Broschüren auf dem neusten Stand des Wissens zu halten und fachlich umfassende Auskünfte zu vermitteln. Ihre Expertise fließt ein in die Tagesarbeit der Mitarbeiterinnen und Mitarbeiter der Beratungsdienste.

Diese Dienste sind Bindeglieder zwischen Patienten, Angehörigen und interessierten Bürgern auf der einen Seite sowie den Ärzten, onkologischen Einrichtungen und Gesellschaften auf der anderen Seite. Mitarbeiter des KID stellen auf nationalen und internationalen Krebskongressen die Auswertungen ihrer Arbeit vor, um durch die Darstellung der Bedürfnisse ihrer Nutzer, deren Vorstellungen, erlebten Defiziten im Gesundheitssystem sowie ihrer Wünsche aufzuzeigen, welche Handlungsfelder im Medizinbetrieb es aus Sicht der Patienten und Angehörigen gibt. Informationsdienste sind somit auch Sprachrohr des in seinen Nöten oft nur unzureichend verstandenen Patienten.

Dem Deutschen Krebsforschungszentrum gebührt mein Dank dafür, dass es den KID als wichtige Informationseinrichtung sowie als Brücke zwischen Forschung, Klinik und Gesellschaft etabliert hat. Möge dieses Buch denjenigen Lesern, die den KID noch nicht kennen, wichtige Hinweise geben und zeigen, dass ein Leben mit Krebs möglich ist! Die Deutsche Krebshilfe und der Krebsinformationsdienst des Deutschen Krebsforschungszentrums haben für alle Ihre noch offenen Fragen kompetente Antworten. Wir sind Ihr Partner beim Lösen von Problemen, die die Krankheit Krebs betreffen.

Prof. Dr. Ing. habil. Dagmar Schipanski
Präsidentin der Deutschen Krebshilfe

Januar 2006

Vorwort

Informationen über den aktuellen Stand der Krebsforschung und -therapie können lebensrettend, lebenserhaltend oder lebensverlängernd sein. Wie es eine Patientin formulierte: Ich muss »meinem Krebs immer eine Nase lang voraus sein« (Ursula Goldmann-Posch).

Ein guter Onkologe ist ein wichtiger Gesprächspartner von Patienten. Viele Informationen entnehmen sie aber dem Internet, die nicht immer unbesehen übernommen werden dürfen, Büchern, Zeitschriften und Broschüren, die manchmal Halbwahrheiten enthalten, die der Laie nicht überprüfen kann, und viel dem Freundeskreis, in dem die Gerüchteküche oftmals auf dem Höhepunkt ist. Die Überprüfung von Informationen auf ihren Wahrheitsgehalt und insbesondere auf ihre Bedeutung für die eigene Erkrankung, für das Stadium, mit dem man lebt, die besonderen Symptome und die Aussichten auf neue Behandlungsmöglichkeiten in der Zukunft ist somit ein Muss für jeden Patienten geworden, der sich aktiv mit seiner Krankheit auseinander setzt.

Der vor 20 Jahren im Deutschen Krebsforschungszentrum gegründete und etablierte Krebsinformationsdienst bietet gerade hier Hilfe. Durch intensive Recherchen in wissenschaftlichen Veröffentlichungen, durch neueste Informationen von internationalen und nationalen Kongressen und auf der Basis klärender Gespräche mit Fachleuten sind die Mitarbeiter des Krebsinformationsdienstes in der Lage, Informationen von anderer Seite zu werten, einzuordnen und ihre Bedeutung für den Einzelfall zu erklären und zu vermitteln. Dieser Dienst war der erste dieser Art in Europa. Er strahlte mit seinem Ziel, jeden Bürger am aktuell vorhandenen Wissen über Krebs teilhaben zu lassen, auf viele Länder in Europa und auch in Übersee aus. Seine Struktur und Arbeitsweise, mit der neue wichtige Erfahrungen des amerikanischen Cancer Information Service aufgegriffen und den deutschen Verhältnissen entsprechend umgesetzt wurden, wurde Modell u. a. in einer engen Zusammenarbeit mit der Schweiz, mit Österreich und der Türkei. Eine europäische Vereinigung der Krebsinformationsdienste bildete sich, die später in die Treffen der europäischen Krebsligen integriert wurde.

Die Patienten haben heute in ganz Europa jeweils in ihrem Land eine zuverlässige Quelle für seriöse, überprüfte Information. Eine internationale Gruppe versucht mit Unterstützung durch die Union Internationale Contre le Cancer (UICC) Ideen und Erfahrungen auch in Länder der Dritten Welt zu tragen.

Der Krebsinformationsdienst, abgekürzt KID, ist in Deutschland ein wichtiger Partner der Patienten und Ärzte, aber auch der Journalisten geworden. Seine Informationstätigkeit geht inzwischen weit über die telefonische Auskunft hinaus. Seit Jahren veröffentlicht das Deutsche Krebsforschungszentrum eine KID-Broschürenreihe mit den neuesten Informationen zu verschiedenen Krebserkrankungen. Die Website des Krebsinformationsdienstes (www.krebsinformation.de) besteht seit dem Jahr 1999. Der KID bemüht sich, auf seinen Internetseiten aktuelle, verständliche Informationen so ausführlich wie möglich mit vielen Hinweisen auf seriöse andere Quellen zu gestalten. Im Jahr 2001 wurde bei KID ein E-Mail-Service eröffnet, der sich bemüht, Fragen zu Krebserkrankungen so schnell wie möglich schriftlich zu beantworten. In den Jahren 2000–2002 wurden zusätzlich zum Telefondienst des KID ein spezielles Brustkrebstelefon gegründet, u. a. auch finanziert durch die Landfrauen Württemberg-Baden, ein Fatigue-Telefon zu Erschöpfungszuständen bei und nach Krebs, finanziert durch die Firma Ortho-Biotech/Janssen-Cilag, sowie ein Informationsdienst Krebsschmerz, finanziert durch die Spitzenverbände der Krankenkassen.

Diese umfassende Dienstleistung, die auch die Erarbeitung dieses Buches mit häufigen Fragen und Antworten zu Krebs einschließt, war nur möglich durch die kontinuierliche finanzielle Förderung durch das Bundesministerium für Gesundheit und Soziale Sicherung, das Sozialministerium des Landes Baden-Württemberg und die schon genannten Förderer – abgesehen von Spendern, die spontan, oft aus Dankbarkeit für Auskünfte, kleinere und größere Summen für Zwecke des Krebsinformationsdienstes dem Deutschen Krebsforschungszentrum oder dem Verein zur Förderung der Krebsinformation e.V. zur Verfügung stellten. Das wertvollste Gut des KID sind die zahlreichen Mitarbeiterinnen und Mitarbeiter, die Tag für Tag Großartiges leisten. Ihnen allen sei an dieser Stelle herzlich gedankt.

Wir hoffen, dass der KID als erfolgreiches Instrument kompetenter und verständlicher Patienten- und Angehörigeninformation und Quelle zum aktuellen Stand der Krebsforschung für den interessierten Bürger im Konzept der Gesundheitspolitik weiterhin engagierte Unterstützung aus Politik und Medien findet, die über die vielen Jahre seit Bestehen des KID eine für tausende von Bürgern lebenswichtige Leistung gefördert haben.

Prof. Dr. Harald zur Hausen
Wissenschaftlicher Stiftungsvorstand des Deutschen Krebsforschungszentrums 1983–2003

Hilke Stamatiadis-Smidt
Leiterin der Stabsabteilung Presse- und Öffentlichkeitsarbeit und des Krebsinformationsdienstes des Deutschen Krebsforschungszentrums 1976–2002

Dr. Hans-Joachim Gebest
Leiter des Krebsinformationsdienstes des Deutschen Krebsforschungszentrums seit 2004

Prof. Dr. Otmar D. Wiestler
Wissenschaftlicher Stiftungsvorstand des Deutschen Krebsforschungszentrums seit 2004

Inhaltsverzeichnis

W

Anhang

Was ist Krebs?

Diese Frage haben sich schon die Ärzte der Antike gestellt, die diese Krankheit nur aufgrund ihrer äußeren Symptome diagnostizieren konnten. Von den winzigen Veränderungen im Bauplan der Zellen, die heute für das bösartige und ungebremste Wachstum von Tumoren verantwortlich gemacht werden, konnten sie noch nichts wissen. Krebs – ein genetischer Unfall? Krebs – eine Folge genetischer Instabilität? Mit dieser »vorsichtigen Formulierung«, wie sie es selbst bezeichnen, umschreiben heute Wissenschaftler die ersten Schritte, die zur Ausbildung der Erkrankung führen. Bei einem Unfall gibt es meist Auslöser und Folgen, Schuldige und Opfer. Für viele Krebspatienten und deren Angehörige ist es daher logisch, nach den Ursachen ihrer Erkrankung zu fragen, nach dem Faktor, der schuld an ihrem Leiden ist. Oft sind sie dann sehr enttäuscht, wenn sie nur eine allgemein gehaltene Antwort bekommen oder die Auskunft, die Risikofaktoren für ihren Tumor seien nicht bekannt.

Genetische Ursachen

Was direkt in einer ihrer 40 Billionen Körperzellen passiert ist, könnten die Wissenschaftler manchmal noch beschreiben: Die eine Zelle, von der die meisten Tumoren ihren Ausgang nehmen, hat ihre Selbstkontrolle verloren.

Alle Vorgänge in der Zelle sind durch den Bauplan, die Erbinformation, festgelegt. Und hier, auf der genetischen Ebene, passiert nach der derzeit gültigen Lehrmeinung auch dieser »Kontrollverlust«. Das kann der Verlust eines Teils der Erbinformation sein, aber auch eine unzeitige Inaktivierung oder Aktivierung, ein Fehler im Bauplan oder ein Zuviel durch Einbau eines falschen oder fremden Stück Erbguts. Die Zelle wird genetisch betrachtet instabil. Welchen Weg sie danach einschlägt, ist zunächst offen: Normalerweise verkraftet der Körper solche vereinzelten Irrläufer. Ein ausgeklügeltes Programm dient normalerweise dazu, Zellen mit solchen Schäden gezielt in den Selbstmord zu treiben. Erst wenn auch diese und weitere Sicherungen versagen, gerät das ausgewogene Gleichgewicht von Teilung, Wachstum und programmierter Zellalterung ins Wanken.

Wenn sich eine so geschädigte Zelle teilt und vermehrt, verlieren die entstehenden »Töchter« dabei häufig die Eigenschaften, die sie vorher als zu einem bestimmten Gewebetyp zugehörig kennzeichneten. Kleine Veränderungen auf ihrer Oberfläche erlauben es den Zellen dann, durch die Maschen der Immunkontrolle zu schlüpfen und manchmal sogar durch den Körper zu wandern – ein Tumor wächst, breitet sich aus und bildet Tochtergeschwülste.

Aber was ist der Auslöser für diese genetischen Veränderungen, was ist schuld daran? Wissenschaftler gehen heute davon aus, dass es bis zu einem gewissen Punkt eine Frage der Statistik ist, wann eine geschädigte Zelle nicht mehr durch die körpereigenen Schutzmechanismen erkannt wird. Sie wundert es daher nicht, dass Krebs überwiegend eine Erkrankung des höheren Lebensalters ist. Hat ein Mensch eine gewisse genetische Instabilität bereits geerbt, steigt auch sein Krebsrisiko. Diese Empfindlichkeit kann bedeuten, auf einen Risikofaktor von außen besonders sensibel zu reagieren. Taucht dieser Risikofaktor in der Lebensgeschichte des Betroffenen nicht auf oder ist er sehr gering ausgeprägt, ist auch keine Erkrankung die Folge. Die genetische Instabilität kann in seltenen Fällen jedoch auch zu einem hohen Risiko führen, wenn in einer Familie zum Beispiel ein genetischer Schutzfaktor von vornherein nicht vorhanden ist. Dann braucht es unter Umständen auch gar keine äußeren Risikofaktoren, um die Krebserkrankung auszulösen.

Krebsrisikofaktoren und Krebsvorbeugung

Die klassischen Krebsrisikofaktoren, die sich durch einen gesunden Lebensstil oder andere vorbeugende Maßnahmen vermeiden lassen, sind nur für einen Teil aller Krebserkrankungen verantwortlich. Doch gerade bei Tumorarten, die besonders häufig sind, spielen sie eine große Rolle.

Beim Krebsrisikofaktor Nummer 1, dem Rauchen, sind inzwischen Hunderte von karzinogenen, also krebserregenden und -fördernden, Inhaltsstoffen bekannt. Rund ein Drittel der Menschen, die jährlich an Krebs sterben, sind Opfer ihres Zigarettenkonsums. Hunderte Deutsche sterben außerdem jährlich an den Folgen des Passivrauchens. Lungenkrebs, Krebs im Mund und Rachen und einige weitere Tumorarten sind als direkt verknüpft mit dem

Rauchen erkannt. Als wichtiger Kofaktor, der die Wirkung von Tabakrauch verstärkt, gilt Alkohol.

Mit Messer und Gabel könnten viele weitere Krebserkrankungen vermieden werden: Zwar weiß man noch nicht genau, wie der Zusammenhang entsteht, doch Übergewicht und eine Ernährung, die zu viel Fett und zu wenig Obst, Gemüse und Ballaststoffe enthält, trägt zur Entstehung von Darmkrebs, Brustkrebs und weiteren Krebsarten bei. Bewegungsmangel ist ein Begleitfaktor, der in vielen Studien beobachtet werden kann. Schadstoffe in Lebensmitteln spielen dagegen eine weit geringere Rolle, als viele Menschen annehmen.

Ein Beispiel für einen gut untersuchten Risikofaktor sind Gelbsuchtviren: Die Erreger der Hepatitis B wurden als Mitverursacher von Leberkrebs entlarvt, und auch der Mechanismus, mit dem sie ihr Erbgut in das genetische Material von Leberzellen einbauen und so die Kontrollmechanismen gegen ungebremstes Wachstum außer Kraft setzen, ist schon weitgehend aufgeklärt. Eine einfache Impfung gegen Hepatitis B, das war die zwingende Folge dieser wissenschaftlichen Untersuchungen, kann also in diesem Fall auch vor Krebs schützen. Hepatitis B ist in Deutschland im Vergleich zu vielen anderen Ländern eher selten. Hier spielen aber beispielsweise Papillomviren eine große Rolle bei der Entstehung von Gebärmutterhalskrebs und möglicherweise auch einigen anderen Krebsarten der Haut und Schleimhaut. Der Mechanismus ist inzwischen ähnlich gut bekannt, an einer Impfung wird gearbeitet.

Von vielen anderen Stoffen weiß man zumindest, dass sie krebserregend sind, wenn man auch die genauen Mechanismen nicht kennt; gesetzliche Bestimmungen schützen die Arbeitnehmer vor Schädigung durch bekannt gewordene Krebs erregende Substanzen.

Bei Krebsarten, bei deren Entstehung nicht so offensichtlich äußere Risikofaktoren eine Rolle spielen, hilft ein Instrument der Wissenschaft, das in der Krebsforschung große Bedeutung hat: die Epidemiologie. Diese Wissenschaftsdisziplin hat die Mathematik mit der Medizin verknüpft. Epidemiologen sammeln Daten, beobachten, zählen, befragen und fangen dann an zu rechnen. So lassen sich zum Beispiel Krebshäufungen in bestimmten geografischen Regionen daraufhin abklären, ob sie möglicherweise etwas mit Industrieanlagen oder radioaktiven Gasen zu tun haben, die in bestimmten Gesteinsschichten vorkommen können.

Krebsfrüherkennung

Trotz beträchtlicher Fortschritte der Krebsmedizin können nach wie vor nur weniger als die Hälfte aller an Krebs Erkrankten dauerhaft geheilt werden. Gerade bei den häufigen Tumoren der Lunge, des Verdauungstrakts, der Brust und der ableitenden Harnwege sind die Behandlungsmöglichkeiten und damit auch die Heilungsaussichten in fortgeschrittenen Krankheitsstadien begrenzt. Besser sind die Aussichten, wenn die Tumoren noch klein und auf das Ursprungsorgan begrenzt sind. Dann ist durch die chirurgische Entfernung und ggf. ergänzende Maßnahmen in vielen Fällen eine vollständige Heilung möglich. Deshalb ist Früherkennung wichtig. Für einige der häufigen Krebsarten – ▶ Brustkrebs, Gebärmutterhalskrebs, ▶ Darmkrebs, ▶ Prostatakrebs und Hautkrebs – gibt es einfache und nicht belastende Untersuchungsmöglichkeiten, mit denen Frühstadien der Erkrankung erfasst werden können, die noch keine Beschwerden verursachen und gut behandelbar sind. Das Krebsfrüherkennungsprogramm in Deutschland sieht für Frauen ab 20 Jahren und für Männer ab 45 Jahren einige solche Untersuchungen vor, die kostenlos in Anspruch genommen werden können (▶ Krebsfrüherkennung).

Untersuchungsmethoden zur Diagnose von Krebserkrankungen

Leider lässt sich nur ein Teil der Krebserkrankungen durch solche routinemäßigen Früherkennungsuntersuchungen entdecken, noch bevor sie Beschwerden verursachen. Für die meisten der über 100 bekannten Krebsarten gibt es diese Möglichkeit derzeit nicht. Krebs kann im Grunde überall im Körper auftreten, und das macht die Sache schwierig. Auch verursachen Tumorerkrankungen nur in den seltensten Fällen typische Symptome, besonders in Anfangsstadien.

Manchmal wird eine Krebserkrankung zufällig durch Untersuchungen oder Eingriffe entdeckt, die eigentlich aus einem ganz anderen Grund durchgeführt wurden. Beispiele sind etwa die Blasenspiegelung wegen ständiger Blasenentzündung, bei der ein kleiner Blasentumor entdeckt wird, die Magenspiegelung wegen eines Geschwürs oder einer andauernden Magenschleimhautentzündung, bei der dann ein Karzinom erkannt wird. In den meisten Fällen kommen die Patienten mit eher unklaren Beschwerden zum Arzt. Besteht der Verdacht, dass eine Krebserkrankung dahinterstehen könnte, so muss dies durch teils umfangreiche weitere Untersuchungen abgeklärt werden. Dabei lässt sich die Verdachtsdiagnose »Krebs« in den seltensten Fällen allein durch eine körperliche Untersuchung stellen, und viele Veränderungen entpuppen sich bei näherer Betrachtung als gutartige Erkrankungen. Aber die rasche Aufklärung der Ursachen von Beschwerden ist immer wichtig, damit die richtige und wirksame Behandlung eingeleitet werden kann – egal, ob gegen einen Tumor oder eine andere Erkrankung.

Je nach der Körperregion, die untersucht werden soll, steht heute eine Vielzahl von Methoden zur Verfügung, die eine Aufdeckung der Beschwerdeursachen in den allermeisten Fällen ermöglichen. Eine einzige Untersuchung genügt dabei in der Regel nicht. Erst die Kombination verschiedener Methoden und die Bewertung der Ergebnisse in einer Zusammenschau ergeben ein Bild über die Ausbreitung und Art der Erkrankung – die Diagnose. Ob es sich bei einer Veränderung tatsächlich um einen bösartigen Tumor handelt, kann mit größtmöglicher Sicherheit nur durch eine Untersuchung der Zellen innerhalb ihres Gewebeverbandes festgestellt werden. Die wichtigsten Untersuchungsmethoden sind bildgebende Verfahren, Endoskopie, Labor- und Gewebeuntersuchungen.

Bildgebende Verfahren

Dieser Begriff umfasst alle Untersuchungstechniken, mit denen das Körperinnere bildlich dargestellt werden kann.

Röntgenuntersuchungen sind am bekanntesten und bereits am längsten im Einsatz. Energiereiche Röntgenstrahlen können den Körper durchdringen und werden dabei von unterschiedlichen Geweben unterschiedlich stark abgefangen. Nach Durchstrahlung einer Körperregion wird die Strahlung, die wieder aus dem Körper austritt, auf einer Filmplatte aufgefangen, die dann sozusagen ein Negativbild von

der unterschiedlichen Strahlendurchlässigkeit des untersuchten Bereichs, etwa des Brustraums, darstellt: Hier erscheinen die strahlenundurchlässigen Rippen weiß, weil dahinter die Filmplatte nicht »belichtet« wurde. Weichteile stellen sich in unterschiedlichen Grauabstufungen dar. Seit ihren Anfängen Ende des letzten Jahrhunderts ist die Untersuchung mit Röntgenstrahlen kontinuierlich weiterentwickelt worden, für verschiedene Untersuchungen stehen ganz unterschiedliche Techniken zur Verfügung. Durch Einsatz elektronischer Datenverarbeitung ist es z. B. mit der Röntgencomputertomographie (▶ Computertomographie, CT) möglich, den Körper optisch in beliebig dicke Längs- oder Querscheiben zu »zerlegen«, die dann einzeln begutachtet werden können.

Die verschiedenen Röntgentechniken sind eine wesentliche Säule in der Diagnostik von Tumorerkrankungen, weil sie gerade in Kombination mit anderen Methoden, manchmal auch durch zusätzliche Einspritzung von Kontrastmittel in Gefäße oder Körperhohlräume, die Beurteilung einer großen Zahl von Organen bzw. Veränderungen ermöglichen.

Die mit der ▶ Kernspintomographie oder Magnetresonanztomographie (MRT) gewonnenen Bilder aus dem Körperinneren sehen auf den ersten Blick ganz ähnlich aus wie Röntgen-CT-Aufnahmen, beruhen jedoch auf einem völlig anderen Prinzip: Im Gegensatz zur Röntgentechnik wird hier nicht mit Strahlen gearbeitet, sondern mit einem starken Magnetfeld und Radiowellen, die auf die positiv geladenen Wasserstoffatomkerne (Protonen) im Körper einwirken. Vereinfacht gesagt lässt sich die Reaktion der Protonen auf diese Einwirkung wiederum bildlich darstellen. Weil die MRT sich auf den Wasserstoff stützt, der im Körper vor allem in Wasser als Verbindung von Sauerstoff und Wasserstoff (chemisch H_2O) vorkommt, stellen sich Gewebe mit unterschiedlich hohem Wasseranteil auch auf dem Bild unterschiedlich dar und lassen sich gegeneinander abgrenzen. Heute kann dieses Verfahren für Untersuchungen fast aller Organe und Körperregionen eingesetzt werden und liefert wertvolle Informationen, teils in Ergänzung zur CT.

Auch die ▶ Ultraschalluntersuchung (Sonographie) funktioniert ohne Strahlen. Ultraschall, das sind hochfrequente Schallwellen weit oberhalb der

Hörschwelle, wird über einen speziellen Schallkopf in den Körper gesendet und dort von unterschiedlichen Geweben in unterschiedlichem Ausmaß verschluckt (absorbiert) oder zurückgeworfen (reflektiert). Der auf der Körperoberfläche aufliegende Schallkopf fängt die zurückgeworfenen Wellen wieder auf, und ein Computer setzt die Impulse in ein Bild um, auf dem sich Organe und Gewebe voneinander abgrenzen lassen. Mit den neuentwickelten Methoden der Endosonographie können die Schallsender auch in Körperhöhlen eingebracht werden.

Die Szintigraphie beruht wiederum auf einem anderen Prinzip. Man macht sich hier das Wissen zunutze, dass sich bestimmte Stoffe in einzelnen Organen oder Organsystemen oder auch in bestimmten krankhaften Veränderungen anreichern. Wenn man diese Stoffe radioaktiv markiert oder in radioaktiver Form in den Körper gibt, sammeln sie sich in bestimmten Geweben an und geben dort Strahlung ab. Diese Strahlung kann man mit einer über der Körperoberfläche positionierten speziellen Kamera (»Gammakamera«) auffangen. Die Intensität der Strahlung aus bestimmten Körperbezirken lässt sich auf einem Bildschirm farbig darstellen. Ein wichtiger Anwendungsbereich dieser nuklearmedizinischen Methode in der Krebsdiagnostik ist die Skelettszintigraphie, mit der Knochenmetastasen eines Tumors aufgefunden werden können. Auch in der Schilddrüsendiagnostik wird die Szintigraphie häufig eingesetzt.

Ein neueres nuklearmedizinisches Untersuchungsverfahren ist die ► Positronenemissionstomographie (PET). Damit lassen sich gezielt Stoffwechselvorgänge in bestimmten Geweben erfassen, was Hinweise auf krankhafte Aktivität, wie z. B. bei Tumorwachstum, geben kann. Eine Weiterentwicklung, die die Vorteile von PET und CT verbindet, ist die Kombination beider Verfahren in einem Durchgang, die sog. PET-CT. Durch die Überlagerung von CT- und PET-Bildern ist die exakte anatomische Zuordnung von Bezirken mit erhöhter Stoffwechselaktivität möglich.

Endoskopische Untersuchungsmethoden

Endoskopie bedeutet »Hineinschauen« – und genau das ermöglichen diese Verfahren: ein Hineinschauen in von außen nicht beurteilbare Körperhohlräume. Über lichtleitende Glasfasern in starren oder flexiblen Röhren kann der Arzt wie mit einem verlängerten Auge in fast alle Körperhohlräume hineinsehen und die auskleidenden Wände oder die Oberfläche von Organen auf Veränderungen hin untersuchen. Die Endoskopie ist mit keinerlei Strahlenbelastung verbunden, sie arbeitet mit normalem Licht. Allgemein bekannt ist diese Methode etwa als Magen-, Darm- oder Blasenspiegelung. Aber auch im Bereich der Lunge wird sie eingesetzt, um die tieferen Atemwege, die Bronchien, zu beurteilen. Im Rahmen einer solchen Spiegelung oder Endoskopie können aus dem untersuchten Hohlraum kleine Gewebeproben zur mikroskopischen Untersuchung entnommen werden (► Biopsie). Auch operative Eingriffe in Körperhöhlen können in geeigneten Fällen bereits endoskopisch durchgeführt werden, was dem Patienten beispielsweise einen Bauchschnitt erspart.

Laboruntersuchungen

Im Zusammenhang mit den verschiedenen Untersuchungen zur Bestätigung oder zum Ausschluss einer Krebserkrankung werden auch verschiedene Laborwerte aus Blut, Urin oder anderen Körperflüssigkeiten bestimmt, die bei bösartigen Tumoren teilweise verändert sein können. Dazu gehören grundsätzlich die Anfertigung eines Blutbilds mit Bestimmung der Zahl roter und weißer Blutkörperchen sowie der Blutplättchen und eine Blutsenkung. In Abhängigkeit von der Verdachtsdiagnose kann aber noch eine Vielzahl anderer Werte untersucht werden. Auch die sog. ► Tumormarker gehören dazu – Substanzen, die bei einigen Krebserkrankungen im Blut vermehrt auftreten. Sie werden entweder von den Tumorzellen gebildet oder beruhen auf einer Reaktion des Organismus auf die Erkrankung. Bei manchen Krebserkrankungen, deren Metastasen häufig das Skelettsystem oder die Leber befallen, können auch Blutwerte bestimmt werden, die mit dem Knochenstoffwechsel bzw. der Leberfunktion in Zusammenhang stehen. Laboruntersuchungen werden in der Regel gezielt und je nach Verdacht eingesetzt. Keiner der Laborwerte ist uneingeschränkt typisch oder spezifisch für eine bestimmte Krebserkrankung. Aber sie können Auskunft darüber geben, in welchem Umfang und Ausmaß der Organismus bzw. bestimmte Organsysteme schon von der Erkrankung in Mitleidenschaft gezogen wurden.

Gewebeuntersuchung

Die Entscheidung, ob eine Veränderung gutartig oder bösartig ist, lässt sich mit größtmöglicher Sicherheit nur durch eine Gewebeprobe aus dem entsprechenden Bezirk treffen. Man nennt das ► Biopsie. Die Gewebeprobe ermöglicht die mikroskopische Untersuchung von Zellen in ihrem natürlichen Verband. Anhand verschiedener typischer Abweichungen vom Normalbild lässt sich in aller Regel die Diagnose stellen. Auch Aussagen über den Grad der Bösartigkeit und den exakten Typ eines Tumors sind nur mit der mikroskopischen Untersuchung möglich. Verschiedene Anfärbetechniken können einzelne Strukturen und Zellmerkmale sichtbar machen. Mit neuen molekularbiologischen und molekulargenetischen Untersuchungen (► Molekularbiologische Krebsdiagnostik) lassen sich Krebserkrankungen noch genauer charakterisieren. Sie liefern zusätzliche Informationen über biologische Eigenschaften der Tumorzellen, die sich der direkten optischen Beurteilbarkeit entziehen. Solche Informationen können für eine Vorhersage des wahrscheinlichen Krankheitsverlaufs, aber auch für die Wahl der Therapie wichtig sein.

Nur in seltenen Fällen kommen für die Diagnosestellung alle hier beschriebenen Methoden zur Anwendung, aber eine einzige Untersuchung allein ist in der Regel auch nicht ausreichend. Je nach Beschwerden oder Verdacht werden bestimmte Verfahren miteinander kombiniert und bei Bedarf stufenweise weiter ergänzt. Diese Prozedur ist für die Betroffenen oftmals psychisch sehr belastend. Aber am Ende steht doch meist eine Sicherheit: die Diagnose. Dann kann, je nach dem Ergebnis der Untersuchungen, die Behandlungsplanung erfolgen. Nur eine exakte Diagnosestellung gewährleistet eine optimale Therapie.

Behandlungsmöglichkeiten

So vielfältig wie das Erscheinungsbild und das biologische Verhalten der verschiedenen Krebserkrankungen, so unterschiedlich sind auch die Therapiemöglichkeiten und -strategien. Da es nicht *den* Krebs gibt, kann es auch nicht *die* Krebsbehandlung geben. Das Vorgehen muss immer individuell geplant werden und richtet sich in erster Linie nach der Art und Ausdehnung der Erkrankung, aber auch nach dem Befinden und dem Zustand des Patienten.

Heute stehen zahlreiche Behandlungsverfahren zur Verfügung, mit denen Krebs wirkungsvoll bekämpft werden kann. In frühen Stadien, wenn die Erkrankung noch auf das Ursprungsgewebe begrenzt ist, ist eine dauerhafte Heilung am besten möglich. Hat der Tumor bereits Absiedelungen (Metastasen) in anderen Organen gebildet, so gelingt dies bei Organtumoren nur selten. Der Verlauf und das Tumorwachstum lassen sich jedoch häufig für einige Zeit aufhalten, und Symptome wie Schmerzen und andere Beeinträchtigungen können gut gelindert oder ganz gebessert werden.

Die Tumortherapie ruht auf drei wesentlichen Säulen: der Operation, der Strahlenbehandlung (► Strahlentherapie) und der medikamentösen Therapie mit zellwachstumshemmenden Substanzen (Zytostatika) oder, in bestimmten Fällen, mit Hormonen bzw. Antihormonen. Seit die Bedeutung des Immunsystems für den Verlauf von Krebserkrankungen erkannt und näher erforscht wurde, gewinnt auch die Immuntherapie zumindest bei einzelnen Krebsarten an Bedeutung. Je nach Art und Ausdehnung des Tumors steht zunächst eine der Methoden im Vordergrund, oder es werden von vornherein verschiedene Therapieverfahren miteinander kombiniert.

Chirurgische Krebsbehandlung

Die Operation eines bösartigen Tumors ist die älteste und zugleich wichtigste Behandlungsmaßnahme. Auch heute ist es bei den meisten Krebserkrankungen das erste und vorrangige Ziel, den Tumor möglichst vollständig aus dem Körper zu entfernen. Dahinter steht die Erkenntnis, dass die übrigen Behandlungsverfahren wie ► Chemotherapie, ► Strahlentherapie oder ► Immuntherapie gegen große Tumormassen schlechter ankommen können und eher zur Bekämpfung von Tumorresten oder kleineren Herden geeignet sind.

Die Operationsmethoden konnten durch Einführung neuer Techniken so sehr verbessert und weiterentwickelt werden, dass heute fast überall im Körper auch komplizierte Eingriffe vorgenommen werden können. Man könnte sagen, dass auf diesem Gebiet fast das Maximum des Machbaren erreicht ist. Außerdem kann man heute wesentlich schonender operieren als früher. Hier spielt auch die Lasertechnik eine wichtige Rolle: Gebündeltes, energiereiches Licht einer bestimmten Wellenlänge lässt sich über Glasfasern in den Körper leiten und dort wie ein chirurgisches Messer einsetzen. Speziell bei Eingriffen in natürlichen Hohlräumen des Körpers wie Blase oder Darm können damit Eingriffe vorgenommen und auch kleinere Tumoren entfernt werden. Auch bei der Blutstillung wird der Laser zum Verschweißen kleiner Blutgefäße eingesetzt.

Große Fortschritte sind auf dem Gebiet der Rekonstruktion nach operativer Entfernung von Organen oder Körperteilen zu verzeichnen: Funktionen können wiederhergestellt, Entstellungen infolge großer Tumoroperationen durch teils hochkomplizierte und fast schon künstlerische plastische Eingriffe behoben werden. Besonders im Gesichtsbereich ist dies für den Patienten von unschätzbarem Wert, aber auch in der Brustchirurgie oder in der urologischen Chirurgie. Der Wiederaufbau der Brust nach einer Krebsoperation hilft der betroffenen Frau, sich wieder »ganz« zu fühlen. Nach einer tumorbedingten Blasenentfernung ermöglicht die Rekonstruktion der Harnblase aus Darmanteilen, den Urin weiterhin durch die Harnröhre zu entleeren statt über einen künstlichen Ausgang durch die Bauchhaut.

Hinter all diesen Entwicklungen steht ganz wesentlich der Gedanke der Lebensqualität: Der Patient soll nicht nur von seinem Tumor befreit werden, sondern er soll sich danach auch wohl und gesund fühlen. Die Grenzen zwischen dem Machbaren und dem Vertretbaren sind oft fließend, und Überlegungen zu Vertretbarkeit und Zumutbarkeit eines Eingriffs spielen eine immer größere Rolle. Die rekonstruktiven Möglichkeiten werden heute schon von vornherein in die Operationsplanung mit einbezogen. Der Umfang des Eingriffs wird so groß wie nötig, aber so klein wie möglich gestaltet, die Erhaltung von Organen und Funktionen – wo immer möglich – angestrebt.

Strahlenbehandlung

Auch diese zweite Säule der Krebstherapie ist schon vergleichsweise lange Zeit im Einsatz. Wie bei der Operation handelt es sich in erster Linie um eine lokale Behandlung, d. h. die eingesetzten energiereichen Strahlen sind nur in dem Körperbereich wirksam, der von ihnen direkt getroffen wird.

Das Wirkprinzip der ▶ Strahlentherapie beruht darauf, dass energiereiche Strahlen an Zellen Veränderungen auf molekularer Ebene hervorrufen. Die Wirkung entfaltet sich im Zellkern, wo die eingestrahlte Energie über chemische Reaktionen die Zellteilung beeinträchtigt. Besonders empfindlich sind solche Zellen, die sich häufig teilen, und diese Eigenschaft haben Tumorzellen. Zwar können auch normale Zellen geschädigt werden, aber die erholen sich im Gegensatz zu Krebszellen besser wieder von diesen Schädigungen, so dass der bösartige Tumor von der Strahlenwirkung letztlich doch stärker getroffen wird.

Eine Strahlentherapie kann als alleinige Behandlungsmethode oder, wesentlich häufiger, in Ergänzung einer Operation zur Anwendung kommen. Auch in der Linderung von Beschwerden, etwa bei schmerzenden Knochenmetastasen, ist sie wirksam.

Verschiedene Arten energiereicher Strahlen werden in der Krebsbehandlung eingesetzt. Das Grundprinzip der Wirkung ist allerdings allen gemeinsam: Übertragung von Energie auf molekulare Strukturen von Zellen, was zu Veränderungen und Schädigungen im Zellkern führt.

Die Bestrahlung kann entweder von außen, von einem Bestrahlungsgerät aus erfolgen oder durch Heranbringen der Strahlenquelle direkt an den Tumor. Welches Verfahren und welche Strahlenart im Einzelfall zur Anwendung kommen, richtet sich nach der Tumorart und der Krankheitssituation.

Große Fortschritte hat die Einführung und Weiterentwicklung der computergestützten Bestrahlungsplanung mit sich gebracht. »Bestrahlungsplanung« heißt exakte Festlegung des Körperbereichs, in den die energiereichen Strahlen in einer bestimmten gewünschten Dosis gelangen sollen. Um umliegende empfindliche Gewebe zu schonen, lässt sich das Bestrahlungsgebiet exakt der Form des Tumors anpassen. Diese neuen Möglichkeiten tragen wesentlich dazu bei, dass die Nebenwirkungen der Behandlung deutlich geringer geworden sind.

Medikamentöse Krebsbehandlung

Im Unterschied zu Operation und Strahlentherapie ist diese Methode, die dritte Säule der Krebsbehandlung, noch jung. Das erste Krebsmedikament wurde Ende der 40er-Jahre entwickelt, in den letzten

20–30 Jahren kam eine Vielzahl neuer wirksamer Substanzen hinzu. Dieses Behandlungsprinzip zielt in seiner üblichen Durchführung nicht nur auf einen begrenzten Körperbereich, etwa denjenigen, wo der »Haupttumor« sitzt, sondern erfasst den gesamten Organismus. Die Medikamente werden in den Körper gegeben und können über die Blutbahn auch in die entlegensten Winkel gelangen. Deshalb nennt man diese Therapieform auch »systemisch«, also den ganzen Körper betreffend. Der Grundgedanke dabei ist, Krebszellen an jeder beliebigen Stelle treffen und zerstören zu können.

Wenn man über medikamentöse Krebstherapie spricht, ist meist die Behandlung mit Zellgiften, den sog. Zytostatika, gemeint (► Chemotherapie). Ähnlich wie die energiereichen Strahlen entfalten sie ihre Wirkung vor allem im Zellkern, wo sie durch chemische Reaktionen auf molekularer Ebene die Fähigkeit der Zelle zur Teilung stören. Wie bei der Strahlentherapie erstreckt sich die Wirkung nicht nur auf Krebszellen, sondern auf normale Körperzellen, die sich oft teilen. Daraus ergeben sich die häufigsten Nebenwirkungen bzw. unerwünschten Wirkungen der Behandlung: Schädigung der Schleimhäute, der Haarwurzeln und des Knochenmarks. Störungen im Bereich des Verdauungstrakts, Haarausfall und Veränderung der Blutwerte sind die Folge.

Nur wenige Krebserkrankungen sind durch eine Chemotherapie allein heilbar. Meist wird diese Behandlungsmethode ergänzend zur Operation und/oder Strahlentherapie eingesetzt – beispielsweise um nach einer Operation im Körper zurückgebliebene oder versprengte, aber nicht erkennbare einzelne Krebszellen bzw. kleinste Metastasen zu zerstören. Wenn die Erkrankung sich schon im Körper ausgebreitet hat, ist dem Krebs durch lokal wirksame Maßnahmen wie Chirurgie oder Bestrahlung allein nicht mehr beizukommen. Bei Krebserkrankungen, die von vornherein nicht örtlich begrenzt sind, wie Leukämien, muss gleich der ganze Organismus behandelt werden, und das ist nur mit Medikamenten möglich.

Eine spezielle Form der medikamentösen Therapie ist die Behandlung mit Hormonen oder Gegenspielern von Hormonen (► Hormontherapie). Einige Krebsarten werden durch die Einwirkung körpereigener Hormone in ihrem Wachstum gefördert.

Nimmt man den hormonellen Reiz weg, entweder durch Unterdrückung der Hormonbildung oder durch Gabe von Gegenspielern, so lässt sich das Tumorwachstum stoppen.

Immuntherapie und molekularbiologisch begründete Behandlungsansätze

Bereits um die Jahrhundertwende vermutete man, dass dem ► Immunsystem bei der Abwehr von Krebserkrankungen eine bedeutsame Rolle zukommt. Aber erst viel später wurde dies zu einem Konzept konkretisiert, das den Zellen des Immunsystems eine Überwachungsfunktion im Organismus zuschreibt: Ihre Aufgabe besteht nicht nur in der Ausschaltung von eingedrungenen Bakterien und Viren, sondern auch von »entarteten« körpereigenen Zellen. Die rasche Zunahme des Wissens über das Immunsystem und seine komplexe Funktion haben es ermöglicht, diese Zusammenhänge besser zu verstehen und Möglichkeiten der gezielten Beeinflussung des Immunsystems zu entwickeln. Solche Maßnahmen werden unter dem Begriff ► Immuntherapie zusammengefasst. Verschiedene Ansätze einer therapeutischen Beeinflussung des Immunsystems bei Krebserkrankungen wurden bereits in klinischen Studien bei verschiedenen Krebserkrankungen geprüft – mit unterschiedlichem Erfolg. Man muss auch berücksichtigen, dass das Immunsystem am ehesten gegen einzelne Krebszellen wirksam werden kann, nicht aber gegen große Tumoren, wo die Krebszellen klar in der Übermacht sind. Die Hoffnungen liegen deshalb auch besonders auf dem ergänzenden Einsatz gezielter, spezifischer immuntherapeutischer Maßnahmen, wenn mit anderen Behandlungsmethoden die Zahl der Krebszellen im Körper möglichst weitgehend dezimiert werden konnte.

Das immer detailliertere Wissen darüber, was im Zellinneren passiert und wie das Wachstum und die Vermehrung von Krebszellen beeinflusst werden, eröffnet neuartige Ansatzpunkte für die Krebstherapie. Dazu zählen zum Beispiel die gezielte Unterdrückung von Wachstumssignalen in Tumorzellen oder der Ausbildung einer tumoreigenen Gefäßversorgung (Angiogenesehemmung) und die Aktivierung des Zelltodprogramms (Apoptose), das bei Krebszellen oft nicht richtig funktioniert. Einige der für das Krebswachstum wichtigen Signalwege und »Schlüsselmoleküle« sind bereits gut untersucht und in ihrer Struktur und Funktion erkannt. Verschiedene Antikörper oder kleine Moleküle, die solche Signalwege unterbrechen können, sind in der Entwicklung und Erprobung. Ansatzpunkt ist meist die Bindungsstelle – der Rezeptor – für die Wachstumssignale, von wo aus das Signal in die Zelle vermittelt wird (▶ Molekularbiologisch begründete Therapie). Ein weiteres Forschungsgebiet ist die Frage, wie sich die Resistenz von Tumorzellen gegen Zytostatika verhindern oder umgehen lässt. Krebszellen sind nämlich in der Lage, Mechanismen zu entwickeln, wie sie sich der Wirkung der Medikamente entziehen können, so dass diese unwirksam werden.

Der Nutzen und der Stellenwert solcher auf die biologischen Eigenschaften von Tumorzellen abgestimmter Behandlungsansätze wie auch ihre am besten geeignete Anwendung müssen weiter in Studien geprüft werden. Wichtig ist auch herauszufinden, bei wem diese Therapien einen Nutzen versprechen und warum sie nur bei einem Teil der Patienten wirken.

Kombination von Therapieverfahren und neue Ansätze

In den Strategien zur Krebsbehandlung setzt sich immer mehr ein »multimodales« Vorgehen durch: Von vornherein werden verschiedene Verfahren kombiniert – Operation, Bestrahlung und medikamentöse Therapie –, um die Wirksamkeit der Behandlung zu erhöhen. So kann eine ergänzende Strahlentherapie nach einer Operation evtl. im Umfeld des operierten Bereichs zurückgebliebene, aber nicht sichtbare Tumorreste zerstören, und eine medikamentöse, »systemische« Therapie soll mögliche kleinste Metastasen im übrigen Körper vernichten. Ein Paradebeispiel für dieses multimodale Vorgehen ist die Behandlung von Brustkrebs in frühen Stadien: Die Heilungsergebnisse konnten dadurch deutlich verbessert werden.

Außerdem werden die »klassischen« Therapieverfahren ständig weiterentwickelt, und man versucht, mit neuen Anwendungsformen die Wirksamkeit zu verbessern. Beispiele dafür sind etwa die ▶ Hochdosischemotherapie mit nachfolgender Blutstammzelltransplantation, die Kombination von Strahlen- oder Chemotherapie mit einer Überwärmung (▶ Hyperthermie) oder die gleichzeitige Anwendung von Strahlen- und Chemotherapie (Radiochemotherapie) oder von Chemotherapie und Immuntherapie. Bei einigen Tumorarten sind diese Verfahren schon Teil der klinischen Routine, bei anderen wird im Rahmen von Studien untersucht, ob sie Vorteile bieten.

Ein Behandlungsprinzip, auf dem viele Hoffnungen ruhen, das sich aber immer noch in einem ganz frühen Stadium der Entwicklung befindet, ist die Gentherapie: Da man heute weiß, dass Krebswachstum letztlich auf der Fehlfunktion von einem oder mehreren Genen beruht, wäre es die beste und einzige ursächliche Behandlung, diese genetischen Fehler zu beheben: durch gezielten Ersatz von Genen, die nicht mehr funktionieren, oder durch »Ausschaltung« solcher Gene, die durch Überfunktion Schaden anrichten. Wenn man auch heute weiß, dass dies grundsätzlich möglich ist, so liegt die Anwendung der Gentherapie in der Krebsbehandlung doch noch in weiter Ferne.

Palliative Therapie und Lebensqualität

In fortgeschrittenen, metastasierten Stadien sind die meisten Krebsleiden mit den heute verfügbaren Mitteln nicht dauerhaft heilbar. Hier geht es darum, die Erkrankung so gut wie möglich und so lange wie möglich in Schach und unter Kontrolle zu halten und die krankheitsbedingten Symptome und Beschwerden zu lindern. Eine solche auf Linderung ausgerichtete Behandlung nennt man palliative Therapie. Die Methoden der palliativen Therapie sind wiederum Operation, Bestrahlung oder medikamentöse Therapie – nur kann das Ziel in diesem Fall nicht Heilung sein.

Während man bei einer Behandlung, die mit dem Ziel der Heilung oder Lebensverlängerung durchgeführt wird, eher gewisse Beeinträchtigungen durch die Behandlung in Kauf nimmt, müssen bei palliativen Therapien der zu erwartende Nutzen der Behandlung für den Patienten und die mit der Behandlung verbundenen Nebenwirkungen sorgfältig gegeneinander abgewogen werden. Denn wo Heilung nicht möglich ist, geht es ganz wesentlich darum, die Lebensqualität und ein bestmögliches Wohlbefinden so lange wie möglich zu erhalten. Diese Abwägung des Nutzens erfolgte in der Vergangenheit oft nicht konsequent und klar genug, was zu einem negativen Bild vor allem von der Chemotherapie geführt hat. Wird die Chemotherapie dagegen sinnvoll eingesetzt, so kann sie dem Erkrankten auch bei palliativer Anwendung deutliche Vorteile bringen. Ein »Behandeln um jeden Preis« ohne eine differenzierte Betrachtungsweise hat mancherlei Ursachen, sowohl aufseiten des Arztes als auch aufseiten des Patienten, ist letztlich jedoch nur von vordergründigem Nutzen. Diese Einsicht hat sich in den vergangenen Jahren durchgesetzt. Parallel dazu widmet die Forschung dem Aspekt der Lebensqualität bei Krebspatienten zunehmend Aufmerksamkeit.

Unterstützende Maßnahmen

Neben den Therapien, die direkt gegen den Tumor wirken, stehen Maßnahmen, die man als supportive (unterstützende) Therapie bezeichnet. Darunter versteht man Maßnahmen, die Nebeneffekte der Behandlung mildern oder diesen vorbeugen sowie durch die Erkrankung verursachte körperliche Beschwerden und seelische Probleme der Patienten erleichtern helfen. Eine moderne Krebstherapie ist ohne den Einsatz supportiver Maßnahmen undenkbar.

Sie umfassen die Linderung oder Beseitigung von Schmerzen, die Vorbeugung und Verminderung therapiebedingter Nebenwirkungen wie Übelkeit und Erbrechen, psychologische und psychosoziale Hilfestellung sowie eine dem Krankheitsbild angepasste Ernährung (▶ Ernährung bei Krebs). Auch einige alternative und komplementäre Methoden werden häufig hinzugerechnet.

Von allen Krebssymptomen werden Schmerzen am meisten gefürchtet, die vor allem bei fortgeschrittenen Krebserkrankungen auch tatsächlich häufig sind. Allerdings stehen heute wirksame Behandlungsmöglichkeiten zur Verfügung, mit denen bei korrekter und auf die individuelle Situation zugeschnittener Anwendung auch starke Schmerzen in den meisten Fällen gut gelindert werden können (▶ Schmerzen bei Krebserkrankungen).

Zu den Nebenwirkungen der Chemotherapie und teilweise auch der Strahlentherapie, die die Patienten am stärksten belasten, gehören Übelkeit und Erbrechen. Aber auch dagegen gibt es inzwischen sehr wirksame Medikamente. Durch eine begleitende psychologische Betreuung kann der positive Effekt dieser medikamentösen Therapie noch verstärkt werden.

Die Lebensqualität eines Krebskranken hängt nicht nur von seinem körperlichen Zustand ab – sie wird auch durch sein psychisches Befinden und das soziale Zusammenleben maßgeblich mitbestimmt. Eine große Rolle im Erleben des Kranken kann die Angst spielen. Medizinische Psychologie, medizinische Soziologie und Psychosomatik haben wesentlich dazu beigetragen, Einsicht in die Situation von Krebskranken zu gewinnen und Möglichkeiten der Hilfe zu schaffen. So tragen Gespräche und psychologische Techniken der Entspannung dazu bei, Ängste zu mildern, und helfen dem Patienten, mit seiner Erkrankung zu leben.

Nachsorge und Rehabilitation

Was geschieht nach einer Tumorbehandlung, die häufig mehrere Monate dauert, wenn etwa außer einer Operation auch Bestrahlung und Chemotherapie erforderlich sind? Was kann man tun, um den Gesundungsprozess zu unterstützen und wieder fit für den Alltag zu werden? Und wie wird der weitere Verlauf überwacht?

Die Tumornachsorge umfasst all diese Bereiche: Unterstützung der weiteren Genesung, regelmäßige Nachuntersuchungen und bei Bedarf auch psychologische und soziale Hilfen und Unterstützung.

Um körperlich wieder so leistungsfähig wie möglich zu werden, die akuten Auswirkungen der Behandlung zu bessern und Langzeitfolgen möglichst vorzubeugen, haben fast alle Patienten im Anschluss an die Tumorbehandlung Anspruch auf Rehabilitationsmaßnahmen, die als Anschlussheilbehandlung in spezialisierten Kliniken oder ambulant erfolgen können. Auch Leistungen zur Wiedereingliederung am Arbeitsplatz und weitere Unterstützungen zählen zur Rehabilitation.

Ziel der Nachsorgeuntersuchungen ist die Überwachung des Gesundheitszustands, damit z. B. Störungen als Folge der Therapie und auch ein möglicher Rückfall (Rezidiv) erkannt und behandelt werden können. Krebserkrankungen neigen in unterschiedlichem Ausmaß dazu, wieder aufzutreten. Auch wenn es nach der Erstbehandlung so aussieht, als sei die Erkrankung völlig geheilt, besteht über viele Jahre das Risiko, dass sie doch irgendwann wieder aufflackert – vielleicht an ganz anderer Stelle. Der Verlauf einer Tumorerkrankung entscheidet sich mit der Absiedelung von Tumorzellen in anderen

Körperregionen, und ob dies zum Zeitpunkt der Diagnose schon geschehen ist, lässt sich häufig nicht feststellen.

Umfang und Abstände der Nachsorgeuntersuchungen richten sich nach der Krebsart und der Krankheitssituation. Auch spielt es eine Rolle, ob die Früherkennung eines Rezidivs die Behandlungsmöglichkeiten verbessern und das Leben verlängern kann. An die Stelle starrer Nachsorgeprogramme mit häufigen und technisch aufwendigen Untersuchungen ist in den letzten Jahren ein individualisiertes Vorgehen getreten, das sich am persönlichen Rückfallrisiko, am Nutzen der jeweiligen Untersuchung und auch an den Bedürfnissen der Patienten orientiert.

Alternative und unbewiesene Methoden

Den Krebs, die Krebsbehandlung gibt es nicht – mit dieser Aussage hat dieses Kapitel begonnen. Wie vielfältig die Waffen sind, wie individuell auf die Bedürfnisse des einzelnen Patienten eine Tumortherapie zugeschnitten sein kann, zeigte der Abriss des derzeitigen Wissensstandes. Und trotzdem sorgt es immer wieder für Schlagzeilen, das Wundermittel gegen Krebs; trotzdem werden immer wieder Hoffnungen geweckt durch die Entdeckung, die allen Krebskranken – egal mit welchem Tumor – Heilung verspricht. Und nicht immer sehen sich die Anbieter dieser neuen Therapien selbst außerhalb der sog. Schulmedizin: Als »Speerspitze der Forschung« haben sie manchmal nach ihrer eigenen Aussage unabhängig von den weltweiten Anstrengungen der Forschung an Universitäten und Forschungsinstituten das »Rätsel Krebs« gelöst.

Wer heilt, hat Recht, so argumentieren viele Verfechter der »alternativen«, »sanften«, »biologischen« oder einfach nur »anderen« Medizin. Doch wer diesen Anspruch erhebt, muss sich auch in die Karten schauen lassen, und da hapert es bei den meisten Außenseitermethoden. Viele Methoden, die Krebspatienten außerhalb der Standardtherapien angeboten werden, halten einer wissenschaftlichen Überprüfung nicht stand – sie retten weder Leben, noch verlängern sie es. Und viele Anbieter gehen das Risiko, dass eine Untersuchung ihres Verfahrens dessen Unwirksamkeit erweisen könnte, gar nicht erst ein. Unbewiesen ist damit meist aber nicht nur die Wirksamkeit der Methode, sondern auch ihre

Ungefährlichkeit – ein Punkt, der für den Patienten mindestens ebenso wichtig sein sollte. Alleingelassen werden Krebskranke und ihre Angehörigen von den Anbietern nicht selten auch in der Kostenfrage. Erst von der – nicht zahlenden – Krankenkasse erfahren Betroffene manchmal, dass ihr Therapeut sie mit Methoden behandelt hat, deren Wirksamkeit bisher nicht bewiesen ist.

Echte, belegte Alternativen in der Krebsmedizin stehen jedermann zur Verfügung – sie sind nicht abhängig von Geld oder Geisteshaltung.

Psychoonkologie

Die Psychoonkologie ist ein noch junges Forschungs- und Arbeitsgebiet, das sich mit den seelischen Faktoren befasst, die bei einer Krebserkrankung eine Rolle spielen. Dies gilt sowohl für die Betroffenen wie für die Angehörigen oder professionell Tätigen.

Von der Tradition der Psychosomatik herkommend, widmete sich die Psychoonkologie zunächst Fragen der Entstehung von Krebs im Zusammenhang mit psychischen Eigenschaften oder bestimmten kritischen Lebensereignissen und deren Verarbeitung – die Frage nach der Krebspersönlichkeit wurde aufgeworfen, Theorien wurden formuliert. Untersuchungen zur Überprüfung der Hypothesen wurden in der Regel an bereits Erkrankten durchgeführt, die beobachteten oder rückwirkend erfragten Persönlichkeitsmerkmale aber als davor bestehend und ursächlich zur Krebsentstehung beitragend interpretiert. Dass es sich bei diesen Persönlichkeitszügen jedoch um Reaktionen auf die Erkrankung handelt, konnte erst in neuerer Zeit aufgezeigt werden. Damit lässt sich die Hypothese einer Krebspersönlichkeit nach dem heutigen Wissensstand nicht weiter aufrechterhalten. Andererseits können individuelle oder psychosozial verankerte Verhaltensmuster, durch die sich Menschen krebsfördernden Einflüssen aussetzen, indirekt zur Krebsentstehung beitragen.

Angesichts dieser Schwierigkeiten hat sich die Psychoonkologie in Forschung und Praxis zunehmend den drängenden Problemen in der Versorgung von Krebspatienten zugewendet. Trotz erweiterter Therapiemöglichkeiten und verbesserter Heilungschancen wird auch heute noch die Diagnose Krebs vielfach als Schock erlebt, als radikaler Einschnitt in das bisherige Leben empfunden, verbunden mit Schmerzen und Tod. Die Auseinandersetzung mit der Krankheit in den verschiedenen Phasen betrifft immer den ganzen Menschen und darüber hinausgehend auch sein soziales Umfeld. Schließlich kann auch für Ärzte, Pflegepersonal und psychosoziale Betreuer von Krebspatienten die psychische Belastung so groß werden, dass sie sich ausgebrannt fühlen und Hilfe benötigen.

Neben der Fortbildung und Gruppenarbeit (Supervision) zur Entlastung der Betreuer stellen sich im stationären Alltag folgende psychoonkologische Aufgaben:

- Betreuung einzelner Patienten,
- psychologische Behandlung der Nebenwirkungen von Chemotherapie,
- psychologische Behandlung chronischer Schmerzen,
- Begleitung sterbender Patienten,
- Familientherapie mit Angehörigen von Krebspatienten.

Psychoonkologische Aufgaben sind freilich nicht mit Beendigung des Klinikaufenthaltes abgeschlossen, sondern stellen sich immer wieder neu, wenn es darum geht, das Leben mit Krebs zu bewältigen (▶ Psychologische Hilfen, ▶ Psychoonkologie). Angebote zur Unterstützung wurden entwickelt, wie z. B. psychosoziale Beratungsstellen für Krebspatienten und Angehörige, oder vorhandene Angebote unterstützt, wie z. B. Selbsthilfegruppen.

Gleichzeitig hat die psychoonkologische Forschung Anstöße dazu gegeben, dass bei der Therapieplanung Überlegungen zur Lebensqualität mit einbezogen werden. Es wurden Messinstrumente (z. B. Fragebogen) entwickelt, die bei der Durchführung von klinischen Studien eingesetzt werden. Im Laufe der Erprobung wurde deutlich, dass Patienten und Behandler die konkrete Lebensqualität häufig unterschiedlich bewerten. Krebspatienten schätzen die eigene Lebensqualität eher höher ein als die behandelnden Ärzte, die sich bei ihrer Beurteilung an gesellschaftlich verbreiteten Wertvorstellungen und Bildern vom »normalen« Leben orientieren. Die Erfassung von Lebensqualität als Grundlage für Therapieentscheidungen müsste demnach die Wirklichkeit des Kranken stärker berücksichtigen im Sinne einer »gesundheitsbezogenen Lebensqualität«.

Der Einfluss psychischer Faktoren auf den Krankheitsverlauf wird im Rahmen der Forschung zur Krankheitsverarbeitung untersucht. Ziel ist es, Kriterien für einen der Krankheitsphase angemessenen, individuellen Bewältigungsstil zu finden sowie Ansatzpunkte für psychosoziale Interventionen zu definieren und in ihrer Wirksamkeit zu überprüfen.

Zur Entwicklung eines übergreifend-integrativen Denkansatzes in der Onkologie trägt die Psychoneuroimmunologie wesentliche neue Erkenntnisse bei. Diese noch ganz junge Wissenschaft untersucht die Bindeglieder zwischen körperlichen Vorgängen und psychischen Zuständen. Erst ganz neue molekularbiologische Methoden haben die Möglichkeit eröffnet zu untersuchen, wie »Körper und Seele« mittels chemischer Botenstoffe miteinander kommunizieren. Noch handelt es sich dabei überwiegend um Grundlagenforschung. Für eine therapeutische Umsetzung fehlen wichtige Erkenntnisse, wie z. B. über die Bedeutung messbarer Veränderungen von Immunreaktionen für den Krankheitsverlauf. Die zu erwartenden Ergebnisse allerdings sind nicht nur für Krebskranke vielversprechend, sondern darüber hinaus für alle, die ein Interesse an der Prävention von Krebs haben.

Das Wissen über Entstehungs-, Erkennungs- und Behandlungsmöglichkeiten von Krebserkrankungen füllt heute Bibliotheken. Diese kurze Übersicht konnte die wesentlichen Aspekte nur streifen und den Versuch unternehmen, eine kursorische Gesamtschau des komplexen Phänomens »Krebs« zu vermitteln. Auch die folgenden »Fragen und Antworten« können nicht allen Themen und Bereichen der Onkologie gleichermaßen gerecht werden. Die Stichworte stellen eine Auswahl aus dem Spektrum der Anfragen an den Krebsinformationsdienst dar und orientieren sich an den aktuellen Entwicklungen.

Der Krebsinformationsdienst (KID)

Die Onkologie, die Lehre von den Krebserkrankungen, ist ein sehr komplexer Bereich der Medizin und der Naturwissenschaften. Der Wissenszuwachs in den letzten 20 Jahren ist immens und in seiner Gänze kaum zu überschauen. Und Krebs ist immer noch ein bedrohliches, wenn auch heute offener diskutiertes Thema, über das die wenigsten Menschen viel wissen. Jährlich erkranken fast 400.000 Menschen in Deutschland an einer von über 100 Krebsarten, doch nur knapp die Hälfte kann dauerhaft geheilt werden. Dennoch haben sich nicht nur die Diagnose- und Behandlungsmöglichkeiten deutlich verbessert, sondern man weiß heute auch vieles über Risikofaktoren und die Ursachen der Krebsentstehung. Dieses Wissen ist aber nicht zwangsläufig jedem zugänglich und wird auch im medizinischen Bereich nicht überall optimal genutzt. Zudem ist Krebs eben nach wie vor ein Thema, mit dem sich niemand allzu gerne befasst, wenn er nicht dazu gezwungen ist. Andererseits ist Information notwendig, um die heute bestehenden Chancen nutzen zu können – als Gesunder, um das persönliche Krebsrisiko zu verringern, und als Erkrankter, um die nach dem jeweiligen Stand des Wissens bestmögliche Behandlung und Versorgung zu erhalten.

Der telefonische Krebsinformationsdienst (KID) wurde 1986 im Deutschen Krebsforschungszentrum gegründet, um allen Bürgern diese Informationen – das gesammelte Forschungs-, Präventions- und Behandlungswissen – auf unbürokratische, individuell zugeschnittene Weise zugänglich zu machen und sie damit an dem auch mit ihren Steuergeldern erarbeiteten Wissen teilhaben und davon profitieren zu lassen – durch Zugang zur optimalen Versorgung und, für Gesunde, zu Möglichkeiten, persönliche Risiken zu minimieren. Information gegen Angst und Unsicherheit und für die Fähigkeit, im eigenen besten Interesse (mit)entscheiden zu können, war von Anfang an eine zentrale Zielsetzung des KID.

Noch vor knapp 20 Jahren, zur Zeit der Gründung des KID, lag das Wissen über Krebs nicht auf der Straße, sondern blieb weitgehend im Elfenbeinturm der Wissenschaft verborgen und wurde hauptsächlich durch die Ärzte »zugeteilt«. Heute ist nicht mehr der Informationsmangel das Hauptproblem: eher das Gegenteil ist der Fall, hauptsächlich durch die rasante Verbreitung des Internets. Die zunehmende Enttabuisierung des Themas Krebs, auch dank der erstarkenden Selbsthilfebewegung und Patientenlobby, hat ebenfalls zu einer wachsenden Informationsflut beigetragen. Auch für die Medien ist Krebs heute ein beliebtes Thema, zumal in kaum einem anderen Gebiet der medizinischen Forschung so viel mit Neuigkeitswert passiert. Allerdings sind die Darstellungen und Informationen in Presse, Funk und Fernsehen selten auf eine individuelle Situation zugeschnitten und oft auch widersprüchlich. Qualität, Aktualität und Relevanz sind für Nichtfachleute schwer einzuschätzen: Unterstützung bei der Wertung und Einordnung ist gefragt.

Die Bedeutung von Information für Krebspatienten

Gerade für Patienten hat Information eine große und wichtige, auch psychologische, Bedeutung. Patienten, die sich mangelhaft informiert fühlen, sind unzufriedener mit ihrer Versorgung und ihrer gesundheitlichen und psychosozialen Situation, sind unsicherer und ängstlicher. Umgekehrt hat ausreichende und bedarfsgerechte Information – bzw. das Gefühl der Informiertheit aufseiten der Patienten – die entsprechend entgegengesetzten Effekte: höhere Zufriedenheit, bessere Lebensqualität und bessere Krankheitsbewältigung. Dies zeigen die Ergebnisse zahlreicher Untersuchungen und Studien. Die meisten Krebspatienten wünschen möglichst viel Informationen, seien sie günstig oder ungünstig, über ihre Erkrankung und ihre Aussichten, und sie möchten diese Informationen möglichst frühzeitig und kontinuierlich erhalten. Solche kontinuierliche Information und Kommunikation ist ein »Lebensfaden« der Betreuung. Information ist auch eine wesentliche Grundlage für Einbindung und Beteiligung von Patienten in medizinische Entscheidungen im individuell gewünschten Umfang.

Die Bereiche des hauptsächlichen Informationsbedarfs von Patienten lassen sich so zusammenfassen:

- verfügbare Behandlungsmöglichkeiten,
- Nebenwirkungen der Behandlung,
- Stadium und Schwere der Erkrankung,

- Heilungsaussichten und Prognose,
- Möglichkeiten des eigenen Beitrags zu Behandlung und Genesung,
- Lebensführung mit oder nach der Erkrankung.

Information kann für Patienten folgende Funktionen erfüllen:
- Kontrolle zu gewinnen,
- Angst zu reduzieren,
- realistische Erwartungen zu fördern,
- die Teilnahme bzw. Beteiligung an Entscheidungen zu unterstützen,
- das Gefühl von Sicherheit zu vermitteln.

Wo liegen Defizite?

Trotz aller wissenschaftlichen und praktischen Erkenntnisse zum Informationsbedarf und zur Bedeutung von Information bestehen teilweise erhebliche Informationsmängel und -defizite. Zudem sind Patienten häufig unzufrieden mit der von den Ärzten vermittelten Information, empfinden sie als ungenügend oder unklar. Fehlende Information ist auch eng verbunden mit dem Empfinden mangelhafter Unterstützung. Eine große Untersuchung bei fast 3.500 Patienten in onkologischen Praxen in Deutschland (Patient Satisfaction and Quality of Life in Oncological Care, PASQOC) machte die Information als einen der Bereiche mit dem größten Verbesserungspotenzial aus.

Was ist »gute« Information?

Um von Nutzen zu sein, muss Information Unsicherheit und Ängstlichkeit verringern, die Patienten befähigen, in ihrem eigenen besten Interesse zu handeln, und die Arzt-Patient-Beziehung stärken. Persönliche, individuell zugeschnittene Information ist grundsätzlich hilfreicher als allgemeine Information.

Gute, bedarfsorientierte und auch zur Mitentscheidung im individuell gewünschten Umfang befähigende Information für Patienten beinhaltet
- Zuschnitt auf den individuellen Bedarf zum jeweiligen Zeitpunkt nach Inhalt, Form und Umfang,
- Kontinuität,
- einfühlsame Vermittlung.

Informationsquellen für Krebspatienten

Obwohl der Arzt nicht nur von Amts wegen erster Informationsgeber ist, sondern nach wie bevorzugte und wichtigste Quelle von Informationen, der Patienten am meisten Vertrauen entgegenbringen, kann er diesen Erwartungen nicht immer ausreichend entsprechen. Auch eine kritischere Einstellung vieler Patienten führt dazu, dass sie zahlreiche zusätzliche Informationsquellen nutzen. Insgesamt tragen Informationen aus mehreren Quellen – sofern sie verständlich und nicht widersprüchlich sind – zu einem verbesserten und vertieften Verständnis bei. Aktive Informationssuche kann auch für sich schon eine Bewältigungsstrategie sein. Nicht zuletzt ist der Zugang zu medizinischen Informationen, auch zu solchen, die früher Fachkreisen vorbehalten waren, sehr viel einfacher geworden.

Die wesentlichen zusätzlich zum Arzt genutzten Informationsquellen sind
- Broschüren, Patientenliteratur und (Sach)bücher,
- Presse und Fernsehen,
- Internet,
- Mitpatienten, Verwandte und Freunde.

Keine dieser Quellen bietet jedoch auf die individuelle Situation zugeschnittene Informationen, die ohne weiteres für den Einzelfall anwendbar oder umsetzbar wären. Aufgrund des Überangebots besteht zudem zunehmender Bedarf an »Metainformation«, an Erklärungen, Wertung und Einordnung für die individuelle Situation und für den individuellen Bedarf.

Krebsinformation per Telefon

Als »Kreuzung« von Massenmedium und persönlicher Kommunikation ist das Telefon für die Vermittlung von Gesundheitsinformation eine geeignete Ergänzung der Information durch den Arzt wie auch durch die Medien. Individualisierte, bedarfsorientierte telefonische Information für Betroffene kann Brücken zum Arzt und zu den Angeboten der Versorgungskette schlagen. Auf einer anderen Ebene als das Gespräch mit dem Arzt kann die persönliche und einfühlsame Informationsvermittlung per Telefon Unterstützung bieten. Die Tatsache, dass in den letzten 20 Jahren solche Dienste in fast allen Ländern Europas, und nicht nur dort, etabliert wurden, zeigt, dass dieses Konzept Bedürfnisse trifft.

Mit der Einrichtung des KID im Deutschen Krebsforschungszentrum wurde das Konzept telefonischer Gesundheitsinformation in Deutschland 1986 erstmals in größerem Stil und überregional umgesetzt. Vorbild und Modell war der damals schon fast 10 Jahre bestehende Krebsinformationsdienst des Nationalen Krebsinstituts der USA.

Ziele und Aufgaben des KID sind:

- Vermittlung von Informationen zu allen krebsbezogenen Fragestellungen,
- Interpretation und Einordnung vorhandener Informationen,
- Unterstützung der Befähigung, im eigenen besten Interesse in Fragen der Behandlung und Versorgung mitzuentscheiden,
- Wegweiserfunktion und Orientierungshilfe im Gesundheitswesen,
- Drehscheibe und Bindeglied zwischen den Versorgungsangeboten,
- Unterstützung der Krankheitsbewältigung durch Information,
- Gesprächsangebot und ein »offenes Ohr«,
- Unterstützung der Arzt-Patient-Kommunikation durch Vermittlung einer Informationsbasis.

KID ist bereits vor 20 Jahren angetreten, durch die Vermittlung relevanter und umfassender, auf die individuelle Situation und Bedürfnisse zugeschnittener Information auch Beteiligung und Mitentscheidung in Fragen der Behandlung und Versorgung zu ermöglichen – heute eine erklärte gesundheitspolitische Zielsetzung. Information ist für Patienten die Grundlage für diese Beteiligung und die gemeinsame Entscheidungsfindung (»shared decision«) als aktive Partner der Ärzte. Mitte der 80er-Jahre, als KID gegründet wurde, war dieses Konzept neu.

Die Akzeptanz dieses Angebots war von Anfang an hoch und bleibt weiterhin an den Grenzen der Kapazität, obwohl sich die Informationslandschaft dramatisch verändert hat und auch medizinische Fachinformationen im Prinzip jedermann jederzeit zugänglich sind. Dies hat das Angebot von KID nicht etwa überflüssig gemacht. Vielmehr ist die Aufgabe der »Metainformation« hinzugekommen: Viel häufiger als noch vor einigen Jahren geht es in den Anfragen nicht mehr um die Vermittlung fehlender Information, sondern um die Einordnung vorhandener Informationen aus verschiedenen Quellen und Hilfe bei deren Wertung.

Struktur und Arbeitsweise des KID

Den Telefondienst des KID leisten rund 25 freie Mitarbeiter mit einem Hintergrund in Berufen des Gesundheitswesens in jeweils 4-stündigen Schichten von 8 bis 20 Uhr. Kriterien für die Auswahl der Mitarbeiter sind neben fachlichen Voraussetzungen persönliche Eignung und Berufserfahrung. Obwohl im Telefondienst mittlerweile überwiegend Ärzte tätig sind, ist dies beim KID nicht ihre Rolle und nicht ihre Funktion: Das Gespräch mit dem KID ist kein ärztliches Beratungsgespräch. Bei individuellen medizinischen und insbesondere die Behandlung betreffenden Fragen wird immer auf den behandelnden Arzt zurückverwiesen, mit dem die vermittelten Informationen vor dem individuellen Hintergrund besprochen werden sollten. Im Team entwickelte Beantwortungsrichtlinien regeln den Umgang mit problematischen Themen. Insbesondere bei der Vermittlung komplexer Informationen und bei den häufigen emotional geprägten Gesprächen ist es entscheidend wichtig, durch Rückfragen das Verständnis des Anrufers sicherzustellen.

Die Mitarbeiter im Telefondienst des KID werden intensiv für ihre verantwortungsvolle Aufgabe geschult und kontinuierlich fachlich-onkologisch sowie – unter besonderer Berücksichtigung der spezifischen Anforderungen telefonischer Kommunikation über häufig schwierige und belastende Themen – in Gesprächsführung aus- und fortgebildet und durch eine Psychologin supervidiert.

Standardisierte Grundlage für die individuell zugeschnittene Beantwortung der Anfragen sind eine KID-eigene, auf der Basis gesicherten Wissens, medizinischer Leitlinien und aktueller wissenschaftlicher Erkenntnisse umfangreiche Wissens- und Adressendatenbank sowie weitere qualitätsgesicherte Quellen.

Den fachlichen Hintergrund stellt ein wissenschaftliches Team aus den Bereichen Medizin, Biologie und Psychologie, das die Aufbereitung der Informationen für die Datenbank und die Weitergabe am Telefon leistet. Fragen, die sich nicht sofort auf der Basis der vorhandenen Informationen beantworten lassen, werden unter Nutzung aller verfügbaren Quellen recherchiert und sind dann unter Angabe einer Bearbeitungsnummer abrufbar. Sofern der Anrufer nicht anonym bleiben will, bietet der KID nach Vorliegen der Information auch einen Rückruf an, sobald die gewünschten Informationen vorliegen.

Der Anrufer steht beim KID im Mittelpunkt, das im Arzt-Patient-Gespräch häufig entstehende Ungleichgewicht soll vermieden werden, auch durch Anpassung der Sprachebene. Neben der reinen Informationsvermittlung bietet der KID das Gespräch entsprechend den individuellen Bedürfnissen. Wer nicht durchkommt, kann seine Telefonnummer auf einen Anrufbeantworter sprechen und wird zurückgerufen.

Alle Gespräche werden mit Inhalten und allgemeinen Angaben zum Anrufer anonym dokumentiert. Die systematische Verschlüsselung und Auswertung einer jährlichen Stichprobe von 20 % der Dokumentationsbögen ist Grundlage für die Erstellung von Statistiken zu Nutzern und Informationsbedürfnissen. Die Erfassung von Gesprächs- und Frageinhalten im Freitext ermöglicht auch detailliertere Analysen zu verschiedenen Fragestellungen.

Angebote des KID: Module und Medien

In den letzten Jahren hat der KID sein Angebot durch angegliederte Module und die Bedienung auch der neuen Medien erweitert, um den Bedarf besser und gezielter befriedigen zu können und dem sich wandelnden Informationsverhalten Rechnung zu tragen: Zusätzlich zum »Kern-KID« wurden im Jahr 2000 ein Krebsschmerztelefon eingerichtet, im Jahr 2002 ein Brustkrebstelefon und ein Fatigueinformationstelefon. Die telefonische Information ergänzt seit 1999 ein umfangreiches und kontinuierlich erweitertes Internetangebot (www.krebsinformation.de) sowie seit 2001 ein E-Mail-Service (kid@dkfz.de).

Ausgebaut wurde beim KID auch die Erarbeitung und Herausgabe von Broschüren zu verschiedenen Krebserkrankungen und übergreifenden, damit in Zusammenhang stehenden Problemen wie Krebsschmerz und Sexualität, denn die Nachfrage nach schriftlicher Information ist weiterhin hoch. In Konzeption und Inhalt der Broschüren werden die Fragen, die zum jeweiligen Thema an KID gerichtet werden, besonders berücksichtigt – sie decken sich nicht immer mit den Themen, die vonseiten der Ärzte als wichtig eingeschätzt werden.

Wer wendet sich an den KID?

Zwar richtet sich das Angebot von KID an alle Bürger, die Fragen zum Thema Krebs haben – also auch zu Ursachen und Risikofaktoren, zu Vorbeugungs- und Früherkennungsmöglichkeiten und zu Themen der Krebsforschung –, aber fast 90 % der Nutzer des zentralen Telefondienstes sind Patienten und ihre Angehörigen bzw. Freunde, die direkt von einer Krebserkrankung betroffen sind. Die übrigen 10 % verteilen sich auf allgemein an Krebsthemen oder an Fragen von Risikofaktoren und Prävention interessierte Bürger und auf Professionelle im Gesundheitswesen, die für Patienten anfragen. Zwei Drittel der Anrufer sind Frauen.

Die Altersstruktur der Patienten, die sich an den KID-Telefondienst wenden, entspricht nicht der realen Situation. So sind fast 60 % unter 60 Jahre alt, während in Deutschland weit weniger als ein Drittel aller Krebserkrankungen im Alter von unter 60 Jahren diagnostiziert werden.

Deutlich wird aus der Statistik auch das sich wandelnde Informationsverhalten: Während vor zehn Jahren fast zwei Drittel der Anfragen mit Bezug auf konkrete Erkrankungsfälle nach Abschluss der ersten Behandlung an den KID gerichtet wurden, setzt die Informationssuche heute wesentlich früher ein und hält im Krankheitsverlauf an (Abb. 1). Auch hier spielt sicherlich der veränderte Zugang zu Informationen eine Rolle, aber auch das neue Rollenverständnis von Patienten, insbesondere der jüngeren, die sich aktiv an den medizinischen Entscheidungen beteiligen und über ihre Möglichkeiten und Chancen orientiert sein möchten.

Welche Fragen werden an den KID gerichtet?

Unter den Frageinhalten im Telefondienst – im Mittel etwa zwei pro Anfrage – überwiegen Behandlungsthemen mit fast 50 %. Das Spektrum der Einzelinhalte umfasst den gesamten Bereich von krankheitsspezifischen Standards, Therapiekonzepten, einzelnen Behandlungsverfahren, experimen-

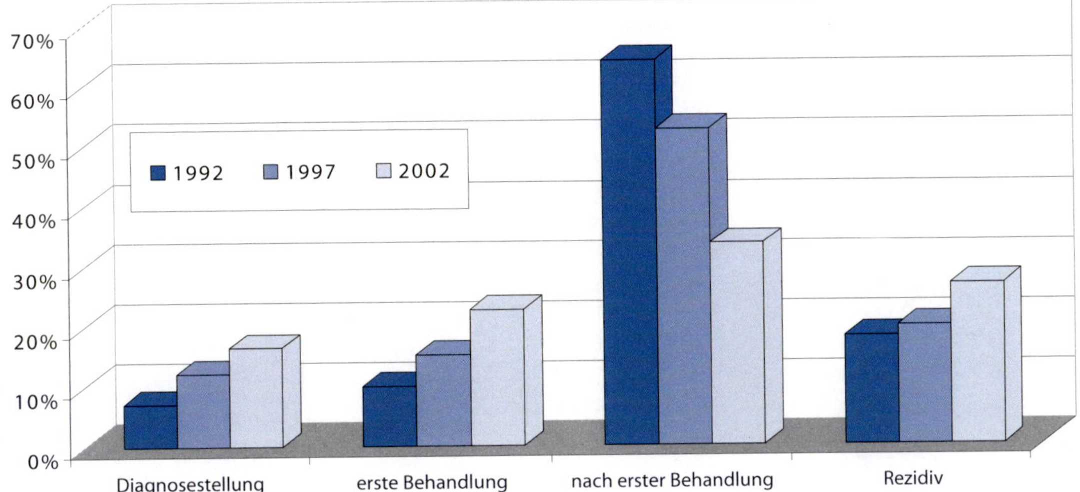

■ **Abb. 1.** Phase der Erkrankung zum Zeitpunkt der Anfrage beim KID (Stichproben 1992, 1997 und 2002)

tellen Methoden und klinischen Studien bis hin zu unkonventionellen Methoden. Fragen nach Standards und etablierten Verfahren sowie nach möglichen Nebenwirkungen und Folgen der Therapie rangieren insgesamt vorn.

An zweiter Stelle stehen Fragen nach Adressen von Institutionen der Versorgung und nach Ansprechpartnern für spezielle Probleme (»Wegweiser«). Diesem Bedürfnis kommt KID durch detaillierte Dokumentation von Angeboten nach, die bundesweit und abteilungsweise für Tumorzentren und onkologische Schwerpunktkrankenhäuser, für Rehabilitationskliniken, psychosoziale Beratungsstellen und onkologische Schwerpunktpraxen durch systematische eigene Umfragen ermittelt werden.

Der KID entspricht gemäß seinen Zielen und seinem Selbstverständnis grundsätzlich dem am Telefon geäußerten Bedarf. Dabei ist der Informationsbedarf meist nicht zu trennen vom Gesprächs- und Unterstützungsbedarf. Schon die Gesprächsdauer von durchschnittlich 18 Minuten – rund doppelt so lang wie das durchschnittliche Arzt-Patient-Gespräch – weist darauf hin. In den Modulen Krebsschmerztelefon, Fatiguetelefon und auch Brustkrebstelefon ist die mittlere Gesprächsdauer mit 20–30 Minuten noch höher.

Da die Kontakte überwiegend einmalig sind und aufgrund der Strukturen des KID – Schichtdienst der Mitarbeiter im Telefondienst, Anonymi-

tät und Zuteilung der Anrufer nach Verfügbarkeit einer freien Leitung – eine Kontinuität nicht gewährleistet ist, kann bei ausgesprochenem Wunsch nach Unterstützung nur begrenzt Hilfe geleistet werden. Hier verweist der KID aktiv auf psychosoziale Beratungsstellen, die bundesweit mit ihren Angeboten dokumentiert sind. Oft kann allerdings schon ein einfühlsam geführtes, anruferzentriertes Gespräch die Bedürfnisse nach Zuspruch und menschlicher Anteilnahme befriedigen und Unterstützung geben.

Die Verteilung der einzelnen Tumorarten, auf die sich die Anfragen beziehen, entspricht nur bedingt der Realität: Im Vergleich zur tatsächlichen Häufigkeit in Deutschland, wie von der Dachdokumentation Krebs des Robert-Koch-Instituts auf der Grundlage von Krebsregisterdaten geschätzt, sind Darmkrebs, Lungenkrebs, Magenkrebs, Blasenkrebs, Kopf-Hals-Tumoren und Krebs der Gebärmutterschleimhaut seltener vertreten, Brustkrebs und Prostatakrebs, aber auch maligne Lymphome, Eierstockkrebs, Hirntumoren sowie verschiedene seltene Krankheitsbilder dagegen überproportional häufig (■ Abb. 2). Dies widerspiegelt u. a.

— Informationsbedarf und Informationsverfügbarkeit,
— Komplexität der einzelnen Erkrankungen,
— Einschätzung und »Image« der Erkrankung,
— subjektive Krankheitstheorien,

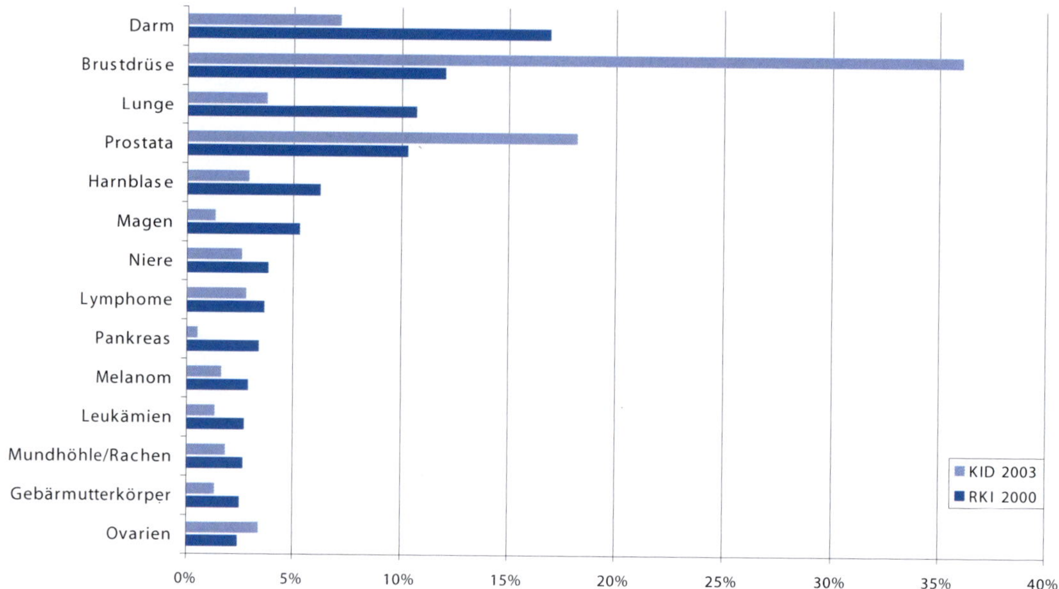

Abb. 2. Anfragen von Patienten zu bestimmten Tumorerkrankungen (n = 961) verglichen mit ihrer Häufigkeit nach Schätzungen der Dachdokumentation Krebs am Robert-Koch-Institut (RKI) für das Jahr 2000 (Stichprobe 2003)

- Belastungen durch die Erkrankung und
- Verlauf der Erkrankung.

Was sind die Hauptanliegen der KID-Nutzer?

Versucht man die Gesprächsinhalte einem zugrundeliegenden zentralen Anliegen oder Motiv zuzuordnen, so steht der Wunsch nach Einordnung vorliegender Informationen oder Rückversicherung bezüglich empfohlenen bzw. durchgeführten diagnostischen oder therapeutischen Maßnahmen mit im Vordergrund: Entsprechen sie dem aktuellen Stand des Wissens und dem aktuellen Standard? Dies steht in engem Zusammenhang mit der Frage nach der bestmöglichen Therapie in einer gegebenen Krankheitssituation. Auch der Wunsch nach einem Wegweiser im schwer durchschaubaren »Dschungel« der Versorgungsangebote ist oft das zentrale Anliegen: Wohin kann ich mich mit meinem Problem wenden? Wo erhalte ich die beste Diagnostik und/oder Therapie? Wer ist »der Spezialist« für mein Problem? Die Besprechung von Lebensperspektiven – einschließlich der Prognose –, der Möglichkeiten, im eigenen Interesse selbst aktiv zu werden, und der Orientierung in der neuen Lebenssituation sind ebenfalls häufige Anliegen. Und manche Anrufer haben einfach das Bedürfnis, sich einmal auszusprechen und Unterstützung zu erfahren, was sich auch in der hohen mittleren Gesprächsdauer ausdrückt. All dies kann der KID anbieten und leisten, nicht aber individuelle medizinische Beratung – ein ebenfalls häufig geäußerter Wunsch. Das Informationsgespräch kann jedoch hilfreiche und notwendige Grundlagen für das Arzt-Patient-Gespräch vermitteln und durch Informationen über Standards, etablierte und neue Verfahren Orientierung ermöglichen.

Die Anliegen, die hinter den konkreten Fragen stehen, sind Ausdruck von

- Unsicherheit,
- mangelnder Transparenz der Versorgungsangebote und ihrer Qualität,
- Kommunikationsdefiziten,
- mangelnder Unterstützung und
- dem Wunsch nach Kontrolle und »Regiekompetenz«.

Ergänzende und komplementäre Funktion des KID

Information, wie der KID sie anbietet, kann Lücken füllen, Defizite ausgleichen und dadurch auch die

Arzt-Patient-Beziehung stützen und stärken. Insbesondere im Telefongespräch mit der Möglichkeit von Rückfragen und Nachfragen lassen sich Fragen und Probleme eingrenzen, strukturieren und an den individuellen Bedarf angepasst individuell klären. Das Angebot des KID ist in weiten Bereichen komplementär zur ärztlichen Information (Abb. 3):

- Klärung von Fragen, die im Gespräch mit dem Arzt offen geblieben sind,
- Klärung von Fragen, die der Patient dem Arzt nicht stellen wollte,
- Klärung von Fragen, auf die der Arzt nicht eingehen konnte oder wollte,
- Zuwendung und Zeit für Aussprache nach Bedarf,
- Erklärung, Wertung und Einordnung von allgemeinen Informationen aus anderen Quellen als der ärztlichen,
- Rückversicherung, Vermittlung von mehr Sicherheit, Vertrauen und Zuversicht,
- Rückführung zum Arzt und Unterstützung der Arzt-Patient-Kommunikation.

Qualitätssicherung der KID-Informationen

Die Anliegen zeigen, dass hohe Anforderungen an den KID gestellt werden. Klare Regelungen, kontinuierliche Qualitätssicherung und ein hohes Verantwortungsbewusstsein der Mitarbeiter sind von zentraler Bedeutung. Der KID bewegt sich mit seinem Angebot auf einem Grat zwischen nachvollziehbaren Bedürfnissen der Anrufer und den Grenzen dessen, was ein Informationsdienst leisten kann und soll. Ein Netz qualitätssichernder Maßnahmen wurde kontinuierlich entwickelt und hat einen hohen Standard erreicht:

- qualifizierte Mitarbeiter,
- Information nur aus verlässlichen Quellen,
- KID-eigene Wissensdatenbank als standardisierte Grundlage der telefonischen Information,
- kontinuierliche Fortbildung, Training in Gesprächsführung und Supervision,
- Informationsvermittlung in verständlicher Sprache,
- Gesprächs- und Beantwortungsrichtlinien.

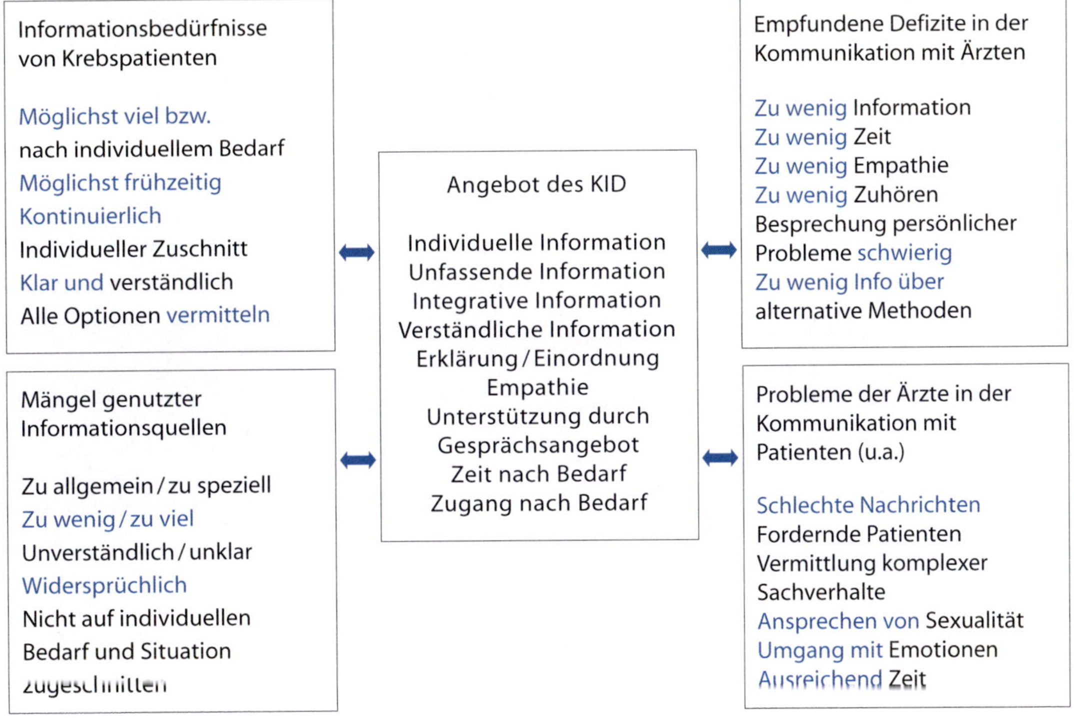

Abb. 3. Komplementäre Funktion des KID

Die Qualitätssicherung der Internetinformationen erfolgt gemäß den Kriterien des vom Bundesministerium für Gesundheit und soziale Sicherung initiierten Aktionsforums Gesundheitsinformationssystem (AFGIS; www.afgis.de), an deren Entwicklung der KID maßgeblich beteiligt war und ist. Danach sind qualitativ hochwertige Informationen zu Gesundheitsthemen im Internet daran erkennbar, dass sie folgenden Anforderungen entsprechen:

- Der Anbieter sagt, wer er ist.
- Ziel, Zweck und angesprochene Zielgruppen werden genannt.
- Die Autoren und die Quellen der Informationen werden offengelegt.
- Das Alter der Informationen wird genannt.
- Nutzer können in Kontakt mit dem Anbieter treten, nachfragen und sich ggf. beschweren.
- Der Anbieter teilt mit, wie er die Qualität seiner Information sichert.
- Nutzer können zwischen Werbung und redaktionellem Beitrag unterscheiden.
- Finanzierung des Angebots und Sponsoren werden benannt.
- Kooperationen, Abhängigkeiten und Vernetzung werden offengelegt.
- Es wird mitgeteilt, ob und welche Daten des Nutzers beim Besuch einer Seite gespeichert werden.

Bedarfsorientierte und qualitätsgesicherte Gesundheitsinformation als Modell

Bei begrenzter Finanzierung und Kapazität des KID stößt dieses Angebot auf Grenzen hinsichtlich der Bedarfsdeckung und der Breitenversorgung: KID erreicht mit seinen verschiedenen Modulen pro Jahr insgesamt etwa 20.000 Menschen mit individuellen Informationen, davon fast 90 % Patienten und andere direkt von einer Krebserkrankung Betroffene – ein Tropfen auf den heißen Stein. Aber der KID erfüllt auch die Funktion eines »Sensors« für Bedürfnisse und Defizite, leistet mit seinen Dokumentationsdaten und den Ergebnissen begleitender Forschungsprojekte einen Beitrag zur Gesundheitsberichtertattung und kann Informationen für Entscheidungsträger in der Versorgung liefern. Im Bereich der qualitätsgesicherten Krebsinformation für die Öffentlichkeit ist der KID zu einem Referenzzentrum geworden. Zudem ist der KID als Partner in vielfältige nationale und internationale Kooperationen eingebunden und bringt dort seine Erfahrung ein. Als Modell hat der KID die Chance, immer wieder neue Möglichkeiten und Wege der bedarfsorientierten, qualitätsgesicherten Gesundheitsinformation zu entwickeln und zu erproben.

Kontakt zum Krebsinformationsdienst

- KID-Telefon: 0 62 21 / 41 01 21, Montag bis Freitag, 8–20 Uhr
- Brustkrebstelefon: 0 62 21 / 42 43 43, Montag bis Freitag, 8–12 Uhr
- Informationsdienst Krebsschmerz: 0 62 21 / 42 20 00, Montag bis Freitag, 12–16 Uhr
- Fatiguetelefon: 0 62 21 / 42 43 44, Montag, Mittwoch, Freitag, 16–19 Uhr
- E-Mail: krebsinformation@dkfz.de
- KID im Internet: www.krebsinformation.de
- Krebsschmerz: www.ksid.de

Hotline Mammographie-Screening und Prävention des Deutschen Krebsforschungszentrums

Telefon 0 62 21 / 42 41 42

Der wissenschaftliche Beirat des Krebsinformationsdienstes

Die Arbeit des Krebsinformationsdienstes wird maßgeblich unterstützt durch den Wissenschaftlichen Beirat:

Prof. Dr. Otmar D. Wiestler (Vorsitzender)
Vorsitzender und Wissenschaftliches Mitglied des Stiftungsvorstandes des Deutschen Krebsforschungszentrums, Heidelberg

Prof. Dr. Dr. h.c. mult. Harald zur Hausen (Vorsitzender bis 2003)
Ehem. Vorsitzender und Wissenschaftliches Mitglied des Stiftungsvorstandes des Deutschen Krebsforschungszentrums, Heidelberg

Prof. Dr. Dr. h.c. Christian Herfarth
Ehem. Ärztlicher Direktor der Chirurgischen Universitätsklinik Heidelberg

Prof. Dr. Peter Drings
Ehem. Ärztlicher Direktor der Thoraxklinik Heidelberg gGmbH

Prof. Dr. Anthony D. Ho
Ärztlicher Direktor der Medizinischen Klinik und Poliklinik V der Universitätsklinik Heidelberg

Prof. Dr. Gerhard van Kaick
Ehem. Leiter der Abteilung Onkologische Diagnostik und Therapie des Deutschen Krebsforschungszentrums, Heidelberg, ehem. kommissarischer Leiter des Krebsinformationsdienstes (2003)

Prof. Dr. Manfred Kaufmann
Direktor der Klinik für Gynäkologie und Geburtshilfe im Klinikum der J.W.-Goethe-Universität Frankfurt

Prof. Dr. Stefan Meuer
Geschäftsführender Direktor des Instituts für Immunologie und Serologie der Universität Heidelberg

Prof. Dr. Dr. Mechthild Neises
Funktionsbereich Gynäkologische Psychosomatik, Frauenklinik der Medizinischen Hochschule Hannover

Prof. Dr. Dr. h.c. M. Peter Schlag
Direktor der Chirurgie und chirurgischen Onkologie der Robert-Rössle-Klinik, Charité Campus Berlin-Buch

Prof. Dr. Almuth Sellschopp
Ehem. Leiterin der Ambulanz und des Konsil- und Liaison-Service am Institut und Poliklinik für Psychosomatische Medizin, Psychotherapie und Medizinische Psychologie und der Arbeitsgruppe Psychoonkologie am Tumortherapiezentrum des Klinikums Rechts der Isar, Technische Universität München, Mitgründerin des Krebsinformationsdienstes

Hilke Stamatiadis-Smidt, M.A.
Ehem. Leiterin der Stabsabteilung Presse- und Öffentlichkeitsarbeit und des Krebsinformationsdienstes des Deutschen Krebsforschungszentrums, Mitgründerin des Krebsinformationsdienstes

Prof. Dr. Dr. Michael Wannenmacher
Ehem. Ärztlicher Direktor der Abteilung Klinische Radiologie der Universitätsklinik Heidelberg

Prof. Dr. Walter Zieglgänsberger
Leiter der AG Klinische Neuropharmakologie, Max-Planck-Institut für Psychiatrie, München

Fragen und Antworten

AIDS und Krebs

Warum bekommen viele AIDS-Patienten auch noch Krebs?

AIDS ist eine Erkrankung des Immunsystems. Dieses wird durch eine Infektion mit HI-Viren (humanes Immundefizienzvirus) sehr geschwächt: Viele körpereigene Abwehrmechanismen stehen nicht mehr zur Verfügung, die normalerweise vor einer Krebserkrankung schützen. Zwar sind viele dieser Vorgänge noch nicht vollständig geklärt worden. Relativ sicher scheint jedoch, dass Krebsarten wahrscheinlicher werden, die mit bestimmten Viren in Zusammenhang stehen. Tumorarten, für die Viren bei der Auslösung nach bisherigem Wissen keine Rolle spielen, sind bei betroffenen Patienten nicht häufiger als bei anderen zu beobachten.

Welche Krebsarten treten bei AIDS-Patienten auf?

AIDS-Patienten leiden häufig unter dem Kaposi-Sarkom, bei dem bösartig veränderte Zellen unter der Haut und Schleimhaut und in anderen Organen auftreten. Auch die verschiedenen Lymphome sind bei ihnen häufiger. Für einige andere Krebsarten wäre zwar ein erhöhtes Risiko bei AIDS-Patienten zu erwarten gewesen, dies hat sich in der Praxis jedoch bislang nicht bestätigt.

Die Behandlung einer Krebserkrankung passt sich bei AIDS-Patienten an den individuellen Gesundheitszustand an, bei Bedarf wird z. B. ein sanfteres Vorgehen gewählt, um die Lebensqualität zu wenig wie möglich zu beeinträchtigen. Die Methoden an sich, beispielsweise eine Operation oder Chemotherapie, bleiben jedoch meist gegenüber den Standardbehandlung gleich.

Ausführliche Informationen für Betroffene bieten zum Beispiel die AIDS-Beratungsstellen an. Kliniken und Praxen, die auf die Behandlung von HIV-Infizierten und AIDS-Patienten spezialisiert sind, haben in der Regel auch große Erfahrung in der Erkennung und Behandlung AIDS-assoziierter Krebserkrankungen.

Hat man andererseits als Krebspatient auch ein erhöhtes AIDS-Risiko?

AIDS ist eine Infektionserkrankung. Die Wahrscheinlichkeit einer Ansteckung ist für Krebspatienten genauso hoch oder niedrig wie für andere Menschen auch. Eine gemeinsame Ursache für die beiden Erkrankungen, wie manchmal behauptet wird, gibt es nicht.

Die Wahrscheinlichkeit, durch oder während einer Krebstherapie mit dem HI-Virus angesteckt zu werden, ist heute durch die engmaschige Kontrolle aller Blutprodukte und der aus Blut hergestellten Medikamente sowie durch die allgemeinen Hygienevorschriften im Gesundheitswesen extrem gering.

Alkohol als Krebsrisikofaktor

Wie wirkt sich Alkohol auf das Krebsrisiko aus?

Schlechte Nachrichten für Genießer: Wein, Bier oder Spirituosen können das Krebsrisiko steigern. Ein Gläschen »in Ehren« schadet sicher nicht, zumindest nicht nachweisbar. Wer mehr trinkt oder nicht bei Bier oder Wein bleibt, geht allerdings ein messbares Risiko ein: Bei Alkoholikern ist der Speiseröhrenkrebs weit häufiger als in der Normalbevölkerung – wer mehr als zwei Liter Bier oder vier Gläser Wein pro Tag konsumiert, hat das 18-fache Risiko, an diesem Krebs zu erkranken. Ärzte sehen bei Alkoholikern vermehrt Krebsbildungen in der Mundhöhle, im Rachenraum und im Kehlkopf. Alkohol selbst ist zwar nach derzeitigem Wissensstand nur bedingt direkt krebserregend. Er fördert jedoch die Empfindlichkeit für andere Risikofaktoren. Und häufig bleibt es nicht bei einem Genussgift: Zum Wein, zum Bier oder zu härteren Getränken gehört für viele Menschen auch die Zigarette. So ist es im Einzelfall schwer, die krebserzeugende Wirkung für Mundhöhle, Rachen und Kehlkopf dem Alkohol oder dem Tabak zuzuordnen. Auch geht man davon aus, dass die einzelnen Risiken sich möglicherweise nicht einfach addieren, sondern gegenseitig noch verstärken. Gleichwohl hat ein »Nur-Alkoholiker«, der nicht raucht, ein erhöhtes Risiko.

Auch für Leberkrebs, Krebs der Bauchspeicheldrüse und einen Teil der Erkrankungen an Dick- und Enddarmkrebs machen Experten heute den Alkoholkonsum verantwortlich. Exzessiver Alkoholkonsum schädigt außerdem die Leber: Es kommt im Lauf der Jahre häufig zu einer Leberschrumpfung, der Zirrhose, aus der Leberkrebs entstehen kann. In den Industrienationen werden die meisten Leberkrebsfälle auf diese Weise ausgelöst. Für Krebserkrankungen der Bauchspeicheldrüse ist Alkoholkonsum zumindest ein schwacher Risikofaktor.

In einer Studie der amerikanischen Harvard-Universität konnte gezeigt werden, dass ältere Frauen, die regelmäßig Alkohol konsumierten, erhöhte Werte eines Östrogens im Blut aufwiesen. Am auffälligsten war dieser Anstieg nach den Wechseljahren bei übergewichtigen Frauen. Damit wäre Alkohol auch ein Risikofaktor für Brustkrebs.

Gibt es Empfehlungen, wie viel man gefahrlos trinken darf?

Weil Alkohol auch ein Teil des gesellschaftlichen Lebens ist und den Lebensstil sehr prägt, unterscheiden die meisten Menschen vom Gefühl her sehr deutlich zwischen Trinken und Genießen und Sich-Betrinken. Bestätigt fühlten sich gerade die Genußtrinker in den letzten Jahren auch durch Meldungen, wonach ein geringer Alkoholkonsum, v. a. der von Rotwein, vor Herz-Kreislauf-Erkrankungen schützen sollte.

Die Realität der tatsächlichen Gefahren von Alkohol schätzen die meisten jedoch falsch ein: Wer regelmäßig geringe Mengen trinkt, kommt keineswegs besser weg als jemand, der gelegentlich zu viel Alkohol konsumiert. Die Grenze zwischen Genuss und Gefahr beim Alkoholkonsum ziehen die Experten der Deutschen Gesellschaft für Ernährung (DGE) heute wegen der allgemein schädlichen Auswirkung auf die Gesundheit bei 20 g Alkohol pro Tag für Männer. Das entspricht knapp einem halben Liter Bier oder einem Glas Wein pro Tag. Frauen rät die DGE, maximal 10 g Alkohol pro Tag zu konsumieren. Die Gesellschaft weist ausdrücklich darauf hin, dass bei diesen Referenzwerten die möglicherweise herzschützende Wirkung von Alkohol schon berücksichtigt ist.

Alternative, biologische und unkonventionelle Methoden in der Krebstherapie

Alternativ, unbewiesen, unkonventionell – was heißt das?

Auch wenn Operation, Chemotherapie und Bestrahlung die größten Heilungschancen bieten, gibt es Ansätze, die andere Wege gehen. Doch was bieten die vielen Therapie- und auch einige Untersuchungsmethoden, die als »unterstützend«, »komplementär« oder einfach nur als »alternativ« bezeichnet werden?

Diese Frage beantworten Ärzte, Patienten und Anbieter der Verfahren meist sehr unterschiedlich. »Alternativ« ist eine Frage der Definition. Einfacher wird die Einordnung, wenn man nachfragt, ob die Wirksamkeit und – ebenso wichtig – die Unschädlichkeit einer Methode bewiesen sind. Dann gehört die Mehrzahl der Standardverfahren, die Patientinnen und Patienten heute in der Regel vorgeschlagen werden, zu den Verfahren mit bewiesener Wirksamkeit. Sie sind nicht nur in Deutschland anerkannt, sondern in ganz Europa, in den USA und weltweit zumindest in allen Industrieländern. Wie Betroffene behandelt werden sollten, um die bestmögliche Versorgung zu erhalten, die außerdem noch dem aktuellen Stand der Wissenschaft entspricht, ist immer häufiger in sog. Leitlinien festgelegt. Sie stellen sicher, dass unabhängig vom Krankenhaus oder dem jeweiligen Arzt das aktuelle Wissen möglichst schnell allen zugute kommt.

Für die meisten Verfahren, die heute als alternativ bezeichnet werden, fehlt ein solcher Nachweis der Wirksamkeit. Gerade bei Verfahren, die schon sehr lange eingesetzt werden, überrascht diese Tatsache viele Patienten und ihre Angehörigen.

Stammen diese Verfahren aus der aktuellen Forschung und sind deshalb noch nicht geprüft?

Dann würde es sich um experimentelle Verfahren handeln. Wirklich neue Methoden in den verschiedenen Phasen der klinischen Prüfung, beispielsweise noch nicht zugelassene Arzneimittel gegen Krebs, sind zwar ebenfalls noch unbewiesen. Wer sich auf sie einlässt, muss damit rechnen, dass der Arzt in der Regel noch keine genauen Auskünfte über den möglichen Erfolg geben kann. Aber der Patient wird prinzipiell genauestens aufgeklärt, sorgfältig betreut, in der Regel von einem ganzen Team von Spezialisten, und bei den geringsten Problemen wird die Therapie beendet und mit abgesicherten Verfahren weitergeführt. Ob eine solche Studie überhaupt begonnen werden darf, entscheidet eine unabhängige Ethikkommission allein aus der Sicht der Betroffenen. Die Kosten trägt die Klinik oder die entwickelnde Firma und nicht der Patient. Methoden, die sich hier bewähren, gehören dann wiederum zu den Standards und kommen allen Betroffenen zugute.

Alles, was diesen strengen Kriterien nicht oder noch nicht entspricht, zählt zu den unbewiesenen Methoden. Da hilft es auch nichts, dass manche der hier einzuordnenden Medikamente noch bis ins Jahr 2004 als Arzneimittel zugelassen waren oder nach Aussagen des Anbieters schon sehr vielen Patienten geholfen haben. Stützt sich eine Empfehlung auf solche Auskünfte, ist die Nachfrage erlaubt, ob die Heilerfolge in Fachzeitschriften veröffentlicht wurden und ob die Methode dementsprechend auch in anderen Ländern angewandt wird. Medikamente, die es schon vor der Einführung solcher Qualitätskriterien gab, mussten bis 2004 ebenfalls nach modernen wissenschaftlichen Kriterien geprüft oder vom Markt genommen werden. Eine echte Alternative zu den anerkannten Methoden bieten Mittel ohne einen Nachweis ihrer Wirksamkeit nicht.

Braucht man als Krebspatient nicht doch etwas zusätzlich?

Welche Ziele die anerkannten Methoden der Behandlung verfolgen, ist vom Stadium der Erkrankung abhängig. Ist man sich nach einem Gespräch mit den behandelnden Ärzten darüber im Klaren, was erreicht werden soll und wie die Behandlung wirkt, stellt sich die Frage nach einer zusätzlichen Behandlung nicht mehr: Veranlasst wird das, was der Patient braucht und möchte, auf der Basis aktueller Daten zu den Erfolgsaussichten. Auch das Argument vieler Anbieter alternativer Verfahren, an Krebspatienten werde im Gesundheitswesen gespart, greift hier nicht.

Die Zielsetzung alternativer Methoden ist meist weniger klar definiert. Einige Verfahren haben einen sehr hohen Anspruch: Sie sollen gegen alle Krebsarten in allen Stadien helfen, und das auch noch ohne Nebenwirkungen – leider ein leeres Versprechen, das von verzweifelten Angehörigen oder auch den Patienten selbst allerdings nur zu gern geglaubt wird.

Die meisten der außerhalb der Standardmedizin angebotenen Methoden versprechen allerdings eher eine unterstützende oder komplementäre Wirkung. Dies klingt verlockend, noch dazu, wenn die vorgesehene schulmedizinische Therapie sehr anstrengend ist. Gesetzt wird von den Anbietern jedoch auf Bedürfnisse, die wahrscheinlich die meisten Patienten entwickeln: Nach einer anstrengenden Operation, Chemotherapie oder Bestrahlung haben sie das Gefühl, mehr »be-«handelt worden zu sein, als »ge-«handelt zu haben. Selbst aktiv zu werden, möglichst schnell wieder auf die Beine zu kommen und außerdem keine Chance auf Heilung auszulassen: Das sind nachvollziehbare Anliegen.

Der Wunsch, wieder gesund zu werden, und die Bereitschaft, selbst etwas dazu beizutragen, lassen sich in der Regel aber sinnvoller umsetzen als durch unkonventionelle Maßnahmen, die auf die Angst der Betroffenen und ihren Geldbeutel zielen. Auch bei den »zusätzlichen« oder »ergänzenden« Verfahren verweisen viele Anbieter gerne auf den angeblichen Sparzwang, um eine private Zahlung zu erreichen, obwohl die gesetzlichen Kassen die Kosten für ihr Verfahren wegen des fehlenden Nachweises der Wirksamkeit nicht übernehmen. Patienten, bei denen durch Operation, Bestrahlung oder Chemotherapie ein Verschwinden der Erkrankung erzielt werden konnte, sollten zudem bedenken, dass sie sich durch die Anwendung »ergänzender« Methoden möglicherweise länger zum Kranken machen als nötig.

Wann werden »alternative« Methoden zum Problem?

Trotz aller Unkenrufe und den Veränderungen durch Gesundheitsreformen kommen die gesetzlichen Krankenversicherungen für alle Maßnahmen im Rahmen einer Krebstherapie und der Nachsorge auf. Sie orientieren sich an den Standards, beziehen jedoch auch ethische und soziale Gesichtspunkte in ihre Entscheidungsfindung mit ein. Letzteres ist ein Grund dafür, dass diese Entscheidungen manchmal unterschiedlich ausfallen. Dass Forschung auch von demjenigen bezahlt werden sollte, der das Ergebnis auf den Markt bringen will, versteht sich von selbst und wurde bereits weiter oben erwähnt.

Die alternativen Methoden fallen durch dieses Raster, was Krebspatienten und ihre Angehörigen manchmal erst erfahren, wenn sie mit einer unbezahlten Rechnung konfrontiert werden. Vor bösen Überraschungen schützt nur das klärende Gespräch vor Beginn einer Behandlung – nicht nur mit dem Anbieter der Methode, sondern auch mit den bisher behandelnden Ärzten und der Krankenkasse. Ein Therapeut sollte in der Lage sein, seine Therapievorschläge zu begründen, den angestrebten Erfolg zu benennen und Patienten eine auf ihren Fall bezogene schriftliche Stellungnahme für die Krankenkasse zur Verfügung zu stellen. Lehnt er dies ab, sollte das misstrauisch machen. Vorsicht ist außerdem immer dann geboten, wenn ein neuer Therapeut vorschlägt, eine bisher erfolgreiche Behandlung abzubrechen.

Angehörige

Wie können Angehörige dazu beitragen, dass Krebspatienten mit der Krankheit besser zurechtkommen?

Krebs betrifft fast nie nur einen einzelnen Menschen. Für die Familie und Freunde ändert sich das Leben häufig ebenso einschneidend, ihre Unterstützung ist gefragt, aber auch sie müssen mit Belastungen fertig werden. Die Nachricht von der Erkrankung eines Partners löst beim Gesunden oft ein verwirrendes Gefühlschaos aus: Angst, Wut und Schuldgefühle treten auf, nicht selten auch ein Gefühl von Hilflosigkeit. Man möchte nicht untätig zusehen, aber den anderen auch nicht zusätzlich belasten.

Was nun dem Kranken gut tut und von ihm als Unterstützung erlebt wird, ist je nach Krankheitssituation und ebenso nach persönlicher Eigenart durchaus unterschiedlich, d. h. es muss im Einzelfall immer wieder neu herausgefunden werden. All-

gemein kann man jedoch sagen, dass folgende Verhaltensweisen und Haltungen den Kranken in seiner Krankheitsbewältigung unterstützen:

- Zuwendung, d. h. Anteilnahme am Befinden zeigen und das Gefühl vermitteln, dass der Kranke weiterhin als ein wichtiges Mitglied der Lebensgemeinschaft angesehen und geschätzt wird, z. B. dadurch, dass er bei wichtigen Überlegungen oder Entscheidungen weiterhin einbezogen wird,
- Selbstbestimmtheit erhalten soweit irgend möglich, d. h. nicht überfürsorglich Aufgaben übernehmen, die der Kranke selbst erledigen könnte.

Solche Haltungen können ganz unterschiedlich zum Ausdruck gebracht werden: mit Gesten, in Aktivitäten oder in Gesprächen. Entscheidend ist, wie die Familienmitglieder bisher miteinander umgegangen sind und welche Erfahrungen gemeinsamer Krisenbewältigung sie bis dahin gesammelt haben. Offene Gespräche bieten die besondere Chance, Belastendes wie auch Schönes miteinander zu teilen, ein Stück weit gemeinsam zu tragen und dadurch eine stützende Nähe herzustellen.

Kann Kindern die Wahrheit über die Erkrankung eines Elternteils zugemutet werden?

Verständlicherweise kommt in Situationen, in denen ein Elternteil an Krebs erkrankt ist, zunächst der Wunsch auf, die Kinder vor der als schrecklich empfundenen Wahrheit zu schützen und ihnen unangenehme Erlebnisse zu ersparen. Tatsächlich spüren Kinder aber schon sehr früh, wenn sich im Zusammenleben etwas so Existenzielles ereignet. Sie erleben die Bedrohung, ohne eine Erklärung dafür zu haben. Wenn sie dann im Unklaren gelassen oder mit Beschwichtigungen abgespeist werden, fühlen sie sich im Stich gelassen und verlieren ihr Vertrauen. Gleichzeitig wird ihnen die Möglichkeit genommen, sich aktiv mit der veränderten Situation auseinander zu setzen und, wenn eine Heilung nicht möglich ist, sich angemessen von dem sterbenden Elternteil zu verabschieden.

Es gibt Kinderbücher, die für solche Gespräche hilfreich sein und Kindern das Verständnis von

Krankheit und die Auseinandersetzung mit Tod erleichtern können. Listen mit ausgewählten Titeln sind beispielsweise bei der Deutschen Kinderkrebsstiftung, Bonn, (www.kinderkrebsstiftung.de) erhältlich.

Wie können Angehörige mit ihrer Belastung umgehen?

Die Krebserkrankung eines Familienmitglieds hat immer auch Auswirkungen auf das ganze Familiengefüge. Der gesunde Partner muss plötzlich Aufgaben übernehmen, die vorher der Kranke innehatte, die gemeinsame Zukunftsplanung ist erst einmal in Frage gestellt und nicht selten auch die materielle Existenz. Dabei gilt alle Sorge zunächst dem Patienten, der im Krankenhaus naturgemäß im Mittelpunkt steht. Bei Angehörigen kommt dadurch leicht das Gefühl auf, mit ihren Sorgen allein gelassen zu sein. Dies wird zunehmend auch von Ärzten und Pflegenden gesehen und nach Möglichkeit berücksichtigt. Auch die Forschung befasst sich in den letzten Jahren verstärkt mit diesen Fragen.

Gerade weil der gesunde Partner eine besondere Aufgabe in der Unterstützung des Kranken hat, ist es wichtig für ihn, die eigenen Kräfte nicht zu überschätzen. Dazu gehört,

- auf das eigene Befinden zu achten, eigene Bedürfnisse ernst zu nehmen,
- Zeiten zum Auftanken einzurichten,
- sich selbst rechtzeitig Unterstützung und Entlastung zu holen.

Eine Haltung, die dem Kranken seine Selbstbestimmtheit soweit wie möglich lässt, hilft dabei.

Angst

Weshalb löst Krebs solche Ängste aus?

Angst oder besser Furcht vor konkreten Situationen hat eine dem körperlichen Schmerz vergleichbare Signal- und Schutzfunktion und ist damit lebensnotwendig. Angst zu haben vor etwas, das als bedrohlich erlebt wird, ist also ganz natürlich. Wenn Angst jedoch die Lebensfreude, die Handlungs- und Genussfähigkeit auf Dauer einschränkt, wird sie behandlungsbedürftig.

Wer einmal an Krebs erkrankt war, kennt die Angst vor einem Rückfall. Auch aufwendigste medizintechnische Untersuchungen können nicht eindeutig nachweisen, dass zu einem bestimmten Zeitpunkt keinerlei Krankheitszeichen vorhanden sind. Eine zunehmende Gewissheit, vom Krebs geheilt zu sein, kann man erst nach einer längeren krankheitsfreien Zeit (im allgemeinen 5–10 Jahre) entwickeln. Ein Rest von Unsicherheit und Angst bleibt fast immer.

Was kann man gegen Angst tun?

Alles, was dem Gefühl von Unsicherheit entgegenwirkt oder die Bedeutung der ängstigenden Situation verringert, kann die Angst bannen oder zumindest erträglicher machen. So kann man versuchen, die Angst von verschiedenen Seiten anzugehen:

- Informationen einholen: über die Krankheit ganz allgemein ebenso wie über erprobte Behandlungsmöglichkeiten und darüber, wie man selbst die eigene Gesundung unterstützen kann. Fragen des individuellen Krankheitsverlaufs wie auch des Risikos für ein Wiederauftreten der Krankheit sollte man mit einem Arzt besprechen, der möglichst alle Untersuchungsbefunde kennt.
- Die Angst möglichst genau »ansehen«: Was ängstigt am meisten (Schmerzen, Behandlung, Abhängigkeit von anderen, Hilflosigkeit)? Wichtig ist dabei, die Befürchtungen zu Ende zu denken, denn wenn die Angst greifbar wird, lassen sich eher Abhilfen finden.
- Der Angst Ausdruck verleihen: Schreiben, malen oder mit anderen schöpferischen Mitteln der Angst Gestalt geben kann helfen, sie besser zu verstehen. Gleichzeitig kann dies entlastend wirken.
- Erinnern an schwierige Situationen, die man schon durchgestanden hat: Dadurch wird das Gefühl für die eigenen Bewältigungsmöglichkeiten gestärkt.
- Überlegen, was man im Falle einer Verschlechterung oder eines Rezidivs konkret tun kann und wer dabei helfen könnte: Dazu gehört z. B. die eigene Mitbestimmung über Behandlungs-

methoden, Möglichkeiten der Schmerzbekämpfung, ein Patiententestament, Vereinbarungen mit Familienangehörigen.

- Entspannen: Anspannung ist eine Begleiterscheinung der Angst. Sie lässt sich mit Entspannungsverfahren oder, soweit es die körperliche Verfassung zulässt, mit körperlicher Bewegung (Spazierengehen, Rad fahren, Schwimmen) abbauen. Physiotherapeutische Maßnahmen können der Anspannung gezielt entgegenwirken.
- Den positiven Seiten des Lebens mehr Gewicht geben: Was ist in meinem Leben sinnvoll, wo kann ich meine besonderen Fähigkeiten einbringen, was macht mir Freude? Welche der positiven Seiten lassen sich erweitern und ausbauen? Kann ich mir dabei von anderen helfen lassen?

Welche Unterstützung gibt es?

Viele Patienten erleben es als Erleichterung, wenn sie unangenehme Situationen, wie das Warten beim Arzt oder in der Klinik, in Begleitung nahe stehender Menschen verbringen. Wenn Angehörige dann auch beim Arztgespräch dabei sind, ergibt sich anschließend die Möglichkeit, sich über die Inhalte auszutauschen und damit sicherzugehen, dass keine Information verloren geht.

Hilfreich kann auch der Erfahrungsaustausch mit anderen Patienten sein: Sie wissen am besten, wie einem zumute ist und können eigene Strategien gegen die Angst vermitteln (hier bieten sich z. B. Selbsthilfegruppen oder Selbsthilfeinitiativen im Internet an).

Jeder hat im Laufe seines Lebens schon reichlich Erfahrung mit den unterschiedlichsten Ängsten gemacht und dabei bestimmte Strategien zur Bewältigung entwickelt. Wenn diese zur Bewältigung der gegenwärtigen Angst nicht ausreichen, sollte man nach Unterstützung suchen: Gespräche mit jemandem, zu dem man Vertrauen hat, sei es der Arzt, ein guter Freund oder eine gute Freundin, können helfen. Fachkundige psychosoziale Unterstützung bieten Krebsberatungsstellen oder Psychotherapeuten.

Anschlussheilbehandlung (AHB)

Was versteht man darunter?

Die AHB ist eine Heilbehandlung, die sich unmittelbar an einen Krankenhausaufenthalt anschließt. Sie wird also nur Versicherten gewährt, die unmittelbar (in der Regel innerhalb von 14 Tagen) nach ihrer Krankenhausbehandlung in eine Klinik des Rentenversicherungsträgers (RV) verlegt werden. Wenn im Anschluss an den Krankenhausaufenthalt eine ambulante Strahlenbehandlung durchgeführt werden muss, so leitet der Radiologe das AHB-Verfahren ein. Innerhalb von 14 Tagen nach der letzten Bestrahlung sollte dann die Maßnahme beginnen. Während der Dauer ambulanter Chemotherapie kann der Betroffene eine reguläre onkologische Nachsorgeleistung beim Rentenversicherungsträger beantragen.

Welche perönlichen Voraussetzungen müssen erfüllt sein?

Sicher muss sein, dass eine maligne Geschwulst- oder Systemerkrankung vorliegt.

Die Akutbehandlung der Erkrankung muss – zumindest vorläufig – abgeschlossen sein. Eine zytostatische Behandlung hindert grundsätzlich nicht die Durchführung einer Rehabilitationsmaßnahme, da sie in der Rehabilitationsklinik fortgesetzt werden kann. Sehr belastende Chemotherapien sollten aber besser abgeschlossen werden, um den Rehabilitationsprozess nicht zu beeinträchtigen.

Der Patient muss rehabilitationsfähig sein. Darunter ist eine ausreichende Belastbarkeit zu verstehen, um aktiv an der Rehabilitation mitzuwirken, und die alleinige Reisefähigkeit mit öffentlichen Verkehrsmitteln zur Rehabilitationsklinik. Ausnahmen gelten z. B. für Patienten mit einer speziellen Körperbehinderung. Nach Prüfung des Einzelfalles kann evtl. eine Begleitperson oder eine andere Transportmöglichkeit durch den RV-Träger genehmigt werden.

Welche sonstigen Voraussetzungen müssen erfüllt sein?

- Erfüllung einer Wartezeit von 15 Jahren oder

- Sechs Kalendermonate mit Pflichtbeiträgen für eine versicherte Beschäftigung oder
- Tätigkeit in den letzten zwei Jahren vor Antragstellung oder
- Erfüllung der allgemeinen Wartezeit von fünf Jahren, wenn eine Verminderung der Erwerbsfähigkeit vorliegt oder zu befürchten ist.

Bei Jugendlichen kann bereits einen Pflichtbeitrag ausreichen. Für sie genügt es, innerhalb von zwei Jahren nach Beendigung einer Ausbildung (Schule, Fach- oder Hochschule etc.) eine versicherungspflichtige Beschäftigung oder selbständige Tätigkeit aufgenommen zu haben. Diese, bzw. eine daran anschließende Arbeitsunfähigkeit oder Arbeitslosigkeit, muss allerdings bis zur Antragstellung angedauert haben.

Voraussetzungen für Rentner und Angehörige sind
- eigener Rentenbezug oder
- Bezug einer Witwen-, Witwer-, Waisenrente oder
- sie müssen Ehegatten und Kinder eines Versicherten der BfA, LVA, sein.

Berechtigt sind also alle Versicherten der RV-Träger und alle Mitglieder der gesetzlichen Krankenkassen.

Sofern eine Mitgliedschaft bei einer privaten Krankenkasse besteht, kann keine Verlegung direkt vom Krankenhaus zur AHB-Klinik erfolgen. Vielmehr ist vorher ein Antrag auf eine Anschlussgesundheitsmaßnahme (AGM) bei dem RV-Träger zu stellen, der dann ggf. die Einweisung in eine geeignete AHB-Klinik vornimmt.

Welcher Personenkreis ist hier angesprochen?

Möchte der Betroffene im Anschluss an eine Krankenhausbehandlung Leistungen zur Rehabilitation beantragen, hat er jedoch als Versicherter der BfA keinen Anspruch gegen eine gesetzliche Krankenkasse oder ist aus medizinischen oder sonstigen Gründen eine AHB nicht möglich, muss der Rehabilitationsantrag an die BfA gerichtet werden, bevor der Versicherte in die Rehabilitationseinrichtung aufgenommen werden kann.

Das gilt insbesondere, wenn der Betroffene einer privaten Krankenversicherung angehört oder keinen Krankenversicherungsschutz hat.

AGM bedeutet im Unterschied zum ABH-Verfahren, dass die persönlichen und versicherungsrechtlichen Voraussetzungen durch die BfA geprüft werden müssen, bevor der Patient den Aufenthalt in der Rehabilitationsklinik antreten kann.

Der Betroffene kann somit nicht direkt vom Krankenhaus in die AHB-Einrichtung verlegt werden, sondern erst nach bevorzugter Antragsbearbeitung von der BfA in eine geeignete AHB-Einrichtung eingewiesen werden.

Hier werden in erster Linie Versicherte von privaten Krankenversicherungsunternehmen angesprochen.

Wer beantragt die Maßnahme?

Der Krankenhausarzt stellt fest, ob der Patient für eine AHB in stationärer oder ambulanter/teilstationärer Form geeignet ist. Der Sozialdienst des Krankenhauses klärt, ob ein Anspruch besteht und wird auch die notwendigen Absprachen mit dem jeweiligen RV-Träger treffen. Ist der Patient inzwischen entlassen, klärt der behandelnde Arzt nach obigem Verfahren und leitet die Maßnahme ein.

In der Regel erfolgt die Prüfung der Leistungszuständigkeit für AHB erst nach Aufnahme in die AHB-Klinik. Die Einweisung erfolgt nach direktem Kontakt des Krankenhausarztes bzw. Sozialdienstes mit der AHB-Klinik.

Die Akutklinik hat also eine relative freie Wahlmöglichkeit.

Welche Rehabilitationsklinik ist die richtige?

Bei einer AHB-Maßnahme trifft die Auswahl in der Regel das Krankenhaus oder die onkologische Praxis. Eine Verlegung ist ausschließlich in eine Vertrags-Reha-Klinik möglich. Für Versicherte aus NRW kann die Einleitung einer AHB nur über eine Vertragsklinik der Arbeitsgemeinschaft für Krebsbekämpfung NRW erfolgen.

Versicherte haben ein Mitspracherecht. Ihren berechtigen Wünschen muss entsprochen werden. Dabei wird auch Rücksicht genommen z. B. auf die persönliche Lebenssituation, das Alter, Geschlecht oder familiäre Verhältnisse.

Dabei werden neben der Krebserkrankung mit ihren speziellen Auswirkungen auf den Patienten auch zusätzliche Erkrankungen oder Behinderungen berücksichtigt.

Wie lange dauert eine Anschlussheilbehandlung?

Eine AHB dauert grundsätzlich 3 Wochen. Im Einzelfall kann eine Verlängerung beantragt werden, wenn dies für die Erreichung des Rehabilitationszieles erforderlich ist.

Leistungsumfang, wie hoch ist die Zuzahlung für den Patienten?

Der RV-Träger zahlt die Kosten für Reise, Unterkunft, Verpflegung, ärztliche Behandlung und medizinische Anwendungen. Der Patient hat lediglich eine Zuzahlung zu leisten. Diese beträgt pro Tag zzt. 10 Euro und muss für längstens 14 Tage innerhalb eines Kalenderjahres entrichtet werden. Bereits geleistete Zahlungen innerhalb dieses Zeitraumes werden angerechnet.

Eine Zuzahlung entfällt für Personen, die das 18. Lebensjahr noch nicht vollendet haben, sowie für Bezieher von Sozialhilfeleistungen und für Übergangsgeldbezieher. Auf die Höhe der Leistungen kommt es dabei nicht an.

Hiervon abgesehen können sich Versicherte bzw. Rentner unter bestimmten Voraussetzungen auf Antrag von der Zuzahlung befreien lassen. Eine Befreiung erfolgt, wenn die Zuzahlung den Versicherten bzw. Rentner unzumutbar belasten würde. Hierzu sehen die Richtlinien der RV-Träger vor, dass Versicherte bzw. Rentner von der Zuzahlungspflicht vollständig befreit werden, wenn ihr monatliches Nettoerwerbseinkommen oder Erwerbsersatzeinkommen bestimmte sich jährlich ändernde Einkommensgrenzen nicht übersteigt. Der Antrag für eine evtl. Befreiung ist bei der Krankenkasse zu stellen.

Welche wirtschaftlichen Leistungen erhält der Patient während der Rehabilitationsmaßnahme?

Patienten, die durch die Teilnahme an einer Rehabilitationsmaßnahme einen finanziellen Ausfall erleiden, erhalten
- Krankengeld bei einer Rehabilitation zu Lasten der Krankenversicherung,
- Übergangsgeld bei einer Rehabilitation zu Lasten der Rentenversicherung.

Das Übergangsgeld wird vom jeweiligen RV-Träger ausgezahlt. Bei Anschlussrehabilitation setzt sich der RV-Träger direkt zur Klärung der Ansprüche mit der zuständigen Krankenkasse in Verbindung.

Welche zusätzlichen Leistungen kann der Versicherte noch beantragen?

Patienten können für die Dauer einer Rehabilitationsmaßnahme ▶ Haushaltshilfe erhalten, aber nur unter der Voraussetzung, dass eine andere im Haushalt lebende Person den Haushalt nicht weiterführen kann und im Haushalt ein Kind lebt, das das 12. Lebensjahr noch nicht vollendet hat oder das behindert und auf fremde Hilfe angewiesen ist. Voraussetzung ist also immer, dass der Versicherte bisher den Haushalt selbst geführt hat.

Unter denselben Voraussetzungen wie für den Einsatz einer Haushaltshilfe können auch Kosten für die anderweitige Unterbringung von Kindern während einer Rehabilitationsmaßnahme übernommen werden, z. B. Mitnahme in die Klinik.

Anmerkung: Diese Hinweise müssen mit den Beratern der zuständigen Leistungsträger, z. B. Krankenkassen, Rentenversicherungsträger, auf die individuelle Situation hin besprochen werden.

Ansteckung

Kann man sich bei Krebspatienten anstecken, etwa durch Körperflüssigkeiten oder Ausscheidungen?

Krebs ist keine ansteckende oder übertragbare Erkrankung wie etwa eine Grippe oder AIDS. Es wurden zwar Viren (► Viren und Krebs) entdeckt, die an der Entstehung einiger Krebserkrankungen mitwirken, z. B. am Gebärmutterhalskrebs, oder mit ihrer Entstehung in Zusammenhang stehen, wie z. B. außerhalb Europas das Burkitt-Lymphom, und es ist tatsächlich möglich, dass sie von einem Menschen auf den anderen übertragen werden. Sie sind jedoch nach heutigem Wissen nicht der alleinige Auslöser für eine bösartige Neubildung. Die meisten Menschen kommen mit ihnen in Kontakt, ohne jemals an Krebs zu erkranken.

Aus einem Tumor stammende Krebszellen werden vom Körper normalerweise nicht ausgeschieden. Daher kann man sich beispielsweise nicht an Bettwäsche eines Patienten, beim Reinigen einer Toilette oder bei sexuellen Kontakten anstecken. Selbst bei einer Bluttransfusion von einem Krebspatienten auf einen Gesunden – die meisten Blutspendedienste lassen Krebspatienten sowieso, wenn überhaupt, dann erst nach einer Wartefrist von einigen Jahren zu – besteht praktisch kein Risiko. Die für den Empfänger fremden Gewebezellen werden von seinem Immunsystem erkannt und vernichtet.

Sind Krebspatienten ihrerseits besonders gefährdet für eine Ansteckung, z. B. mit Grippe?

Eine Krebserkrankung, v. a. aber verschiedene Formen der Krebsbehandlung können das Immunsystem beeinflussen. Betroffene sind dann besonders empfindlich gegenüber Krankheitserregern. Was jedoch nicht stimmt, ist die Annahme vieler Patienten, ihr Immunsystem hätte generell versagt und müsse gestärkt werden. Die meisten Fachleute sehen den Trend, grundsätzlich zu immunstärkenden oder die Abwehr stimulierenden Mitteln zu raten, sehr kritisch. Die Entstehung eines Tumors ist an sich kein Zeichen für eine schwache Immunabwehr.

Bei Leukämien oder Lymphomen, während einer Chemotherapie oder Bestrahlung und kurze Zeit danach kann die Zahl der Immunzellen, die für die Abwehr von Viren, Bakterien oder Pilzen verantwortlich sind, jedoch zurückgehen. Dies sehen die behandelnden Ärzte am Blutbild, besonders wichtig ist die Beobachtung der weißen Blutkörperchen, darunter v. a. die der Leukozyten. Betroffene Patienten erhalten bei Bedarf sog. ► Wachstumsfaktoren, die die Blutbildung anregen. Verhaltenstipps wie das Meiden von Menschenansammlungen helfen dabei, das Risiko einer Ansteckung gering zu halten. Ist das Blutbild wieder in Ordnung, sollten Krebspatienten mit ihren behandelnden Ärzten über Schutzimpfungen sprechen, z. B. gegen Grippe, Masern oder eine ansteckende Form von Lungenentzündung. Bleibt eine Immunschwäche erhalten, sind weitere Impfungen sogar Bestandteil der standardisierten Behandlungsempfehlungen. Ist eine Impfung nicht möglich, empfiehlt die Ständige Impfkommission am Robert-Koch-Institut, dass sich möglichst alle Menschen im direkten Umfeld eines Patienten mit einer Erkrankung wie Krebs impfen lassen, um das Risiko einer Ansteckung für den Patienten zu senken.

Apoptose

Was bedeutet das Fachwort Apoptose?

Die Apoptose (von griechisch apo »weg« und ptosis »das Fallen«), auch »progammierter Zelltod« genannt, ist ein grundlegendes biologisches Prinzip, ohne das sich vielzellige Organismen weder entwickeln noch erhalten können. Wird das in sämtlichen Zellen angelegte genetische Programm angeschaltet, folgen genau definierte und genau kontrollierte Ereignisse, die mit dem Tod der Zelle enden. Während der Apoptose verklumpen beispielsweise die Eiweißmoleküle, die das Erbmaterial (DNS) schützend umhüllen, der Zellkern zerfällt und die DNS wird in Bruchstücke zerlegt. Was von der Zelle übrig bleibt, wird von den Fresszellen des Immunsystems entsorgt. Der »vorprogrammierte«, kontrollierte Ablauf der Apoptose unterscheidet sie von der zweiten Form des zellulären Sterbens, der Nekrose, dem gleichsam simplen Absterben von Zellen nach Verletzungen.

Wieso brauchen Organismen ein eingebautes »Sterbeprogramm«?

Ohne Apoptose können Organismen während der Embryonalentwicklung nicht heranreifen und später am Leben und gesund bleiben. Ein Beispiel für die Bedeutung der Apoptose für die Embryonalentwicklung des Menschen ist das Ausgestalten der Hände und Füße: Finger und Zehen können nur entstehen, wenn ganze Zellpopulationen, die sie zunächst seitlich miteinander verbinden, durch Apoptose eingeschmolzen werden. Mehr Zellen als notwendig entstehen zunächst auch beim Heranreifen des Nervensystems: Mehr als 70 % der Neuroblasten sterben durch Apoptose ab, in erster Linie solche, die sich nicht ordnungsgemäß mit ihren Zielzellen verkabelt haben. Auch für den Werdegang der Immunzellen zu funktionstüchtigen Zellen der körpereigenen Abwehr ist die Apoptose wichtig: Wenn Lymphoblasten – die künftigen B- oder T-Zellen des Immunsystems – heranreifen, muss ausgeschlossen werden, dass sie sich fehlgeleitet gegen körpereigene Strukturen richten. Noch bevor die Immunantwort eines jungen Lebewesens voll heranreift, sterben alle potenziell »autoaggressiven« Lymphoblasten. Ihr apoptotischer Ausschluss erfolgt beim Menschen im Thymus, etwa von der 10. Entwicklungswoche an bis zur Pubertät (▶ Immunsystem). Es wird geschätzt, dass mehr als 95 % der im Thymus geprüften Zellen durch Apoptose ausgesondert werden, nur wenige verlassen das Organ und werden funktionstüchtige Mitglieder der körpereigenen Abwehr.

Im erwachsenen Organismus ist es Aufgabe der Apoptose, das zelluläre Gleichgewicht – die sog. zelluläre Homeostase – zwischen alten und neuen Zellen aufrechtzuerhalten. Den menschlichen Körper gestalten rund 100 Billionen Zellen, manche von ihnen leben so lange wie der Organismus selbst, andere haben eine vergleichsweise kurze Lebensdauer. Die Zotten der Darmwand etwa erneuern alle 3–5 Tage ihre Zellen, manche weiße Blutkörperchen überstehen nur wenige Minuten. Alle diese Zellen begehen nach »ihrer Zeit« vorhersehbar Selbstmord und machen Platz für Nachrücker. Auch im ausgewachsenen Organismus sichert also der kontrollierte Tod von Zellen das Überleben.

Wie wird das Programm für den gesteuerten Zelltod aktiviert?

Wenn man Zellen im Laborversuch Moleküle aus der Klasse der Wachstumfaktoren entzieht, erfolgt bald darauf die Apoptose. Offensichtlich fehlt ihnen nun ein von außen an sie herangetragenes Signal, das sie dazu befähigt, weiterzuleben. Umgekehrt können Zellen von außen Signale empfangen, die sie dazu auffordern, in den Freitod zu gehen. Das Selbstmordprogramm kann schließlich auch »von innen«, also von der Zelle selbst, angeschaltet werden.

Bekannt ist, dass ultraviolettes Licht und Röntgenstrahlen die Apoptose auslösen können, ebenso Medikamente, besonders solche, die gegen Krebserkrankungen eingesetzt werden. Auch Zellen, die nicht mehr ordnungsgemäß funktionieren oder derart geschädigt sind, dass die Defekte nicht mehr repariert werden können, enden mit dem Suizid der Zelle.

Was hat die Apoptose mit Krebs zu tun?

Eine Krebszelle mit ihren schwerwiegenden genetischen Veränderungen ist eigentlich der Paradefall für den Start des programmierten Zelltods. Doch offensichtlich reagieren Krebszellen auf die Signale, die sie zum Selbstmord aufrufen, nur unzureichend. Ein Grund dafür ist, dass in Krebszellen ausgerechnet diejenigen Signalwege verändert sind, die für den korrekten Ablauf der Apoptose notwendig sind.

Bei etwa der Hälfte der menschlichen Tumoren ist beispielsweise eines der wichtigsten Kontrollproteine der Zelle, genannt p53, ausgefallen. Normalerweise erkennt dieses Wächterprotein bedenkliche Veränderungen im Erbgut der Zelle und alarmiert die enzymatischen Reparaturtruppen. Erweist sich der Defekt als irreparabel, stellt p53 die Rettungsversuche ein und setzt stattdessen den programmierten Zelltod in Gang: Die schwer geschädigte Zelle vernichtet sich selbst, bevor sie sich auf Kosten gesunder Zellen vermehren kann. Ist aber das Wächterprotein selbst geschädigt, kann auch die Apoptose nicht ablaufen: Die entartete Zelle bleibt am Leben. Außer p53 scheinen noch andere apoptoseregulierende Proteine in das Krebsgeschehen verwickelt zu sein, z B. ein Protein namens Bcl-2. Es hemmt normalerweise die Apoptose. Bei bestimmten Krebsarten, v. a. bei manchen Tumoren der Lymphozyten (Lymphome), entsteht es jedoch im Übermaß und verhindert, dass sich die entarteten Zellen selbst zerstören.

Schließlich gibt es auch noch den Fall, dass die entartete Zelle selbst große Mengen an apoptosefördernden Proteinen ausschüttet und mit ihrer Hilfe Immunzellen ausschaltet, die eigentlich angetreten sind, die Krebszelle zu vernichten.

Was hat die Apoptose damit zu tun, dass Krebszellen mit der Zeit der tödlichen Wirkung von Strahlen und Medikamenten widerstehen?

Es ist heute bekannt, dass Chemotherapeutika (zellteilungshemmende Medikamente) wirken, weil sie Krebszellen zur Apoptose veranlassen. In ähnlicher Weise funktionieren einige ▶ monoklonale Antikörper, die zur Krebstherapie verwendet werden: Die Antikörper heften sich an die Krebszellen und lösen eine Signalkette aus, die mit der Apoptose endet. Auch die Effekte einer Strahlentherapie beruhen zu einem großen Teil darauf, dass Signalwege geöffnet werden, die zum programmierten Tod der Zelle führen. Ebenso bekannt ist jedoch auch, dass Tumorzellen, die nach einer Chemo- oder Strahlentherapie übrig geblieben sind, der zerstörenden Wirkung von Strahlen oder Medikamenten widerstehen können. Sie werden resistent. Dies beruht u. a. darauf, dass sich apoptotische Signalmoleküle verändert haben: Weder Strahlen noch Medikamente können die veränderten Zellen in den programmierten Zelltod zwingen, zumindest nicht in einer für den Patienten erträglichen Dosis. Die resistenten Zellen wachsen zu einem großen, Metastasen bildenden Tumor heran. Ein wichtiges Ziel der Apoptoseforschung ist deshalb, Medikamente zu entwickeln, die entartete Zellen wieder zu Apoptose befähigen. Dies hofft man, mit sog. Apoptosesensibilatoren zu erreichen.

Arbeitsplatz und Krebsrisiko

Was ist eine Berufskrankheit?

Als Berufskrankheiten im gesetzlichen Sinn werden Erkrankungen definiert, die »nach den Erkenntnissen der medizinischen Wissenschaft durch besondere Einwirkungen verursacht sind, denen bestimmte Personengruppen durch ihre versicherte Tätigkeit in erheblich höherem Grade als die übrige Bevölke-

rung ausgesetzt sind« (Sozialgesetzbuch VII § 9). Diese Definition ist leider auch die Hürde, an der eine klare Aussage zur Abschätzung der beruflich bedingten Belastungen scheitert. Wo die Ursachen für eine Krebserkrankung generell noch wenig bekannt sind oder die »Durchschnittsbelastung« nicht genau beziffert werden kann, ist es schwer, den Unterschied zwischen normalen oder aus dem persönlichen Lebensstil entstehenden und beruflich bedingten Risiken zu ziehen. In vielen Verdachtsfällen muss ein Zusammenhang erst mühsam recherchiert werden. Es werden Gutachter benötigt. Nicht nur Angaben über den Arbeitsplatz, sondern auch das Privatleben und die persönlichen Risiken des Antragstellers müssen mit einbezogen werden.

Wie viele Krebserkrankungen sind beruflich bedingt?

Die Schätzungen, wie viele Krebserkrankungen heute durch Risiken am Arbeitsplatz verursacht werden, gehen weit auseinander. In Deutschland gab es lange Zeit zu diesem Thema wegen des Fehlens eines Krebsregisters in den alten Bundesländern und der mangelnden Aussagekraft des Krebsregisters der ehemaligen DDR nur die Zahlen der Berufsgenossenschaften.

Nach Darstellung des Hauptverbandes der gewerblichen Berufsgenossenschaften (HVBG) in seiner im April 2005 erschienenen Schrift »Beruflich verursachte Krebserkrankungen« starben im Jahr 2003 von den insgesamt 42 Mio. Versicherten der gewerblichen Berufsgenossenschaften 1.980 infolge einer Berufskrankheit, davon 1.236 an Krebs. Das entspricht 62,4 % der Todesfälle infolge einer Berufskrankheit im Jahr 2003. Der Anteil der Krebserkrankungen an den insgesamt anerkannten Fällen von Berufskrankheiten lag von 1978 bis 2003 bei 7,3 %. Seit Einbeziehung der neuen Bundesländer hat der Rentenanteil der beruflich an Krebs erkrankten Arbeitnehmer stark zugenommen: Im Jahr 2003 war jeder zweite neue Rentenfall bei den Berufsgenossenschaften durch eine Krebserkrankung bedingt, was insbesondere auf eine Folge des Uranerzbergbaus in der ehemaligen DDR und den Kontakt mit ▶ Asbest, das früher universell eingesetzt wurde, zurückzuführen ist.

Welche Berufe sind laut der offiziellen Statistik besonders belastend?

Die derzeit anerkannten Krebserkrankungen bzw. vergleichbare Anerkennungsfälle treffen Angehörige verschiedener Berufsgruppen. Da die wenigsten Arbeitsplätze, außer im Bergbau, wirklich vergleichbar sind, geht die Registrierung von belastenden Situationen und nicht vom Beruf aus. Als Berufserkrankung wird ein entsprechend typisches Krankheitsbild bei einem Arbeitnehmer ohne Detailprüfung anerkannt, wenn er nachweislich mit einer der folgenden Substanzen ungeschützten Kontakt hatte: z. B. Chrom, Cadmium, Arsen, aromatische Amine, Halogenkohlenwasserstoffe wie Vinylchlorid, Benzol, Dioxine, Nickel, Kokereirohgase, Eichen- und Buchenholzstäube, Ruße und Teere bei Hautkontakt sowie – zahlenmäßig am bedeutsamsten – Asbest und ionisierende Strahlung im Bergbau.

Rein theoretisch können sehr viele Arbeitnehmer diesen Substanzen bei Unfällen oder Verletzung der Sicherheitsbestimmungen ausgesetzt sein. In der Regel besonders betroffen sind jedoch Chemieberufe, Schlosser, Bau-, Metall- und Holzberufe, Bergleute, Elektriker, Installateure, Textilberufe, Lager- und Transportberufe, Isolierer, Mineralaufbereiter, Maler und Lackierer, Glas- und Keramikberufe sowie Kfz-Mechaniker. Dies wird sich jedoch mit der Veränderung von Berufsbildern, zunehmendem Kenntnisstand über Krebsrisikofaktoren und der Aufdeckung mangelnder Sicherheitsbedingungen stetig wandeln. Wegen der in der Regel langen Latenzzeit (Zeitraum zwischen dem Einwirken eines Risikofaktors und dem Auftreten einer Erkrankung) spiegeln sich in den bisher anerkannten Fällen Arbeitsplatzbelastungen der letzten 20–50 Jahre wider.

Es gibt aber doch noch viel mehr Stoffe, deren Gefährlichkeit diskutiert wird oder schon feststeht?

Hatte ein erkrankter Arbeitnehmer nachweislich mit gefährlichen Stoffen Kontakt, wird die zuständige Berufsgenossenschaft seinen Fall sorgfältig prüfen und ggf. anerkennen, auch wenn diese Anerkennung dann noch nicht als Präzedenzfall gilt. Ist die entsprechende Datenlage jedoch eindeutig, wird auch eine generelle Anerkennung des jeweiligen Stoffes

überprüft. So wurden beispielsweise erkrankte ehemalige Bergleute der Sowjetisch-Deutschen Aktiengesellschaft Wismut (SDAG), die im Uranbergbau der DDR hohen Konzentrationen von Radon (▶ Radioaktivität und Röntgenstrahlen) ausgesetzt waren, sehr schnell in die Anerkennungsverfahren integriert; entsprechende Erkrankungen werden heute im vereinfachten Verfahren als Berufskrankheit anerkannt.

Welche gesetzlichen Regelungen schützen die Arbeitnehmer heute?

Der Schutz der Arbeitnehmer am Arbeitsplatz geht in Deutschland auf die Sozialgesetzgebung Otto von Bismarcks Ende des 19. Jahrhunderts zurück. Seitdem sind Arbeitgeber verpflichtet, ihre Arbeitnehmer gemäß den gesetzlichen Bestimmungen und dem derzeitigen Kenntnisstand vor Schaden zu schützen und ihnen im Schadensfall finanzielle Unterstützung zu gewährleisten. Hauptansprechpartner für die Umsetzung sind die Berufsgenossenschaften (BG).

Eine große Anzahl gesetzlicher Regelungen sorgt dafür, dass ein Berufstätiger am Arbeitsplatz nicht gefährdet wird. Technischer Schutz (Maschinensicherheit, Vermeiden von Entweichen gefährlicher Substanzen etc.) hat dabei Vorrang vor organisatorischem Schutz (Begrenzung von Arbeitszeiten, persönliche Maßnahmen, z. B. Schutzkleidung etc.). Die Sicherheitsbestimmungen werden gesetzlich z. B. durch die Gefahrstoffverordnung (GefStoffV), die von der Bundesanstalt für Arbeitsschutz und Arbeitsmedizin (BAuA) herausgegeben wird, und im gewerblichen Bereich auch durch Richtlinien der Berufsgenossenschaften definiert. Die Richtlinien haben dabei rechtlich den Rang einer Verordnung, weil sie in der Regel gesetzliche Bestimmungen für die einzelnen Branchen umsetzen.

Besonders gefährliche krebserregende Stoffe, für die derzeit Beschäftigungsverbote- und -beschränkungen gelten, werden unter § 11 der Gefahrstoffverordnung (Stand Januar 2005) festgehalten. Vorschriften für den Umgang mit krebserzeugenden und erbgutverändernden Gefahrstoffen können ebenfalls der Gefahrstoffverordnung entnommen werden. In zunehmendem Maß gelten auch Bestimmungen der Europäischen Union.

Die Vorschriften enthalten neben den Pflichten für den Arbeitgeber Verhaltenspflichten für den Arbeitnehmer, d. h. ein Berufstätiger ist auch zur Einhaltung von Sicherheitsvorschriften verpflichtet.

Besteht zudem für Versicherte die Gefahr, »dass eine Berufskrankheit entsteht, wiederauflebt oder sich verschlimmert, haben die Unfallversicherungsträger dieser Gefahr mit allen geeigneten Mitteln entgegenzuwirken. Ist die Gefahr gleichwohl nicht zu beseitigen, haben die Unfallversicherungträger darauf hinzuwirken, dass die Versicherten die gefährdende Tätigkeit unterlassen.« (Berufskrankheitenverordnung § 3, Stand Oktober 2005)

Wer ist gegen berufliche Belastungen versichert, und wer zahlt diesen Schutz?

Die Versicherungspflicht gegen Arbeits- und Wegeunfälle, Berufskrankheiten sowie die volle Finanzierung liegt allein beim Arbeitgeber. Jeder Arbeitnehmer, auch bei nur kurzfristiger Beschäftigung, ist automatisch versichert. Das gilt sogar, wenn der Arbeitgeber noch keine Anmeldung bei der zuständigen Berufsgenossenschaft vorgenommen hat. Die Arbeitnehmer aus der ehemaligen DDR, auch wenn sie in der Zwischenzeit nicht mehr berufstätig sind, wurden rückwirkend in vollem Umfang in diese Maßnahmen integriert.

In anderen Bereichen, z. B. einem Teil des Öffentlichen Dienstes, regeln sog. Bundesausführungsbehörden in Zusammenarbeit mit den Versorgungsämtern Schadensfälle und Ansprüche. Auch andere Personengruppen sind in vergleichbarer Weise versichert.

Wie sieht die konkrete Vorgehensweise aus, wenn der Verdacht auf eine beruflich bedingte Erkrankung besteht?

Melden kann den Verdacht auf eine beruflich bedingte Erkrankung jeder. In der Regel meldet der behandelnde Arzt an die zuständige Berufsgenossenschaft oder Unfallkasse, wenn keine gewerbliche Tätigkeit vorlag (z. B. Öffentlicher Dienst, Schüler und Studenten). Die zuständige Berufsgenossenschaft kann in der Personalstelle des Unternehmens erfragt werden. Ist das nicht möglich, kann an eine beliebige Berufsgenossenschaft gemeldet werden, die dann alles weitere veranlasst.

Es ist kaum möglich, die Dauer eines Anerkennungsverfahrens vorauszusagen. Lehnt die Berufsgenossenschaft beispielsweise im ersten Verfahren die Anerkennung ab, kann Widerspruch eingelegt werden. Die Anerkennungsverfahren können sich jedoch unter Umständen über Jahre hinziehen. Wird auch der Widerspruch abgelehnt, kann Klage beim Sozialgericht erhoben werden. Dieses Verfahren ist kostenfrei, ein Anwalt ist dabei nicht vorgeschrieben. Beauftragt der Antragsteller jedoch einen Anwalt, muss er dessen Honorar selbst übernehmen.

Was leistet die Versicherung?

Die Leistungen der Berufsgenossenschaften umfassen medizinische Betreuung, Rehabilitation, Medikamente, Heilmittel etc., Pflege bei Hilflosigkeit und Entschädigungen sowie die Rente, auch für Angehörige. Es gilt der Grundsatz Rehabilitation vor Rente, d. h. einem Antragsteller wird eher eine Anschlussheilbehandlung oder sogar eine Umrüstung seines Arbeitsplatzes als eine Rente bezahlt. Sie wird erst dann bezahlt, wenn alle sinnvollen und zumutbaren Rehabilitationsmaßnahmen ausgeschöpft sind.

Arzneimittel und Nahrungsergänzungsmittel

Was ist eigentlich ein Arzneimittel? Und was sind Nahrungsergänzungsmittel?

Tabletten, Kapseln, Globuli, Spritzen, Ampullen, Saft, Lösungen, Salben und Lotionen – das alles kann man in der Apotheke kaufen, auch im Reformhaus, gelegentlich im Supermarkt und immer öfter auch über das Internet. Helfen soll alles, doch was kann auch heilen? Viele Angebote, die Krebspatienten mit mehr oder weniger vollmundigen Anpreisungen und Versprechungen gemacht werden, sind gar keine Arzneimittel. Vor bösen Überraschungen schützt manchmal schon der Blick auf das Etikett.

Gibt es gesetzliche Regelungen für Arzneimittel?

Laut Gesetz sind Arzneimittel »... Stoffe und Zubereitungen aus Stoffen, die dazu bestimmt sind, durch Anwendung an oder im menschlichen oder tierischen Körper Krankheiten, Leiden, Körperschäden oder krankhafte Beschwerden zu heilen, zu lindern, zu verhüten oder zu erkennen ... Arzneimittel sind nicht Lebensmittel im Sinne des Lebensmittel- und Bedarfsgegenständegesetzes ...«

Seit 1978 durchlaufen Arzneimittel in Deutschland ein strenges Zulassungsverfahren gemäß Arzneimittelgesetz (AMG). Unter dem Eindruck des Contergan-Skandals waren Richtlinien zur Prüfung aller Stoffe erlassen worden, mit denen Patienten behandelt werden sollen. Unternehmer, die ein Mittel auf den Markt bringen wollen, müssen seitdem die »pharmazeutische Qualität, die Wirksamkeit und die Unbedenklichkeit« belegen, so das zuständige Bundesinstitut für Arzneimittel und Medizinprodukte (BfArM). Gelingt dies nicht, versagt das Institut die Zulassung, die zunächst auch nur fünf Jahre gültig ist: Nach fünf Jahren ist die Verlängerung der Zulassung vorgesehen. Sie wird in diesem Rahmen entsprechend der wissenschaftlichen Entwicklung aktualisiert. Zeigen sich bei einem Arzneimittel schwere Risiken für die Gesundheit, kann seine Zulassung in einem sog. Stufenplanverfahren jederzeit zurückgenommen werden.

Wer legt die Prüfungskriterien für Medikamente fest?

Wie eine solche Prüfung auszusehen hat und auch optimal verläuft, ist inzwischen international weitgehend festgelegt. Auch die Zulassung in der Europäischen Union, seit 1995 systematisiert und angesiedelt bei der »European Agency for the Evaluation of Medicinal Products« (EMEA), setzt strenge Prüfungen voraus, um möglichen Schaden von Patienten abzuwenden. Seren, Impfstoffe, Blutzubereitungen und einige andere Arzneimittel werden in Deutschland nach vergleichbaren Kriterien vom Bundesamt für Sera und Impfstoffe, Paul-Ehrlich-Institut (PEI), zugelassen.

Gibt es Ausnahmen für diese Prüfungskriterien?

Trotz dieser Vorgaben hatten noch im Jahr 2000 mehr als 20.000 von den rund 55.000 in Deutschland zugelassenen Arzneimitteln eine solche Prüfung nicht durchlaufen; echte Krebsmedikamente wie Chemotherapeutika sind darunter allerdings inzwischen nicht mehr. Dies hängt mit der Vielzahl von Medikamenten zusammen, die schon lange auf dem Markt waren, bevor in den 70er-Jahren die Kriterien für einen Wirksamkeitsnachweis gesetzlich definiert wurden. Für diese »Altmedikamente« wurde eine Übergangsregelung geschaffen: Entweder beantragte der Hersteller die Nachzulassung nach entsprechender Prüfung, oder er konnte seine Mittel noch eine zeitlang auf den Markt bringen, dann erlosch aber die Zulassung. Für viele dieser Medikamente ist beispielsweise im Juni und Dezember 2003 die Einstufung als »Arzneimittel« zurückgenommen worden. Ein Hinweis auf der Packungsbeilage zeigt zudem für alle Mittel in dieser Übergangsphase an, es handele sich um »ein Altarzneimittel, für das die behördliche Prüfung nach den arzneimittelrechtlichen Übergangsvorschriften noch nicht abgeschlossen ist.«

Auch für eine andere Medikamentengruppe gelten besondere Kriterien: Sie entziehen sich von der ihnen zugrunde liegenden Theorie her von vornherein der (natur)wissenschaftlichen Prüfung. Dies sind in erster Linie Homöopathika und anthroposophische Arzneien, darunter z. B. viele Mistelpräparate. Sie sind als Medikamente der sog. besonderen Therapierichtlinien zugelassen. In der europäischen Diskussion gilt diese deutsche Regelung jedoch als umstritten.

Wer darf Arzneimittel verkaufen?

Apothekenpflichtige Arzneimittel durften lange nur über Apotheken und nicht etwa per Versandhandel abgegeben werden. Hier hat die im Jahr 2003 beschlossene Gesundheitsreform Änderungen gebracht. Der Internetverkauf von Medikamenten durch Apotheken ist erlaubt. Rezeptpflicht bedeutet, dass ein Mittel nur nach Verschreibung durch den Arzt erhältlich ist, Einnahme, Wirkung und Nebenwirkung müssen durch ihn kontrolliert werden.

So sind selbst voraussichtlich nebenwirkungsarme und vergleichsweise »harmlose« Medikamente beispielsweise nach der Neuzulassung zunächst rezeptpflichtig und können erst nach einer Nachbeobachtungszeit zur sog. Selbstmedikation auch ohne Rezept freigegeben werden.

Alle Substanzen, die den oben genannten Kriterien nicht entsprechen oder nicht nach modernen Richtlinien geprüft werden oder wurden, sind also strenggenommen keine Arzneimittel im gesetzlichen Sinn. In Wirklichkeit gestaltet sich das Angebot an Mitteln, denen ein Einfluss auf die Gesundheit zugemessen wird, jedoch weit komplizierter, nicht nur auf dem deutschen Markt.

Dürfen Nahrungsergänzungsmittel zur Krebsbehandlung eingesetzt werden?

»Mit der Kraft der Tropen« soll der bunte Saft gegen Krebs, Rheuma und auch Allergien wirken. Fast 500 EUR kostet der Liter, und bestellen kann man ihn nur bei »besonders ausgebildeten Anbietern« – obwohl die Frucht, aus der er gemacht ist, inzwischen in Europa ganz normal zur Lebensmittelherstellung erlaubt ist. Eine Sojaschnitte »bringt den natürlichen Krebsschutz aus dem Fernen Osten zu uns« – sie kann man sogar nur in der Apotheke kaufen. Vor allem vor Prostata- und Brustkrebs soll sie schützen. »Schutz vor krebsauslösendem Oxidationsstress für die Zellen« bietet dagegen angeblich die kirschfarbene Vitaminbrausetablette. Auf Nachfrage stellen sich alle 3 Präparate als sog. Nahrungsergänzungsmittel heraus: trotz der vollmundigen Ankündigungen von geprüften Arzneimitteln also keine Rede.

Vom Gesetz werden solche Mittel erst einmal nicht anders angesehen als schlichte Lebensmittel, sie unterliegen dem Lebensmittel- und Bedarfsgegenständegesetz (LMBG). Irreführende bzw. krankheitsbezogene Aussagen sind, zur deutlichen Unterscheidung von Arzneimitteln, sogar ausdrücklich verboten. Die Mittel dürfen lediglich dem Genuss oder der Ernährung dienen – ob der Genuss bei dem bitteren Saft, dem strohigen Sojariegel oder der Vitamintablette, deren chemischer Geschmack keinerlei Assoziation mit Gesundheit zulässt, allerdings im Vordergrund steht, darf bezweifelt werden. Ähnlich geregelt sind die Bedingungen, denen Kosmetika unterliegen: Auch sie dürfen keine arzneiliche Wirkung haben und sich z. B. nicht nennenswert auf den Stoffwechsel auswirken oder dessen Funktionen verändern.

Warum gibt es Vitamine nicht nur in der Apotheke, sondern auch im Supermarkt?

Schon bei den Vitaminen stoßen die gesetzlichen Definitionen jedoch an ihre Grenzen: Sie können durchaus echte Arzneimittel sein, geprüft durch klinische Studien und zugelassen nach einem aufwändigen Verfahren, apothekenpflichtig oder sogar rezeptpflichtig: dann, wenn sie zur Heilung von Mangelzuständen und zur Vorbeugung so schwerer Erkrankungen wie z. B. der Hirnblutung bei Neugeborenen dienen sollen oder auch Krebspatienten helfen, die beispielsweise nach einer Operation künstlich ernährt werden.

Rein mengenmäßig betrachtet, haben die weitaus meisten Vitamine, die weltweit verkauft und geschluckt werden, als Nahrungsergänzungsmittel kaum einen anderen Stellenwert als das Obst oder Gemüse und die insgesamt gesunde Ernährung, die sie zum Leidwesen der Ernährungswissenschaftler bei vielen Menschen ersetzen sollen.

Beim Thema Krebs und Vitamine wird die Diskrepanz zwischen »Nahrungsmittel« und »Arzneimittel« und ihrem jeweiligen Stellenwert besonders groß: Nachdem Wissenschaftler beispielsweise eine der gängigsten Theorien zum Schutz vor Krebs durch Vitamintabletten – Raucher sollten von bestimmten Vitaminen besonders profitieren – in Studien überprüft hatten, zeigte sich, dass die Gruppe der Raucher, die Betakarotin geschluckt hatte, sogar häufiger an Lungenkrebs erkrankte als die, die keine Tabletten erhalten hatte – Anlass für die Behörden, einen Warnhinweis für Raucher auszusprechen. Die Dosierung der jeweiligen Inhaltsstoffe von Nahrungsergänzungsmitteln orientiert sich zum Schutz der Verbraucher deshalb an den Empfehlungen von Fachleuten und sieht Obergrenzen vor.

Da viele Menschen inzwischen über mögliche Nebenwirkungen einer Vitamineinnahme Bescheid wissen, drängen zunehmend auch Substanzen auf den Markt, die mit anderen »Vitalstoffen« den Schutz vor Zellschäden, den Ausgleich von Ernährungsmängeln und weitere attraktive Wirkungen suggerieren. Manche Anbieter gehen sogar so weit, schlichtes Gras oder grüne Weizenhalme zu Tabletten zu pressen und sie als Mittel gegen die verschiedensten Mangelzustände zu bewerben.

Kritisch sehen viele Fachleute auch die wachsende Zahl von Ernährungszentren oder Beratungsstellen, die, nicht selten an Arztpraxen angeschlossen, Nahrungsergänzungsmittel als absolut notwendig anpreisen und im Rahmen einer Beratung sofort verkaufen. Als Zielgruppe werden häufig Krebspatienten angesprochen, aber auch Frauen, die keine Hormontherapie gegen Wechseljahresbeschwerden mehr machen möchten und nun unter Hitzewallungen und anderen Symptomen leiden.

Nach wie vor gilt jedoch die Empfehlung vieler Fachgesellschaften, dass eine gesunde Ernährung und nicht die Einnahme von Zusatzprodukten sinnvoll ist; für Krebspatienten betonen die Experten immer wieder aufs Neue, dass der Nutzen solcher Mittel nicht bewiesen ist.

Kann die Behandlung mit ungeprüften Mitteln nicht gefährlich werden?

Wie drängend das Problem auch durch neue Möglichkeiten der Vermarktung wie das Internet geworden ist, die sich fast jeder Kontrolle entziehen, zeigen die fast schon regelmäßig veröffentlichten Warnhinweise der Behörden und Fachgesellschaften, zum Beispiel des Bundesinstituts für Risikobewertung (BfR), vor den neuesten Substanzen, die als »Allheilmittel« angepriesen werden.

Asbest

Warum ist Asbest so gefährlich?

Bei den Asbesten handelt es sich um eine Gruppe von Mineralen, die aus feinsten Fasern bestehen, welche bei mechanischer Einwirkung leicht freigesetzt und dann eingeatmet werden können. Dies gilt verstärkt für die aus dem Mineral aufbereiteten nicht gebundenen Fasern. Personen, die mit Asbest in Kontakt kommen, haben nach rund zehn Jahren ein ansteigendes Risiko, an einer so genannten Asbestose zu erkranken. Diese chronische Lungenkrank-

heit lässt das elastische Lungengewebe als Reaktion auf den Reiz der Fasern und den daraus resultierenden Entzündungen verhärten. Die entstehenden bindegeweblichen, narbigen Verdickungen und Verkalkungen beeinträchtigen die Atmung auf Dauer und erhöhen die Gefahr einer zusätzlichen Lungenentzündung. Das Leitsymptom der Asbestose ist ein kurzer, angestrengter Atem. Die Diagnose wird durch ein Röntgenbild und eine Faseruntersuchung gesichert; ständige ärztliche Betreuung ist bei einer Erkrankung meist notwendig. Die Asbestose wird als Berufskrankheit (▶ Arbeitsplatz und Krebsrisiko) anerkannt.

Wenn Fasern eingeatmet werden, v. a. solche, die länger als 0,005 mm und dünner als 0,001 mm sind, verursachen sie nach 15–30 Jahren, eventuell auch noch später, Krebs der Atemwege, den ▶ Lungenkrebs, sowie Krebs des Rippen- und Bauchfells, das so genannte Pleura- und Peritonealmesotheliom. Für das individuelle Risiko ist die Zahl der Fasern im Lungengewebe, die Gewebegängigkeit (und hier besonders die Gängigkeit im Lungengewebe) der Fasern und ihre Beständigkeit im biologischen Milieu entscheidend. Rauchen ist der stärkste bekannte Kofaktor, der eine Krebsentstehung fördert. Krebs durch einen nachgewiesenen Asbestkontakt am Arbeitsplatz steht auf der Liste der anerkannten Berufserkrankungen; Betroffene werden von der jeweils zuständigen Berufsgenossenschaft betreut.

Wo findet sich heute noch Asbest?

Das mineralische faserartige Material wurde in der Vergangenheit in der Umgebung des Menschen universell eingesetzt. Bis wirklich alle Quellen einer möglichen Gesundheitsgefährdung durch Asbest beseitigt sind, wird es wohl noch einige Zeit dauern. Da das Mineral nicht brennt, erst bei über 1000 °C schmilzt, unempfindlich gegen viele Laugen und Säuren ist und Wärme und Schall schlecht leitet, wurde es vielfach zur Isolierung in Kraftwerken oder im Schiffsbau, zum Brandschutz in öffentlichen Gebäuden und Hochhäusern, an Heizungsanlagen, für Fassaden- und Dachverkleidungen und an Kraftfahrzeugen verwendet. Neben feuerfesten Geweben und Schnüren, Stopf- und Spritzmassen, Asbestpappe und Asbestzement sind auch Drahtnetze, Filter, darunter auch solche von Gasmasken, Dichtungsringe, Kupplungs- und Bremsbeläge als asbesthaltige Produkte zu nennen.

Heute ist die Herstellung und Verwendung von Asbestprodukten in der Bundesrepublik laut § 15 der Gefahrstoffverordnung (GefStoffV; Stand April 2004) der Bundesanstalt für Arbeitsschutz und Arbeitsmedizin (BAuA) verboten. Weiterhin dürfen Arbeitnehmer den Werkstoff Asbest, der auf europäischer Ebene als krebserzeugender Stoff der Kategorie 1 eingestuft ist, nicht ausgesetzt sein. Das gilt jedoch nicht für Abbruch-, Sanierungs- oder Instandhaltungsarbeiten. Solche Arbeiten an oder in bestehenden Anlagen, Bauten oder Fahrzeugen, die schwach gebundene Asbestprodukte enthalten, dürfen allerdings nur von Unternehmen durchgeführt werden, die von den zuständigen Behörden zur Durchführung dieser Arbeiten zugelassen worden sind. Weiterhin muss sichergestellt sein, dass eine entsprechende Schutzausstattung für die Durchführung dieser Arbeiten vorhanden ist.

Ausnahmen für eine Verwendung asbesthaltiger Gefahrstoffe gibt es nur noch in wenigen Fällen, wie z. B. für analytische Untersuchungen oder die Forschung an asbesthaltigen Gefahrstoffen.

Auch heute noch bereitet der berufliche Kontakt, insbesondere im Rahmen von Sanierungs- und Wartungsaufgaben, Probleme. Der Hauptverband der gewerblichen Berufsgenossenschaften (HVBG) führt von den im Jahr 2003 insgesamt 1.980 Todesfällen in Folge einer Berufskrankheit 1.068 auf den Kontakt mit Asbest zurück.

Aber auch im Haushalt gibt es eine Reihe von Asbestquellen. Das Mineral findet sich in Isolierungen, Dämmplatten und der Rückseite von alten Fußböden aus PVC, in manchen alten Haushaltsgeräten als Elektro- und Wärmeisolierung (Fön, Toaster) sowie in alten Nachtspeicherheizungen. Auch die unbemerkte Aufnahme von Fasern durch die Verwitterung von Asbestzement kann insbesondere bei unsachgemäßen Reinigungsversuchen zu Gefährdungen führen.

Kann Asbest auch in Speckstein vorkommen?

Über eine mögliche Gesundheitsgefährdung bei Arbeiten an Speckstein mit Staubentwicklung wird häufig diskutiert. Der Hintergrund ist, dass Speckstein je nach geologischen Verhältnissen der Lagerstätte aus einer Mischung verschiedener Minerale besteht, wozu ebenfalls Asbest zählen kann. Gerade deshalb machten sich nach der durch besorgte Eltern ins Rollen gebrachten Diskussion Schulen und Kindergärten Gedanken, ob der Werkstoff weiter für Bastel- und Kunstarbeiten geeignet sei.

Bei einem geringen Anteil an Asbest in Speckstein ist das Gesundheitsrisiko für Schüler und Lehrer laut Bundesanstalt für Arbeitsschutz und Arbeitsmedizin (BAuA) aufgrund des zeitlich begrenzten Umgangs als gering einzuschätzen. Ebenfalls ist anzumerken, dass die Asbestminerale hier oftmals nicht in faseriger Ausprägung, sondern lediglich als nichtfaserige Varietäten vorhanden sind. Dennoch gelten auch hier die Vorschriften der Gefahrstoffverordnung und der Arbeitsstättenverordnung, wobei Schüler Arbeitnehmern gleichgestellt sind.

Wie kann eine Asbestschädigung festgestellt werden?

Beginnender Lungenkrebs oder ein Mesotheliom im Frühstadium machen meist nur unspezifische Beschwerden (Husten, Schleim, evtl. mit Blut, unerklärliche Brustschmerzen), die leicht fehlgedeutet werden, v. a. wenn die Asbestexposition unbekannt ist. Neben der Anamnese ist in der Diagnostik die Anwendung bildgebender Verfahren und einer Biopsie mit Fasernachweis durchzuführen. Eine zuverlässige Früherkennung gibt es leider nicht. Ehemalige Asbestarbeiter und Arbeitnehmer in der Asbestsanierung werden deshalb besonders konsequent betriebsärztlich überwacht.

Wie sehen Vorsichtsmaßnahmen gegen einen Asbestkontakt aus?

Jeglicher Kontakt soll ausgeschlossen sein! Für Asbestarbeiter, die heute mit dem Material hauptsächlich bei Renovierungs- und Sanierungsarbeiten in Kontakt kommen, ist vorgeschrieben, alle Schutzausrüstungen zu benutzen und alle Arbeitsvorgänge unter den Sicherheitsmaßnahmen durchzuführen, wie sie die Berufsgenossenschaften vorsehen. Dazu gehoren Schutzkleidung, Atemschutz, Absaugvorrichtungen etc. Wichtig ist auch die fachgerechte Entsorgung der Asbestprodukte sowie verunreinigter

Gegenstände als Sondermüll unter den entsprechenden Sicherheitsvorschriften.

Weitere Vorschriften zum Umgang mit Asbest stehen in der von der Bundesanstalt für Arbeitsschutz und Arbeitsmedizin (BAuA) herausgegebenen Gefahrenstoffverordnung (GefStoffV) und der vom Bundesministerium für Wirtschaft und Arbeit veröffentlichten Arbeitsstättenverordnung (ArbStättV). Über die rechtlichen Grundlagen des Arbeitsschutzes informiert das Bundesministerium für Wirtschaft und Arbeit auch im Internet unter www. bmwi.de, Stichwort »Arbeit«, dann »Arbeitsrecht« und »Arbeitsschutz«. Eine wichtige private Maßnahme und der wichtigste Schutz vor Lungenkrebs überhaupt ist der Verzicht auf das Rauchen!

Rauchen (▶ Rauchen und Passivrauchen) erhöht nach Asbestkontakt das Krebsrisiko noch einmal um mehr als das 10fache.

Jeglichen Anzeichen von Atemwegserkrankungen sollte nach Asbestkontakt besondere Aufmerksamkeit gewidmet werden. Der aufgesuchte Arzt muss über die Asbestexposition informiert werden, damit er diese bei der Diagnosestellung berücksichtigen und das beste Vorgehen wählen kann.

Kann man Asbest im Haushalt selbst entfernen?

Mieter und Eigentümer einer möglicherweise asbestbelasteten Wohnung sollten zunächst klären, wie hoch das tatsächliche Risiko ist. Das kann z. B. durch eine Messung der Faserzahl in der Raumluft geschehen (über Kosten und Möglichkeiten beraten u. a. die Baubehörden oder Umweltberatungsstellen der Gemeinden, der TÜV oder die Verbraucherzentralen). Ist die Entfernung einer möglichen Asbestquelle voraussichtlich billiger als die Messung, beispielsweise durch den Austausch eines älteren Haushaltsgerätes, sollte dieses Vorgehen natürlich bevorzugt werden. Für viele ältere Haushaltsgeräte haben die Hersteller, die Verbraucherzentralen oder die Energieversorger der jeweiligen Gemeinden Listen, in denen nachgesehen werden kann, ob überhaupt noch Asbest enthalten ist.

Vorsichtig sollten Heimwerker bei der Sanierung in Eigeninitiative sein: Beim unsachgemäßen Öffnen und Entfernen einer alten Nachtspeicherheizung oder beim Herausreißen eines PVC-Bodens gelan-

gen Fasern überhaupt erst in die Raumluft. Alle größeren Maßnahmen sollten daher Spezialfirmen überlassen bleiben, auch wenn der finanzielle Aufwand dadurch größer ist.

Stimmt es, dass auch im Trinkwasser Asbestfasern nachgewiesen wurden?

In den 80er-Jahren sind einige Studien (aus den USA, Kanada und Österreich) zur Frage der Krebsrisikoerhöhung durch Asbestfasern im Trinkwasser publiziert worden. Zum Teil handelt es sich um eine natürliche Asbestbelastung aus mineralischen Quellen, zum Teil um eine künstliche Belastung aus Leitungsrohren oder Filtern, in denen Asbest verarbeitet wurde.

Die Ergebnisse zeigen fast durchgängig keinen Zusammenhang zwischen der Asbestaufnahme und Tumoren des Verdauungstraktes. In Deutschland wurden zwar ebenfalls Asbestfasern im Trinkwasser mancher Gemeinden gefunden, allerdings fast stets nur in sehr geringen Konzentrationen. Heute achten die Wasserwerke außerdem darauf, dass das durch Asbestzementleitungen geführte Trinkwasser nicht zu sauer ist, damit keine Fasern aus noch vorhandenen Asbestleitungen gelöst werden.

Wie steht es mit der Gefährdung durch andere Fasern, die als Ersatz für Asbest verwendet werden?

Steinwolle und andere Mineralfasern sowie Glaswolle galten lange als völlig ungefährlich. Inzwischen deuten die Beobachtungen dahin, dass es weniger auf die chemische Zusammensetzung des Materials als auf die Fasergestalt und die Beständigkeit der Fasern ankommt. Fasern, die in Länge und Dicke den Asbestfasern entsprechen, vergrößern unter Umständen auch das Krebsrisiko. Daher empfehlen die Berufsgenossenschaften und andere offizielle Organisationen den weitgehenden Verzicht auf Fasern dieses Größenbereiches oder das Ausweichen auf biolösliche Ersatzprodukte. Eines von beiden ist meist ohne Einschränkung möglich. Die Hersteller haben einer denkbaren Gesundheitsgefahr durch veränderte Produkte bereits weitgehend Rechnung getragen. Wichtig bleiben Vorsichtsmaßnahmen bei der Verarbeitung, z. B. Staubschutzmasken, bedeckende Kleidung und Handschuhe. Risiken treten bei Glas- und Steinwolle vermutlich nur bei der Verarbeitung auf und nicht mehr danach, solange nicht durch Verwitterung Fasern freigesetzt werden.

Behandlungsfolgen von Strahlen- und Chemotherapie

Wie häufig sind Zweitkrebse nach Chemotherapie und Strahlentherapie

Die Abschätzung des Risikos ist nicht einfach, weil oft mehrere Faktoren zusammenspielen und eine zweite Krebserkrankung dadurch nicht ohne weiteres auf die frühere Chemotherapie oder Strahlentherapie zurückgeführt werden kann. Auch kann man bei vielen neueren Zytostatika, bei Kombinationstherapien und auch bei den heute immer häufiger durchgeführten ▶ Hochdosischemotherapien das langfristige Risiko noch gar nicht überblicken.

Am häufigsten sind es akute ▶ Leukämien, die innerhalb von 10 Jahren nach Chemotherapie – v. a. mit Zytostatika, die DNS direkt schädigen (besonders bei sog. Alkylanzien) – auftreten können. Nach noch längerer Zeit können sich auch verschiedene Organtumoren entwickeln, z. B. in der Lunge. Bei Patienten, die wegen eines Hodgkin-Lymphoms behandelt wurden, hat man bisher diesbezüglich die umfangreichsten Erfahrungen gesammelt: Die geheilten Patienten haben ab 5 Jahren nach der Behandlung ein erhöhtes Risiko, an einer akuten Leukämie zu erkranken. Danach vermindert sich das Risiko wieder. Auch Organtumoren, z. B. der Harnblase, können vermehrt auftreten.

Vergleichbar ist die Problematik nach einer erfolgreichen Strahlentherapie. Das Risiko ist dabei auf den bestrahlten Bereich begrenzt. Wenn größere Anteile des roten Knochenmarks erfasst werden, wird auch das Leukämierisiko erhöht. Die Kombination von Chemo- und Strahlentherapie führt zu einem weiteren Risikoanstieg.

Bei der Bewertung muss man berücksichtigen, dass die Menschen, bei denen ein solcher Zweitkrebs auftritt, ohne die frühere Chemotherapie oder Strahlentherapie mit hoher Wahrscheinlichkeit bereits vorher an der ersten Krebserkrankung verstorben wä-

ren. Es sind also gerade die Patienten, die an einem Zweittumor erkranken, die von der früheren Therapie am meisten profitiert haben, indem sie nämlich von ihrer ersten Krebserkrankung geheilt wurden.

Was kann man tun, um die Risiken der Chemotherapie und Strahlentherapie zu verringern?

Um die Risiken der Chemotherapie so gering wie möglich zu halten, darf sie nur von besonders ausgebildeten Ärzten durchgeführt werden, die die Substanzen genau kennen und wissen, wie Nebenwirkungen vorgebeugt werden kann bzw. wie sie behandelt werden. Auch müssen individuelle Risikofaktoren beim Patienten berücksichtigt werden, nach denen man oft abschätzen kann, wie hoch das Risiko für bestimmte unerwünschte Wirkungen ist. Ganz allgemein gilt, dass die Entscheidung für die Anwendung einer Chemotherapie bei Krebs sehr kritisch getroffen werden muss. Eine besondere Bedeutung kommt der Nutzen-Risiko-Abwägung zu. Zytostatika sollten nur dann eingesetzt werden, wenn Vorteile für den Patienten zu erwarten sind, z. B. Heilung, Verlängerung der Überlebenszeit, Verhinderung von tumorbedingten Komplikationen oder Linderung der Schmerzen.

Die Bemühungen der Forschung gelten der Entwicklung neuer Medikamente mit weniger Nebenwirkungen und gezielterer Wirkung auf Krebszellen sowie neuen Therapiekonzepten, die nicht das Erbgut schädigen. Auch nach »Schutzfaktoren«, also Substanzen, die die Nebenwirkungen von Zytostatika auf Organe verhindern könnten, wird intensiv gesucht.

Für die moderne Strahlentherapie wurden Techniken entwickelt, die die Strahlen genau auf die Tumorregion einschränken. Dadurch wird das Risiko eines Zweitkrebses ebenfalls vermindert.

Biopsie

Was ist eine Biopsie?

Der Begriff leitet sich aus dem Griechischen ab: »bio« bedeutet lebend, »opsis« das Betrachten. Biopsie bedeutet also das Betrachten von Lebendigem, hier von lebendem Gewebe zu diagnostischen Zwecken. Gewebeproben können mit einer dickeren (Stanzbiopsie) oder dünneren (Feinnadelbiopsie, Punktion) Hohlnadel durch Herausschneiden eines Gewebestückes mit dem Skalpell (Exzisionsbiopsie; Exzision: Ausschneidung) bzw. mit einer Zange oder – etwa im Magen-Darm-Trakt, in den Bronchien und in der Blase – im Rahmen einer Spiegelung des Organs (endoskopisch) mit einer Miniaturzange gewonnen werden.

Wozu dient eine Biopsie?

Die Entscheidung, ob eine verdächtige Veränderung, etwa ein Knoten in der Brust, in der Schilddrüse oder in der Prostata, eine Hautveränderung oder ein vergrößerter Lymphknoten, gut- oder bösartig ist, kann mit letzter Sicherheit nur durch eine Gewebeentnahme aus dem betreffenden Bezirk getroffen werden. Dies ist durch Tasten oder mit bildgebenden Verfahren wie Röntgen oder Ultraschall nicht möglich. Nur die mikroskopische Untersuchung einer Gewebeprobe durch einen Pathologen gibt sicheren Aufschluss. Die feingewebliche Begutachtung erlaubt die Bestimmung des Tumortyps und liefert auch erste Hinweise auf den Bösartigkeitsgrad (»Grading«) der Zellen. Durch ergänzende molekularbiologische Tests (▶ Molekularbiologische Krebsdiagnostik) ist eine genauere Charakterisierung biologischer Eigenschaften der Zellen möglich. Das Ergebnis der feingeweblichen und weitergehenden Untersuchungen liefert die exakte Diagnose, die wiederum Grundlage für die Behandlungsplanung ist.

Wie wird die Gewebeentnahme durchgeführt?

Nadelbiopsien werden mit oder ohne lokale Betäubung durch Einstechen der Nadel in den zu untersuchenden Gewebebezirk durchgeführt. Bei Exzisionsbiopsien genügt meist eine örtliche Betäubung, in manchen Fällen ist aber auch eine Vollnarkose erforderlich. Insbesondere wenn der Zielbereich nicht von außen sicht- oder tastbar ist, muss die Biopsie unter Kontrolle durch bildgebende Verfahren erfolgen, evtl. nach vorheriger Markierung des verdächtigen Bezirks. Dies geschieht, um sicherzustel-

len, dass die Probe tatsächlich aus dem gewünschten Bereich entnommen wird. In Frage kommen je nach Lage des Zielgebiets und nach Art des Gewebes Ultraschall oder Röntgenaufnahmen bzw. eine Computertomographie (CT). Bei der ultraschallgesteuerten Nadel- und Stanzbiopsie kann der gesamte Vorgang überwacht werden, während bei computertomographisch gesteuerter Probenentnahme der Zielbereich aufgrund der CT-Bilder vorher genau errechnet wird. Eine neuere Entwicklung sind vollautomatisierte Biopsiegeräte, bei denen nach Errechnung des Zielbereichs auch die Nadel computergesteuert eingestochen wird. Diese Form der Stanzbiopsie kommt besonders an der Brust und an der Prostata zum Einsatz. Mit den Nadeln lassen sich zusammenhängende Gewebezylinder gewinnen. Biopsien aus Hohlorganen wie Magen, Darm, Bronchien oder Blase werden im Rahmen einer Spiegelung des betreffenden Organs (endoskopisch) durchgeführt. Mit einer an der Spitze des Endoskops angebrachten und von außen steuerbaren Zange ist es möglich, unter Sichtkontrolle kleine Gewebeproben zu entnehmen. Mit einer elektrischen Schlinge können sogar kleine Tumoren, wie Polypen im Darm oder in der Blase, komplett abgetragen werden.

Wie wird die Gewebeprobe untersucht?

Mit einer Feinnadelpunktion gewonnene Zellen oder Gewebebröckel werden wie eine Blutprobe auf einem kleinen Glasplättchen (Objektträger) ausgestrichen, fixiert, je nach Bedarf angefärbt und unter dem Mikroskop beurteilt. Bei der Exzisionsbiopsie wird das entnommene Gewebestückchen entweder gleich oder nach Einbettung in Paraffin tiefgefroren und in feine Scheibchen geschnitten, die ebenfalls unter dem Mikroskop einzeln begutachtet werden. An den Proben lassen sich dann je nach Fragestellung und Bedarf weitere Untersuchungen zur genaueren Charakterisierung durchführen.

Wann kommt welche Form der Biopsie in Frage?

Die Wahl des Biopsieverfahrens hängt ganz wesentlich vom zu untersuchenden Organ, von der Gewebeart und von der Größe des verdächtigen Bezirks ab. Darüber hinaus kommt es auch darauf an, ob man Wert auf zusammenhängendes Gewebe legt oder ob einzelne Zellen ausreichend sind. Die Exzisionsbiopsie liefert Zellen im größeren Gewebeverband, bei der Punktion werden nur kleinere Gewebeteile oder Einzelzellen gewonnen. Klassische Einsatzbereiche für die Nadelbiopsie sind beispielsweise die Gewinnung von Gewebeproben aus der Leber, von Knochenmark aus dem Brustbein oder dem Beckenkamm (Stanzbiopsie) sowie von Untersuchungsmaterial aus der Schilddrüse und aus der Prostata. Bei verdächtigen Hautveränderungen ist in der Regel die Probeexzision (Exzisionsbiopsie) am besten geeignet. Zur Gewinnung von Material aus Lymphknoten kommen beide Verfahren in Frage, wobei die Probeexzision immer das aussagekräftigste Verfahren ist. Das gilt auch für die Gewebeentnahme aus der Brust, wobei die neuen Verfahren der automatisierten Stanzbiopsie in vielen Fällen schon die sichere Diagnose liefern. Will man Gewebeproben aus Magen, Darm oder Blase gewinnen, wird mit einer speziellen Vorrichtung am Spiegelungsinstrument (Endoskop) unter Sichtkontrolle ein Gewebestückchen »herausgezwickt«.

Welches Biopsieverfahren ist am sichersten?

Die beste Beurteilungsmöglichkeit ist bei der Exzisionsbiopsie gegeben, da die Zellen hier in ihrem natürlichen Umfeld nebst Bindegewebe und Blutgefäßen gewonnen werden. Deshalb kommt sie auch dann zum Einsatz, wenn die Nadelbiopsie ein unklares Ergebnis liefert.

Ist eine Biopsie gefährlich?

Die Gewinnung einer Gewebeprobe ist unabhängig vom Verfahren ein relativ kleiner und wenig belastender Eingriff – abgesehen von der manchmal erforderlichen Vollnarkose. Blutungen und andere Komplikationen sind selten.

Eine andere Frage, die besonders in der Vergangenheit heftig diskutiert worden ist, ist das Risiko der eventuellen Verschleppung von Krebszellen durch die Biopsie. Dieses Risiko besteht bei einer Nadelbiopsie: Zellen des Punktats können im Stichkanal hängen bleiben oder auch in die Blutbahn gelangen, wenn ein Blutgefäß »angestochen« wird. Speziell auf die Entdeckung derartiger Tumorzellverschleppungen ausgerichtete Untersuchungen haben jedoch ergeben, dass ein Anwachsen der auf diese Weise verschleppten Krebszellen in anderen Körperregionen nur ausnahmsweise vorkommt. Wird bei der Untersuchung tatsächlich ein bösartiger Tumor festgestellt, schneidet man nach Möglichkeit bei der Operation den Stichkanal mit heraus. Aber auch wo dies nicht möglich ist, z. B. bei Stanzbiopsien aus der Prostata, haben die Erfahrungen keine Hinweise darauf erbracht, dass eine eventuelle Verschleppung von Tumorzellen für den weiteren Krankheitsverlauf eine Rolle spielt. Wenn bei einer Exzisionsbiopsie der verdächtige Bezirk komplett herausgeschnitten wird, ist diese Gefahr noch geringer. Gemessen an der Notwendigkeit, eine exakte Diagnose zu stellen, was nur durch die Biopsie möglich ist, sind die Risiken gering.

Brustkrebs (Mammakarzinom)

Was sind die Ursachen für Brustkrebs?

Brustkrebs, ein bösartiger Tumor der Brustdrüse, ist die mit Abstand häufigste Krebserkrankung bei Frauen. Etwa jede zehnte Frau wird im Laufe ihres Lebens davon betroffen, pro Jahr rechnet man in Deutschland mit über 55.000 Neuerkrankungen.

Die wichtigsten Risikofaktoren sind höheres Lebensalter und Brustkrebs in der nahen Verwandtschaft (bei Mutter oder Schwester). Rund 5–10 % der Brustkrebserkrankungen sind nach Schätzungen erblich bedingt. Verantwortlich sind v. a. Veränderungen (Mutationen) der sog. Brustkrebsgene BRCA-1 und BRCA-2. Bei Mutation in einem dieser Gene steigt das Erkrankungsrisiko bis zum 85. Lebensjahr auf bis zu 80 %. Frauen, bei denen die Regelblutung sehr früh oder die Wechseljahre sehr spät eintreten und die keine oder erst spät Kinder bekommen, haben ein etwas erhöhtes Risiko. Bei Übergewicht in den Wechseljahren und regelmäßigem Alkoholkonsum steigt die Erkrankungswahrscheinlichkeit ebenfalls an. Als risikomindernd gilt regelmäßige körperliche Aktivität. Auch die Wirksamkeit von Antiöstrogenen (Gegenspieler des weiblichen Hormons Östrogen) zur medikamentösen Brustkrebsvorbeugung wird untersucht (▶ Chemoprävention).

Wie kann man Brustkrebs feststellen?

Das häufigste Erstsymptom ist die tastbare Verhärtung (Knoten) in der Brust, die zunächst immer verdächtig ist und abgeklärt werden muss. Aber auch einseitige Veränderungen in Form und Größe der Brust, Einziehungen oder Vorwölbungen der Haut oder einseitiges Austreten von Flüssigkeit aus der Brustwarze können Anzeichen sein. Die meisten Brusttumoren entstehen im oberen äußeren Viertel der Brust. Allerdings ist bei einem tastbaren Knoten oder einer sonstigen äußeren Veränderung der Tumor meist schon relativ groß. Bei Brustkrebs ist es jedoch besonders wichtig, die Erkrankung in einem möglichst frühen Stadium zu erkennen, denn dann sind die Heilungschancen am besten. Die beste Möglichkeit, kleine, noch nicht tastbare oder ansonsten erkennbare Brusttumoren zu entdecken, bietet die Mammographie, eine spezielle Röntgenuntersuchung der Brust. Hinweisend sind hier oft kleinste Kalkeinlagerungen (Mikrokalk). Die Mammographie in speziellen Einrichtungen wird derzeit in Deutschland als routinemäßige Krebsfrüherkennungsuntersuchung (Screening) alle 2 Jahre für Frauen zwischen 50 und 69 Jahren eingeführt. Sobald die erforderlichen Strukturen geschaffen und die Screeningzentren eingerichtet sind, werden alle Frauen dieser Altersgruppe alle 2 Jahre zur Mammographie in ein solches Zentrum eingeladen. Außerdem sieht das gesetzliche Krebsfrüherkennungsprogramm bei Frauen ab 30 weiterhin eine jährliche Tastuntersuchung durch den Frauenarzt vor. Den Frauen wird auch empfohlen, einmal im Monat ihre Brüste selbst auf Veränderungen und Verhärtungen zu untersuchen und abzutasten – obwohl mit dieser Methode keine »echte« Früherkennung möglich ist.

Werden durch die ärztliche Untersuchung oder durch Selbstabtasten verdächtige Veränderungen entdeckt, z. B. ein tastbarer Knoten, erfolgt zur Abklärung zunächst ebenfalls eine Mammographie, evtl. auch eine Ultraschalluntersuchung (Sonographie). Die Unterscheidung zwischen gutartig und bösartig lässt sich aber nur durch eine Gewebeuntersuchung zuverlässig treffen. Dazu wird mit einer

Hohlnadel gezielt eine Probe aus dem verdächtigen Bezirk entnommen (Biopsie). Nur falls diese Untersuchung kein sicheres Ergebnis liefert, wird der ganze Knoten entfernt und untersucht.

Bestätigt sich die Diagnose Brustkrebs, erfolgen weitere Untersuchungen, um die Ausbreitung der Erkrankung festzustellen, u. a. eine Röntgenuntersuchung der Lunge, eine Szintigraphie des Skeletts und eine Ultraschalluntersuchung des Bauchraums, insbesondere der Leber.

Wichtig ist auch die Bestimmung von Hormonrezeptoren (Bindungsstellen für Östrogene und Gestagene) in den Tumorzellen. Gesundes Brustgewebe wird durch diese Hormone in seinem Wachstum beeinflusst, und auch bei bösartigen Tumoren ist dies der Fall, sofern die Zellen Hormonrezeptoren aufweisen. Dann kann eine Behandlung, die die Hormonwirkung auf den Tumor unterdrückt, sinnvoll sein (▶ Hormon- oder Antihormontherapie).

Wie wird Brustkrebs behandelt?

Die Behandlung ist abhängig von der Größe des Tumors in der Brust, von der Ausbreitung der Erkrankung auf Lymphknoten in der Achselhöhle oder andere Organe und von den biologischen Eigenschaften der Tumorzellen, die sich durch spezielle Untersuchungen feststellen lassen. Die Kenntnis dieser Merkmale ist Voraussetzung für eine individuell angepasste Behandlungsplanung.

Grundpfeiler der Therapie ist in allen Stadien die vollständige Entfernung des Tumors in der Brust. Dazu ist heute bei der Mehrzahl der Patientinnen nicht mehr die Abnahme der gesamten Brust erforderlich, sondern der Krebs kann brusterhaltend operiert werden. Das heißt, nur der Tumor mit einem Randsaum aus gesundem Gewebe wird entfernt. Bei großen Tumoren kann eine vorgeschaltete Chemotherapie zur Tumorverkleinerung führen, so dass danach eine brusterhaltende Operation möglich ist. Im Rahmen der Operation wird auch ein Teil der Lymphknoten in der gleichseitigen Achselhöhle entfernt. Eine Alternative dazu, die derzeit erprobt wird, ist die Entfernung und Untersuchung nur des sog. Wächterlymphknotens, des ersten Lymphknotens im Lymphabstromgebiet des Tumors (Sentinel-Lymphknoten, Wächterlymphknoten). Nach brusterhaltender Operation erfolgt über mehrere Wochen eine Nachbestrahlung, um einem örtlichen Rückfall vorzubeugen. Bei den meisten Patientinnen wird nach der Operation auch eine ergänzende (adjuvante) medikamentöse Therapie mit krebswachstumshemmenden Medikamenten (Zytostatika, Chemotherapie) und/oder Hormonen (bzw. Antihormonen) durchgeführt, insbesondere wenn die Untersuchung der Achsellymphknoten einen Tumorbefall ergeben hat. Dadurch lässt sich das Risiko eines Rückfalls bzw. des Auftretens von Metastasen senken. Die Behandlung mit (Anti)hormonen kommt nur bei Nachweis von Hormonrezeptoren, also bei hormonempfindlichen Tumoren, zur Anwendung. Die adjuvante Chemotherapie dauert bis zu 6 Monate, die ▶ Hormontherapie 3–5 Jahre. Eine intensivierte Chemotherapie kann bei hohem Rückfallrisiko erwogen werden. Hormontherapie und Strahlentherapie können parallel erfolgen. Im Fall einer adjuvanten Chemotherapie folgt die Strahlentherapie danach. Eventuell ergeben sich durch die Einbeziehung ▶ molekularbiologisch begründeter Therapieverfahren in Zukunft weitere Verbesserungen der Behandlungsergebnisse. So deuten erste Resultate großer Studien darauf hin, dass bei Tumoren, die das Eiweiß HER-2 – einen »Empfänger« (Rezeptor) für Wachstumssignale – stark vermehrt auf der Oberfläche tragen, die zusätzliche Gabe des gegen HER-2 gerichteten Antikörpers Trastuzumab (▶ Herceptin) das Rückfallrisiko weiter senken kann. Der Antikörper blockiert die Weiterleitung der Wachstumssignale. Bei metastasiertem Brustkrebs wird diese Therapie schon eingesetzt.

Bei den meisten Patientinnen ist die Erkrankung zum Zeitpunkt der Diagnosestellung örtlich begrenzt. Die Behandlung hat das Ziel der Heilung. Falls sich bereits zum Zeitpunkt der Diagnose Tochtergeschwülste (Metastasen) in anderen Organen, etwa in Leber, Lunge oder Knochen, gebildet haben, wird der Tumor in der Brust in der Regel trotzdem operiert und danach eine medikamentöse Behandlung angeschlossen.

Welche Nebenwirkungen und Folgen hat die Behandlung?

Nach der Brustoperation können Narben, kosmetische Veränderungen und Schmerzen auftreten. Durch Entfernung der Achsellymphknoten und durch evtl. notwendige Bestrahlung der Lymphabflusswege besteht das Risiko einer Lymphstauung, die zu einer Verdickung des Arms führen kann (Lymphödem). Hier können entstauende Maßnahmen helfen (Lymphdrainage). Häufige Nebenwirkungen der Chemotherapie sind Übelkeit und Erbrechen, die sich allerdings mit wirksamen Medikamenten heute gut bekämpfen lassen, und ein vorübergehender Haarausfall. Sowohl durch Chemotherapie als auch durch Hormon- bzw. Antihormontherapie wird bei jüngeren Patientinnen die Funktion der Eierstöcke beeinträchtigt, und sie kommen in die Wechseljahre mit den entsprechenden Symptomen. Welche Behandlung hier in Frage kommt, muss individuell entschieden werden – eine Hormonersatztherapie kann bei hormonempfindlichen Tumoren riskant sein.

Langfristige Behandlung mit Tamoxifen, einem Östrogengegenspieler (Antiöstrogen), kann das Risiko der Erkrankung an einem bösartigen Tumor der Gebärmutterschleimhaut erhöhen.

Eine Strahlenbehandlung ist in der Regel sehr gut verträglich, selten treten Hautreizungen und ein Ödem der Brust auf, die Veränderungen sind meist nur vorübergehend.

Welche Möglichkeiten des Wiederaufbaus der Brust gibt es?

Falls die ganze Brust entfernt werden musste (Mastektomie), ist mit unterschiedlichen Techniken – mit körpereigenem Gewebe oder mit einem Silikonimplantat – ein Wiederaufbau (Brustrekonstruktion) möglich. Der Wiederaufbau mit körpereigenem Gewebe kann durch Verschiebung eines Rückenmuskels oder aus Gewebe der Bauchdecke erfolgen. Im Falle eines Silikonimplantats wird sofort nach der Tumoroperation oder zu einem späteren Zeitpunkt provisorisch ein Kunststoffbeutel eingelegt, der zur Dehnung der Haut zunehmend mit Kochsalzlösung aufgefüllt wird. Wenn ein ausreichender Hautmantel geschaffen ist, wird er gegen ein Silikonimplantat ausgetauscht. Dann kann auch die Brustwarze rekonstruiert werden. Bei sehr großen Brüsten ist manchmal eine operative Verkleinerung der anderen Brust sinnvoll.

Wie sieht die Nachsorge aus?

Nach Abschluss der Behandlung erfolgen regelmäßige Nachuntersuchungen, die der Erkennung von krankheits- und behandlungsbedingten Komplikationen, von behandelbaren Rückfällen und von Tumoren in der anderen Brust dienen, denn das Risiko der Erkrankung auch der anderen Brust ist erhöht. Die wichtigsten Maßnahmen sind die körperliche Untersuchung und die jährliche Mammographie der gesunden sowie nach brusterhaltender Operation der betroffenen Brust. Weitere Untersuchungen sind nur bei konkretem Verdacht auf einen Rückfall erforderlich. Eine systematische Suche nach Metastasen ist nicht sinnvoll und hat nach dem derzeitigen Stand des Wissens keinen Einfluss auf den Verlauf.

Was kann man tun, wenn es zu einem Krankheitsrückfall kommt?

Bei einem örtlichen Rückfall – d. h. in der ursprünglich betroffenen Brust wächst der Tumor erneut (Lokalrezidiv) – erfolgt nach Möglichkeit eine nochmalige Operation, evtl. mit Nachbestrahlung. Bei Auftreten von Fernmetastasen in den Knochen oder in inneren Organen ist eine medikamentöse Behandlung erforderlich, die den gesamten Organismus erfasst. In Frage kommen hier Hormontherapie und Chemotherapie. Wegen der besseren Verträglichkeit wird insbesondere bei hormonempfindlichen Tumoren zunächst eine Hormontherapie bevorzugt. Wenn der Tumor früher oder später nicht mehr darauf anspricht, weil er »hormonresistent« geworden ist, kommt eine Chemotherapie zum Einsatz. Diese Behandlung wählt man generell bei nicht hormonempfindlichem Brustkrebs oder bei sehr raschem Fortschreiten der Metastasierung. Bei den 25–30 % der Brusttumoren, die vermehrt den HER-2-Rezeptor ausprägen, lässt sich das Tumorwachstum auch durch den Antikörper Trastuzumab (▶ Herceptin) bremsen, insbesondere in Kombination mit einer Chemotherapie. ▶ Knochenmetastasen können bestrahlt werden. Bei knochenauflösenden Metastasen kann man auch Substanzen einsetzen, die diesen Auflösungsprozess unterdrücken (Bisphosphonate). Beide Maßnahmen sind auch gut gegen die metastasenbedingten Schmerzen wirksam.

Eine dauerhafte Heilung ist bei Metastasierung derzeit nicht möglich, aber die Krankheit lässt sich durch abgestufte Therapie meist über längere Zeit in Schach halten. Es ist das Ziel, bei bestmöglicher Behandlung des Tumors und seiner Symptome die Lebensqualität zu erhalten. Dazu gehört bei Bedarf auch eine Schmerzlinderung mit wirksamen Medikamenten.

Wie sind die Heilungsaussichten bei Brustkrebs?

Die Heilungsaussichten sind abhängig vom Krankheitsstadium bei erster Diagnose, d. h. von der Tumorgröße und insbesondere vom Befall der Achsellymphknoten, sowie von biologischen Eigenschaften des Tumors. Am besten ist die Prognose bei früh erkannten, kleinen Tumoren ohne Lymphknotenbefall. Hier werden über 90 % der Patientinnen langfristig geheilt. Dies unterstreicht die Bedeutung der Früherkennung.

Brustkrebs bei Männern

Können Männer auch Brustkrebs bekommen?

Nur wenigen ist bekannt, dass auch Männer Brustkrebs bekommen können. Männer haben wie Frauen eine, wenn auch kleine, Brustdrüse, die im Prinzip ähnlich erkranken kann wie die weibliche Brustdrüse. Allerdings handelt es sich um ein seltenes Krankheitsbild. Jährlich sind etwa 400 Männer in der BRD betroffen. Etwa 180 Männer sterben im Jahr an Brustkrebs. Bei Frauen tritt Brustkrebs etwa 100-mal häufiger auf.

Dennoch: Frauen sind sich der Gefahr meist bewusst. Viele sind in ein regelmäßiges Vorsorgeprogramm eingebunden. Da Männer und oft auch ihre behandelnden Ärzte selten an diese Möglichkeit denken, wird die Diagnose bei ihnen häufig erst spät gestellt.

Wer ist besonders gefährdet?

Brustkrebs tritt bei Männern meist erst in höherem Lebensalter auf, typischerweise mit Ende sechzig.

Auch wenn die Erkrankung theoretisch jedes Lebensalter betreffen kann, so ist sie vor dem 30. Lebensjahr extrem selten.

Wenn in einer Familie mehr als drei Frauen mehrerer Generationen an Brustkrebs leiden, so sollten sich auch die Männer der Gefahr bewusst sein. Es könnte eine genetische Veränderung eines sog. Brustkrebsgens vorliegen. Die Mutation des Brustkrebsgens BRCA-2 erhöht auch bei Männern das Risiko für Brustkrebs. Umgekehrt sind die weiblichen Familienangehörigen von männlichen Brustkrebspatienten vermehrt gefährdet, an einem Mammakarzinom zu erkranken. Rat über das Ausmaß des Risikos und mögliche Vorsorgemaßnahmen erhalten Familienangehörige und Betroffene mit erhöhtem genetischen Risiko in einem der 12 Zentren für »Familiären Brust- und Eierstockkrebs« (▶ Anhang »Beratungsstellen Familiärer Brustkrebs«).

Auch im männlichen Körper werden in geringem Ausmaß weibliche Hormone gebildet. Krankheiten, die das Gleichgewicht zwischen männlichen und weiblichen Hormonen verschieben, können das Risiko für Brustkrebs erhöhen. Dazu gehören das Klinefelter-Syndrom – eine Krankheit, bei der ein überzähliges weibliches Geschlechtschromosom vorliegt –, aber auch Krankheiten des Hodens und Lebererkrankungen, bei denen weibliche Hormone nicht richtig abgebaut werden.

Viele Männer mit Brustkrebs weisen jedoch keinen der bekannten Risikofaktoren auf.

Ich bin in der Pubertät und meine Brust hat sich vergrößert. Muss ich Angst vor Brustkrebs haben?

Bei vielen Jungen vergrößern sich die Brustdrüsen während der Pubertät vorübergehend. Man nennt dies Gynäkomastie. Weder ist dies ein Zeichen für Verweiblichung noch für Krebs. In diesem Alter geraten die Hormone oft einfach vorübergehend aus dem Gleichgewicht. Eine solche Brustvergrößerung verschwindet meist ohne weitere Maßnahmen nach einigen Monaten wieder. Jugendliche sind praktisch nie von Brustkrebs betroffen. Auch hier sollte aber sicherheitshalber ein Arzt die Symptome beobachten, falls doch in seltenen Fällen eine Behandlung nötig wird.

Was sind typische Zeichen für Brustkrebs beim Mann?

Typisch ist eine einseitige, meist schmerzlose harte Schwellung oder ein Knoten in Nähe der Brustwarze. Oft treten auch Absonderungen aus der Brustwarze auf. Sind diese blutig, so ist dies ein ernst zu nehmendes Warnzeichen. Auch wenn die Brustwarze einseitig eingezogen ist oder eine wunde Stelle nicht abheilt, ist eine Abklärung beim Arzt dringend nötig.

Ist jede Brustveränderung bei Männern bösartig?

Nein, es gibt - wie auch bei der Frau - viele Gründe, warum sich die Brust beim Mann verändern kann. Läufer kennen vielleicht den »runners nipple«, eine wegen scheuernder Kleidung wunde Brustwarze. Krankheiten, die das Hormongleichgewicht stören, können sich auf die Brust auswirken. Das gleiche gilt für bestimmte Medikamente. Im Zweifel gilt: zum Arzt gehen und untersuchen lassen.

Was wird bei Verdacht untersucht?

Zunächst wird die Krankengeschichte erhoben, die schon einige Hinweise geben kann. Zur speziellen Untersuchung ist neben der Abtastung durch den Arzt der Ultraschall wichtig. Auch bei Männern schließt sich bei Verdacht auf bösartige Erkrankungen eine Mammografie an. Kann der Verdacht nicht ausgeräumt werden, muss unter Umständen eine Gewebeprobe zur genaueren Untersuchung entnommen werden.

Wie wird der Brustkrebs beim Mann behandelt?

Männer werden bei Brustkrebs im Prinzip auf gleiche Weise wie Frauen behandelt. An erster Stelle der Maßnahmen steht die Operation. Die Brustdrüse und die Brustwarze werden entfernt, und die Lymphknoten aus der Achselhöhle werden operativ entnommen. In einigen Fällen versucht man mittlerweile, auch beim Mann brusterhaltend zu operieren. In diesen Fällen wird die Brust anschließend bestrahlt.

Die weitere Therapie richtet sich nach dem Stadium der Erkrankung und den feingeweblichen Eigenschaften des Tumors.

Bei Männern gibt es wesentlich mehr hormonabhängige Tumoren als bei Frauen. Das heißt, dass Tamoxifen für fast alle betroffenen Männer in Frage kommt. Tamoxifen ist ein Mittel, welches die Andockstellen des Tumors für weibliche Hormone blockiert, die es auch beim Mann in geringem Ausmaß gibt.

Weiter kommen die verschiedenen Chemotherapieschemata in Frage, die man aus der Erfahrung mit weiblichem Brustkrebs kennt. Man muss jedoch ehrlich zugeben, dass man diese Erfahrung einfach auf die Situation von Männern überträgt. Wegen der geringen Anzahl von Fällen gibt es kaum gesicherte wissenschaftliche Untersuchungen für die optimale Therapie bei männlichem Brustkrebs.

Zu welchem Arzt muss ich gehen, wenn ich befürchte, betroffen zu sein?

Anders als bei Frauen, die überwiegend ihren Frauenarzt bei Symptomen der Brust aufsuchen, ist die Zuständigkeit bei Männern nicht ganz klar. Der Hausarzt ist zunächst eine Anlaufstelle, um die weitere Abklärung zu koordinieren. Auch einige Frauenärzte kennen sich aufgrund ihrer Erfahrung mit Brustkrebs auch bei Männern mit dieser Erkrankung aus und behandeln sie. Zum Teil fühlen sich Chirurgen zuständig. Die neuen zertifizierten Brustzentren, in denen Spezialisten verschiedener Fachrichtungen in der Behandlung von Brusterkrankungen zusammenarbeiten, sind offiziell zumindest erst einmal für Frauen zuständig. Dennoch besteht hier ein gute Chance auf eine angemessene Behandlung, da hier Sachverstand und technische Ausstattung vorhanden sind.

Chemoprävention

Was versteht man unter Chemoprävention?

Prävention bedeutet Vorbeugung, in Bezug auf Krebs die Verhinderung der Krankheitsentstehung. Chemoprävention bezeichnet Möglichkeiten, mit definierten chemischen Substanzen – Naturstoffe, Nahrungsbestandteile oder synthetische Stoffe wie Medikamente – die Krebsentstehung zu verhindern, rückgängig zu machen oder wenigstens zu bremsen. Also ein Wunschtraum nicht nur für Forscher: eine Tablette, die vor Krebs schützen kann. Nicht zu verwechseln ist die Chemoprävention mit der gezielten Einnahme von etwa Vitaminen oder Spurenelementen bei bereits eingetretener Krebserkrankung unter der Vorstellung, damit einem Rückfall vorzubeugen – es gibt keinen Beleg, dass dies sinnvoll ist.

Ist Chemoprävention von Krebs möglich?

In weiten Teilen ist die Chemoprävention von Krebs bisher ein Wunschtraum geblieben. Lange setzten die Wissenschaftler auf Vitamine. Heute weiß man, dass dieses Konzept nicht aufgegangen ist, jedenfalls nicht, wenn es um Vitamine in Tablettenform geht. Bislang gilt: Eine allgemein chemopräventive Wirkung lässt sich am besten mit gesunder, ausgewogener Ernährung erzielen, die ausreichend Vitamine, andere Schutzstoffe aus Pflanzen und Spurenelemente enthält (► Ernährung in der Vorbeugung von Krebserkrankungen). Aber es gibt doch auch schon einige Ansätze, die der Chemoprävention nahe kommen: Einige Pflanzeninhaltsstoffe scheinen Schutzeigenschaften zu haben, ebenso Acetylsalicylsäure, besser bekannt als Aspirin, und bestimmte verwandte entzündungshemmende Substanzen. Auch kann die Einnahme von Östrogengegenspielern, wie sie zur Behandlung von Brustkrebs eingesetzt werden, bei Frauen mit hohem Brustkrebsrisiko die Erkrankungshäufigkeit senken. Allen aufgezählten chemopräventiven Ansätzen ist gemeinsam, dass eine Schutzwirkung immer nur in Bezug auf einzelne Krebsformen beobachtet wurde und sie keinen allgemeinen Schutz vor Krebs bieten.

Welche Inhaltsstoffe von Pflanzen haben ein Schutzwirkung?

In den letzten Jahren wurde eine ganze Reihe von sog. sekundären Pflanzenstoffen isoliert, die eine krebsvorbeugende Wirkung haben könnten. Dazu zählen z. B. das Genistein aus Soja, das Sulphurophan und andere schwefelhaltige Verbindungen aus Brokkoli und den übrigen Kohlsorten, die chemischen Verbindungen der Indole und Flavonoide aus verschiedenen Gemüsen, Lycopen in Tomaten, die Zitruspektine, aber auch so Exotisches wie die Inhaltsstoffe einer vietnamesischen Kräuterzubereitung und des chinesischen grünen Tees. Ständig kommen neue Substanzen oder Pflanzeninhaltsstoffe zur Liste möglicher chemopräventiver Stoffe hinzu. Sogar Chlorophyll, der grüne Blattfarbstoff, scheint interessante Eigenschaften zu besitzen. Im weitesten Sinne haben auch die pflanzlichen Ballaststoffe, also Fasern, lösliche und unlösliche Stärke, eine protektive Wirkung gegen Krebs.

Wie wirken diese Stoffe?

Die sekundären Pflanzenstoffe sind chemisch keine einheitliche Gruppe. Daher gibt es auch keinen einheitlichen Wirkungsmechanismus, der für alle beschrieben werden könnte. Zudem haben die einzelnen Pflanzenstoffe mehrere verschiedene Wirkungen zugleich. Bekannt sind z. B. die Entschärfung von hochreaktiven und zellschädigenden Molekülen, sogenannter »Radikale«, und die Aktivierung von Entgiftungsprozessen. Außerdem können sie in unterschiedlichem Ausmaß die Zellteilung bremsen und verschiedene Signalwege in Zellen beeinflussen. Auch eine Förderung des natürlichen Zelltods und der Ausreifung von Zellen wurden beobachtet.

Vor welchen Krebserkrankungen können sekundäre Pflanzenstoffe schützen?

Sicher ist derzeit nur, dass das Gesamtkrebsrisiko umso geringer wird, je mehr frisches Obst und Gemüse – und zwar rot, grün und gelb – ein Mensch isst. Fast alle untersuchten Pflanzeninhaltsstoffe für sich genommen haben jedoch nur eine Schutzwirkung bezüglich bestimmter Tumorarten. Sichere Aussagen können noch kaum gemacht werden. Die Ergebnisse beruhen weitgehend auf Untersuchungen an Zellkulturen im Reagenzglas und bei Tieren. Eine Beeinflussung des Erkrankungsrisikos für Hirntumoren oder Leukämien durch sekundäre Pflanzenstoffe, um nur zwei Beispiele von vielen herauszugreifen, ist nicht bekannt.

Dennoch könnte akribische Forschungsarbeit immer mehr Licht auf die Zusammenhänge zwischen Ernährung und Krebs werfen. Große Erwartungen richten sich hier auf die EPIC-Studie, eine große Ernährungsstudie mit über 500.000 Teilnehmern in mehreren Regionen Europas (European Prospective Investigation into Cancer and Nutrition). Aus den Ergebnissen könnten sich Hinweise auf bestimmte Nahrungsmittel mit »Schutzwirkung« gegen bestimmte Krebserkrankungen ergeben, die dann näher analysiert werden können. Bisher haben erste Daten zumindest ergeben, dass der Verzehr von viel Obst offenbar das Risiko der Erkrankung an Lungenkrebs senken kann.

Sollte man gezielt solche sekundären Pflanzenstoffe zu sich nehmen?

Als derzeitiges Fazit ist aus der Forschung auf diesem Gebiet in erster Linie eines abzuleiten: Wer viel Obst und Gemüse isst, einen möglichst großen Teil davon frisch, macht in Sachen Chemoprävention nichts falsch, egal auf welchen Stoff er nun setzt. Auf Einzelsubstanzen zu vertrauen, seien es nun Vitamine in Pillen oder sekundäre Pflanzenstoffe als Tablette, ist nicht sinnvoll, wenn dafür andere Bereiche der Ernährung vernachlässigt werden. Es kommt auf die Gesamtheit der aufgenommen Substanzen an. Diese Erkenntnis haben inzwischen auch die meisten internationalen Fachgesellschaften in ihren Ernährungsempfehlungen zur Senkung des Krebsrisikos aufgegriffen (▶ Ernährung in der Vorbeugung von Krebserkrankungen).

Was ist mit künstlich hergestellten Stoffen, die vor Krebs schützen?

Einige Substanzen, die rein chemisch hergestellt werden und in der Natur nicht vorkommen, haben ebenfalls eine chemopräventive Wirkung. Die meisten davon sind Medikamente. Ein Beispiel sind schmerz- und entzündungshemmende Substanzen – Acetylsalicylsäure und verwandte Verbindungen. Eine sehr seltene Form von Darmkrebs, die ganze Familien betrifft und durch einen sehr frühen Beginn mit Tausenden von Polypen auf der Darmschleimhaut auffällt (Polyposis coli), scheint sich durch die Einnahme solcher Stoffe – sog. COX-2-Hemmer – verzögern zu lassen, Rückfälle werden seltener. Für bereits Betroffene wurde ein entsprechendes Mittel daher in den USA 2002 für die Behandlung nach der Operation zugelassen. Acetylsalicylsäure – Aspirin – war schon lange »im Verdacht«, das Darmkrebsrisiko zu senken. Zwei neue Studien konnten nun zeigen, dass zumindest das Risiko für das Auftreten von Polypen im Darm, aus denen sich Darmkrebs häufig entwickelt, durch tägliche Einnahme von Acetylsalicylsäure in gewissem Umfang reduziert werden kann. Allerdings warnen Wissenschaftler aufgrund der möglichen Nebenwirkungen davor, ohne ärztliche Beratung Acetylsalicylsäure oder ähnliche Stoffe über längere Zeit einzunehmen.

Zur Brustkrebsvorbeugung scheinen sich Östrogengegenspieler zu eignen. Durch die Einnahme von Tamoxifen, einem sog. Antiöstrogen, das seit langem in der Behandlung von Brustkrebs eingesetzt wird, ließ sich in einer großen amerikanischen Studie bei über 13.000 Frauen mit erhöhtem Brustkrebsrisiko die Erkrankungshäufigkeit an hormonempfindlichen Tumoren um rund die Hälfte senken. »Erhöhtes Risiko« hieß hier: Alter über 60 oder, bei jüngeren Frauen, das Vorhandensein von bestimmten Risikofaktoren, die das Erkrankungsrisiko mindestens auf die Höhe einer Frau über 60 Jahre steigert – Brustkrebs bei Verwandten 1. Grades, späte erste Geburt oder Kinderlosigkeit, Menarche vor dem 12. Lebensjahr, Brustbiopsien wegen verdächtiger Gewebeveränderungen in der Vorgeschichte. Tamoxifen ist in den USA zur Brustkrebsvorbeugung bei »Risikofrauen« zugelassen. Auch ein anderes Antiöstrogen (Raloxifen) wird auf seine Wirksamkeit in der Brustkrebsvorbeugung geprüft, ebenso wie die Unterdrückung der Östrogenbildung durch Hemmung des Enzyms Aromatase, das bei Frauen in den Wechseljahren v. a. im Fettgewebe Hormonvorstufen in Östrogen umwandelt. Von der Aromatasehemmung erhofft man sich ähnlich günstige Effekte wie von Tamoxifen bei weniger Nebenwirkungen.

Weniger überzeugend und klar sind die Ergebnisse einer großen Studie mit über 18.000 Männern, die über 7 Jahre das Enzym Finasteride, von dem man eine vorbeugende Wirkung gegen Prostatakrebs erwartete, oder ein Scheinmedikament einnahmen. Finasteride greift in den Testosteronstoffwechsel ein. Zwar erkrankten in der Finasteridegruppe weniger Männer an Prostatakrebs, aber der Anteil von bösartigeren Formen des Karzinoms war höher.

Gibt es Empfehlungen zur Chemoprävention?

Bis auf die Anwendung des entzündungshemmenden COX-2-Hemmers Celecoxib bei Patienten, die an familiärer adenomatöser Polypose leiden, und – in den USA – von Tamoxifen bei erhöhtem Brustkrebsrisiko sind die bisher vorliegenden Ergebnisse noch nicht ausreichend und nicht gut genug, um Empfehlungen auszusprechen. Und auch die Anwendung von Tamoxifen zu Vorbeugungszwecken wird wegen der möglichen Risiken und Nebenwirkungen und dem bisher fehlenden Nachweis einer Verringerung der Sterblichkeit durch Brustkrebs keineswegs allgemein befürwortet. Die Forschung auf diesem wichtigen Gebiet geht aber intensiv weiter. Ein wichtiger Schritt ist dabei, im Vorfeld »Risikogruppen« zu identifizieren, um den Kreis derjenigen, die zur Chemoprävention ein Medikament einnehmen, auf Personen zu beschränken, die tatsächlich von der Behandlung profitieren können. Bei breiter Anwendung haben immer nur wenige einen Nutzen, während die überwiegende Mehrzahl lediglich den potenziell schädlichen Wirkungen der Behandlung ausgesetzt ist – keine Wirkung ohne Nebenwirkung. Dies ist ethisch problematisch.

Chemotherapie

Was versteht man unter Chemotherapie?

Unter Chemotherapie versteht man die medikamentöse Behandlung mit verschiedenen chemischen Substanzen, die Infektionserreger wie Bakterien oder Pilze und Tumorzellen zu schädigen vermögen. Die verwendeten Medikamente werden entweder synthetisch hergestellt oder sind Abkömmlinge von in der Natur vorkommenden Substanzen. Entscheidend ist, dass sie ihre schädigende Wirkung gezielt auf bestimmte krankheitsverursachende Zellen bzw. Mikroorganismen ausüben und diese abtöten oder in ihrem Wachstum hemmen, während normale Körperzellen weniger oder idealerweise gar nicht von dieser Wirkung betroffen werden. In der Behandlung von Infektionskrankheiten heißen diese Substanzen zum Beispiel Antibiotika, in der Krebstherapie Zytostatika.

Bei welchen Krebserkrankungen kommt eine Chemotherapie in Frage?

Die sog. soliden Tumoren, die zunächst als Geschwulst in einem Organ auftreten, können sich über die Lymph- und Blutbahnen ausbreiten (lymphogene und hämatogene Metastasierung). Haben sich schon Tochtergeschwülste (Metastasen) in anderen Organen des Körpers angesiedelt, dann reichen meist die lokalen Behandlungsformen Operation und/oder Bestrahlung allein nicht mehr aus, um die weitere Ausbreitung der Krebserkrankung zu stoppen. Bösartige Erkrankungen der Blut- oder Lymphzellen (▶ Leukämien und maligne Lymphome) breiten sich nicht selten von Anfang an schnell über den ganzen Körper aus, so dass hier anders als bei den soliden Tumoren eine lokale Therapie nur selten sinnvoll ist. In diesen Fällen muss die Behandlung den gesamten Organismus erfassen. Dies ist mit Zytostatika möglich.

In manchen Fällen kann eine zusätzliche Chemotherapie nach der chirurgischen Entfernung des Tumors das Rückfallrisiko senken (sog. ergänzende oder adjuvante Chemotherapie). Auch vor der Operation kann eine Chemotherapie bei einigen Krebsformen die Behandlungsergebnisse verbessern (sog. neoadjuvante Chemotherapie). Ziel hierbei ist es, den Tumor vor dem Eingriff zu verkleinern oder eine frühzeitige Metastasierung zu verhindern.

Welche Medikamente werden eingesetzt?

Bei der Chemotherapie, die sich gegen Krebszellen richtet, verwendet man verschiedene Medikamente, die das Tumorwachstum auf unterschiedliche Weise hemmen können. Die verwendeten Medikamente (Zytostatika) werden entweder synthetisch hergestellt oder sind Abkömmlinge von in der Natur vorkommenden Zellgiften. Die Herkunft dieser Medikamente aus der Natur führt allerdings nicht dazu, dass diese Stoffe als »sanft« oder »natürlich« gelten können oder weniger Nebenwirkungen haben.

Wie wirken die Zytostatika?

Zytostatika wirken auf Tumorzellen durch Blockade des Stoffwechsels. Die Medikamente sollen den natürlichen Zelltod, die Apoptose, der Tumorzellen auslösen. Die Apoptose ist ein natürlicher Vorgang, mit dem der Körper während Wachstum und Entwicklung und bei Reparaturprozessen Zellen gezielt abbaut. Er befreit sich dadurch von überflüssigen, kranken, beschädigten oder gealterten Zellen. Dieser Abbauprozess läuft so stark reguliert, dass der Körper durch die geschädigten Zellen selbst keinen Schaden nimmt, z. B. durch toxische Verfallsprodukte o. Ä. Das Gegenstück zur Apoptose ist der ungezielte Verfall von Zellen, die Nekrose, wie sie z. B. bei Verbrennungen, Entzündungen oder mangelnder Durchblutung vorkommt.

Zellen, die sich wie Tumorzellen ständig teilen und vermehren, reagieren besonders empfindlich auf die Chemotherapie. Da ständig neue Medikamente entwickelt werden und die Anwendung von Fall zu Fall entschieden werden muss, wird hier darauf verzichtet, einzelne Medikamente zu nennen. Sie können jedoch jederzeit telefonisch beim Krebsinformationsdienst abgefragt werden.

Wie wird eine Chemotherapie durchgeführt?

Die Chemotherapie (auch Zytostatikatherapie genannt) ist in der Regel eine Behandlung in Intervallen: Auf eine Behandlungsphase folgt jeweils eine Behandlungspause. Diese Abfolge nennt man »Zyklus« oder »Kurs«. Wie lange ein solcher Zyklus dauert, ist unterschiedlich und hängt maßgeblich von den verabreichten Medikamenten ab. Die Behandlungspause zwischen den Zytostatikagaben dient der Erholung und Regeneration des Normalgewebes.

Eine Regeneration ist deshalb erforderlich, weil die Medikamente nicht ausschließlich auf Krebszellen wirken, sondern auch Zellen anderer Körpergewebe schädigen können. Dazu gehören in erster Linie die Zellen des Knochenmarks, die Haarwurzeln und die Schleimhaut im Mund und im Magen-Darm-Trakt, die sich – wie die Tumorzellen auch – schnell teilen. Die durch Zytostatika geschädigten normalen Zellen sind im Gegensatz zu bösartigen Zellen in der Lage, Schädigungen ihrer Erbsubstanz (Desoxyribonukleinsäure, DNS) zu erkennen und in gewissem Maße zu reparieren oder, bei einer zu großen Schädigung der DNS, gezielt abzusterben (Apoptose). Bösartige Gewebe unterscheiden sich von gutartigen außerdem in der Regel durch einen höheren Anteil sich teilender Zellen. Da die meisten Chemotherapieformen nur auf sich gerade teilende Zellen wirken, sind Krebsgewebe generell empfindlicher für Zytostatika als gesunde.

Die Medikamente werden als Tabletten oder als intravenöse Injektion bzw. Infusion verabreicht. Man gibt entweder nur ein Zytostatikum (Monochemotherapie) oder geeignete Kombinationen verschiedener Zytostatika (Polychemotherapie). Zur Infusion kann auch ein sog. Portkatheter angelegt werden: Mit einem kleinen Hautschnitt unter örtlicher Betäubung wird eine Art Kunststoffkammer eingesetzt, die Zugang zu einer großen Vene hat, meist unter dem Schlüsselbein. Mit diesem Port entfällt u. a. das nicht immer schmerzfreie Suchen nach einer Vene bei jeder neuen Injektion. In bestimmten Fällen kann man auch Zytostatika in Körperhöhlen oder in die Blutgefäße der Tumorregion bzw. des Organs, in dem der Tumor sitzt, einspritzen. Diese Vorgehensweise wird als regionale Chemotherapie bezeichnet (▶ vgl. »Wann kommt eine regionale Chemotherapie in Frage?«).

80–90 % der Chemotherapien können heute ambulant durchgeführt werden. Nur noch in wenigen Fällen müssen Patienten ins Krankenhaus, damit der behandelnde Arzt die Wirksamkeit der Therapie überprüfen und gleichzeitig die Nebenwirkungen überwachen und behandeln kann.

Wie wird entschieden, ob eine Chemotherapie in Frage kommt?

Die Entscheidung zur Anwendung dieser Therapieform wird immer individuell getroffen. Wichtige Faktoren sind Art und Stadium der Tumorerkrankung sowie der körperliche Zustand des Patienten. Vor Behandlungsbeginn muss stets eine Nutzen-Risiko-Abwägung erfolgen. Die Belastung des Patienten durch die Behandlung sollte keinesfalls den Nutzen überwiegen.

Eine Chemotherapie kommt zum einen dann in Frage, wenn man sich davon eine Erhöhung der Heilungschance verspricht, zum anderen, wenn vom Primärtumor ausgehend bereits Metastasen in anderen Organen bestehen, deren Behandlung weder chirurgisch noch strahlentherapeutisch sinnvoll erscheint. Im letzteren Fall sollte die Behandlung mit Zytostatika allerdings nur dann zum Einsatz kommen, wenn sich für den Patienten dadurch ein Nutzen ergibt, etwa eine Lebensverlängerung, eine Verhinderung von Komplikationen, Besserung von krankheitsbedingten Beschwerden, Schmerzen (▶ Schmerzen bei Krebserkrankungen) und des Allgemeinbefindens. Wenn durch die Chemotherapie keine Heilung erreicht werden kann, muss die Erhaltung der ▶ Lebensqualität mit im Vordergrund stehen.

Für einige häufigere Erkrankungen existieren Leitlinien der Fachgesellschaften zur Behandlung, die auf der Auswertung sehr vieler Krankengeschichten bzw. klinischer Studien beruhen. Sie können ein Anhaltspunkt für den zu erwartenden Nutzen einer Chemotherapie sein. Die Leitlinien sind im Internet u. a. auf der Seite www.uni-duesseldorf.de/WWW/AWMF/ll/ einzusehen.

Wie wirksam ist die Chemotherapie bei Krebserkrankungen?

Die verschiedenen Krebserkrankungen sprechen sehr unterschiedlich auf eine Chemotherapie an. Die intensive Forschung auf diesem Gebiet hat die Erfolgschancen im Vergleich zu früher jedoch wesentlich verbessert. Beispiele für Tumorarten, bei denen eine Chemotherapie heute zu einer dauerhaften Heilungen führen kann, sind Morbus Hodgkin, maligne Lymphome, Hodentumoren oder das Chorionkarzinom der Frau. Besonders gut sind die Ergebnisse auch bei der Behandlung von Tumoren im Kindesalter: Hier sind etwa bei akuten Leukämien, die vor Einführung der Chemotherapie unausweichlich tödlich verliefen, dauerhafte Heilungen bei weit über 70 % der Kinder möglich.

Bei Tumoren (z. B. Brustkrebs, Prostatakrebs oder Eierstockkrebs), die bereits Metastasen verursacht haben, ist eine Heilung meist nicht mehr möglich. Hier kann der Verlauf der Erkrankung aber oftmals gebremst werden. In diesen Fällen nennt man die Zytostatikabehandlung »palliativ«, d. h. lindernd. Sie ermöglicht es dem Patienten, mit seiner Krebserkrankung zu leben.

Es gibt jedoch auch verschiedene Krebserkrankungen, die bisher auf eine Chemotherapie weniger gut ansprechen. Dazu gehören u. a. das Nierenzellkarzinom oder einige Tumoren des Verdauungstrakts.

Grundsätzlich bietet die Chemotherapie gute Möglichkeiten zur Behandlung verschiedener Krebsarten. Der Behandlungserfolg kann jedoch nicht verallgemeinert vorausgesetzt werden, da zusätzlich andere, individuelle Faktoren bei einer Chemotherapie eine wesentliche Rolle spielen.

Welche Nebenwirkungen können bei der Chemotherapie auftreten?

Zellwachstumshemmende Medikamente (Zytostatika), die eingesetzt werden, um Krebserkrankungen zu behandeln, schädigen nicht nur Tumorzellen, sondern auch normale Zellen. Betroffen sind hauptsächlich Zellen, die sich häufig und schnell teilen – z. B. Haarzellen oder Schleimhautzellen. Aus dieser Schädigung gesunder Zellen durch die Chemotherapie ergibt sich eine Vielzahl unerwünschter Nebenwirkungen. Diese Nebenwirkungen sind u. a. von den eingesetzten Zytostatika, ihrer Dosis sowie der Dauer der Verabreichung abhängig. Der Allgemeinzustand des Patienten spielt hierbei ebenfalls eine wesentliche Rolle. Zu den häufigsten akuten Nebenwirkungen, die bei sehr vielen Zytostatika auftreten können, zählen Übelkeit und Erbrechen, Müdigkeit (▶ Fatigue bei Krebspatienten), Schleimhautentzündungen, Fieber und Infektionen, Haarausfall und Blutbildveränderungen durch Schädigung des Knochenmarks. Besonders betroffen sind die weißen Blutkörperchen. Sinkt ihre Zahl stark ab, macht dies die Patienten vorübergehend anfällig für Infektionen. Neben den physischen Nebenwirkungen kann eine Chemotherapie sowohl für den Patienten als auch für dessen Angehörige eine starke psychische Belastung sein.

All diese Nebenwirkungen können von Fall zu Fall und je nach Art der Chemotherapie sehr unterschiedlich ausgeprägt sein. Vielen Nebenwirkungen kann heute effektiv mit Medikamenten entgegengewirkt werden. So kann Übelkeit und Erbrechen durch Verabreichung sog. Antiemetika erheblich reduziert oder sogar völlig verhindert werden. Der Haarausfall lässt sich kaum wirkungsvoll vermeiden, aber die Haare beginnen meist schon nach kurzer Zeit wieder zu wachsen. In seltenen Fällen kommen auch ▶ Wachstumsfaktoren der Blutbildung (hämatopoetische Wachstumsfaktoren) zum Einsatz, die eine schnellere Regeneration der weißen und roten Blutkörperchen erreichen können. Diese supportiven Therapiemethoden sind heute in der Krebsbehandlung nicht mehr wegzudenken. Ohne ihren Einsatz ist eine moderne Chemotherapie nicht durchführbar. Sie sind fester Bestandteil der Behandlungsprotokolle.

Was ist eine regionale Chemotherapie?

In einzelnen Fällen wird, als sog. regionale Chemotherapie, auch die gezielte Einspritzung von Zytostatika in Körperhöhlen oder in die Blutgefäße der Tumorregion bzw. des Organs, in dem der Tumor sitzt, angewandt. Dabei können die Medikamente entweder in Körperhöhlen oder über einen Katheter in die zu den befallenen Organen oder Körperbereichen führenden Blutgefäße gespritzt werden. Wird das erkrankte Organ unter Abschluss vom übrigen Kreislauf mit Zytostatika durchströmt, spricht man von regionaler Perfusion. Die Medikamente gelangen dann gar nicht in den übrigen Körper, sondern werden direkt wieder abgeleitet.

Bei der regionalen Chemotherapie kann eine Platzierung eines Katheters in eine Schlagader notwendig sein. Dazu bedarf es eines operativen Eingriffs, der mit einem Krankenhausaufenthalt verbunden ist.

Wann kommt eine regionale Chemotherapie in Frage?

Die Gabe von Zytostatika in Körperhöhlen wird in einigen Fällen bei Wasseransammlungen im Bauch- oder im Brustraum durch Tumorbefall des Bauch- oder des Lungenfells angewandt. Möglich ist diese »Spülung« auch bei Blasenkrebs: Um das Rückfallrisiko zu senken, kann nach der chirurgischen Entfernung des Tumors in bestimmten zeitlichen Abständen ein Zytostatikum in die Blase gegeben werden.

Die regionale Perfusion mit Abkopplung des zu durchströmenden Gebietes vom Kreislauf kommt besonders bei malignen Melanomen (»schwarzer« Hautkrebs) an Armen oder Beinen in Frage, wenn sich bereits Absiedlungen in der Umgebung gebildet haben.

Die regionale Chemotherapie zur Behandlung von Lebermetastasen wird nur noch extrem selten durchgeführt. Die Medikamente werden über ein Kathetersystem direkt in die Leberarterie gespritzt.

Im Prinzip gibt es für die regionale Chemotherapie eine große Zahl weiterer möglicher Einsatzbereiche. Trotzdem ist sie fast nie die Behandlung der ersten Wahl, da der mit ihr verbundene Aufwand mit dem Nutzen und den zu erwartenden Nebenwirkungen einer normalen Chemotherapie häufig in keinem Verhältnis steht.

Wie wird der Erfolg einer Chemotherapie beurteilt?

Nach Abschluss bzw. in regelmäßigen Intervallen zwischen den Therapiezyklen erfolgt zur Beurteilung des Therapieerfolges eine Kontrolle der Tumorausdehnung mit den Untersuchungsmethoden, mit denen vor der Therapie eine Tumorausdehnung nachweisbar war.

Eine Chemotherapie wird als erfolgreich angesehen, wenn:

- die Tumormasse nicht weiter an Größe zunimmt (Stabilisierung) bzw. sich verkleinert, was durch Röntgenuntersuchungen, ▸ Szintigraphie, ▸ Computertomographie oder Sonographie (▸ Ultraschalluntersuchung) objektiv messbar ist;
- sich Beschwerden, Schmerzen und das subjektive Befinden des Patienten bessern, etwa durch Steigerung der Leistungsfähigkeit und Appetitzunahme.

Verursacht die Chemotherapie langfristige Schäden?

Die meisten Nebenwirkungen bilden sich relativ rasch wieder zurück, aber einige können auch bestehen bleiben. Dazu zählen z. B. Schädigungen des Nervensystems, des Herzmuskels oder des Lungengewebes. Bei einigen Medikamenten weiß man, dass eine Höchstdosis nicht überschritten werden darf, weil sonst bleibende Störungen die Folge sind. Oft ist aber auch nicht vorauszusagen, ob und wann sich chronische Schäden entwickeln.

Zusätzlich haben die Zytostatika selbst ein krebserzeugendes Potenzial – die einen mehr, die anderen weniger. Das hat damit zu tun, dass Zytostatika ihre Wirkung meist durch Schädigung der DNS, des Trägermoleküls des Erbmaterials in jeder Zelle, entfalten. Nach vielen Jahren können solche Veränderungen an gesunden Zellen Ausgangspunkt einer zweiten Krebserkrankung sein, auch wenn der Patient von seinem ersten Tumor völlig geheilt ist. Dies gilt insbesondere für Kinder, die durch die Behandlung noch eine lange Lebensspanne gewinnen.

Wie häufig sind Zweitkrebse nach Chemotherapie?

Die Abschätzung des Risikos ist nicht einfach, weil oft mehrere Faktoren zusammenspielen und eine zweite Krebserkrankung dadurch nicht ohne Weiteres auf die frühere Chemotherapie zurückgeführt werden kann. Auch kann man bei vielen neueren Zytostatika, bei Kombinationstherapien und auch bei den heute immer häufiger durchgeführten ▸ Hochdosischemotherapien das langfristige Risiko noch gar nicht überblicken.

Am häufigsten sind es akute ▸ Leukämien, die innerhalb von 10 Jahren nach Chemotherapie – vor allem mit Zytostatika, die die DNS direkt schädigen (besonders bei sog. Alkylanzien) – auftreten können. Nach noch längerer Zeit können sich auch verschiedene Organtumoren entwickeln, z. B. in der Lunge. Bei Patienten, die wegen eines Hodgkin-Lymphoms behandelt wurden, hat man bisher die umfangreichsten Erfahrungen gesammelt: Die geheilten Patienten haben innerhalb der ersten 10 Jahre nach der Behandlung ein 20- bis 40fach erhöhtes Risiko, an einer akuten Leukämie zu erkranken. Danach vermindert sich das Risiko wieder. An einem Organtumor, meist der Lunge, erkranken bis zu 15 % der geheilten Patienten.

Das ist in der Tat nicht wenig. Bei der Bewertung dieser Zahlen muss man aber berücksichtigen, dass die Menschen, bei denen ein solcher Zweitkrebs auftritt, ohne die frühere Chemotherapie mit hoher Wahrscheinlichkeit bereits vorher an der ersten Krebserkrankung verstorben wären. Es sind also gerade die Patienten, die an einem Zweittumor erkranken, die von der früheren Chemotherapie am meisten profitiert und viele Jahre ihres Lebens gewonnen haben.

Was kann man tun, um die Risiken einer Chemotherapie zu verringern?

Um die Risiken der Chemotherapie so gering wie möglich zu halten, darf sie nur von besonders ausgebildeten Ärzten durchgeführt werden, die die Substanzen genau kennen und wissen, wie Nebenwirkungen vorgebeugt werden kann bzw. wie sie behandelt werden. Ganz allgemein gilt, dass die Entscheidung für die Anwendung einer Chemotherapie bei Krebs sehr kritisch getroffen werden muss. Eine besondere Bedeutung kommt der Nutzen-Risiko-Abwägung zu. Zytostatika sollten nur dann eingesetzt werden, wenn Vorteile für den Patienten zu erwarten sind, z. B. Heilung, Verlängerung der Überlebenszeit, Verhinderung von tumorbedingten Komplikationen oder Linderung von Schmerzen (▶ Schmerzen bei Krebserkrankungen).

Die Bemühungen der Forschung gelten der Entwicklung neuer Medikamente mit weniger Nebenwirkungen und gezielterer Wirkung auf Krebszellen sowie neuen Therapiekonzepten, die nicht das Erbmaterial schädigen. Auch nach »Schutzfaktoren«, also Substanzen, die die Nebenwirkungen von Zytostatika auf Organe verhindern könnten, wird intensiv gesucht.

Ausblick

Die Forschung nach neuen, besser verträglichen und gezielter auf die Tumoren wirkenden Chemotherapeutika ist das Ziel vieler Wissenschaftler. Die Entwicklung auf diesem Gebiet schreitet ständig voran und ist im Vergleich zu den Behandlungsmöglichkeiten, die es noch vor einigen Jahren gab, wesentlich besser geworden. Einer der Ansätze, Krebsmedikamente zugleich wirksamer und verträglicher zu machen, sind die sog. Prodrugs: Der Patient erhält nicht das eigentliche Medikament, sondern eine chemische Vorstufe, die selbst noch nicht aktiv ist. Erst im Körper, im Idealfall sogar erst im Tumor, wird diese Vorstufe zum eigentlichen Krebsmittel umgebaut. In Zukunft kann man mit weiteren Erfolgen auf diesem Gebiet rechnen.

Computertomographie

Was ist die Computertomographie?

Die Computertomographie (CT) ist es eine computergestützte Röntgenuntersuchung und müsste, wenn man es genau nimmt, eigentlich »Röntgencomputertomographie« heißen. Tomographie bedeutet Darstellung in Schichten oder Scheiben, in diesem Fall Schichten des Körpers oder eines Körperabschnittes. Die CT ist eine diagnostische Methode, mit der Veränderungen im Körper sichtbar gemacht werden können. Wie bei normalen Röntgenuntersuchungen macht man sich dabei die unterschiedliche Durchlässigkeit verschiedener Körpergewebe für Röntgenstrahlen zunutze. Je dichter ein Gewebe ist, desto schlechter lässt es die Strahlen hindurch. So kann man z. B. Knochen, Luft (in der Lunge), Wasseransammlungen im Körper und Weichgewebe voneinander unterscheiden: Sie erscheinen in unterschiedlichen Grautönen. Bei einer normalen Röntgenaufnahme überlagern sich die Schatten verschiedener Gewebe, die hintereinander im Strahlengang gelegen sind und daher auf einer Stelle des Films zusammen abgebildet werden. Die Schichttechnik, die den Körper optisch in Querscheiben von weniger als 1 cm Dicke »zerlegen« kann, ist hier im Vorteil, da solche Überlagerungseffekte wegfallen. Auch sehr geringe Dichteunterschiede in den Organen selbst oder zwischen den einzelnen Organen werden in der CT erkennbar. Bei normalen Röntgenuntersuchungen hingegen heben sich nur Gewebe voneinander ab, die hinsichtlich ihrer Dichte sehr verschieden sind. Daher lässt sich auch Tumorgewebe mit der CT besser von umliegendem Gewebe unterscheiden als bei herkömmlichen Röntgenaufnahmen. Die CT ist somit eine der wichtigsten Untersuchungen für viele Krebspatienten und zeigt Bilder aus dem Körperinneren, die weit mehr Information als klassische Röntgenaufnahmen enthalten. Abgelöst hat das CT das normale Röntgen jedoch nicht: Wie bei allen Verfahren hängt die Eignung der Methode von der jeweiligen Situation des Patienten und von der Fragestellung ab.

Wie geht eine CT-Untersuchung vor sich?

Ein CT-Gerät ist sehr groß, und man benötigt dafür einen eigenen Raum. In der Mitte des Gerätes befindet sich eine Öffnung, in die der Patient auf einer Liege geschoben wird. Für die Dauer der Untersuchung, normalerweise wenige Minuten, liegt der Patient in der Öffnung und hat über eine Gegensprechanlage Kontakt mit den untersuchenden Ärzten und Assistenten. Wegen der Röntgenstrahlen hält sich das Fachpersonal hinter einer Schutzwand auf, durch die sie den Patienten aber sehen können. Die Röntgenstrahlen könnten für die Mitarbeiter ein höheres Risiko bedeuten als für Patienten, weil sie im Unterschied zu diesen täglich der Strahlung ausgesetzt wären und sie im Laufe ihres Arbeitslebens eine unvertretbar hohe Gesamtdosis »ansammeln« würden.

Bei der herkömmlichen Technik, der sog. Inkremental-CT, fuhr für jede einzelne Aufnahme die Liege mit dem Patienten einige Millimeter weiter, und das Gerät durchleuchtete die nächste Schicht des Körpers. So wurden z. B. für eine Gesamtaufnahme des Brustraumes 40 Schichten aneinander gereiht, für die Darstellung anderer Organe manchmal auch nur zehn Schichten. Während der einzelnen Aufnahmen, die jeweils etwa fünf Sekunden dauerten, musste der Patient ruhig liegen bleiben und gemäß den Anweisungen des betreuenden Personals atmen, damit das entstehende Bild nicht »verwackelte«, das heißt, durch die Atembewegung unscharf wurde.

Zeitgemäße CT-Geräte sind die sog. Spiralcomputertomographen. Der Patient wird hier nicht schrittweise, sondern kontinuierlich und in wenigen Sekunden durch das Gerät geschoben. Dabei dreht sich die Röntgenröhre fortlaufend um den Patienten. Aus den gewonnenen Daten lassen sich wiederum Bilder jeder gewünschten Körperschicht errechnen. Der Vorteil der Spiral-CT ist der, dass die Untersuchung sehr schnell geht. Der Patient hält für einige Sekunden die Luft an, und in dieser Zeit kann ein großer Körperabschnitt wie z. B. der Brustkorb oder der Oberbauch aufgenommen werden.

Eine Weiterentwicklung des Spiral-CT stellt das sog. Mehrzeilen-Spiral-CT dar. Mit diesen allerneuesten Geräten sind noch schnellere Untersuchungen möglich. Das liegt daran, dass nicht nur 1 Reihe von Detektoren, sondern mehrere Detektorreihen (inzwischen 4–16) nebeneinander liegen. Bei Untersuchungen, die mit Kontrastmittel durchgeführt werden müssen, kann so eine noch bessere Kontrastmittelverteilung erfasst werden. Über die dünnen Schichten lassen sich ebenfalls beliebige Schnittrichtungen berechnen und so Bilder in verschiedenen Ebenen darstellen.

Wie funktioniert das CT-Gerät?

Die Röntgenröhre, die einen feinen, in den meisten Geräten fächerförmigen Röntgenstrahl aussendet, bewegt sich kreisförmig um die runde Öffnung des Geräts, also um die Längsachse der Patienten. Dabei dringen die Röntgenstrahlen von allen Seiten durch den Körper. Die Strahlen, die das Gewebe durchgelassen hat, werden von gegenüberliegenden aufgereihten Messköpfen (Detektoren) als Signal empfangen, elektronisch aufbereitet und einem Computer zugeführt. Der Computer ermittelt die Differenz zwischen abgeschickter und empfangener Intensität des Röntgenstrahls und kann über komplizierte Rechenvorgänge den relativen Schwächungswert (entsprechend der Dichte des Gewebes) für jeden einzelnen Punkt im durchstrahlten Gewebe berechnen. Diese Zahlen werden in Grautöne umgesetzt und als Bild auf dem Bildschirm wiedergegeben. Ein solches Bild beruht auf der Untersuchung einer Körperscheibe von meist 1–5 mm Dicke.

Die einzelnen Querschnittbilder können vom Bildschirm auf Filme oder Papier übertragen oder vom Rechner direkt gespeichert werden. Die Rechenleistung des Computers ermöglicht es, dass am Ende nicht nur Querschnittbilder dargestellt werden können, sondern durch Aneinanderreihung der Bildpunkte aus verschiedenen Querschichten auch Längs- oder Schrägschichten.

Wie hoch ist die Strahlendosis bei einer CT-Untersuchung?

Da die Strahlendosis von verschiedenen Faktoren abhängt, wie z. B. von der Anzahl und der Dicke der Schichtaufnahmen oder dem Umfang des zu untersuchenden Bereichs, ist es schwer, eine allgemeine Aussage über die Strahlenbelastung für den einzelnen Patienten zu treffen. Nicht zuletzt ist die Strahlenempfindlichkeit der Gewebe sehr verschieden. Das Bundesamt für Strahlenschutz (BfS) hat in seiner Schrift »Röntgendiagnostik – schädlich oder nützlich?« vom Januar 2003 einige Mittelwerte der »effektiven Dosis« (Maß für das Risiko, dass der Mensch durch die Einwirkung ionisierender Strahlen eingeht) bei CT-Untersuchungen herausgegeben. Bei einer CT-Untersuchung des Schädels ist der Patient demnach Belastungen von 3 Millisievert (abgekürzt mSv) ausgesetzt, bei einer Wirbelsäulenuntersuchung sind es 7 mSv, und eine Untersuchung des Bauchraumes ist mit 20 mSv effektiver Dosis angegeben. Exakte Angaben über die Strahlenbelastung zu geben ist auch für den behandelnden Arzt oder das für die Untersuchung verantwortliche Fachpersonal sehr schwierig, da diesen Kalkulationen äußerst komplizierte Berechnungen zugrunde liegen. Im Allgemeinen ist die Strahlenbelastung oftmals höher als bei einer »normalen« Röntgenuntersuchung. Der diagnostische Nutzen überwiegt jedoch meistens gegenüber dem Strahlenrisiko. Dennoch sollte der Patient vorher mit dem Arzt über die Notwendigkeit der Untersuchung sprechen, auch, um unnötige Doppeluntersuchungen zu vermeiden.

Um den Patienten bei einer CT einer möglichst geringen Strahlung auszusetzen, hat die Bundesärztekammer 1992 auch »Leitlinien zur Qualitätssicherung in der Computertomographie« herausgegeben.

Selbst wenn bei einer Untersuchung nur relativ geringe Strahlenmengen den Patienten belasten, sollte man diese dennoch nicht vernachlässigen. Aufgrund von Erkenntnissen über die Wirkung schwacher energiereicher ionisierender Strahlung (eine solche ist die Röntgenstrahlung) auf den Menschen kann man jedoch erwarten, dass das dem Patienten entstehende Risiko äußerst gering ist. Gegenüber dem Strahlenrisiko ist das Risiko abzuwägen, das aus einer nicht durchgeführten Untersuchung resultiert, z. B. infolge eines übersehenen Tumors oder einer Metastase.

Wann sind CT-Untersuchungen sinnvoll?

Die CT liefert von nahezu allen Körperregionen und Geweben gute Bilder. Anwendungsbereiche in der Diagnostik von Krebserkrankungen sind v. a. Darstellungen des Gehirns sowie des Brust- und Bauchraums und der Beckenorgane. Beispielsweise lassen sich Lebermetastasen ab einer Größe von 1–2 cm sichtbar machen. Die einfachere ▶ Ultraschalluntersu-

chung ist hierfür ebenfalls bestens geeignet, jedoch hängt ihre Leistungsfähigkeit sehr von der Erfahrung ihres Untersuchers und der Konstitution des Patienten ab. So ist ihre Aussagekraft z. B. bei stark übergewichtigen Patienten sehr eingeschränkt. Auch Herde in der Bauchspeicheldrüse, im hinteren Bauchraum, in den Nieren und im Becken lassen sich mit der CT mit hoher Treffsicherheit erkennen. Besonders gut einsetzbar ist die CT weiterhin zur Erkennung von Tumoren im Brustraum.

Im Rahmen von Nachuntersuchungen bei verschiedenen Krebserkrankungen kann eine CT ebenfalls sinnvoll sein. Die Untersuchung dient hier der Verlaufsbeurteilung der Therapie und kann in vielen Fällen den Verdacht auf erneutes Tumorwachstum abklären.

Ist für die Untersuchung eine Kontrastmittelgabe notwendig?

Ist der natürliche Kontrast zu schwach, ist die Gabe von Kontrastmitteln nötig. Die Kontrastmittel werden über eine Kontrastmittelpumpe in die Armvenen gespritzt und erzeugen besser beurteilbare Bilder. Bei Untersuchungen des Bauchraums kann es auch sein, dass das Kontrastmittel getrunken werden muss. Die Verwendung von Kontrastmitteln stellt heute mehr die Regel als die Ausnahme dar.

Bei den Kontrastmitteln handelt es sich meist um jodhaltige Lösungen, die für den Patienten in der Regel gut verträglich sind und nach kurzer Zeit über die Nieren wieder ausgeschieden werden. Vor einer Kontrastmitteluntersuchung muss dennoch ein Gespräch mit dem untersuchenden Radiologen erfolgen, in dem der Patient über mögliche Risiken und Nebenwirkungen der Kontrastmittelgabe informiert wird und evtl. bestehende Risikofaktoren erfasst werden. Zu den Risikofaktoren gehören u. a. eine schlechte Nierenfunktion (Niereninsuffizienz), ausgeprägte Allergieneigungen, eine Schilddrüsenüberfunktion (Hyperthyreose) oder der Verdacht auf einen bösartigen Schilddrüsentumor. In diesen Fällen ist eine Kontrastmittelgabe in der Regel nicht oder nur unter Vorsichtsmaßnahmen möglich.

Gibt es alternative Untersuchungsmethoden?

Neben der CT gibt es noch einige weitere Untersuchungsmethoden, wie z. B. die Magnetresonanztomographie (MRT), auch ▸ Kernspintomographie genannt, oder die Sonographie (Ultraschalluntersuchung). Ob die jeweilige Untersuchungsmethode eher in Frage kommt und eine bessere diagnostische Beurteilung ermöglicht, hängt von der zu klärenden Fragestellung und der zu untersuchenden Körperregion ab und muss individuell entschieden werden.

CUP-Syndrom – Metastasen ohne Primärtumor

Wofür steht das Kürzel CUP?

Bei 2–10 % aller Patienten mit der Diagnose Krebs finden die Ärzte zwar eine oder mehrere Metastasen, wissen aber nicht, wo im Körper die Erkrankung ihren Ursprung hatte: Sie sprechen von »Krebs bei unbekanntem Primärtumor«. Die Abkürzung CUP für das englische »cancer of unknown primary« hat sich auch in Deutschland eingebürgert. Die Krebsherde, die bei den Betroffenen gefunden werden, sind Absiedelungen eines ersten Tumors, der so klein sein kann, dass er nicht gleich gefunden wird, oder aber er ist einfach nicht mehr vorhanden.

Von welchen Organen rührt ein CUP häufig her?

Untersuchungen zum CUP-Syndrom zeigen, dass längst nicht bei allen Krebsarten ein Verschwinden des ursprünglichen Tumors oder eine sehr frühe Zellstreuung bei mikroskopisch kleinem Tumor möglich ist: In 20–30 % der Fälle von CUP sitzt oder saß der ursprüngliche Tumorherd in der Lunge; zu 15–25 % ist die Bauchspeicheldrüse (Pankreas) der Ausgangsort für die Metastasen. Nicht ganz so häufig geht ein CUP aus Tumoren der Leber, der Galle oder des Dick- oder Mastdarms hervor. Auch Metastasen von Brustkrebs, Prostata- oder Eierstockkrebs können ohne sichtbaren Primärtumor diagnostiziert werden.

Mit welchen Untersuchungen kann ein CUP-Syndrom weiter abgeklärt werden?

Patienten mit CUP-Syndrom sollten am besten in einem spezialisierten Zentrum behandelt werden: Die Suche nach dem Ursprungstumor kann langwierig, aufwändig und kompliziert sein, sie fordert von allen Beteiligten viel Geduld. Selbst bei Ausnützung aller heute vorhandenen Möglichkeiten gelingt es nur bei rund ein Drittel der Betroffenen, ihn zu finden.

Ziel der Untersuchung kann es dann nur noch sein, dem Herd zumindest indirekt auf die Spur zu kommen: Metastasen eines Bauchspeicheldrüsenkrebses bleiben immer Bauchspeicheldrüsentumorgewebe, auch wenn sie beispielsweise in der Leber angesiedelt sind; die Metastasen eines Lungenkrebses verhalten sich auch außerhalb des Brustkorbes noch wie Lungenkrebs und sollten auch so behandelt werden. Oft ist die histologische Zuordnung zu einem Organ jedoch nicht möglich.

Die weiteren Untersuchungen konzentrieren sich auf die wichtigsten Informationen, die zur Behandlungsplanung notwendig sind. Geht es dem Patienten schlecht, kann eine Therapie auch dann begonnen werden, wenn der ursprüngliche Krebsherd nicht gefunden wird.

Abgesehen von einer gründlichen körperlichen Untersuchung und der Aufnahme der Krankengeschichte untersuchen die Krebsspezialisten Gewebeproben aus dem CUP-Herd. Die Untersuchung dieser Zellen liefert die wichtigsten Informationen über die ursprüngliche Krebsart und deren Behandlungsaussichten. Röntgen- und Ultraschalluntersuchungen zeigen die Ausdehnung der Erkrankung, ein Computertomogramm (CT) und/oder ein Kernspin- oder Magnetresonanztomogramm ergänzen diese bildgebenden Verfahren. Laboranalysen von Blut, Urin, Speichel und Stuhl auf Tumorzellen und Tumormarker gehören zum diagnostischen Programm. Eine Skelettszintigraphie kann Aufschluss über den Zustand der Knochen geben. Bei Verdacht auf eine Erkrankung, die aus dem Verdauungstrakt stammen könnte, sind endoskopische Verfahren wie eine Magen- oder Darmspiegelung (Gastroskopie, Endoskopie, Koloskopie) hilfreich. Seit einiger Zeit kann zur Diagnose des Ersttumors auch die Positronenemissionstomographie (PET) zum Einsatz kommen, wenn sich die Fachleute für die jeweilige Situation einen Nutzen davon erhoffen.

Welche Behandlung kommt in Frage?

Die Therapie wird individuell an die Situation jedes Patienten angepasst, unabhängig davon, ob der Primärtumor gefunden werden konnte: Je nachdem, wie die Ergebnisse der verschiedenen Untersuchungen ausfallen, kommen mehrere Formen der Therapie in Betracht, einzeln oder miteinander kombiniert. Beschränken sich die Krebsmetastasen auf einen Körperabschnitt oder ein Organ, versuchen Chirurgen, den oder die Tumorherd(e) möglichst vollständig zu entfernen. Unter Umständen erfolgt zusätzlich eine Strahlen- und/oder Chemotherapie.

Bei mehreren Tumorherden profitieren Patienten allerdings am meisten von einer Behandlung mit Krebsmedikamenten, die sich im ganzen Körper verteilen, meist einer Chemotherapie, gelegentlich auch einer Hormontherapie. Auch die Bestrahlung mehrerer Metastasen kann, je nach Untersuchungsbefund, schmerzlindernd und bei Knochenmetastasen auch stabilisierend wirken. Auf jeden Fall orientiert sich die Behandlung individuell an den Beschwerden der Betroffenen und ihrem allgemeinen Gesundheitszustand.

Darmkrebs

In Deutschland erkranken jährlich über 35.000 Frauen und über 35.000 Männer an Krebs von Dickdarm oder Mastdarm. Das Erkrankungsrisiko steigt ab dem 45. Lebensjahr deutlich an. Darmkrebs entsteht in Zellen der Darmschleimhaut. Eine Anhäufung von überwiegend erworbenen genetischen Veränderungen führt zur Erkrankung. Etwa 10 bis zu 30 % der Darmkrebserkrankungen gehen nach Expertenschätzungen auf ein familiäres Risiko bzw. erbliche Vorbelastung zurück. Auch die Ernährungsweise scheint einen Einfluss zu haben. Fett- und fleischreiche Kost und wenig Ballaststoffe erhöhen das Risiko, ebenso bestimmte chronische entzündliche Erkrankungen der Darmschleimhaut und Polypen.

Wie kann man Darmkrebs feststellen?

Mögliche Anzeichen für Darmkrebs, die auf jeden Fall abgeklärt werden müssen, sind Blutbeimengungen zum Stuhl, aber auch auffällige, anhaltende Veränderungen der Stuhlgewohnheiten. Wichtigste Untersuchungsmethode bei Verdacht auf Darmkrebs ist die Darmspiegelung (Koloskopie). Dabei kann der Arzt die Darmschleimhaut genau betrachten und aus verdächtigen Bezirken Gewebeproben entnehmen, deren feingewebliche Untersuchung Aufschluss darüber gibt, ob es sich um Krebs handelt. Bestätigt sich der Verdacht, sind weitere Untersuchungen notwendig, um die Ausbreitung des Tumors zu bestimmen. Dazu gehören v. a. Ultraschalluntersuchung und, bei größeren Tumoren, eine Computertomographie des Bauchraums und Röntgenaufnahmen der Lunge. Auch wird ein Tumormarker bestimmt, das karzinoembryonale Antigen (CEA), das bei Darmkrebs häufig vermehrt im Blut auftritt.

Besser als die Abklärung von Symptomen ist die Früherkennung von Darmkrebs, da dann die Erfolgsaussichten der Behandlung am größten sind. Im Rahmen des gesetzlichen Früherkennungsprogramms in Deutschland ist für Männer und Frauen ab dem 50. Lebensjahr eine jährliche Untersuchung vorgesehen. Dabei wird der Mastdarm (Rektum) mit dem Finger ausgetastet und ein Test auf verborgenes Blut im Stuhl (Okkultbluttest) durchgeführt. Ab dem 55. Lebensjahr sieht das Programm eine Dickdarmspiegelung (Koloskopie) vor. Mit der Koloskopie lassen sich auch Krebsvorstufen mit hoher Sicherheit erkennen. War die Untersuchung ohne Befund, kann sie frühestens nach 10 Jahren wiederholt werden. In der Zwischenzeit sind keine weiteren Untersuchungen notwendig. Wer sich gegen die Koloskopie entscheidet, kann weiterhin einen Stuhltest durchführen lassen, nun im Abstand von zwei Jahren. Familien mit erblicher Vorbelastung müssen speziell betreut werden.

Wie sieht die Behandlung aus?

Die größte Bedeutung in der Behandlung von Darmkrebs hat die Operation. Der gesamte vom Tumor betroffene Darmabschnitt und die nächstgelegenen Lymphknoten werden entfernt. Saß der Tumor in einem höheren Darmabschnitt (Dickdarmkrebs), werden die Enden dann einfach wieder zusammengenäht. Bei Sitz im Mastdarm (Rektum) sehr nahe am Darmausgang versucht man, den Schließmuskel zu erhalten. Am ehesten ist dies möglich, wenn der Tumor klein und noch nicht in die Muskelschicht der Darmwand eingedrungen ist. Aber auch größere Tumoren lassen sich durch eine vorgeschaltete Behandlung, am besten mit einer kombinierten Strahlen- und Chemotherapie, oft so verkleinern, dass der Schließmuskel erhalten werden kann. Gelingt dies nicht, muss der Darm auf Dauer einen künstlichen Ausgang durch die Bauchdecke erhalten (▶ Stoma, Anus praeter).

Bei kleinen, nicht in die Tiefe vorgedrungenen und örtlich begrenzten Tumoren ist nach der Operation keine weitere Behandlung nötig. Wurden in den bei der Operation mitentfernten Lymphknoten Tumorzellen gefunden, erfolgt eine zusätzliche (adjuvante) Chemotherapie, die in regelmäßigen Abständen über mehrere Monate verabreicht wird. Bei Tumoren in den unteren 2/3 des Mastdarms hat sich nach der Operation die Kombination der Chemotherapie und Strahlentherapie der ehemaligen Tumorregion bewährt, die das Risiko eines örtlichen Wiederauftretens der Erkrankung vermindert. Bei Mastdarmkrebs wird eine adjuvante Therapie auch dann empfohlen, wenn keine Lymphknoten befallen waren.

Wenn bei Diagnosestellung bereits Metastasen vorhanden sind, ist die operative Entfernung des Tumors in der Regel dennoch die Methode der Wahl. Einzelne Fernmetastasen in Leber oder Lunge werden nach Möglichkeit ebenfalls operiert. Bei zahlreichen Metastasen wird eine Chemotherapie durchgeführt. Auch wenn die Erkrankung weit fortgeschritten ist, gibt es zur Linderung der Beschwerden vielfältige Möglichkeiten, einschließlich einer wirksamen Schmerztherapie.

Hoffnung richtet sich auch auf neue Behandlungsansätze, die gezielt in die Wachstumsregulation der Tumorzellen eingreifen und beispielsweise die Weiterleitung von Wachstumssignalen blockieren (▶ Molekularbiologisch begründete Therapie). Eine Substanz, die so wirkt, steht seit kurzem zur Verfügung (Cetuximab, Erbitux).

Welche Folgen hat die Behandlung?

Wurde ein künstlicher Ausgang (Stoma) angelegt, entleert sich der Darminhalt entweder kontinuierlich in einen Plastikbeutel oder nach einer täglich vom Patienten durchzuführenden Darmspülung (Irrigation). Der Umgang damit erfordert eine gewisse Eingewöhnung. Meist wird der Patient damit schon im Krankenhaus von Fachpersonal (Stomatherapeuten) vertraut gemacht.

Die Strahlenbehandlung im Mastdarmbereich kann zu einer vorübergehenden Schleimhautentzündung führen. Während einer Chemotherapie kann es v. a. zu Schwäche, Übelkeit und erhöhter Infektanfälligkeit kommen.

Eine spezielle Diät ist meist nicht nötig. Es hat sich aber gezeigt, dass eine vollwertige und bedarfsgerechte Ernährung erheblich zur Verbesserung der allgemeinen gesundheitlichen Situation beitragen kann. Wichtig ist aber immer, nur das zu essen, was man auch gut verträgt.

Wie geht es nach der Behandlung weiter?

Ziel der Nachsorge ist die Früherkennung von behandelbaren Rückfällen und von Behandlungsfolgen. Wurde ein Darmkrebs im Frühstadium entdeckt, ist das Rückfallrisiko gering. Dann werden eine körperliche Untersuchung und eine Koloskopie nach 6 Monaten, 2 und 5 Jahren und dann weiter alle 3 Jahre empfohlen. Bei größeren Tumoren sind körperliche Untersuchung, CEA-Bestimmung und Ultraschalluntersuchung des Bauchraums in den ersten beiden Jahren alle 6 Monate vorgesehen, danach jährlich. Eine Koloskopie wird nach 2 und 5 Jahren durchgeführt. Im Mittelpunkt stehen die Besprechung mit dem Arzt (Anamnese) und die körperliche Untersuchung. Mit Ultraschalluntersuchungen der Leber kann eine noch heilbare frühe Einzelmetastase erkannt werden. Bei Verdacht auf einen Rückfall oder bei Symptomen erfolgt eine gezielte Abklärung.

Was kann man bei einem Krankheitsrückfall tun?

Gerade bei spät entdeckten Tumoren kommt es nach einer Erstbehandlung im Laufe der nächsten Jahre häufig zu einem Rückfall im Darm (Lokalrezidiv) oder in Form von Metastasen. Beim Lokalrezidiv steht wiederum die Operation im Vordergrund, sofern diese möglich ist. Manchmal kann eine Teilentfernung des Tumors sinnvoll sein, um einen drohenden Darmverschluss abzuwenden. Einzelne Metastasen in der Leber können operiert, mit einer durch die Haut eingeführten Sonde vereist oder etwa mit hitzeerzeugendem Laserlicht zerstört werden. Auch die gezielte Einspritzung von Alkohol ist eine Möglichkeit. Eine Bestrahlung kommt bei Mastdarmtumoren in Betracht, deren Rezidiv nicht operierbar ist. Ansonsten wird bei Metastasierung eine Chemotherapie durchgeführt, die das Fortschreiten der Erkrankung verzögern und Beschwerden lindern kann. Auch die Kombination einer Chemotherapie mit einer Substanz (Cetuximab), einem ▶ monoklonalen Antikörper, die gezielt in die Wachstumssteuerung der Krebszellen eingreift, ist mittlerweile möglich.

Wie sind die Heilungsaussichten?

Wird Darmkrebs in einem frühen Stadium entdeckt, in dem der Tumor auf den Darm begrenzt ist, kann die Mehrzahl der Patienten durch die Operation geheilt werden. Sind lediglich die nächstgelegenen Lymphknoten befallen, bestehen immer noch gute Heilungsaussichten. In weiter fortgeschrittenen Stadien und bei Metastasierung zielt die Behandlung darauf, das Fortschreiten der Erkrankung zu verzögern und die Beschwerden zu lindern.

Elektrosmog

Was versteht man unter Elektrosmog?

Unter diesem v. a. durch die Medien geprägten Begriff versteht man das Vorkommen elektromagnetischer Felder im Zusammenhang mit gesundheitlichen Auswirkungen auf Mensch und Umwelt. Elektromagnetische Felder werden in niederfrequente (von 0 bis 300 Hertz) und hochfrequente Felder (von 300 Hertz bis 300 Gigahertz) unterteilt. Niederfrequente Felder werden z. B. von der Eisenbahn oder Hochspannungsleitungen erzeugt und hoch-

frequente Felder von Radio- und Fernsehsendern, Bildschirmen, Mikrowellengeräten oder dem Mobilfunk. Im Zentrum des Interesses steht zurzeit v. a. der Mobilfunk, insbesondere die Sendemasten (Mobilfunkbasisstationen) und Handys (▶ Mobiltelefone und Handys).

Können elektromagnetische Felder Krebs auslösen?

Weltweit wurde (und wird noch immer) intensiv untersucht, durch welche biologischen Mechanismen der Elektrosmog zu gesundheitlichen Belastungen für den Menschen führen könnte. Somit kann die Frage, ob tatsächlich ein Zusammenhang mit der Krebsentstehung besteht, noch nicht endgültig beantwortet werden. Sowohl nationale als auch internationale Strahlenschutzorganisationen halten derzeit einen Zusammenhang für nicht erwiesen. Einen »Unschädlichkeitsbeweis« gibt es allerdings ebenfalls nicht.

Aus diesem Grund hat die der Weltgesundheitsorganisation (WHO) angehörige Internationale Organisation für Krebsforschung (International Agency for Research on Cancer, IARC) im Sommer 2001 das potenzielle Risiko für elektromagnetische Felder auf die Stufe »vielleicht krebserregend« heraufgesetzt. Eine endgültige Einstufung wird frühestens 2005 möglich sein, wenn die derzeit laufenden Studien abgeschlossen sind.

Gibt es Hinweise auf Mechanismen, durch die Elektrosmog gesundheitsschädlich sein könnte?

Was wirklich in Körperzellen passiert, die elektromagnetischen Feldern verschiedener Stärke ausgesetzt werden, kann derzeit nicht sicher beantwortet werden. Ohne Hinweise auf den biologischen Mechanismus, durch den elektromagnetische Felder Krebs auslösen könnten, bleiben jedoch alle anderen Aussagen reine Spekulation. Möglicherweise wird die Durchlässigkeit von Zellmembranen durch elektromagnetische Feldern verändert, ohne dass deshalb klar ist, ob dies die Krebsentstehung beeinflusst. Nach den geltenden Theorien entsteht Krebs durch eine Veränderung des Erbmaterials, der DNS, im Zellkern. Dies können elektromagnetische Felder mit großer Sicherheit nicht direkt bewirken, anders als z. B. Röntgenstrahlen (▶ Radioaktivität und Röntgenstrahlen) und andere ionisierende Strahlen.

Andererseits beeinflussen sehr starke, künstlich erzeugte elektromagnetische Felder im Laborversuch den Stoffwechsel in dem den Feldern ausgesetzten (exponierten) Gewebe, z. B. durch Erwärmung – ähnlich wie ein Mikrowellengerät. Ein Zusammenhang zwischen elektromagnetischen Feldern und gesundheitlichen Auswirkungen ist deshalb zurzeit Gegenstand intensiver Forschung.

Ein Einfluss elektromagnetischer Felder auf zentralnervöse Funktionen, die Immunabwehr des Körpers, Befindlichkeitsstörungen und Krebsentstehung wäre denkbar. Daher gilt das besondere Interesse zurzeit Geräten und Einrichtungen, die elektromagnetische Felder ausstrahlen, z. B. Funktelefonen und Sendemasten.

Welche Gefahrenquellen wurden bislang untersucht?

Untersucht wurden bislang Quellen, die nach physikalischen Erkenntnissen elektromagnetische Felder erzeugen: Alle Stromerzeuger, Stromüberträger und Stromverbraucher bauen in ihrer Umgebung elektrische und magnetische Felder auf, die sich in ihrer Art und Stärke unterscheiden und theoretisch auf den menschlichen Körper einwirken können. Spürbar sind diese Einwirkungen im Allgemeinen allerdings nicht.

Hochfrequente elektromagnetische Felder haben im Körper nur eine geringe Eindringtiefe von wenigen Zentimetern. Hindernisse wie Häuser oder Bäume können die Strahlen abschirmen.

Durch Hochspannungsleitungen, elektrisch betriebene Maschinen, Haushaltsgeräte etc. entstehen sog. niederfrequente Felder, meist mit einer Frequenz von 50 Hertz. Der maximale Grenzwert für die Feldstärke liegt hier bei 100 Mikrotesla (Tesla bezeichnet die Maßeinheit für die elektrische Feldstärke von Magnetfeldern). Anders sieht es mit hochfrequenten Feldern aus, wie sie von Fernseh- und Radiosendeantennen, Radargeräten, Mobilfunktelefonen und manchen Mikrowellengeräten abgestrahlt werden. Sie haben eine Frequenz von 300 Hertz- bis 300 Gigahertz; die Energieleistung und Feldstärke schwanken je nach Anforderung ent-

sprechend. Hier gibt es ebenfalls Grenzwerte; davon abhängig sind Schutzmaßnahmen, z. B. Zäune oder Warnschilder um Sende- oder Radaranlagen. Die Schutzmaßnahmen sind jedoch keineswegs auf eine Krebsgefahr zurückzuführen, sondern auf die bereits erwähnte Erwärmung von Geweben.

Informationen zum Thema Handys und schnurlose Telefone im Zusammenhang mit Elektrosmog finden Sie im Text ▶ Mobiltelefone und Handys.

Gibt es in Deutschland Gesetze zur Regelung der Feldstärke elektrisch betriebener Maschinen?

In Deutschland regeln das Bundesimmissionsschutzgesetz (BImSchV) und die Strahlenschutzverordnung diese Werte.

Außerdem müssen seit 1996 alle Radios, Fernseher, Haushaltsgeräte und Computer das CE-Zeichen tragen. Es verspricht, dass das Gesetz über die elektromagnetische Verträglichkeit (EMV), eine Vorschrift der Europäischen Union, eingehalten wird.

Weitere Gütesiegel, wie z. B. der ECO-Kreis 1999, der Blaue Engel oder das Ergonomie- und Umweltgütesiegel TCO 99 geben ebenfalls Auskunft über verschiedene Qualitätskriterien wie Strahlungsarmut, Ergonomie oder Umweltverträglichkeit.

Kann in Mikrowellen Gegartes gesundheitsschädlich sein?

Obwohl in der Öffentlichkeit immer wieder diskutiert, gibt es bislang keine Anzeichen dafür, dass in der Mikrowelle erhitzte Lebensmittel eine nachteilige Veränderung erfahren. Untersucht wurden dabei mögliche Veränderungen der Eiweiße in Fleisch oder Milch, aber auch anderer Substanzen. Eine Zubereitung durch Grillen oder Braten, bei denen eine teilweise Verkohlung eintritt, die schöne braune Kruste am Fleisch oder Auflauf oder auch das Toasten von Brot, ist vergleichsweise gesundheitsschädlicher.

Weiterhin ist durch die deutsche Gesetzgebung vorgeschrieben, dass sich Mikrowellengeschirr oder anderes bei der Zubereitung benutztes Material nicht verändern darf. Besonders geprüft wurden die verwendeten Werkstoffe auf den eventuellen Übertritt von Schadstoffen in die Lebensmittel hin. Auch hier konnte keine nennenswerte nachteilige Veränderung festgestellt werden.

Was bedeutet Elektrosensibilität?

Einige Menschen führen Beschwerden wie Schlaflosigkeit, Migräne, Kopfschmerzen oder Depressionen auf eine besondere Sensibilität gegenüber elektromagnetischen Feldern zurück. In Studien mit Menschen, die sich selbst als elektrosensibel bezeichneten, konnte jedoch kein Zusammenhang mit dem Vorhandensein oder Nichtvorhandensein von derartigen Feldern und dem Auftreten von Beschwerden festgestellt werden.

Wie kann man die Einwirkung elektromagnetischer Felder verringern?

Auch wenn bei Einhaltung der gesetzlichen Grenzwerte bisher keine wissenschaftlichen Hinweise auf gesundheitliche Beeinträchtigungen bestehen, kann jeder die Einwirkung elektromagnetischer Felder durch einfache Maßnahmen verringern. Das Bundesamt für Strahlenschutz (BfS) stellt auf seiner Internetseite (www.bfs.de) mehrere Vorsorgemaßnahmen vor:

- Abstand zur Quelle halten: Die Intensität elektromagnetischer Felder nimmt mit zunehmender Entfernung zur Quelle stark ab. Bei Mobiltelefonen wird durch die Benutzung einer Freisprecheinrichtung die Strahlung am Kopf wegen des größeren Abstandes zwischen Kopf und Antenne verringert.
- Verringerung der Einwirkungsdauer: Durch das Abschalten gerade nicht benötigter Geräte kann die Einwirkungsdauer häufig verringert werden.
- Auf guten Handyempfang achten: Die Sendeleistung des Handys richtet sich nach dem Empfang; je besser der Empfang, desto geringer die Sendeleistung und damit auch die Belastung.
- Auf eine niedrige Strahlungsintensität (angegeben durch den SAR-Wert) des Handys achten.

Entwicklung und Prüfung neuer Krebsmedikamente

Welche Medikamente kommen für die Krebsbehandlung in Frage?

Krebswachstum ist das Ergebnis unkontrollierter und übermäßiger Zellteilung. Die Ursache dafür liegt im Zellkern, in dem die Erbinformation der Zelle liegt. Veränderungen in den Trägern dieser Information, den Genen, können dazu führen, dass eine Zelle »entgleist« und die Vorschriften für geregelte Teilung wie auch für das Absterben verloren gehen. Da es bisher noch keine wirksamen Möglichkeiten gibt, eine Krebszelle z. B. über die Reparatur von Schäden an der Erbinformation in eine normale Zelle zurückzuverwandeln, besteht die einzige Therapiechance in der Zerstörung der entarteten Zellen. Ist dies durch operative Entfernung oder Bestrahlung nicht vollständig möglich, kann man versuchen, die Tumorzellen auf »chemischem Wege« abzutöten oder an Teilung und Vermehrung zu hindern. Dies ist der Wirkungsmechanismus der meisten heute verfügbaren Krebsmedikamente. Zur Anwendung kommen Zellgifte, sog. Zytostatika (▶ Chemotherapie), aber auch Hormone und andere Substanzen. Da heute schon sehr detailliertes Wissen darüber vorliegt, was das Krebswachstum auf molekularer Ebene antreibt und wie es gesteuert wird, geht die Entwicklung in der Forschung dahin, diese Steuerungsmechanismen zum Ziel von Therapie zu machen. Solche neuen, molekularbiologisch begründeten Therapieansätze beruhen beispielweise darauf, die Weiterleitung von Wachstumssignalen in Krebszellen zu unterdrücken.

Wer kümmert sich um die Entwicklung neuer Krebsmedikamente?

Die Entwicklung neuer Krebsmedikamente beginnt in der Regel in staatlichen Forschungsinstituten, in kleinen Unternehmen der Biotechnologie oder in Forschungslabors der Pharmaindustrie. Mediziner, Pharmazeuten und Naturwissenschaftler aller Sparten sind daran beteiligt. Bevor eine Substanz, von der man sich eine Wirkung in der Krebstherapie verspricht, zur Anwendung bei Patienten gelangt, muss sie in umfangreichen Versuchen auf Wirkungen und Nebenwirkungen geprüft werden. Alle Beteiligten und letztlich auch als oberste Beurteilungsinstanz das Bundesinstitut für Arzneimittel und Medizinprodukte (BfArM) tragen dabei eine große Verantwortung. Das Arzneimittelgesetz regelt die Voraussetzung und das Inverkehrbringen eines Medikaments in Deutschland. Die ethischen Aspekte der Prüfung neuer Medikamente an Menschen sind seit 1964 in der sog. Helsinki-Deklaration der World Medical Association (WMA) festgelegt. In diesem zuletzt im Oktober 2000 revidierten Text haben sich internationale und nationale Ärzteorganisationen selbst verpflichtet, bei jeder Forschung immer ausschließlich das Wohl, die Sicherheit und die Menschenwürde des Patienten in den Vordergrund zu stellen. Die Entwicklung neuer Krebsmedikamente ist heute eine der wichtigsten Aufgaben der Krebsforschung. Bis ein Mittel auf den Markt gebracht werden kann, vergehen meist viele Jahre. Nicht nur der Nachweis der Wirksamkeit ist gefordert, sondern auch eine genaue Dokumentation von Nebenwirkungen oder Unverträglichkeiten, um Krebspatienten größtmögliche Sicherheit zu bieten.

Wie findet man heraus, ob eine Substanz bei Krebserkrankungen des Menschen wirksam sein könnte?

Als Voraussetzung für eine Anwendung beim Menschen muss die Wirkungsweise einer neuen Substanz zunächst in Zell- und Gewebekulturen, sozusagen im Reagenzglas (»in vitro«), untersucht werden. Ergeben sich hierbei Anhaltspunkte für eine Wirksamkeit gegen Krebszellen, muss dies im lebenden Organismus untersucht werden. Es versteht sich von selbst, dass zu diesem Zeitpunkt noch keine Anwendung beim Menschen möglich ist, denn mögliche negative Folgen sind zu diesem Zeitpunkt noch nicht zu überschauen. Deshalb wählt man hierfür Tiermodelle, d. h. die Substanz wird geeigneten Tieren verschiedener Spezies mit künstlich erzeugten Tumoren verabreicht. Besondere Aufmerksamkeit gilt der Giftigkeit der Substanz in verschiedenen Dosierungen (Toxizität) und ihrer Verteilung und Verstoffwechselung im Körper (Pharmakokinetik). Diese Untersuchungen an Zellkulturen und an Tieren bezeichnet man als vorklinische Prüfung eines neuen Medikaments.

Kann man die Ergebnisse der vorklinischen Prüfung auf den Menschen übertragen?

Leider lassen sich aus den Ergebnissen im Tiermodell nur ungefähre Rückschlüsse auf die Effekte des Medikaments beim Menschen ziehen. Die Toxizität und die sich daraus ergebenden Nebenwirkungen beim Tier lassen sich noch relativ gut auf den Menschen übertragen, während dies bezüglich der Verteilung und Verstoffwechselung nur eingeschränkt möglich ist. Sie unterscheiden sich schon innerhalb einer Spezies oder Art von Lebewesen erheblich, erst recht zwischen Tier und Mensch. Trotzdem sind die Untersuchungen an Tieren nach wie vor nicht ganz zu vermeiden, auch wenn intensiv nach geeigneteren Möglichkeiten gesucht wird, die Wirkung einer Substanz im menschlichen Organismus zu simulieren.

Wann erfolgt die Anwendung einer neuen Substanz beim Menschen?

Nach Abschluss der vorklinischen Untersuchungen werden die Ergebnisse dahingehend begutachtet, ob und wie eine Untersuchung der Wirksamkeit beim Menschen durchgeführt werden kann. Das Arzneimittelgesetz schreibt vor der Zulassung eines Medikaments Untersuchungen am Menschen vor. Wenn also die Ergebnisse der Tierversuche es rechtfertigen und die begründete Annahme besteht, dass eine bestimmte Substanz bei Krebserkrankungen wirksam sein könnte, muss die klinische Phase der Prüfung folgen. Wurde die Entwicklungsarbeit an einem unabhängigen Forschungsinstitut geleistet, so wird die Substanz meist an ein Pharmaunternehmen übergeben, wo eine Herstellung in größeren Mengen und auch die sorgfältige organisatorische Betreuung der weiteren Prüfschritte möglich ist. Auch Studiengruppen verschiedener ärztlicher Fachgesellschaften sind an der Planung und Durchführung von Therapiestudien beteiligt. Geeignete Prüfärzte und Kliniken, die den geltenden internationalen Vorschriften für die Durchführung klinischer Studien entsprechen, werden ausgewählt. Auch muss ein Prüfplan, das sog. Studienprotokoll, ausgearbeitet werden, der neben der Studienzielsetzung und den wissenschaftlichen Grundlagen für die geplante Therapie auch alle Einzelheiten des Ablaufs, die Ein- und Ausschlusskriterien, die Kriterien des Behandlungserfolgs und die Methoden zu seiner Beurteilung sowie die Zuständigkeiten genau festlegt. Dieser Prüfplan wird von einer Ethikkommission, der Ärzte, Wissenschaftler, Juristen und in der Regel auch ein Theologe angehören, daraufhin begutachtet, ob auf der Grundlage der vorliegenden Daten die Anwendung der betreffenden Substanz bei Patienten nach medizinischen, rechtlichen und ethischen Gesichtspunkten vertretbar ist.

Die Begriffe »klinische Prüfung«, »Studie« oder auch »klinischer Versuch« haben nichts mit gewagtem Experimentieren oder blindem Beschreiten von unbekanntem Terrain zu Lasten eines Menschen zu tun. Eine neue Substanz gelangt nur in die klinische Prüfung, falls die Ergebnisse aus der vorklinischen Phase dies rechtfertigen und ein Nutzen erwartet werden kann. Außerdem erfolgt die Anwendung beim Menschen streng kontrolliert und wird sorgfältig überwacht.

Nach welchen Richtlinien erfolgt die klinische Prüfung?

Das Arzneimittelgesetz und Überwachungsbestimmungen der einzelnen Bundesländer regeln die klinische Prüfung von Arzneimitteln in Deutschland. Zusätzlich wurden unter dem Sammelbegriff »good clinical practice« (GCP), d. h. »gute klinische Praxis«, auf internationaler Ebene Standards entwickelt, die wesentliche Kriterien und Prinzipien der Durchführung und Auswertung von Studien beinhalten. Die Einhaltung der GCP-Regeln sichert nicht nur Patientenschutz und Qualität der Studie und der gewonnenen Ergebnisse, sie erleichtert auch die nationale und internationale Vergleichbarkeit und Bewertung von Studienergebnissen. In Deutschland kümmert sich die Deutsche Krebsgesellschaft darum, dass die klinische Forschung im Bereich der Onkologie entsprechend diesen Vorschriften erfolgt.

Wie läuft die klinische Prüfung eines neuen Krebsmedikaments im Einzelnen ab?

Nach Abschluss der vorklinischen Untersuchungen muss jedes neue Medikament ein mehrstufiges Prüfverfahren in der Klinik durchlaufen, dessen Ergeb-

nis darüber entscheidet, ob eine Zulassung nach dem Arzneimittelgesetz erfolgen kann.

Phase I

Ziel dieses ersten Prüfungsabschnitts ist die Ermittlung der Toxizität bzw. der Verträglichkeit der neuen Substanz beim Menschen und eines therapeutisch sinnvollen Dosierungsschemas. Beginnend mit einer niedrigen Dosis, die nach den vorklinischen Erfahrungen unschädlich ist, wird die Dosis nach einem vorher festgelegten Schema jeweils bei jedem 3.–6. Patienten gesteigert, bis die auftretenden Nebenwirkungen keine weitere Dosiserhöhung mehr zulassen und damit die »maximale tolerable (verträgliche) Dosis« (MTD) definiert ist. Wichtig ist dabei, dass die Dosis nicht beim selben Patienten, sondern jeweils bei neu in die Studie aufgenommenen Patienten erhöht wird. Die Erfassung der Wirksamkeit spielt in dieser Phase nur eine untergeordnete Rolle. In Phase-I-Studien werden in der Regel nur wenige Patienten eingeschlossen.

Anders als z. B. bei Herz-Kreislauf-Medikamenten werden Krebsmedikamente aufgrund ihrer nicht unerheblichen Nebenwirkungen in der Phase-I-Prüfung nicht bei gesunden Personen untersucht, sondern ausschließlich bei Tumorpatienten, für die keine bewährten Behandlungsmöglichkeiten mehr existieren, für deren Leiden aber eine, wenn auch geringe, Chance des Ansprechens auf das zu prüfende Medikament besteht. Die Patienten müssen sich nach eingehender Aufklärung durch den Arzt schriftlich mit der Prüfung einverstanden erklären. Man spricht hier vom »informed consent«, der Zustimmung auf einer informierten Basis.

Phase II

Erscheint die Substanz für den Menschen verträglich und ist die Toxizität im erforderlichen Dosisbereich vertretbar, wird die Prüfung in einem zweiten Abschnitt weitergeführt. Nun gilt es herauszufinden, bei welchen Krankheitsbildern die Substanz wirksam und welche Form der Anwendung besonders günstig ist. Auch wird untersucht, ob das gewählte Dosierungsschema für längere Anwendungen geeignet ist oder ob es verändert werden muss. Die Phase-II-Prüfung erfolgt zunächst bei Patienten mit verschiedensten fortgeschrittenen Tumorerkrankungen. Falls sich hier eine Wirksamkeit besonders bei bestimmten Tumoren zeigt, werden gezielt weitere Phase-II-Untersuchungen bei diesen Erkrankungen durchgeführt. Manchmal liefern auch schon die vorklinischen Untersuchungen oder die Auswertung der Phase-I-Studie Anhaltspunkte dafür, bei welchen Krebsformen ein Ansprechen zu erwarten wäre. Lässt sich in der Phase-II-Prüfung die Wirksamkeit eines Medikaments bei einer Krebserkrankung, für die es keine etablierten Therapien gibt, sicher nachweisen, kann die Zulassung prinzipiell bereits zu diesem Zeitpunkt erteilt werden, sofern der Nutzen die Risiken überwiegt. In eine Phase-II-Studie werden üblicherweise 15–40, manchmal aber auch mehr Patienten aufgenommen.

Phase III

Dieser dritte Prüfungsabschnitt schließt sich häufig direkt an die Phase II an und hat in der Regel zum Ziel, unter kontrollierten Bedingungen die Wirksamkeit der neuen Therapie mit der Wirksamkeit herkömmlicher medikamentöser Behandlungsverfahren zu vergleichen. Es muss ermittelt werden, ob sie den bewährten Therapien überlegen oder zumindest bei einfacherer Anwendung oder besserer Verträglichkeit gleichwertig ist. Meist erfolgt dieser Vergleich »randomisiert«: Nach Zufallskriterien werden Patienten mit vergleichbaren Merkmalen und in vergleichbaren Krankheitssituationen zwei oder mehr Gruppen zugeteilt, von denen eine die neue Substanz erhält, die andere die beste etablierte Therapie. Um verwertbare Ergebnisse zu erhalten, die die Unterschiede in der Wirksamkeit deutlich sichtbar machen, müssen in solche Phase-III-Studien ausreichend viele Patienten aufgenommen werden. Die Patientenzahl, die erforderlich ist, um einen vorher definierten und erwarteten Unterschied erkennbar zu machen, lässt sich vorher berechnen. Je nach Fragestellung und Situation können dies einige hundert bis mehrere tausend Patienten sein. Phase-III-Studien werden üblicherweise an mehreren Kliniken gleichzeitig durchgeführt (sog. multizentrische Studien). Die Erfahrung hat gezeigt, dass die so gewonnenen Ergebnisse verlässlicher sind, als wenn alle Studienpatienten an einer einzigen Klinik behandelt werden.

Wie geht es nach den 3 klinischen Prüfungsabschnitten weiter?

Die im Verlauf der klinischen Prüfung erhobenen Daten müssen sorgfältig protokolliert, dokumentiert und statistisch ausgewertet werden. Bei vielen Studien werden die Ergebnisse von externen, d. h. nicht selbst an der Durchführung beteiligten Fachleuten begutachtet. Sprechen die Resultate für die deutliche Wirksamkeit oder gar Überlegenheit der neuen Substanz im Vergleich zur etablierten Therapie bei einem oder mehreren Tumoren, so reicht der Hersteller bzw. der Auftraggeber der Studie die Studienergebnisse beim Bundesinstitut für Arzneimittel und Medizinprodukte (BfArM) ein und beantragt die Zulassung der Substanz als neues Medikament. Das Arzneimittelgesetz schreibt vor, welche Unterlagen und Informationen dafür erforderlich sind. Wenn das BfArM die Prüfung abgeschlossen und die Daten für aussagekräftig befunden hat, kann die Zulassung der Prüfsubstanz als neues Medikament erfolgen. Diese Zulassung bezieht sich zunächst nur auf die Krankheitsbilder oder Situationen, bei denen klinische Studien durchgeführt wurden, und nur auf Deutschland. Nach einem vergleichbaren Verfahren werden Antikörper, Impfstoffe und Seren vom Paul-Ehrlich-Institut (PEI) in Frankfurt, ebenfalls ein Bundesinstitut, zugelassen.

Um einen gemeinsamen europäischen Arzneimittelmarkt zu fördern, wurde 1992 in London eine zentrale europäische Arzneimittelbehörde etabliert, die European Agency for the Evaluation of Medicinal Products (EMEA). Sie begann 1995 mit ihrer Arbeit. Für die Zulassung biotechnologisch hergestellter Medikamente ist die EMEA zentral zuständig. Dies betrifft z. B. fast alle Substanzen des Immunsystems und Zellhormone wie ► Interferone, ► Interleukin-2 und ► Wachstumsfaktoren der Blutbildung wie auch ► monoklonale Antikörper. Für andere Medikamente mit neuen, »innovativen« Wirkstoffen kann die Zulassung ebenfalls bei der EMEA beantragt werden. Falls ihr nach eingehender Prüfung stattgegeben wird, gilt sie automatisch für alle Mitgliedsstaaten der EU, d. h. das Medikament darf in ganz Europa vermarktet werden. Das Verfahren dauert etwa ein Jahr. Dann muss auf nationaler Ebene noch die Erstattungsfrage geregelt werden, was ebenfalls einige Zeit beanspruchen kann. Das bedeutet, dass auch bei Zulassung durch die

EMEA ein Medikament nicht unbedingt sofort in den Apotheken erhältlich ist.

Kann man ein neues Medikament, das in Studiengeprüftwird,auchbekommen,wenn man nicht an einer Studie teilnimmt?

Die Anwendung noch nicht offiziell zugelassener Medikamente außerhalb von klinischen Studien ist im Allgemeinen nicht zulässig. Die klinischen Studien dienen dazu, systematisch und kontrolliert möglichst rasch die notwendigen Informationen über Wirksamkeit und Verträglichkeit von neuen Medikamenten zu sammeln. Das ist nur im Rahmen eines Studienprotokolls sicher gewährleistet. Auch stellen die Hersteller ihr neues Medikament nur im Rahmen solcher Studien kostenlos zur Verfügung. In wenigen Ausnahmesituationen, wenn etwa ein Medikament im Ausland aufgrund guter Wirksamkeit bereits zugelassen wurde, nicht aber im Land, in dem der Patient wohnt, oder wenn die Ergebnisse in Studien sehr gut sind, das Zulassungsverfahren aber noch nicht abgeschlossen, sind Ausnahmen möglich, die aber auch individuell beantragt werden müssen.

Wie lange dauert es, bis ein neues Medikament allgemein verfügbar ist?

Von der Entwicklung einer neuen Substanz bis zu deren Zulassung können bis zu 10 Jahre und mehr vergehen. Die Prozedur konnte zwar beschleunigt werden, insbesondere in der präklinischen Phase, aber manchmal dauert es dennoch sehr lange, bis alle erforderlichen Daten vorliegen. Im Mittel sind die präklinischen Untersuchungen nach 1,5 Jahren abgeschlossen. Die klinischen Tests erfordern rund 5 Jahre und die Zulassungsprozedur nochmals mindestens 1 Jahr.

Können klinische Studien von jedem Arzt und an jeder Klinik durchgeführt werden?

Therapiestudien mit neuen Substanzen oder Verfahren sind immer experimentell, speziell in den frühen Phasen der Prüfung. Sie erfordern eine enge Zusammenarbeit zwischen Ärzten und Wissenschaftlern. Damit nicht wichtige wissenschaftliche Aspekte vernachlässigt werden, sollten Therapie-

studien mit neuen Substanzen oder Methoden vorzugsweise an solchen medizinischen Zentren durchgeführt werden, die selbst Forschung betreiben oder mit entsprechenden Institutionen eng zusammenarbeiten. Außerdem müssen nach den Regeln der »good clinical practice« noch verschiedene andere Voraussetzungen erfüllt sein: Der Prüfarzt muss seine wissenschaftliche Qualifikation und die Eignung seiner Klinik als Prüfzentrum nachweisen. Zu den Anforderungen gehört auch, dass im vorgeschriebenen Studienzeitraum voraussichtlich genügend Patienten, die den Einschlusskriterien entsprechen, in die Studie eingebracht werden können und dass ausreichend Personal verfügbar ist.

Kann jeder Krebspatient an klinischen Studien teilnehmen?

Therapiestudien sind notwendig, um mögliche neue Therapieverfahren zu prüfen und die Krebsbehandlung voranzubringen. Deshalb sollten möglichst viele Patienten in klinische Studien eingebracht werden, insbesondere in große Phase-III-Studien. Etwas anders verhält es sich in den früheren Phasen der klinischen Prüfung, wenn noch recht wenige Erfahrungen mit der Wirksamkeit und Verträglichkeit bestehen. Es wäre kaum vertretbar, Patienten, für deren Erkrankung es eine etablierte und zumindest in einem bestimmten Prozentsatz wirksame Behandlungsmethode gibt, in eine solche Studie aufzunehmen. Denn es kann in keinem Fall garantiert werden, dass die neue Therapie – so bestechend sie auch manchmal erscheinen mag – den etablierten Verfahren gleichwertig oder gar überlegen ist. Deshalb werden in Phase-I- und Phase-II-Studien zunächst nur Krebskranke eingeschlossen, bei denen alle bewährten Therapien versagt haben, die durch eine neue, vielleicht wirksame Therapie also nur gewinnen können. Dabei werden allerdings meist strenge Kriterien hinsichtlich der Vorbehandlung und der körperlichen Verfassung angelegt, um eine Vergleichbarkeit der im Rahmen der Studie gesammelten Daten zu gewährleisten. Sowohl die Auswahl der Patienten als auch die Durchführung der Therapie folgen einem genau festgelegten Protokoll. Nur so sind die Ergebnisse wirklich aussagekräftig. Im Falle von randomisierten Phase-III-Studien ist es darüber hinaus Zufall, ob ein Patient, der den Einschlusskriterien entspricht, der Gruppe mit der zu prüfenden oder derjenigen mit der etablierten Therapie zugeordnet wird. Diesem Vorgehen muss jeder Patient vorher zustimmen. Wenn sich allerdings schon nach kurzer Zeit zeigt, dass eine der beiden Methoden deutlich besser ist – sei es die alte oder die neue – , wird die Studie abgebrochen, und alle Patienten erhalten die bessere Therapie.

Gelten die Regeln der klinischen Prüfung auch für Krebsmedikamente aus dem naturheilkundlichen Bereich?

Für Medikamente der sog. »besonderen Therapierichtungen«, insbesondere Homöopathie, Naturheilkunde und Anthroposophie, sieht das Arzneimittelgesetz Ausnahmeregelungen vor. Der vom Gesetzgeber seit 1978 geforderte Wirksamkeitsnachweis nach den strengen wissenschaftlichen Kriterien fehlt für diese Präparate, die meist eine lange Tradition haben, in weiten Teilen und ist nach den strengen wissenschaftlichen Kriterien auch schwer zu erbringen. Beim BfArM, der Zulassungsbehörde, sind deshalb spezielle Kommissionen für die Bewertung dieser Präparate eingesetzt, denen auch Vertreter der jeweiligen »besonderen Therapierichtung« angehören. Dadurch fließt das Erfahrungswissen in die Bewertung ein. Begründet wurde dies damit, dass ihre Anwendung Teil von naturwissenschaftlich nicht nachvollziehbaren Modellvorstellungen sei. Ein besonders häufig angewandtes Krebsmedikament fällt unter diese Kategorie: Die Mistel gehört zu den anthroposophischen Präparaten.

Für einen Teil der Mittel aus dem Bereich der besonderen Therapierichtungen entfällt aber auch dieses Zulassungsverfahren: Bis Ende 1996 konnten sich die Hersteller entscheiden, ob sie ihre bereits auf dem Markt befindlichen Präparate nachträglich zulassen oder als sog. Altmedikamente ungeprüft weiterverkaufen wollten. Mittel, die nicht geprüft wurden, durften noch bis zum Jahr 2004 weiterverkauft werden, mussten aber in der Packungsbeilage einen entsprechenden Hinweis tragen.

Gibt es Krebsmedikamente, die gar nicht geprüft werden müssen?

Grundsätzlich müssen alle Medikamente vor ihrer Anwendung am Menschen geprüft werden. Eine Ausnahme sind Mittel und Methoden, die als sog. Frischzubereitungen gelten. Diese Regelung war ursprünglich beispielsweise für Salben gedacht, die nach den Vorgaben des Arzneibuchs in der Apotheke frisch angerührt wurden und bei denen der Aufwand einer behördlichen Prüfung in keinem Verhältnis zum Nutzen gestanden hätte. Inzwischen gibt es jedoch eine ganze Reihe von Therapieansätzen, z. B. die Krebsvakzinen (Tumorimpfungen), für die noch keine klare Zulassungsregelung getroffen wurde. Dieses Schlupfloch im Arzneimittelgesetz wird leider auch von Anbietern zweifelhafter Therapien genutzt, die gar keine klinische Prüfung nach den strengen Vorschriften anstreben.

Ernährung bei Krebs

Die Ernährung gehört zu den wichtigsten Themen in der Krebsbehandlung. Eine Krebsdiät gibt es jedoch nicht, und viele Empfehlungen für Patienten versprechen leider mehr, als sie halten können. Wichtig sind gesunde schmackhafte Mahlzeiten aber für den allgemeinen Gesundheitszustand und die Lebensqualität.

Kann man mit einer Diät Krebs heilen?

Nein. Für keine der oft in den Medien propagierten Ernährungsrichtlinien, die als Krebsdiäten bezeichnet werden, ist eine heilende Wirkung nachgewiesen.

Einige Krebsdiäten sind sogar schädlich, v. a. wenn sie sehr einseitige Vorschriften machen oder sogar das Fasten mit einbeziehen. Auch das strikte Verbot beispielsweise von Schweinefleisch oder weißem Zucker ist nicht rational begründbar, auch wenn es gerade für Übergewichtige sinnvoll sein kann, weniger Fleisch und insgesamt weniger Süßes und Fett zu essen.

Manche Krebsdiäten tragen unter Umständen zwar dazu bei, dass sich Krebspatienten insgesamt wohler fühlen. Diese »Diäten« unterscheiden sich dann meistens nicht viel von den Empfehlungen zu einer allgemein gesunden Ernährung, wie sie von den entsprechenden Fachgesellschaften herausgegeben werden (▶ Ernährung in der Vorbeugung von Krebserkrankungen, z. B. »5 am Tag«).

Sofern keine Einschränkungen von ärztlicher Seite vorliegen, können sich Krebspatienten spätestens nach Abschluss der Therapie nach diesen Empfehlungen ernähren. Für Patienten mit Tumoren des Verdauungstraktes oder mit Kachexie, während Chemotherapie oder Bestrahlung gelten ausschließlich die ärztlichen Empfehlungen bzw. die Empfehlungen, die aufgrund besonderer krankheitsbedingter Probleme entstehen (► unten).

Schützt eine gesunde Ernährung nicht zumindest vor Rückfällen und Metastasen?

Ob und in welchem Ausmaß eine Ernährungsumstellung, wie beispielsweise verminderter Fettverzehr nach einer Brustkrebserkrankung oder vermehrte Aufnahme von Ballaststoffen nach dem Entfernen von Darmpolypen, Rückfälle verhindern kann, ist Gegenstand wissenschaftlicher Studien. Für die meisten Tumorarten scheint sich aber nur ein geringer – wenn überhaupt vorhandener – Effekt abzuzeichnen, da die Entwicklung von Metastasen eher von anderen Faktoren abhängt als von der Art der Ernährung.

Wie wirkt sich die Krebstherapie auf die Ernährungssituation aus?

Leider treten im Laufe einer Krebsbehandlung nicht selten Nebenwirkungen auf, die dann doch besondere Aufmerksamkeit bezüglich der Ernährung verlangen, zum Beispiel nach Operationen im Verdauungstrakt, bei einer Chemo- oder Strahlentherapie.

Operationen im Bereich der Mundhöhle können die Nahrungsaufnahme erschweren und das Geschmacksempfinden beeinträchtigen. Sind Teile des Magens oder des Darms entfernt, dauert es meistens eine Zeitlang, bis sich der Patient an die veränderte oder eingeschränkte Verdauung gewöhnt hat. Zu Beginn sollte die Nahrung beispielsweise nicht allzu ballaststoffreich oder blähend sein. Nach einer Entfernung des gesamten Magens wird das ursprüngliche Gewicht nur selten wieder erreicht. Auch ein verkürzter Darm oder ein künstlicher Darmausgang erfordern eine gewisse Vorsicht bei der Nahrungsauswahl. Die Entfernung der Bauchspeicheldrüse macht eine Insulintherapie und die Gabe von Verdauungsenzymen notwendig.

Strahlentherapie im Mund-Rachen-Kehlkopf-Bereich und auch im Bauch- oder Beckenbereich führen oft zu einer vorübergehenden Entzündung der Schleimhäute, seltener auch zu dauerhaften Einschränkungen. In diesem Fall sollten alle reizenden, scharfen, sehr sauren und auch zu heißen Lebensmittel vom Speisezettel gestrichen werden.

Die Chemotherapie kann Übelkeit, Erbrechen und Entzündungen der Mundschleimhaut und des Verdauungstraktes verursachen, und das Geschmacksempfinden kann zum Beispiel in Form eines Metallgeschmacks verändert sein. Betroffene Patienten lehnen meist schon von sich aus alles ab, was die empfindliche Schleimhaut noch mehr schädigen könnte.

Ein Teil der vorübergehenden Einschränkungen lässt sich auch medikamentös behandeln. Insbesondere gegen Übelkeit stehen sehr wirkungsvolle Medikamente zur Verfügung.

Hat das Vorliegen einer Tumorerkrankung Einfluss auf den Ernährungszustand?

Tumorerkrankungen sind häufig mit einem Gewichtsverlust verbunden, der erheblich sein kann. Abhängig von der Art der Tumorerkrankung kommt es bei 31–87 % der Patienten zu einem der Diagnosestellung vorausgehenden Gewichtsverlust.

Ein schwerer Gewichtsverlust (mehr als 10 % des Ausgangsgewichts) tritt bei 15 % aller Patienten bis zur Diagnosestellung ein. Am stärksten ausgeprägt ist dies bei Patienten mit Bauchspeicheldrüsen- und Magenkarzinomen.

Warum kann eine Tumorerkrankung zu Gewichtsverlust führen?

Verschiedene Ursachen kommen dafür in Frage: Appetitlosigkeit, verminderte Nahrungszufuhr, Störung der Verdauung, verminderte Nährstoffaufnahme durch den Darm und/oder ein übermäßiger Nährstoffverlust, z. B. durch eine Schädigung der Darmschleimhaut. Ein wichtiger Faktor ist auch die Verschiebung des Stoffwechsels in Richtung Abbau von Körpersubstanz. Man spricht dann von einer katabolen Stoffwechsellage. Ursächlich sind dabei vermutlich durch die Tumorerkrankung ausgelöste Vorgänge, in deren Verlauf bestimmte Botenstoffe

(Zytokine, Hormone und andere regulatorische Eiweißstoffe) vermehrt gebildet werden.

Sehr viele Patienten klagen über ausgeprägte Appetitlosigkeit und frühzeitiges Sättigungsgefühl (Anorexie). Was bei einer Anorexie im Detail im Körper passiert, ist noch nicht eindeutig geklärt. Man weiß jedoch, dass im Rahmen einer Tumorerkrankung gastrointestinale Hormone und Neurotransmitter sowie Zytokine vermehrt produziert werden, die wesentliche Anteile an der Ausbildung von Appetitlosigkeit und Gewichtsverlust haben. Der Tumor selbst wie auch die Therapie und/oder psychologische Faktoren können die Anorexie begünstigen.

Die Anorexie ist an keine bestimmte Art von Tumor gebunden. Die Appetitlosigkeit kann auch bereits in einem sehr frühen Stadium des Tumorwachstums auftreten, kommt aber häufiger bei fortgeschrittenen Erkrankungen vor. Kann der Tumor durch die Therapie erfolgreich behandelt werden, so bessert sich meist auch der Appetit wieder.

Gibt es auch psychische Einflussfaktoren?

Leider mindern auch psychische Ursachen den Appetit. Dass der Schock der Diagnose und eine anstrengende Therapie die Lust am Essen nicht gerade fördern, versteht sich von selbst. Komplizierter und weniger beeinflussbar sind die Zusammenhänge, wenn es um die Ausbildung von Abneigungen und Widerwillen geht. Speisen werden dabei unbewusst mit einer zeitlich nahen, als sehr belastend erlebten Situation (z. B. Chemotherapie) in Verbindung gebracht. Zur Vorbeugung empfehlen Ernährungswissenschaftler und Pflegekräfte, einen größeren zeitlichen Abstand zwischen Essensaufnahme und Therapie einzuhalten oder kurz vor einer Therapie, bei der dem Patienten schon einmal schlecht wurde, nicht gerade das Lieblingsessen zu servieren.

Beeinflusst der Ernährungszustand den Krankheitsverlauf und die Prognose?

Ein schlechter Ernährungszustand ist mit einer eingeschränkten Prognose und verminderter Lebensqualität verbunden.

Untersuchungen zeigen für Tumorpatienten, die einen Gewichtsverlust aufweisen, eine schlechtere Heilungschance und ein schlechteres Ansprechen auf die Behandlung. Die Leistungsfähigkeit der Betroffenen ist ebenso eingeschränkt wie die subjektiv bewertete Lebensqualität.

In einer neueren Untersuchung zeigte sich, dass ein guter Ernährungszustand auch die Nebenwirkungen einer Chemotherapie auf die gesunde Blutbildung (Knochenmarktoxizität) mildern kann.

Die Ansicht, man könne durch Kalorienreduktion, d. h. durch Abnehmen, den Tumor »aushungern«, entbehrt jeglicher Grundlage und ist im Gegenteil gefährlich.

Wann müssen zusätzliche Ernährungsmaßnahmen eingeleitet werden?

Gezielte diätetische Maßnahmen zur Verhinderung oder Behandlung eines Ernährungsmangels nennt man Ernährungstherapie. Diese Zusatzmaßnahme kann bei der Behandlung von Krebskranken aus mehreren Gründen vorteilhaft sein. Sie dient nicht nur allein dem Funktionserhalt der Organe. Durch Besserung der Ernährungssituation sollen auch das körperliche und geistige Wohlbefinden gesteigert und die Widerstandskraft gestärkt werden. Die Tumortherapie ist bei unterernährten Patienten mit einer erhöhten Komplikationsgefahr verbunden. Deshalb wird bereits vor Beginn einer Therapie ein möglichst guter Ernährungszustand angestrebt. Auch während und nach Abschluss der Therapie wird darauf geachtet, einer Mangelernährung vorzubeugen.

Die Ziele einer Ernährungstherapie bei onkologischen Erkrankungen sind also:
- Verbesserung des Ernährungszustandes,
- Verbesserung der subjektiven Lebensqualität,
- Erhöhung der Therapieeffektivität und Minderung von Nebenwirkungen,
- Verbesserung der Prognose.

Mangelernährung droht beispielsweise dann, wenn die Kalorienzufuhr eine kritische Größe unterschreitet oder wenn die Zusammenstellung der Nahrung falsch ist. Sie zeigt sich an einem deutlichen ungewollten Gewichtsverlust, aber auch an einem erniedrigten Eiweißspiegel im Blut.

Eine klinisch relevante Mangelernährung wird angenommen bei einem Verlust von mind. 10 % des Körpergewichts.

Am Anfang der Ernährungstherapie steht immer die Besprechung mit einer Ernährungsfachkraft, Ärzten oder Pflegekräften mit viel Erfahrung. Um die bisherige Nahrungsaufnahme einschätzen zu können, sollte mit einem Ernährungsprotokoll oder einer Ernährungsanamnese die Ernährungssituation möglichst genau erfasst werden. Liegt die Energiezufuhr über das Essen täglich unter 60–80 % des Bedarfs, so ist die Energieaufnahme unzureichend. Beträgt sie weniger als 500 kcal, so spricht man von einer Nahrungskarenz.

Liegt eine dieser Situationen vor, ist jedoch nicht in jedem Fall eine Ernährungstherapie notwendig. Eine routinemäßige Ernährungstherapie begleitend zu einer Chemotherapie ist z. B. nicht sinnvoll. Ist abzusehen, dass die Nahrungskarenz nicht länger als vier Tage dauern wird oder eine unzureichende Nahrungsaufnahme nach zwei Wochen behoben sein wird, so kann auf eine Ernährungstherapie verzichtet werden. Immer ist sie angezeigt, wenn man davon ausgehen muss, dass eine Nahrungskarenz länger als sieben Tage anhalten oder eine Kalorienzufuhr länger als 14 Tage unter 60–80 % des Bedarfs liegen wird. Abhängig ist die Entscheidung natürlich auch vom aktuellen Ernährungszustand. Liegt schon Untergewicht vor, wird man sich eher zu einer Ernährungstherapie entschließen als bei Normal- oder Übergewicht.

Mit der Ernährungstherapie sollte unmittelbar begonnen werden, wenn deren Notwendigkeit festgestellt wird. Die Zufuhrmenge sollte den Fehlbedarf ersetzen.

Auf diese Punkte haben sich Experten der Deutschen Gesellschaft für Ernährungsmedizin geeinigt und dies im Jahr 2003 in einer S3-Leitlinie zur enteralen Ernährung in der Onkologie verankert.

Wie kann die Nahrungsaufnahme verbessert werden?

Zusammen mit dem Patienten wird ein Ernährungsplan erstellt. Vorzugsweise versucht man, die Nährstoffaufnahme über den natürlichen Weg, also durch das Essen, zu steigern. Dazu sollen bei der Auswahl und Zubereitung der Speisen und Getränke die persönlichen Abneigungen und Vorlieben berücksichtigt werden. Finden sich Nahrungsmittelunverträglichkeiten, so sind spezielle Diäten (Schonkost) meistens trotzdem nicht nötig. In diesen Fällen wird die Magen-Darm-Variante der Vollwerternährung unter Vermeidung der unverträglichen Lebensmittel empfohlen. Idealerweise sollten auch die Essenszeiten nach dem Patienten ausgerichtet werden.

Kann durch die reguläre Ernährung die Energie- bzw. Nährstoffversorgung nicht vollständig gewährleistet werden, besteht die Möglichkeit, durch nach Anleitung hergestellte oder besser durch vorgefertigte nährstoffreiche Zwischenmahlzeiten oder Mixgetränke (»Astronautenkost«) die Ernährung zu optimieren. Voraussetzung ist eine normale Verdauungsfunktion. Es wird ein ähnlich breites Spektrum an Produkten wie bei der Sondennahrung angeboten, das für unterschiedliche Indikationen genutzt werden kann. Die klinische Bedeutung dieser Ergänzungsnahrungen zeigt sich darin, dass mit ihrer Hilfe die Energie- und Nährstoffaufnahme unter Beibehaltung der üblichen Kost gesteigert werden kann.

Wird auf diese Art die notwendige Nahrungsaufnahme und Gewichtszunahme nicht erzielt, so ist es sinnvoll, eine Sondenernährung einzuleiten. Ist eine kurzfristige Anwendung vorgesehen, erfolgt die Nahrungszufuhr durch einen Schlauch, der über die Nase in den Magen oder Darm führt. Eine gute Möglichkeit für einen längeren, auch monatelangen Einsatz bietet das Legen einer dünnen Sonde, die mit Hilfe eines Endoskops durch die Bauchdecke in den Magen eingeführt wird (PEG oder perkutane endoskopische Gastrostomie). Alle bisher beschriebenen Maßnahmen bezeichnet man als enterale Ernährungstherapie.

Die Ernährung mit speziellen Nährlösungen über die Vene (parenteral) wird in der Regel erst eingesetzt, wenn die oben genannten Verfahren nicht einsetzbar oder unzureichend sind.

Ein Wiederaufbau verlorener Körperzellmasse ist bei fortgeschrittener Tumorerkrankung und tumorbedingter Kachexie allerdings nicht möglich, wenn nicht gleichzeitig die Krebserkrankung effektiv bekämpft werden kann. Eine enterale Ernährung wird bei fortschreitendem Gewichtsverlust empfohlen, wenn der Patient der Maßnahme zustimmt. Diese Empfehlung basiert auf der Überlegung, dass auch der Erhalt von Körpermasse oder die Minimierung eines Gewichtsverlustes die Mobilität erhalten und die Lebensqualität steigern kann und damit für den Patienten von Vorteil ist.

Können spezielle Zusätze zur Nahrung den Ernährungszustand verbessern?

Schottische Wissenschaftler konnten zeigen, dass die tägliche Einnahme von 12 g Fischöl, bzw. 2 g Eicosapentaensäure bei Patienten mit Pankreaskarzinom den weiteren Gewichtsverlust anhalten und in Kombination mit einer Trinknahrung die Nahrungsaufnahme steigern und einen Gewichtsanstieg bewirken kann. Auf diesen Forschungsergebnissen basiert die Empfehlung der Deutschen Gesellschaft für Ernährungsmedizin, dass Patienten mit Pankreaskarzinom und anhaltendem Gewichtsverlust zur Gewichtsstabilisierung Trinknahrung mit einem Gehalt von 2–3 g Eicosapentaensäure (oder 4–6 g Omega-3-Fettsäuren) erhalten sollten. Die Eicosapentaensäure zählt zur Gruppe der Fettsäuren und findet sich v. a. in Kaltwasserfischen wie Makrele, Hering und Lachs. Chemisch gesehen gehört die Eicosapentaensäure zu den Omega-3-Fettsäuren.

Bei Patienten mit fortgeschrittener Tumorerkrankung kann die Einnahme von 18 g Fischöl in Kapselform die Überlebenszeit verlängern. Diese Erkenntnis beruht auf den Ergebnissen einer randomisierten Studie. Vor unkontrollierter Einnahme muss jedoch gewarnt werden, da hohe Dosen von Fischölkonzentraten Blutungsdauer und Blutungsneigung erhöhen. Hier ist also der Arzt gefragt.

Es gibt keine wissenschaftlichen Daten zum Einfluss einer Anreicherung von Sondennahrung mit Glutamin oder anderen »Immunmodulatoren« auf den Ernährungszustand von Krebspatienten.

Muss man industriell hergestellte Produkte zur Sondenernährung nehmen? Kann man nicht auch selbst gefertigte Nahrung verwenden?

Die Verwendung von sog. selbst hergestellten, durch Homogenisierung von üblicher Küchenkost gewonnenen Produkten ist aus aktueller wissenschaftlicher Sicht sehr fragwürdig und in ihrer praktischen Anwendung bedenklich. Sie sind in ihrer Nähr-

stoffzusammensetzung nicht bilanziert und können somit gerade bei schwer kranken Patienten mit unterschiedlichem Nährstoffbedarf nicht zur Langzeittherapie eingesetzt werden. Sie erfordern zusätzlich wegen der hohen Viskosität (Dickflüssigkeit) eine dicklumige, d. h. für den Patienten unangenehme und komplikationsträchtige Sonde. Bei unsachgemäßer Lagerung der Lebensmittel und bei Verwendung von nicht einwandfreien Ausgangsprodukten kommt es rasch zu bakteriellen Verunreinigungen mit entsprechenden Infektionsrisiken. In zahlreichen wissenschaftlichen Arbeiten wurde in den letzten Jahren auf diese Probleme aufmerksam gemacht und die Verwendung von industriell hergestellten, sterilen Produkten empfohlen.

Ernährung in der Vorbeugung von Krebserkrankungen

Kann man durch gesunde Ernährung Krebs verhindern?

Wer sich mit viel Obst, Gemüse und Getreideprodukten, wenig Fleisch und möglichst fettarm ernährt, verbessert auf jeden Fall seinen allgemeinen Gesundheitszustand. Möglicherweise senkt sorgfältig ausgewähltes und zubereitetes Essen auch das Risiko, an Krebs zu erkranken. Noch sind nicht alle Zusammenhänge, die vermutet werden, auch bewiesen. Dass aber zumindest einige Krebserkrankungen mit der Ernährung in Beziehung stehen, gilt inzwischen als weitgehend gesichert. Andere Krebsarten scheinen allerdings unabhängig von den Ernährungsgewohnheiten zu entstehen.

Wie wird der Zusammenhang zwischen Krebs und Ernährung untersucht?

Konkrete Hinweise aus der epidemiologischen Forschung gibt es u. a. für Darm- und Brustkrebs und Tumorerkrankungen in Mund, Speiseröhre und Magen. Auch für das Prostata- und Gallenkarzinom sowie für Eierstockkrebs werden Zusammenhänge vermutet. Dass beispielsweise Hodentumoren oder die meisten Leukämie- und Lymphomformen dagegen nichts mit der Ernährung zu tun haben, gilt ebenfalls als sehr wahrscheinlich.

Die Bezeichnung »epidemiologisch« bedeutet, dass in großen Studien Daten über Menschen gesammelt wurden, die genaue Auskünfte über ihre Lebens- und Ernährungsgewohnheiten gaben. Danach setzen die Krebsforscher diese Angaben mit der Krebshäufigkeit in der Gruppe der Befragten in Beziehung. Solche Studien können nachträglich durchgeführt werden, d. h. man befragt Krebspatienten, wie sie sich vor dem Auftreten ihrer Erkrankung ernährt hatten, welches Gewicht sie hatten usw. Besser gesichert sind Daten jedoch, wenn die Ernährungsgewohnheiten einer für die Durchschnittsbevölkerung repräsentativen Gruppe aktuell in sog. prospektiven Studien erfasst werden. Die Epidemiologen bleiben dann während mehrerer Jahre mit diesen Befragten in Kontakt und registrieren die neu aufgetretenen Krebserkrankungen. Natürlich brauchen die Forscher auch Angaben über Rauchgewohnheiten, berufliche und familiäre Belastungen und verschiedene andere Faktoren, um weitere Einflüsse auf die Krebsentstehung aus den Daten »herausrechnen« zu können.

Epidemiologische Forschung ist daher sehr langwierig: Der Einfluss der Ernährung auf die Krebsentstehung kann nur im Zeitraum von Jahrzehnten und unter Einbeziehung auch nicht ernährungsbezogener Faktoren beobachtet werden – ein Problem, das viele Ernährungsempfehlungen aus früheren Jahren zu kurz greifen ließ, weil sie beispielsweise nur die Vitamin- oder Eiweißaufnahme oder die Gewichtsveränderungen durch eine bestimmte Diät berücksichtigten.

Gibt es Ernährungsstudien auch in Deutschland?

Eine der größten zur Zeit durchgeführten Ernährungsstudien läuft seit Anfang der 90er-Jahre in 10 europäischen Ländern, darunter auch in Deutschland. Im Rahmen der EPIC-Studie (European Prospective Investigation into Cancer and Nutrition) werden europaweit rund 500.000 Menschen befragt und über voraussichtlich 15–20 Jahre hinweg nachuntersucht werden. In Deutschland wird die Studie unter dem Titel »Gesundheit, Ernährung und Krebs« (GEK) vom Deutschen Krebsforschungszentrum und dem Institut für Ernährung in Potsdam-Rehbrücke durchgeführt.

Die Abschätzung des Krebsrisikos für verschiedene mögliche Ernährungsgewohnheiten und Lebensstile wird dann möglich sein, wenn eine bestimmte Krebserkrankung entsprechend häufig neu aufgetreten ist. Die Auswertung des umfangreichen Datenmaterials der gesamten EPIC-Studie wird es ermöglichen, auch komplexe Fragestellungen zu beantworten. Es ist bekannt, dass die Ernährungsweise in den südeuropäischen Ländern mit einer geringeren Erkrankungsrate an bestimmten Krebsarten, z. B. Darmkrebs, einhergeht. Durch die große europäische Langzeitstudie werden endlich genauere Aussagen über die dafür verantwortlichen Lebensmittel oder Lebensmittelbestandteile möglich. Dringend soll auch geklärt werden, welche Schutzwirkung verschiedene Vitamine für bestimmte Krebsarten haben oder wie sich verschiedene Nahrungsfette in einer möglicherweise krebsfördernden Wirkung unterscheiden.

Bereits jetzt hat die Studie gezeigt, wie groß die Unterschiede innerhalb Europas z. B. in der Vitamin- oder Ballaststoffaufnahme sind. Als schon ziemlich deutlich erkennbar bezeichnen die Forscher den Zusammenhang zwischen einem hohen Obst- und Gemüseverzehr und einem relativ geringeren Krebsrisiko.

Wie steht es mit Laboruntersuchungen zu ernährungsbedingten Risikofaktoren, z. B. zu Schadstoffen?

Für einige wenige ernährungsbedingte Risikofaktoren ist der direkte Einfluss auf die Entstehung einer Krebserkrankung auch toxikologisch und/oder molekularbiologisch nachgewiesen. Solche Zusammenhänge lassen sich im Labor direkt belegen, wie es beispielsweise für Nitrosamine und die Auslösung von Magenkrebs gelang. Nitrosamine können entstehen, wenn Nitrate, etwa aus Düngerrückständen oder Pökelsalzen, mit Eiweißen in Lebensmitteln reagieren.

Für viel Aufregung sorgte Ende 2002 die Substanz Acrylamid, die bisher nur als Plastikgrundstoff bekannt war: Sie entsteht, wenn stärkehaltige Lebensmittel bei höheren Temperaturen gebacken, gegrillt oder frittiert werden. Acrylamid kann krebserregend sein.

Das tatsächliche zusätzliche Krebsrisiko der Bevölkerung durch die Aufnahme von Acrylamid über

Lebensmittel scheint allerdings auf Basis der derzeit vorliegenden Daten gering bis kaum messbar zu sein. Es besteht trotzdem dringender Handlungsbedarf, die Aufnahme zu minimieren. Als Maßnahmen standen 2002–2004 v. a. Eingriffe in Produktionsprozesse im Vordergrund.

Inzwischen haben fast alle Behörden in Europa auf die mögliche Gesundheitsgefahr durch Acrylamid reagiert. In Deutschland informieren das Verbraucherministerium und das Bundesinstitut für Risikobewertung auf ihren Internetseiten über den aktuellen Stand. Als Tipp für die gesunde Lebensmittelzubereitung zu Hause gilt kurz gefasst »vergolden statt verkohlen«, d. h., beim Frittieren sollten die Temperaturen nicht 175 °C, beim Backen nicht 180 °C bei Umluft und 190–200 °C bei normalen Backöfen überschreiten.

Von den derzeit zugelassenen Lebensmittelzusatzstoffen wie Farbstoffen oder auch den zugelassenen Süßstoffen geht kein Gesundheitsrisiko aus (Lebensmittelzusatzstoffe und Süßstoffe). Immer wieder in Umlauf gelangende Listen, die auch renommierten Krebsforschungseinrichtungen zugeschrieben werden, auf denen häufig verwendete Substanzen als höchst gefährlich beschrieben werden, entpuppen sich fast immer als Fälschung.

Die krebserzeugende Wirkung eines Lebensmittels scheint entgegen der Befürchtungen vieler Menschen eine geringere Rolle zu spielen als die Auswirkung einer insgesamt nicht gesunden Ernährung.

Gibt es auch Lebensmittel, die vor Krebs schützen?

Die EPIC-Daten und andere Forschungsergebnisse unterstreichen die Empfehlungen, möglichst viel frisches Obst und Gemüse zu essen. Es ist allerdings nicht bekannt, welche Nährstoffe in Obst und Gemüse für den Schutzeffekt verantwortlich sind, vermutlich eine Kombination verschiedener Inhaltsstoffe, wie Antioxidanzien einschließlich der Vitamine C und E oder sog. sekundäre Pflanzenstoffe wie z. B. Genistein. Dieser Stoff ist allerdings ein Beispiel dafür, wie kompliziert die Zusammenhänge sind: Das in Soja enthaltene Genistein sowie verschiedene andere Abbauprodukte aus Soja können Tumorzellen zum Wachstum anregen, in der Krebsprävention jedoch möglicherweise vorbeugend wir-

ken – hier gibt es noch keine abschließenden Studienergebnisse.

Andere Ergebnisse der EPIC-Studie belegen, dass Personen mit hoher Ballaststoffaufnahme (etwa 33 g pro Tag) im Vergleich zu Personen mit niedriger Ballaststoffaufnahme (ca. 13 g pro Tag) ein um 40 % verringertes Dickdarmkrebsrisiko haben. Zum Vergleich: Laut Ernährungsbericht 2000 liegt die durchschnittliche Ballaststoffaufnahme in Deutschland bei etwa 20 g pro Tag. Die Ergebnisse der EPIC-Studie belegen auch, dass eine Steigerung der Ballaststoffzufuhr sinnvoll ist. Deshalb kommen die Experten zu der Empfehlung, die Aufnahme von Vollkornprodukten, Gemüse, Obst und Hülsenfrüchten zu erhöhen, um das Risiko der Dickdarmkrebsentstehung zu senken.

Für Lungenkrebs konnte gezeigt werden, dass ein hoher Obstverzehr vor der Erkrankung schützt. Einen Zusammenhang zwischen dem Verzehr von Gemüse und Lungenkrebs konnten die Forscher allerdings nicht nachweisen. Auch muss betont werden, dass die Wirkung des Obstverzehrs klein ist im Vergleich mit dem Ergebnis, das erreicht wird, wenn man mit dem Rauchen aufhört.

Es steht jetzt jedoch schon so gut wie fest, dass eine »Pille gegen Krebs« aus diesen Stoffen nicht viel nützen wird. Ebenso wie bei der Vitaminforschung tendieren Krebsforscher dazu, nicht auf Einzelstoffe zu setzen, sondern eine ausgewogene Ernährung für die derzeit beste Vorbeugungsmaßnahme zu halten.

Wie setzt sich eine ausgewogene Ernährung zusammen?

Aufgrund der vorliegenden Daten haben in vielen Ländern die für das Gesundheitswesen zuständigen Organisationen Empfehlungen zur Ernährung herausgegeben, die die Gesundheit fördern und das Risiko für verschiedene Krankheiten herabsetzen sollen. In Deutschland ist das z. B. die Deutsche Gesellschaft für Ernährung (DGE). Auch der Europäische Kodex gegen den Krebs enthält Ernährungsempfehlungen, die allerdings weniger detailliert sind.

Die UICC (International Union Against Cancer) sieht die Ernährung als ein globales Problem bezüglich Krebs und geht davon aus, dass die Krebshäufigkeit durch entsprechende Maßnahmen bei der Ernährung entschieden gesenkt werden könnte. Sie empfiehlt:

- lebenslange Ernährung mit viel pflanzlicher Kost, also Gemüse, Obst, Getreide, letzteres möglichst nicht aufbereitet, sondern vollwertig;
- Fleisch nur in kleinen Portionen, möglichst fettarm, wenig Frittiertes oder in Öl Gebratenes, eher Fisch und Geflügel oder Bohnen;
- keine oder nur sparsame Verwendung von Fett bei der Zubereitung von Nahrung;
- keinen oder nur wenig Alkohol;
- keine oder nur geringe Aufnahme salz-, essig-, rauch- oder pökelkonservierter Lebensmittel;
- nichts zu dunkel Gegrilltes oder Gebratenes;
- Lebensmittel frisch, sauber und/oder gekühlt/gefroren benutzen und aufbewahren.

Im Frühsommer 2000 haben die Deutsche Gesellschaft für Ernährung, die Deutsche Krebsgesellschaft und viele weitere Institutionen das »5-am-Tag«-Programm gestartet, das viele wissenschaftliche Erkenntnisse in leicht anwendbare Tipps übersetzt: Fünfmal am Tag eine Portion Obst oder Gemüse kann vermutlich vor vielen Krebsarten schützen. Eine Portion entspricht dabei in etwa einer Handvoll, auch ein Glas Saft darf dabei sein.

Das ist aber sehr viel Obst und Gemüse!

Tatsächlich bedeutet gesunde Ernährung langfristig mehr als einen gelegentlichen Salat oder ab und zu einen Apfel zu essen. Die derzeitigen Erkenntnisse deuten aber auf einen erheblichen Nutzen ausgewogener Ernährung für die Gesundheit hin, nicht nur auf das Krebsrisiko bezogen, sondern z. B. auch in Hinsicht auf Herz-Kreislauf-Erkrankungen und Diabetes mellitus (Zuckerkrankheit). Viele leckere Rezeptideen, die beispielsweise in Broschüren kostenlos bei Krankenkassen, Gesundheitsorganisationen etc. erhältlich sind, helfen bei der Umsetzung.

Europäischer Kodex gegen Krebs

Was ist der Kodex gegen Krebs?

Ein Kodex ist allgemein ein Regelwerk von übergeordneter Bedeutung. Nach dem derzeitigen wissenschaftlichen und medizinischen Kenntnisstand sind weitere Fortschritte in der Krebsbekämpfung v. a. durch Prävention – d. h. Vorbeugung und Früherkennung von Krebs und seinen Vorstufen – zu erreichen. Ein Komitee hochrangiger europäischer Krebsexperten formulierte 1987 im Auftrag der Europäischen Kommission auf der Grundlage der damals vorliegenden wissenschaftlichen Erkenntnisse zu Krebsrisikofaktoren und Möglichkeiten der Krebsvorbeugung und -früherkennung 10 Empfehlungen oder Verhaltensregeln – den »Europäischen Kodex gegen Krebs« – als Leitfaden für gesundheitsbewusstes Verhalten im Allgemeinen und Krebsvorbeugung im Besonderen. Diese Regeln, durch deren Befolgung jeder Einzelne sein persönliches Krebsrisiko senken und seine Gesundheit insgesamt fördern kann, wurden seither immer wieder an den aktuellen Stand des Wissens angepasst – zuletzt 2003. Aus den ursprünglich 10 Regeln sind mittlerweile 11 geworden. Im Bereich der Krebsfrüherkennung beschränken sich die Empfehlungen des Kodex auf Untersuchungen, deren Wirksamkeit in großen Studien zweifelsfrei belegt wurde. Das Krebsfrüherkennungsprogramm in Deutschland geht teilweise über diese Empfehlungen hinaus (▶ Krebsfrüherkennung).

Regel 1: Rauchen Sie nicht! Raucher sollten so schnell wie möglich aufhören. Wenn das nicht gelingen sollte, dann rauchen Sie wenigstens nicht in Anwesenheit von Nichtrauchern.

Schätzungen zufolge ist rund 1/3 aller Krebserkrankungen in den Industrieländern durch Tabakkonsum – in erster Linie Zigarettenrauchen – verursacht. Rauchen ist nicht nur die wesentliche Ursache für Lungenkrebs, sondern auch an der Entstehung einer ganzen Reihe weiterer Krebsarten beteiligt. Ein beträchtlicher Teil der Krebserkrankungen von Kehlkopf, Mundhöhle und Speiseröhre werden mit dem

Rauchen allein oder in der Kombination von Tabak mit Alkohol in Verbindung gebracht. Außerdem bestehen Zusammenhänge mit der Entstehung von Blasen-, Bauchspeicheldrüsen-, Nieren-, Magen- und Gebärmutterhalskrebs. Das Krebsrisiko steigt mit der Anzahl der gerauchten Zigaretten und mit der Dauer der »Raucherkarriere«. Auch Passivrauchen schadet der Gesundheit (▶ Rauchen und Passivrauchen). Darüber hinaus ist Rauchen eine Hauptursache für Erkrankungen des Herz-Kreislauf-Systems und der Atemwege wie Arteriosklerose, Herzinfarkt, Schlaganfall und Lungenemphysem.

Regel 2: Vermeiden Sie Übergewicht.

Kalorienreiche, insbesondere fettreiche Ernährung führt zusammen mit Bewegungsmangel zu Übergewicht und schließlich zu Adipositas, krankhafter Fettsucht. Übergewicht erhöht nicht nur das Risiko für Herz-Kreislauf-Krankheiten und Zuckerkrankheit, sondern auch das Krebsrisiko. Dabei bestehen Zusammenhänge mit Bewegungsmangel und Fehlernährung (▶ Ernährung in der Vorbeugung von Krebserkrankungen), bezüglich Brustkrebs und Krebs der Gebärmutterschleimhaut (Endometriumkarzinom) auch mit dem Einfluss der in Fettgewebe gebildeten Östrogene.

Schätzungen zufolge gehen in Westeuropa rund 11 % aller Dickdarmkarzinome, 9 % aller Mammakarzinome, knapp unter 40 % aller Endometriumkarzinome und Speiseröhrenkarzinome sowie jeweils rund 25 % aller Nierenkarzinome und Gallenblasenkarzinome auf das Konto von Übergewicht.

Übergewicht ist dabei definiert als ein Körpermasseindex (Body-Mass-Index, BMI) von über 24 für Frauen und von über 25 für Männer. Der BMI wird berechnet, indem man das Körpergewicht durch die Körpergröße in Meter zum Quadrat (Körpergröße mit sich selbst malgenommen) teilt: Körpergewicht in kg geteilt durch Körpergröße in m².

Normal ist ein BMI von 19 bis 24 für Frauen und 20 bis 25 für Männer. Was darunter liegt, gilt als Untergewicht, Werte über 25 als Übergewicht bzw. ab einem BMI von 30 als Fettleibigkeit (Adipositas).

Nicht nur, aber auch im Sinne einer Senkung des individuellen Krebsrisikos empfehlen Experten, einen BMI zwischen 18,5 und 25 einzuhalten. Wer bereits Übergewicht hat, sollte versuchen, wieder einen BMI von unter 25 zu erreichen.

Regel 3: Bringen Sie sich einmal pro Tag kräftig in Bewegung.

Körpergewicht und körperliche Bewegung hängen eng zusammen. Wer sich viel und regelmäßig bewegt, ist selten dick, und umgekehrt ist Bewegungsmangel, besonders bei »sitzendem Beruf«, ein häufiger Grund für Übergewicht.

Die Ergebnisse großer Untersuchungen sprechen dafür, dass regelmäßige körperliche Aktivität das Risiko der Erkrankung an Dickdarmkrebs senken kann. Auch für Brustkrebs und Krebs des Gebärmutterkörpers besteht ein solcher Zusammenhang, der, wie im Fall von Darmkrebs, auch eng mit dem Körpergewicht gekoppelt ist (▶ Regel 2). Einiges deutet darauf hin, dass das Prostatakrebsrisiko ebenfalls durch körperliche Bewegung günstig beeinflusst wird.

Selbst unabhängig vom Gewicht scheint regelmäßige körperliche Betätigung eine gewisse Schutzwirkung zu haben. Regelmäßig heißt etwa eine halbe Stunde dreimal pro Woche. Eltern sollten bei ihren Kindern am besten schon frühzeitig darauf achten, dass sie nicht übergewichtig werden und sich ausreichend körperlich bewegen. Aber auch später im Leben ist ein »Neuanfang« sinnvoll und gesund. Die Empfehlung der Experten: Bewegen Sie sich mehr! Zusammen mit einer gesunden Ernährung schützt körperliche Bewegung vor Übergewicht, verbessert den allgemeinen Gesundheitszustand und hilft, Krebserkrankungen vorzubeugen.

Regel 4: Essen Sie mehr und vielfältiger Gemüse und Obst: mindestens 5 Portionen pro Tag. Essen Sie weniger Produkte, die tierisches Fett enthalten.

Die Ergebnisse großer Ernährungsstudien lassen mittlerweile kaum noch Zweifel daran zu, dass eine ausgewogene Kost, die reich an frischem Obst und Gemüse und damit an Vitaminen, Ballaststoffen und einer Vielzahl sog. sekundärer Schutzstoffe ist, das Krebsrisiko senkt. Fazit der gesammelten Daten ist die »Fünf-am-Tag«-Empfehlung: Fünfmal am Tag Obst und Gemüse – zwei Portionen Obst und drei

Portionen Gemüse. Eine Portion entspricht dabei etwa einer Handvoll rohen Obstes oder Gemüses. Auch ein Glas Saft gilt als eine Portion. Die »Fünf-am-Tag«-Empfehlung umfasst alle Sorten von Obst und Gemüse und rät zur Abwechslung: Die Mischung von gelb, grün und rot macht es. Auch Tiefgekühltes, getrocknetes Obst oder Konserven sind im Wechsel mit erntefrischem Obst und Gemüse sowie Säften erlaubt (▶ Ernährung in der Vorbeugung von Krebserkrankungen).

Wissenschaftliche Daten weisen darauf hin, dass diese Ernährungsweise v. a. das Risiko für Krebserkrankungen des Verdauungstrakts – Speiseröhre, Magen, Dickdarm, Enddarm und Bauchspeicheldrüse – und der Atemwege senken kann und darüber hinaus auch einen Schutzeffekt bezüglich Herz-Kreislauf-Erkrankungen, Diabetes und Gicht hat. Vitamintabletten sind kein Ersatz!

Außerdem wird empfohlen, den Verzehr tierischer Fette einzuschränken, obwohl die bisher durchgeführten großen Studien einen Zusammenhang zwischen Menge und Art der Nahrungsfette nicht klar nachweisen konnten. In jedem Fall führt aber fettreiche Ernährung leicht zu Übergewicht, und wer übergewichtig ist, bewegt sich weniger. Übergewicht und Bewegungsmangel erhöhen das Krebsrisiko. Da die 3 Faktoren eng zusammenhängen, macht es Sinn, die Regeln 2: Vermeiden Sie Übergewicht, 3: Sorgen Sie täglich für körperliche Bewegung und 4: Essen Sie fünfmal am Tag Obst und Gemüse und weniger (tierisches) Fett gemeinsam zu betrachten und zu beachten.

Regel 5: Wenn Sie Alkohol trinken – ob Bier oder Wein oder Spirituosen –, dann begrenzen Sie den Konsum: Männer sollten nicht mehr als 2, Frauen nur 1 Glas pro Tag trinken.

Regelmäßiger starker Alkoholkonsum kann praktisch alle Organsysteme schädigen. Eine krebsfördernde Wirkung wurde beim Menschen v. a. im Mund-Rachen-Raum und an der Speiseröhre nachgewiesen. Die Leber wird ganz besonders geschädigt, v. a. wenn noch andere Risikofaktoren wie eine Hepatitisinfektion vorliegen. Langfristig kommt es zu einer Leberschrumpfung (Leberzirrhose), aus der Leberkrebs entstehen kann. Auch Dickdarmkrebs und

Brustkrebs werden mit Alkohol in Verbindung gebracht. Alkohol beeinflusst den Hormonspiegel und andere Stoffwechselvorgänge. Der Kaloriengehalt und seine Auswirkung auf das Körpergewicht spielen möglicherweise ebenfalls eine Rolle.

Alle einschlägigen Studien zeigen, dass der entscheidende Risikofaktor die Menge, weniger die Art des täglich konsumierten Alkohols ist. Besonders gefährlich ist die Kombination von Alkohol und Tabak. Wer regelmäßig viel raucht und große Mengen Alkohol trinkt, hat ein 10- bis 100fach erhöhtes Risiko, an Krebs der oberen Atemwege oder des Verdauungstraktes zu erkranken.

Auch wenn Studienergebnisse darauf hindeuten, dass kleine Mengen Alkohol – weniger als 20 g Alkohol pro Tag und insbesondere Rotwein – einen gewissen Schutzeffekt bezüglich Herz-Kreislauf-Erkrankungen haben, sprechen die Experten angesichts der belegten Alkoholrisiken dennoch keine Empfehlung zum (mäßigen) Konsum aus und raten Männern, nicht mehr als 20 g Alkohol pro Tag zu sich zu nehmen. Bei Frauen sollten es nicht mehr als 10 g pro Tag sein. 20 g entsprechen 1/4 l Wein, 1/2 l Bier oder drei Gläschen Schnaps (▶ Alkohol als Krebsrisikofaktor).

Regel 6: Vermeiden Sie allzu intensive Sonnenbestrahlung. Besonders Kinder und Jugendliche sollten auf Sonnenschutz achten. Wer zu Sonnenbrand neigt, sollte zeitlebens vorsichtig im Umgang mit der Sonne sein.

Die Entstehung der häufigsten Tumoren der Oberhaut, Basalzellkrebs (Basaliom) und Stachelzellkrebs (Spinaliom), wird durch die ultraviolette Strahlung der Sonne begünstigt. Auch der schwarze Hautkrebs, das maligne Melanom, das sich aus den pigmentbildenden Zellen der Haut entwickelt, steht damit in Zusammenhang. Melanome sind viel seltener, aber auch gefährlicher als andere Formen von Hautkrebs. Intensive Sonnenbestrahlung ist in Mitteleuropa das Risiko Nummer eins für Hautkrebs. Dunkelhäutige Menschen haben dabei ein geringeres Risiko als Menschen mit heller Haut, zahlreichen Leberflecken, Muttermalen und Sommersprossen. Für Kinder und Jugendliche ist es besonders gefährlich, sich ungeschützt der Sonne auszusetzen: Sonnenbrände vor dem 15. Lebensjahr erhöhen das Risiko, später im Leben an einem Melanom zu erkranken.

Trotzdem müssen weder Kinder noch Erwachsene die Sonne grundsätzlich meiden – sie müssen nur den richtigen Umgang mit ihr lernen: keine Mittagssonne, keine Sonnenbrände, nicht mehr als 50 intensive Sonnenbäder pro Jahr, ausreichend Sonnenschutz mit UV-A- und UV-B-Filter auftragen, besonders an stark exponierten »Sonnenterrassen« wie Stirn, Nasenrücken, Ohren und Schulter-Nacken-Bereich. Kleinkinder sollten am besten gar nicht direkt in die Sonne. Ausführliche Informationen gibt das Bundesamt für Strahlenschutz auf seinen Internetseiten (www.bfs.de) und in eigenen Broschüren. Übrigens: Auch die »elektrische Sonne« in Solarien ist keineswegs unschädlich!

Regel 7: Halten Sie genauestens die Vorschriften ein, durch die Sie vor einem Kontakt mit krebserregenden Stoffen geschützt werden sollen. Folgen Sie den Sicherheitsvorschriften zum Umgang mit Substanzen, die Krebs verursachen können. Beachten Sie die Empfehlungen des Bundesamtes für Strahlenschutz.

Wissenschaftliche Erkenntnisse zu Krebsrisikofaktoren in verschiedenen Arbeitsbereichen führen zu Empfehlungen an Regierungen und ihre für den Schutz der Bevölkerung verantwortlichen Institutionen sowie an Arbeitgeber und Industrieunternehmen, die in Vereinbarungen entsprechender Schutzmaßnahmen und in Schadstoffbegrenzungen umgesetzt werden. Was in der Verantwortung jedes Einzelnen liegt, ist die Einhaltung der auf dieser Basis entwickelten Vorschriften und Schutzmaßnahmen.

Etwa 4–8 % aller Krebserkrankungen werden mit schädigenden Einflüssen am Arbeitsplatz in Verbindung gebracht. Besonders aromatische Amine, Arsen, Asbest, Benzol, Cadmium, Chrom, Holzstäube, Halogenkohlenwasserstoffe, ionisierende Strahlen im Bergbau, Kokereirohgase, Nickel, Ruße und Teere bergen ein Krebsrisiko, das durch entsprechende Maßnahmen und die Einhaltung von Schutzvorschriften jedoch entscheidend gemindert oder ganz vermieden werden kann.

Schadstoffbelastungen in der Umwelt tragen weit weniger zur Entstehung von Krebserkrankungen bei, als vielfach befürchtet. Zudem hat die »klassische« Luftverschmutzung deutlich abgenommen: Der Schadstoffausstoß durch Autoverkehr und Heizungen ist dank gesetzlicher Bestimmungen in den letzten Jahren zurückgegangen (▶ Umweltbelastung).

Regel 8: Frauen sollten die Früherkennungsuntersuchung auf Gebärmutterhalskrebs wahrnehmen.

Gebärmutterhalskrebs (Zervixkarzinom) ist weltweit ein häufiger Tumor. In Deutschland erkranken jährlich etwa 6.600 Frauen daran. Etwa 5- bis 6-mal so häufig werden Vorstufen und Frühformen festgestellt. Gebärmutterhalskrebs entwickelt sich in der Regel langsam auf dem Weg über solche Vorstufen, die problemlos zu behandeln und zu heilen sind, wenn sie im Rahmen einer Früherkennungsuntersuchung festgestellt werden. Sie können sich dann nicht mehr zu einer gefährlichen Krebserkrankung weiterentwickeln.

Mit einer Lupenuntersuchung des Gebärmuttermundes und der Entnahme eines Zellabstrichs von Gebärmuttermund und -hals (PAP-Abstrich), der mikroskopisch untersucht wird, lassen sich krebsverdächtige Veränderungen oder Krebsvorstufen mit großer Sicherheit erkennen und dann erfolgreich behandeln.

Die Wirksamkeit solcher Reihenuntersuchungen auf Gebärmutterhalskrebs hat sich zweifelsfrei gezeigt: In Ländern, in denen Frauen regelmäßig untersucht werden, ist die Diagnosehäufigkeit von Gebärmutterhalskrebs in bereits fortgeschritteneren Stadien mit deutlich schlechteren Heilungsaussichten um 80 % zurückgegangen.

Regel 9: Frauen ab 50 Jahren sollten am Mammographiescreening zur Früherkennung von Brustkrebs teilnehmen.

Bei Frauen ist Brustkrebs in Deutschland mit über 47.000 Neuerkrankungen pro Jahr die mit Abstand häufigste Krebserkrankung. Wird ein bösartiger Tumor in der Brust entdeckt, wenn er noch klein und örtlich begrenzt ist, lässt sich die Erkrankung in über

90 % dauerhaft heilen. Das wichtigste Ziel ist deshalb, Brustkrebs in einem möglichst frühen Stadium zu diagnostizieren.

Die Mammographie, eine spezielle Röntgenuntersuchung der Brüste, ist die derzeit am besten geeignete Methode zur Früherkennung von Brustkrebs. Mit der Mammographie werden Tumoren sichtbar, lange bevor sie als Knoten tastbar sind. Internationale Erfahrungen zeigen, dass sich durch Mammographiereihenuntersuchungen (Screening) insbesondere in der Altersgruppe zwischen 50 und 70 Jahren die Sterblichkeit an Brustkrebs um etwa 30 % senken lässt.

Der Erfolg des Screenings – nämlich eine deutliche und nachweisbare Verringerung der Brustkrebstodesfälle – ist davon abhängig, dass die Untersuchung nach hohen Qualitätsstandards durchgeführt wird und möglichst alle, mindestens jedoch 70 % der Frauen zwischen 50 und 70, auch tatsächlich teilnehmen. Im Alter unter 50 Jahren ist der Erfolg regelmäßiger Mammographieuntersuchungen weniger klar erwiesen, so dass hier derzeit kein Screening empfohlen wird. Für Frauen mit erhöhtem Brustkrebsrisiko und möglicherweise erblicher Belastung gibt es besondere Empfehlungen mit häufigeren Untersuchungen bereits in jüngeren Jahren.

Regel 10: Männer und Frauen sollten an Maßnahmen zur Früherkennung von Dickdarmkrebs teilnehmen.

Krebs des Dickdarms und des Mastdarms ist in Deutschland die häufigste Krebserkrankung. Die Diagnose Dickdarmkrebs wird jedes Jahr bei etwa 32.000 Männern und 34.000 Frauen gestellt. Das Erkrankungsrisiko steigt mit dem Lebensalter an. Auch bei Darmkrebs gilt: Die Behandlungsmöglichkeiten sind am besten, wenn der Tumor noch klein und örtlich begrenzt ist (▶ Darmkrebs).

Günstig für eine Früherkennungsuntersuchung ist, dass Darmtumoren oft schon früh in ihrer Entwicklung bluten. Auch wenn dies nicht mit bloßem Auge sichtbar ist, lässt sich verborgenes (okkultes) Blut durch Untersuchung von Stuhlproben feststellen. Wer jährlich seinen Stuhl auf verdächtige Blutspuren untersuchen lässt, kann dadurch sein persönliches Risiko, an Darmkrebs zu sterben, um fast

1/3 senken, wie große Untersuchungen gezeigt haben. Der Test bietet die Chance, Tumoren in Frühstadien zu entdecken und erfolgreich zu behandeln.

Etwa 5–10 % der Dickdarmkrebserkrankungen sind auf ererbte Genveränderungen zurückzuführen. Hier gibt es spezielle Empfehlungen zur Überwachung und Früherkennung, da das Erkrankungsrisiko der betreffenden Menschen sehr hoch ist.

Regel 11: Nehmen Sie an Programmen zur Hepatitis B-Impfung teil.

Weltweit sind etwa 18 % aller Krebserkrankungen auf chronische Infektionen mit Viren, Bakterien oder Parasiten zurückzuführen (▶ Viren und Krebs). In Europa sind es etwa 10 %, und einer davon ist Leberzellkrebs. Leberzellkrebs entsteht in den meisten Fällen auf dem Boden einer chronischen Infektion mit dem Hepatitis-B- oder Hepatitis-C-Virus. Ein wirksamer Impfstoff ist bereits seit 20 Jahren verfügbar. Allerdings werden in den meisten Ländern Europas überwiegend nur erwachsene Risikopersonen geimpft, z. B. medizinisches Personal, obwohl eine Infektion bei der Geburt und in der Kindheit ein weit größeres Risiko birgt, dass sich als Folge später Leberkrebs entwickelt. In Europa treten schätzungsweise jährlich rund 30.000 Neuerkrankungen auf, in Deutschland sind es rund 5.000. Konsequente Impfprogramme gegen Hepatitis B könnten allen Erwartungen nach die Häufigkeit dieser Krebserkrankung reduzieren. In einigen Regionen von Afrika und Asien, wo dieser Tumor besonders häufig ist, ist dies bereits gelungen.

In Deutschland empfiehlt die Ständige Impfkommission (STIKO) am Robert-Koch-Institut die Hepatitis-B-Impfung für Kinder innerhalb der ersten zwei Lebensjahre als Standardimpfung. Die Impfung wird von den Krankenkassen bezahlt.

Intensiv arbeiten Forscher an der Entwicklung eines Impfstoffs gegen das Hepatitis-C-Virus (HCV), das wie das Hepatitis-B-Virus (HBV) als Verursacher von Leberzellkrebs gilt.

Fatigue bei Krebspatienten

Was ist Fatigue?

Der französische Begriff Fatigue beschreibt einen Zustand von Erschöpfung, der über eine »normale« Müdigkeit weit hinausgeht. Es gibt im Deutschen, im Gegensatz zum Englischen und Französischen, keinen Begriff für Fatigue mit all seinen unterschiedlichen Bedeutungen, daher hat sich die Verwendung des Fremdwortes immer mehr durchgesetzt.

Fatigue ist eines der häufigsten Begleitsymptome, über die Krebspatienten während oder nach ihrer Erkrankung und Behandlung klagen. Sie kommt nicht nur bei Krebspatienten vor, sondern auch bei anderen körperlichen oder psychischen Erkrankungen. Hier soll nur von Fatigue im Zusammenhang mit Krebserkrankungen die Rede sein.

Fatigue ist schwierig zu beschreiben. Die Betroffenen sprechen von Müdigkeit, Mattigkeit, Antriebslosigkeit, Schwere, Abgeschlagenheit oder Erschöpfung. Anders als normale Müdigkeit, etwa am Abend oder nach körperlichen Anstrengungen, kann Fatigue nicht durch ausreichenden Schlaf überwunden werden und wird als sehr quälend empfunden.

In der medizinischen Fachsprache ist Fatigue definiert als ein Gefühl von körperlicher und geistiger Müdigkeit, einhergehend mit reduzierten Energiereserven und verringerter Muskelkraft.

Welche Beschwerden weisen auf Fatigue hin?

Die Anzeichen für Fatigue können in physische (körperliche), mentale oder kognitive (die geistige Leistungsfähigkeit betreffende) und emotionale (die Gefühls- und Stimmungslage betreffende) Symptome unterteilt werden. Nicht alle Symptome müssen vorhanden sein. So können sich die Beschwerdebilder der von Fatigue Betroffenen deutlich unterscheiden.

Zeichen von körperlichem Müdigkeitsempfinden sind eine reduzierte körperliche Leistungsfähigkeit und ein unübliches vermehrtes Schlafbedürfnis. Es besteht ein Gefühl der Schwere und des Ausgebranntseins. Schlaf wird nicht als erholsam empfunden. Schlafstörungen sind häufig.

Bestimmen mentale oder kognitive Symptome das Bild der Fatigue, stehen Konzentrationsstörungen, leichte Ablenkbarkeit und Gedächtnisstörungen im Vordergrund.

Emotionales Müdigkeitsempfinden ist charakterisiert durch einen Motivations- und Antriebsmangel, einen Verlust an Energie und Interesse, den Wunsch sich zurückzuziehen. Die Stimmung ist beherrscht von Hoffnungslosigkeit, Traurigkeit und Angst.

Wodurch wird Fatigue bei Krebspatienten ausgelöst?

Bislang sind die Erkenntnisse über Ursachen und Entstehung von Fatigue bei Krebs noch lückenhaft. Fachleute sprechen von einem multikausalen und multifaktoriellen Geschehen, was bedeutet, dass mehrere Faktoren eine Rolle spielen

Zum einen kann die Tumorerkrankung selbst zu Fatigue führen. Krebserkrankungen können mit zahlreichen belastenden Symptomen verbunden sein, die Erschöpfung verursachen, wie zum Beispiel Schmerzen, Blutarmut, Fieber, Appetitlosigkeit und Gewichtsverlust sowie eine sog. katabole Stoffwechsellage. Diese ist gekennzeichnet durch gesteigerten Abbau von Glykogen, eine Speicherform von Kohlehydraten und wichtiger kurzfristiger Energielieferant, den Abbau von Eiweiß, was z. B. zu Muskelschwund führt, und den Abbau von Fett, der durch einen Gewichtsverlust sichtbar wird. Heute geht man davon aus, dass Zytokine, Botenstoffe des Immunsystems, diese Veränderungen im Fett- und Eiweißstoffwechsel bewirken.

Die Behandlung der Krebserkrankung spielt als Ursache von Fatigue eine wichtige Rolle.

Während einer Chemotherapie treten Fatiguesymptome je nach eingesetzten Medikamenten bei bis zu 90 % der Patienten auf. Als mögliche Ursachen sind zu nennen: Anämie (Blutarmut), Neutropenie (Mangel an weißen Blutkörperchen), Übelkeit, Erbrechen, Ernährungsstörungen, Schlafstörungen und nicht zuletzt die psychische Belastung durch die Therapie. Nach der intensiven Behandlung mit Knochenmark- oder Stammzelltransplantation leiden Patienten häufig besonders stark und lang anhaltend unter den Symptomen von Fatigue.

Nach einer Operation ist auch bei Patienten, die nicht an einem Krebs erkrankt sind, mit einer gewissen Erschöpfung zu rechnen. Zur Fatigue nach der Operation tragen u. a. der Blutverlust, Störungen des Haushaltes von Wasser und Salzen im Körper und ein beschleunigter Abbau von Körpereiweißen und Energiereserven bei. Diese Veränderungen sind unabhängig von Krebs typisch für den Zustand nach operativen Eingriffen oder Verletzungen. Zudem können die Veränderungen der Herz-Kreislauf-Funktionen während der Operation, eine Verminderung der körpereigenen Wachstumsauslöser für die Produktion roter Blutkörperchen sowie ein Verlust an Muskelmasse wegen der postoperativen Bettlägerigkeit eine Fatigue hervorrufen oder verstärken.

Die Erschöpfung ist im Durchschnitt zehn Tage nach der Operation am stärksten ausgeprägt und fällt nach einen Monat etwa wieder auf das Niveau vor der Operation zurück. Gewöhnlich ist sie drei Monate nach einem erfolgreichen Eingriff nicht mehr festzustellen.

Nach einer Strahlentherapie zeigen 30–100 % aller Patienten Symptome einer Fatigue. Die Häufigkeit und Schwere der Symptome hängt hier nicht von der Art der Tumorerkrankung ab, sondern von der Größe des Körperareals, das bestrahlt wird. Liegt blutbildendes Knochenmark im Bestrahlungsfeld, z. B. im Bereich des Beckens, des Brustbeins oder der Wirbelsäule, wird die Ausreifung von weißen und roten Blutkörperchen gestört, es kann zu einer Anämie kommen und dadurch zu einer mangelnden Sauerstoffversorgung des Körpers. Bei Bestrahlungen des Bauches können die Schleimhäute des Magen-Darm-Traktes geschädigt werden. Bei Durchfall oder Blutungen gehen Wasser und Salze, Eisen und Eiweiße verloren, was den Stoffwechsel zusätzlich belastet. Ein weiterer Grund für die Entwicklung einer Fatigue ist vermutlich der hohe Energieaufwand, der nötig ist, um das durch Strahlen geschädigte Gewebe wieder aufzubauen und zu ersetzen.

Stärker betroffen sind ältere Menschen. Ein fortgeschrittenes Krankheitsstadium und die Anwendung kombinierter Strahlen- und Chemotherapien erhöhen das Risiko für ein längeres Anhalten der Schwäche. Die psychische Belastung durch die Bestrahlungssituation darf nicht unterschätzt werden.

Charakteristisch ist die Zunahme der Müdigkeit mit jedem Behandlungszyklus; sie kann bis zu 3 Monate über die Bestrahlung hinaus andauern.

Bei vielen Krebserkrankungen wird eine Immuntherapie eingesetzt, z. B. mit Interferon oder Antikörpern. Fatigue ist eine der Hauptnebenwirkungen dieser Medikamente und kann teilweise so ausgeprägt sein, dass die Behandlung unterbrochen werden muss. Meist ist die Erschöpfung verbunden mit grippeähnlichen Nebenwirkungen wie Fieber, Schüttelfrost, Abgeschlagenheit, Muskelschmerzen und Kopfschmerzen sowie zentralnervösen Nebenwirkungen wie Konzentrationsstörungen, Abnahme der Merkfähigkeit und der Gedächtnisleistung.

Auch Medikamente, die in der unterstützenden (supportiven) Behandlung eingesetzt werden, können zur Entwicklung von Fatigue beitragen, wie z. B. manche Schmerzmedikamente oder Präparate gegen Übelkeit.

Im Rahmen von Therapien bei bösartigen Erkrankungen spielt der Entzug bzw. die Blockade von Sexualhormonen sowohl beim Brustkrebs als auch beim Prostatakarzinom eine Rolle. Häufige Nebenwirkungen sind depressive Reaktionen, die wiederum ein Fatiguesyndrom verstärken oder auslösen können.

Auch die Seele bestimmt mit

All diese Erklärungsmöglichkeiten für das Entstehen von Fatigue helfen nur wenig weiter bei den Betroffenen, deren Tumorerkrankung und Behandlung lange zurückliegen. Neue Untersuchungen zeigen, dass für diese Patienten mit Fatigue eine Verminderung der allgemeinen körperlichen Leistungsfähigkeit und eine depressive Grundstimmung typisch sind. Wie diese beiden Faktoren zusammenhängen und sich gegenseitig verstärken, ist noch nicht klar.

So erleben es viele Patienten, dass sie sich schon nach kleinen Anstrengungen, etwa Duschen oder Treppensteigen oder auch nur Telefonieren, nachhaltig erschöpft fühlen. Ihr Selbstgefühl und ihre sozialen Kontakte leiden dadurch, Niedergeschlagenheit und Mutlosigkeit sind die Folge.

Andere Patienten werden primär antriebslos oder depressiv. Dies wiederum kann dazu führen, dass sie sich zurückziehen, weniger körperlich aktiv sind und ihre körperliche Leistungsfähigkeit dadurch zurückgeht.

Studienergebnisse deuten darauf hin, dass es eine Rolle spielt, wie gut Betroffene vor ihrer Erkrankung mit Stress und Angst umgehen konnten oder wie empfindlich sie auf Belastungen reagierten. Menschen mit einer bekannten depressiven Erkrankung oder labilerem Gemütszustand sind anfälliger für die Entwicklung von Fatigue.

Auch soziale Faktoren spielen für die Entwicklung und das Wahrnehmen von Fatigue eine Rolle. Stellt der Betroffene selbst oder seine Umgebung höhere Erwartungen an die Leistungsfähigkeit, mangelt es an Unterstützung, ist die finanzielle Lage schwierig, dann wird die Einschränkung durch Symptome von Fatigue intensiver wahrgenommen und die Beeinträchtigung womöglich verstärkt.

Wie kann man Fatigue und mögliche Ursachen diagnostizieren ?

Die Verdachtsdiagnose ist vom Arzt durch ein ausführliches Gespräch mit dem Betroffenen, eine körperliche Untersuchung und durch eine Blutuntersuchung zu stellen. Gut behandelbare Ursachen für ein vermehrtes Erschöpfungssyndrom sollten ausgeschlossen werden. Dazu gehören:

- Blutarmut oder Eisenmangel,
- Infektionen,
- Störungen im Wasser-Salz-Haushalt,
- Stoffwechselstörungen wie ein Kortikosteroidmangel, eine Schilddrüsenunterfunktion oder Störungen im Zuckerstoffwechsel,
- Nebenwirkungen eingenommener Medikamente (nicht nur Krebsmedikamente), die Müdigkeit auslösen können, z. B. Schlafmittel, Antiepileptika (Mittel gegen Krampfanfälle), Schmerzmittel, Medikamente gegen Übelkeit und Erbrechen, Mittel gegen hohen Blutdruck usw.,
- Schlafstörungen allgemeiner Art,
- neurologische Erkrankungen, die nichts mit der Krebserkrankung zu tun haben.

Grundsätzlich müssen sich Ärzte und Patienten darüber im Klaren sein, dass es nicht immer gelingt, der Müdigkeit eine greifbare Ursache zuzuordnen: Fatigue wird von den meisten Betroffenen sehr persönlich erlebt und beschrieben. Die »harten« medizinischen Fakten passen nicht immer zu der Einschränkung, die ein Patient tatsächlich erlebt. So zeigen v. a. die Studien zur Einschränkung im geistigen Leistungsbereich, dass die Übereinstimmung zwischen subjektivem Empfinden und objektiven Testergebnissen vergleichsweise gering ist.

Kann man Fatigue behandeln?

Der erste Schritt zu einer Behandlung von Fatigue ist die Suche nach zugrunde liegenden Ursachen. Eine Schilddrüsenunterfunktion kann durch Einnahme von Hormontabletten ausgeglichen werden, andere Stoffwechselstörungen können entsprechend behandelt werden. Nebenwirkungen der Krebstherapie können durch unterstützende Maßnahmen gelindert werden, Medikamentennebenwirkungen können evtl. gemildert werden durch eine Änderung des Präparates oder eine Anpassung der Dosierung. Ernährungsstörungen und Mangelzustände können gezielt ausgeglichen werden.

Anämiebehandlung

Eine weitere mögliche Ursache für Fatigue lässt sich durch eine Blutuntersuchung leicht feststellen: die Blutarmut oder Anämie. Als wichtigste und schnell zu bestimmende Messgröße für die Anämie dient die Menge des roten Blutfarbstoffes Hämoglobin.

Der Normalwert für Hämoglobin beträgt

- für Frauen 12–16 Gramm pro Deziliter Blut (g/dl) oder, mit einer anderen Maßangabe, 7,5–10 Millimol pro Liter (mmol/l),
- für Männer 14–18 g/dl oder 8,7–11,25 mmol/l.

Als Ursachen für eine Anämie kommen zahlreiche Störungen in Frage:

- Beeinträchtigung der Blutbildung durch Chemotherapie oder Bestrahlung oder durch die Krebserkrankung, z. B. bei Leukämien,
- Blutverlust durch Operation oder durch die Tumorerkrankung selbst,
- Eisenmangel oder Vitaminmangel,

— Zerstörung der eigenen roten Blutkörperchen (Hämolyse) bei bestimmten Erkrankungen u. a.

Bei Krebs und chronischen Erkrankungen kommt eine weitere Besonderheit in der Regulation der Blutbildung hinzu. Normalerweise stimuliert das von der Niere gebildete Erythropoetin die Bildung von Erythrozyten im Knochenmark. Bei Blutarmut gibt die Niere wesentlich mehr Erythropoetin ab, um die Blutbildung zu beschleunigen. Bei Krebserkrankungen ist dieser Regelkreis gestört: Erythropoetin wird zwar vermehrt produziert, aber nicht in ausreichender Menge, um den höheren Bedarf auszugleichen.

Nicht jeder Betroffene reagiert gleich empfindlich auf ein Absinken seiner Hämoglobinwerte. Ab wann eine Anämie behandelt werden muss, hängt zum einen vom Beschwerdebild ab (Müdigkeit, Luftnot, Herzbeschwerden), zum anderen sollte aber eine Behandlung unabhängig davon spätestens bei einem Wert von 8 g/dl begonnen werden.

Zur Behandlung einer Anämie werden Transfusionen von roten Blutkörperchen (Erythrozytenkonzentrate) oder die Gabe von Erythropoetin eingesetzt, wenn ein Mangel an diesem Hormon festgestellt wird. Die Transfusion hat den Vorteil, dass die Anämie sofort behoben ist. Leider haben die körperfremden Spendererythrozyten eine kürzere Lebensdauer als die körpereigenen, so dass es nach etwa 3 Wochen zu einem erneuten Hämoglobinabfall kommt, wenn die Ursache der Anämie fortbesteht und sich die körpereigene Blutbildung nicht erholt hat. Die Transfusion beinhaltet dazu die bei der Gabe von Spenderblutkonserven bekannten Risiken. Zwar ist durch sehr engmaschige Kontrollen die Wahrscheinlichkeit für die Infektion mit ansteckender Gelbsucht, der Hepatitis, oder HIV-Erregern sehr gesunken, sie kann jedoch niemals völlig ausgeschlossen werden.

Eine Alternative zur Transfusion stellt die Gabe von Erythropoetin dar, einem gentechnisch hergestellten Hormon, das für die Bildung roter Blutkörperchen verantwortlich ist. Es steht als Medikament zur Injektion zur Verfügung. Vor Behandlungsbeginn wird bei jedem Patienten der Erythropoetinspiegel im Blut gemessen. Ist er deutlich zu niedrig oder passt sein Wert nicht zum gemessenen Hämoglobinwert, d. h. er ist nicht angemessen angestiegen, dann kann eine Therapie mit Erythropoetin zu einer Besserung der Anämie führen.

Das Medikament wird unter die Haut oder in eine Vene gespritzt. Die Dosierung richtet sich nach dem verwendeten Präparat und nach dem Ansprechen auf das Medikament. Meist sind 1–2 Injektionen pro Woche nötig. Nach etwa sechs Wochen kann beurteilt werden, ob die Behandlung anschlägt.

Unter der Therapie mit Erythropoetin sollte eine Kontrolle des körpereigenen Eisenspeichers erfolgen, der bei Tumorpatienten reduziert sein kann. Da für eine gesunde Blutbildung im Knochenmark ausreichend Eisen zur Verfügung stehen muss, ist bei einem Mangel eine gleichzeitige Gabe von Erythropoetin und einem Eisenpräparat sinnvoll.

Kann man selbst etwas tun?

Bei vielen Patienten, besonders bei denen, deren Erkrankung und Behandlung schon länger zurückliegen, werden bei Blutuntersuchungen und bei der körperlichen Untersuchung jedoch keine Organstörungen gefunden, die die Beschwerden ausreichend erklären.

Eine ausführliche Information über Fatigue und ihre möglichen Ursachen kann für die Betroffenen schon entlastend sein:

— Fatigue ist nichts Ungewöhnliches und wird einige Zeit nach dem Behandlungsende meist überwunden.
— Fatigue ist normalerweise kein Zeichen für ein Fortschreiten der Krebserkrankung.
— Fatigue ist kein Zeichen eines persönlichen Versagens oder eines Motivationsmangels.
— Auch eine psychische Ursache ist eine Ursache: Nach einer Krebsdiagnose ist eine depressive Episode verständlich und kann behandelt werden.

Informationen über kleine Entlastungsmöglichkeiten im Alltag sind ein wichtiger Aspekt im Patienten-Arzt-Gespräch:

— Belastungen, auch seelische, erkennen und darüber sprechen,
— sich helfen lassen,
— Aufgaben delegieren,
— einen Tagesplan erstellen,
— Prioritäten setzen,
— sich Zeit nehmen für Dinge, die man gerne tut.

Sport und Bewegung

Natürlich sind Patienten während und kurz nach einer Chemotherapie nicht zu körperlichen Höchstleistungen fähig, und viele Tumorarten schränken die Anstrengungs- und Bewegungsmöglichkeiten ein, so dass eine Schonung notwendig ist. Doch manchmal tun Patienten und besorgte Angehörige auch zu viel des Guten, und die Schonung wird selbst zum Risikofaktor. Viele Patienten reduzieren ihre körperlichen Aktivitäten auf ein Minimum, so dass es zu einem anhaltenden Bewegungsmangel kommt. Dieser Bewegungsmangel hat mehrere negative Effekte auf die Leistungsfähigkeit, z. B. eine Abnahme der Muskelmasse und damit der Kraft, eine Reduzierung der in der Muskulatur gespeicherten chemischen Energieträger, eine Verminderung der Leistungsfähigkeit des Herz-Kreislauf-Systems und damit insgesamt auch eine verminderte Ausdauer.

Unter Anleitung kann vorsichtiges Training diese Entwicklung bremsen oder rückgängig machen: In mehreren Studien wurde der Nutzen eines leichten, der Krankheitssituation angemessenen Ausdauertrainings sogar während einer Behandlung nachgewiesen. Patienten, die sich in Behandlung befinden, sollten mit ihrem Arzt und einem Physiotherapeuten über einen möglichen Trainingsplan sprechen.

Ideal sind Ausdauersportarten wie Gehen, Joggen, Radfahren, Schwimmen oder Rudern. Auch regelmäßiges Spazierengehen in einem schnelleren Tempo 3- bis 4-mal pro Woche hat bereits einen leistungssteigernden Effekt.

Nicht angebracht ist ein körperliches Training bei Infektionen mit Fieber oder bei Mangelernährung, etwa aufgrund einer Schleimhautentzündung im Mund oder Verdauungstrakt durch Chemotherapie oder Bestrahlung.

Individuelle und mit dem Arzt abzuklärende Einschränkungen bestehen bei Knochenbruchgefahr durch Knochenmetastasen oder bei Gliederschmerzen unbekannter Ursache.

Psychosoziale Unterstützung suchen

Nicht nur die physischen Kräfte sind vermindert und müssen eingeteilt und trainiert werden. Auch die seelischen Kräfte sind häufig reduziert, aufgebraucht. Dies gilt es zu erkennen und Anlaufstellen und Möglichkeiten zum Auftanken zu finden. Eine Psychotherapie kann helfen, die Situation besser zu meistern und aus einer Depression herauszufinden.

Was kann man gegen Schlafstörungen tun?

Nicht schlafen zu können trotz großer Müdigkeit – für Krebspatienten mit Fatigue kann auch das zum Problem werden. Hier helfen zunächst einfache Ratschläge weiter, die grundsätzlich bei Schlafstörungen wirken.

Gute Erfahrungen können Betroffene mit Einschlafproblemen machen, wenn sie

- die Dauer des Nachtschlafes auf eine Zeit festlegen, die erfahrungsgemäß zu Erholung führt – oder geführt hat,
- nach dem Aufwachen sofort aufstehen,
- bei Einschlafstörungen nicht im Bett liegen bleiben, sondern aufstehen und einer leichten Tätigkeit nachgehen, bis sich wieder ein Gefühl der Müdigkeit einstellt,
- das Bett nur zum Schlafen und nicht zum Lesen, Fernsehen usw. nutzen,
- auch wenn das Schlafbedürfnis tagsüber groß ist, die Schlafdauer auf eine Stunde beschränken und danach sofort wieder aufstehen,
- tagsüber für ausreichend Bewegung und Betätigung sorgen – nur Ausruhen macht müde,
- auch an Wochenenden zur gewohnten Zeit aufstehen und bei schlechtem Nachtschlaf nicht versuchen, verlorenen Schlaf nachzuholen,
- die Erwartungen an sich selbst zurückschrauben,
- für Schlafhygiene sorgen (Temperatur, Luft, Matratze etc.).

Gibt es auch Medikamente gegen Fatigue?

Falls trotz dieser allgemeinen Maßnahmen weiterhin schwere Einschlafstörungen bestehen, ist die vorsichtige Gabe eines Schlafmittels möglich, am besten eines Mittels, das kurz wirkt und daher am nächsten Morgen nicht mehr nachwirkt. Auf eigene Faust sollten Betroffene jedoch nicht mit Medikamenten nachhelfen – das Gespräch mit dem Arzt schützt vor Missbrauch und vor einer Verfestigung der Schlafprobleme.

Auch gibt es außer den eigentlichen Schlafmitteln weitere Medikamente, die in der besonderen Situation von Fatiguepatienten zur Erholung beitragen können und z. B. helfen, wenn nicht das Ein-, sondern das Durchschlafen gestört ist. Dazu gehören Antidepressiva und sog. Psychostimulanzien (Mittel, die durch Steigerung der Aktivität Müdigkeit und Abgeschlagenheit mindern). Gezielt eingesetzt, unter Kontrolle eines erfahrenen Arztes, kann eine medikamentöse Therapie für viele Betroffene hilfreich sein, allerdings gibt es nur wenig wissenschaftlich fundierte Daten zur medikamentösen Behandlung von Fatigue bei Krebserkrankungen.

Gentests

Was ist ein Gentest?

Veranlagung scheint bei der Entwicklung von einigen Krebsarten eine Rolle zu spielen. Untersuchungen an großen Bevölkerungsgruppen haben eine Häufung bestimmter Krebserkrankungen in einigen Familien gezeigt. Dennoch treten die weitaus meisten Krebserkrankungen sporadisch, d. h. ohne erkennbaren Erbgang auf. Nur bei wenigen Krebsarten konnte nachgewiesen werden, welcher Abschnitt des Erbmaterials krankhaft verändert ist. Dies trifft z. B. bei einigen Formen von Darmkrebs oder Brustkrebs zu. Beim Brustkrebs geht man davon aus, dass ca. 5 % der Erkrankungen auf nachweisbare Mutationen (Erbmaterialveränderungen) von bestimmten Genen zurückzuführen sind. Häufig sind in diesen Familien mehrere Angehörige verschiedener Generationen betroffen, oder die Betroffenen erkranken ungewöhnlich früh. Besteht der dringende Verdacht auf eine genetisch bedingte Krebserkrankung, so können Betroffene und nichtbetroffene Mitglieder der Familie einen Gentest durchführen lassen, mit dem diese Genveränderung nachgewiesen wird.

Hierzu wird eine Blutprobe entnommen, das darin enthaltene genetische Material wird in aufwendigen Tests mit nicht verändertem Genmaterial verglichen. Das Ergebnis liegt oft erst nach einigen Monaten vor.

Sind Gentests für alle Krebskranken sinnvoll?

Nur bei einem geringen Teil von Krebserkrankungen ist eine nachweisbare genetische Veränderung bekannt. Und nicht jeder, der eine solche genetische Veränderung in sich trägt, erkrankt auch – vererbt wird nur ein erhöhtes Risiko.

Wer führt Gentests durch?

Für familiären Darmkrebs und familiären Brust- und Eierstockkrebs gibt es spezielle Beratungszentren, in denen von der Erstberatung bis zur Testung und Nachbetreuung alle Möglichkeiten und aktuellstes Wissen vorhanden sind. Die Adressen finden sich auf der Internetseite des Krebsinformationsdienstes (www.krebsinformation.de) bzw. im Anhang dieses Buches. Außerdem können die humangenetischen Beratungsstellen weiterhelfen, die es an den meisten medizinischen Fakultäten der Universitäten gibt.

Was passiert bei positivem Testergebnis?

Wird durch einen Test eine Mutation nachgewiesen, die zu einem erhöhten Risiko für einen bestimmten Krebs führt, so kann den Betroffenen z. B. ein besonders intensives Früherkennungsprogramm angeboten werden. Auch die vorbeugende Einnahme von Medikamenten oder eine vorsorgliche Operation kann das Risiko verringern. Diese Maßnahmen müssen intensiv mit den Betroffenen besprochen werden.

Welche seelischen Auswirkungen hat ein Gentest ?

Genetische Tests können eine erhebliche Auswirkung auf das Seelenleben des Einzelnen haben. Ist jemand betroffen, so wird vom Ergebnis oft die Lebensplanung bis hin zu Berufswahl und Familienplanung beeinflusst. Eventuell müssen weitreichende Maßnahmen wie Operationen ergriffen werden. Ein entlastendes Testergebnis kann für Erleichterung, aber auch für Schuldgefühle gegenüber erkrankten Familienmitgliedern sorgen. Eine psychologische Begleitung ist bei genetischen Tests wichtig und wird in genetischen Beratungsstellen auch angeboten – nicht jedoch bei den Anbietern kommerzieller Tests. Die Teilnahme an einem Gentest ist absolut freiwillig, und das Einverständnis für eine Testung kann jederzeit zurückgezogen werden.

Was ist ein Genchip?

Auf einem kleinen Chip sitzen farblich markierte Abschnitte von Genen, die für die verschiedensten Funktionen und Eigenschaften eines Tumors kodieren. Wenn eine Probe des zu untersuchenden Tumors damit zusammengebracht wird, leuchtet im Chip ein charakteristisches Farbmuster auf – je nachdem, welche der markierten Gene im Tumor angeschaltet sind oder nicht.

Was können Gentests noch aussagen?

Es gibt neue Verfahren, die die Funktion zahlreicher Gene gleichzeitig überprüfen. Daraus sollen Vorhersagen abgeleitet werden, ob ein Tumor auf eine bestimmte Therapie besser ansprechen wird als auf eine andere oder ob eher mit einer Heilung oder einem Fortschreiten der Erkrankung zu rechnen sein wird. Dann könnte man bereits in einem frühen Stadium der Erkrankung die Therapie darauf abstimmen: Einigen Patienten könnte man belastende Therapien ersparen, andere rechtzeitig mit allen, auch aggressiven Möglichkeiten behandeln. Die Anwendung von Genchips mit diesem Anwendungsbereich befindet sich derzeit für einige Krebsarten im Erprobungsstadium.

Haushaltshilfe

Wann wird Haushaltshilfe gewährt?

Versicherte erhalten Haushaltshilfe,
- wenn im Haushalt ein Kind lebt, das bei Beginn der Haushaltshilfe das 12. Lebensjahr noch nicht vollendet hat oder das behindert und auf Hilfe angewiesen ist,
- wenn die Leistungsempfänger wegen der Teilnahme an einer Leistung zur medizinischen Rehabilitation oder einer Leistung zur Teilhabe am Arbeitsleben außerhalb des eigenen Haushalts untergebracht sind und ihnen die Weiterführung des Haushalts nicht möglich ist und
- wenn eine andere im Haushalt lebende Person den Haushalt nicht weiterführen kann.

Für Behinderte und deshalb auf Hilfe angewiesene Kinder gilt die altersmäßige Begrenzung nicht.

Behindert und auf Hilfe angewiesen sind Kinder, die nicht nur vorübergehend für die gewöhnlich und regelmäßig wiederkehrenden Verrichtungen im Ablauf des täglichen Lebens in erheblichem Umfang der Pflege und Beaufsichtigung bedürfen. Unterdurchschnittliche Begabung, Unkonzentriertheit, Nervosität, Labilität sowie ein Rückstand der geistigen Entwicklung stellen für sich alleine keine Behinderung dar. Ebenso sind akute Erkrankungen des Kindes nicht als Behinderung anzusehen.

Wer hat Anspruch auf Haushaltshilfe?

Der Anspruch auf Haushaltshilfe besteht nur dann, wenn die wesentlichen Hausarbeiten einschließlich Beaufsichtigung und Betreuung der Kinder durch den Leistungsempfänger und nicht durch andere Personen verrichtet wurden. Es wird also vorausgesetzt, dass der Versicherte allein oder gemeinsam mit seinem Ehegatten/gleichgeschlechtlichen Lebenspartner den Haushalt unmittelbar vor Beginn der Leistung zur medizinischen Rehabilitation/Leistung zur Teilhabe am Arbeitsleben geführt hat.

Wichtig: Der Antrag auf Haushaltshilfe muss vor Beginn der Leistung zur medizinischen Rehabilitation/Leistung zur Teilhabe am Arbeitsleben gestellt werden.

Beschaffung einer Ersatzkraft, was muss der Versicherte tun?

Kann die Krankenkasse keine Ersatzkraft stellen, ist der Versicherte berechtigt, sich eine Ersatzkraft selbst zu beschaffen. Ist die selbst beschaffte Ersatzkraft mit dem Versicherten bis zum 2. Grad verwandt oder verschwägert, kommt eine Kostenerstattung grundsätzlich nicht in Betracht. Soweit den verwandten oder verschwägerten Ersatzkräften bis zum 2. Grade tatsächlich Kosten in Form von Verdienstausfall und Fahrtkosten entstehen, kann der

Leistungsträger die entstandenen Kosten in angemessener Höhe erstatten.

Sofern der Versicherte selbst keine Ersatzkraft beschaffen kann, hat er die Möglichkeit, sich an die bestehenden Vereinigungen der Wohlfahrtspflege (Deutsches Rotes Kreuz, Caritas, Innere Mission usw.) zu wenden.

Wann und in welchem Umfang können Kinderbetreuungskosten übernommen werden?

- Kinderbetreuungskosten können übernommen werden, wenn aufsichtsbedürftige Kinder betreut werden müssen, weil ansonsten eine Inanspruchnahme der Leistung zur medizinischen Rehabilitation oder zur Teilhabe am Arbeitsleben ohne Betreuung der Kinder nicht möglich ist.
- Kinderbetreuungskosten können grundsätzlich für Kinder bis zur Vollendung des 18. Lebensjahres oder für Kinder, die behindert oder auf Hilfe angewiesen sind, übernommen werden.
- Leistungen zur Kinderbetreuung kommen nur in Betracht, wenn Haushaltshilfe nicht gewährt wird.

Anmerkung: Diese Hinweise sollten mit den Beratern der jeweiligen Einrichtung, z. B. Krankenkasse oder Rentenversicherung, auf die persönliche Situation hin durchgegangen werden.

Herceptin – Antikörper zur Brustkrebstherapie

Was ist das Neue an der Behandlung mit Herceptin?

Mit dem ► monoklonalen Antikörper Trastuzumab (Handelsname: Herceptin) besteht erstmals die Möglichkeit, gezielt in molekularbiologische Abläufe in Brustkrebszellen einzugreifen und auf diesem neuen Weg das Krebswachstum zu hemmen (► Molekularbiologisch begründete Therapie). Herceptin – der Substanzname ist Trastuzumab – ist der erste Vertreter

seiner Art, der bei Brustkrebs Wirksamkeit gezeigt hat. Dies ist durchaus ein Durchbruch, der der intensiven molekularbiologischen Grundlagenforschung zur Steuerung von Wachstum und Überleben von Tumorzellen zu verdanken ist. Nach diesem ersten Beweis, dass solche Ansätze gegen Brustkrebs effektiv sein können, wird die Forschung sicher noch weitere Antikörper hervorbringen, die an anderen »molekularen« Zielen in Brustkrebszellen angreifen und das Krebswachstum beeinflussen können. Denn Krebswachstum ist die »gemeinsame Endstrecke« einer Vielzahl von Signalen und Signalketten, die zunehmend entschlüsselt werden und neue Ansatzpunkte für gezielte Blockierung darstellen.

Was für ein Wirkstoff ist Herceptin?

Herceptin ist ein ► monoklonaler Antikörper – auf Englisch »monoclonal antibody«, was sich in der Endung »mab« als Abkürzung im Wirkstoffnamen Trastuzumab wiederfindet. Er wurde gezielt so konstruiert, dass er sich an ein bestimmtes Oberflächenmerkmal von Zellen anheftet: an die Bindungsstelle (Rezeptor) für einen Wachstumsfaktor. Dieser spezielle Rezeptor ist ein Signalrezeptor, über den Wachstumsreize in die Zelle geleitet werden. Er heißt »humaner epidermaler Wachstumsfaktorrezeptor 2«, abgekürzt HER2. Die »2« deshalb, weil es mehrere ähnliche Signalrezeptoren gibt – dieser ist der Typ 2. Herceptin blockiert den Rezeptor, so dass Wachstumsfaktoren, die normalerweise hier andocken, ihre Wirkung, nämlich den Wachstumsreiz, nicht in die Zelle vermitteln können. Die Folge ist eine Hemmung des Krebswachstums.

Hilft der Antikörper bei jeder Form von Brustkrebs?

Der Rezeptor, den Herceptin blockiert, wird nach der inzwischen gewonnen Erfahrung nur bei etwa 20–30 % aller Brustkrebspatientinnen in so großer Menge auf den Zellen ausgeprägt, dass eine Therapie sinnvoll ist. Der Fachausdruck für das vermehrte Auftreten des Rezeptors lautet »Überexpression«, und die Angabe, die z. B. in Befunden dokumentiert wird, »HER2-positiv« bzw. »HER2 ++ oder +++«. Bei HER2-negativen Tumoren finden sich auf den Krebszellen dagegen keine oder nur wenige HER2-

Rezeptoren. Hier beeinflusst eine Blockade durch Herceptin das Wachstum der Zellen nicht. Die Patientinnen haben keinen Nutzen von der Therapie. Nutzen heißt dabei Tumorrückbildungen oder Verlangsamung des weiteren Tumorwachstums und im Endeffekt eine mögliche Lebensverlängerung.

Wie stellt man fest, ob die Antikörpertherapie aussichtsreich ist?

Die HER2-Bestimmung erfolgt durch den Nachweis des HER2-Rezeptors an Gewebeproben, die bei der Operation des Brusttumors, aus Biopsiematerial (▶ Biopsie) oder aus entfernten Metastasen gewonnen wurden. Heute wird dieser Test routinemäßig meist schon bei der Aufarbeitung des beim ersten Eingriff entnommenen Tumors durchgeführt. Zwar liegt der HER2-Rezeptor auch gelöst im Blut vor und lässt sich dort mit Spezialuntersuchungen ebenfalls nachweisen, aber die Blutuntersuchung ist für die sichere Bestimmung des Rezeptorstatus derzeit nicht ausreichend. An den Gewebeproben wird die Art und Intensität der Anfärbung der Zellwände untersucht, die sich durch gezielte Anfärbung des HER2-Rezeptors unter dem Mikroskop erkennen lässt. Die Anfärbung ist umso intensiver, je mehr HER2-Rezeptoren die Zellen aufweisen. Das Ergebnis wird auf einer Skala von 0 bis 3+ ausgedrückt und nimmt Bezug auf die Menge der nachgewiesenen Rezeptoren.

»HER2-positiv« lautet das Ergebnis nur dann, wenn die Dichte der Rezeptoren auf den Tumorzellen mit dem Wert 3+ maximal ist, d. h. 3fach positiv. Bei einem sehr unklaren oder mittleren Ergebnis (2+) kann zur besseren Beurteilung noch ein 2. Test herangezogen werden, der nicht den Rezeptor selbst, sondern die Genaktivität in seiner »Bauanleitung« im Erbmaterial misst. Reicht das Ergebnis auch dann nicht zu einer Einschätzung als 3fach positiv, werden die behandelnden Ärzte der Patientin in der Regel raten, auf die Therapie mit Herceptin zu verzichten.

Reicht die Antikörperbehandlung alleine aus?

Herceptin ersetzt bewährte Therapieverfahren meist nicht, sondern ergänzt sie, insbesondere die Chemotherapie. Die alleinige Behandlung mit dem Antikör-

per kommt derzeit in Frage bei HER2-positiven Patientinnen, deren Tumor metastasiert ist und auf mindestens 2 Versuche mit verschiedenen Chemotherapien nicht angesprochen hat. Etwa ein Fünftel der Patientinnen sprechen nochmals auf diese Behandlung an – d. h. das Tumorwachstum wird für gewisse Zeit gebremst. Außerdem kann Herceptin in Kombination mit einer bestimmten Chemotherapiesubstanz (Zytostatikum) aus der Gruppe der Taxane schon als erste Therapie bei Auftreten von Metastasen gegeben werden. Die Zugabe von Herceptin zur Chemotherapie steigert die Wirksamkeit der Behandlung, d. h. mehr Patientinnen erfahren eine mehr oder weniger ausprägte Krankheitsrückbildung.

In klinischen Studien (▶ Entwicklung und Prüfung neuer Krebsmedikamente) wird die Wirkung des Antikörpers weiter getestet, z. B. in Kombination mit anderen Zytostatika. Auch wird intensiv untersucht, ob Brustkrebspatientinnen schon vor dem Auftreten von Metastasen von Herceptin als ergänzende (adjuvante) Therapie nach der Entfernung des Tumors in der Brust profitieren können. Erste Ergebnisse großer Studien zu dieser Frage sprechen dafür, dass diese Behandlung das Rückfallrisiko im Vergleich zu alleiniger Chemotherapie deutlich weiter senken kann.

Wie wird Herceptin verabreicht?

Der Antikörper wird beim ersten Mal über 90 min, danach bisher meist 1-mal pro Woche über 30 min in Form einer intravenösen Infusion verabreicht. Die Behandlung kann ambulant erfolgen und wird beim metastasierten Brustkrebs so lange fortgesetzt, wie die Krebszellen auf sie ansprechen. Wie lange die Behandlung in der adjuvanten Therapie erfolgen sollte, ist noch nicht geklärt.

Hat die Therapie Nebenwirkungen?

Kein Medikament ist ganz frei von Nebenwirkungen. Im Vergleich zu einer Chemotherapie ist Herceptin allerdings besser verträglich. Beobachtet werden grippeähnliche Symptome wie Fieber, Übelkeit, Durchfall oder Kopfschmerzen, die aber nicht bei jeder Patientin auftreten und mit Begleitmedikamenten gelindert werden können. Die Nebenwirkungen beschränken sich außerdem meist auf die erste

Infusion, die Fortsetzung der Behandlung belastet die Patientinnen kaum noch. Wird die Behandlung mit einem Zytostatikum kombiniert, stehen dessen Nebenwirkungen im Vordergrund.

Allerdings kann die Therapie mit Herceptin manchmal auch Nebenwirkungen am Herzen hervorrufen, denn dort – wie auch in anderen Organen und Geweben – ist der HER2-Rezeptor auch vorhanden, wenn auch in geringerer Ausprägung als auf Krebszellen. Da sich diese Wirkung in Kombination mit bestimmten Zytostatika, den Anthrazyklinen, verstärkt, soll Herceptin mit diesen Medikamenten derzeit nicht kombiniert werden.

Was kann man von der Behandlung mit Herceptin erwarten?

Nach den bisherigen Erfahrungen sprechen bis zu 20 % der HER2-positiven Tumoren auf die Therapie mit Herceptin allein an, bis zu 50 % auf die Kombination des Antikörpers mit Chemotherapie – etwa 15–30 % mehr als auf Chemotherapie allein. Ansprechen heißt dabei vollständige oder, wesentlich häufiger, teilweise Krankheitsrückbildung. Die Verlangsamung des Tumorfortschreitens ist auch mit einer Überlebensverlängerung verbunden. Insgesamt kann man sagen, dass 20–30 von 100 Brustkrebspatientinnen HER2-positiv sind. Von diesen 20–30 können im Mittel etwa 7 von der Antikörpertherapie profitieren. Eine Heilung ist bei metastasierter Erkrankung zwar nicht zu erwarten, aber bei manchen Patientinnen hält Herceptin die Krankheit über längere Zeit in Schach. Ob und in welchem Umfang sich durch den Einsatz des Antikörpers in früheren Krankheitsstadien ohne Metastasen Rückfälle verhindern lassen, untersuchen derzeit mehrere große Studien. Nach ersten Ergebnissen kann die Gabe von Herceptin zusätzlich zu einer adjuvanten Chemotherapie das Rückfallrisiko deutlich weiter senken.

Hirnmetastasen

Wie entstehen Hirnmetastasen?

Rund ein Drittel aller Tumoren im Zentralnervensystem geht ursprünglich gar nicht vom Gehirn aus: Es handelt sich um Absiedelungen von Krebserkrankungen in anderen Organen, um Hirnmetastasen. Die Metastasen bestehen aus Zellen des ursprünglichen Tumors und enthalten keine Nervenzellen wie die echten Hirntumoren. Die Krebszellen gelangen entweder über das Blut oder über die Lymphgefäße in das Gehirn oder Rückenmark. Tumoren des Schädels, z. B. des Hals-Nasen-Ohren-Bereichs, können auch über den Knochen direkt ins Gehirn gelangen. Sie siedeln sich dort ab und beginnen, sich weiter zu teilen.

Gelegentlich kommt es durch die Verteilung von Tumorzellen im Nervenwasser (Liquor) auch zu einem Befall des Gehirns und des Rückenmarks entlang der gesamten Hirnhäute (Meningiosis carcinomatosa).

Hirnmetastasen können einzeln auftreten. Wenn außerhalb des Gehirns keine weiteren Metastasen bestehen, spricht man von einer solitären Hirnmetastase. Unter einer singulären Hirnmetastase versteht man eine einzelne Hirnmetastase bei gleichzeitigem Nachweis von Streuherden in anderen Körperorganen. Bei etwa der Hälfte der Patienten liegen allerdings zum Zeitpunkt der Diagnose schon mehrere (multiple) Hirnmetastasen vor.

Das Gehirn ist gegenüber dem restlichen Körper durch die sog. Blut-Hirn-Schranke besonders abgeschottet, sie wirkt als Schutz vor Krankheitserregern oder giftigen Stoffwechselprodukten.

Dieser Schutz hat jedoch auch seinen Preis: Dringen Krebszellen erst einmal in diesen Bereich vor, sind sie durch die Blut-Hirn-Schranke schlechter durch Medikamente zu erreichen als Tumoren im übrigen Körper.

Welche Tumoren streuen ins Zentralnervensystem?

Hirnmetastasen sind oft Absiedelungen von Tumoren der Lunge und der Brust. Auch das maligne Melanom, der schwarze Hautkrebs, kann ins Zentralnervensystem streuen, ebenso das Nierenzellkarzinom, seltener auch einige weitere Krebsarten. Bei 1/3 der Patienten wird die Krebserkrankung überhaupt erst durch die Hirnmetastase entdeckt. Diese Fälle gehören zum sog. CUP Syndrom (englisch für cancer of unknown primary, auf Deutsch: Krebs mit unbekanntem Primärtumor). Eine intensive Suche nach dem ursprünglichen Tumor ist dann notwendig.

Von Lymphomen und Leukämien ist die Möglichkeit bekannt, das Gehirn zu befallen. Allerdings handelt es sich bei diesen von vornherein nicht auf ein Organ beschränkten, sog. systemischen Erkrankungen nicht um Hirnmetastasen im eigentlichen Sinn.

Welche Symptome entstehen durch Hirnmetastasen?

Ob und welche Symptome Hirnmetastasen machen, ist abhängig von ihrer Lage, Größe und Wachstumsgeschwindigkeit. Leider sind erst bei fortgeschrittenen Metastasen oder bei Befall besonders empfindlicher Regionen die Symptome wirklich eindeutig.

Generell unterscheidet man zwischen fokalen und allgemeinen Symptomen durch Schädigungen des Zentralnervensystems.

Bei den fokalen Symptomen können die Beschwerden dem Ausfall einer bestimmten Hirnregion zugeordnet werden, etwa eine Taubheit oder Lähmung z. B. des rechten Beines der Schädigung der linken Großhirnhälfte, ein nur bestimmte Körperregionen erfassender Krampfanfall (fokaler Anfall) einer bestimmten Hirnregion. In etwa 1/5 der Patienten ist ein epileptischer Anfall das erste Anzeichen einer Hirnmetastase. Eine Ableitung der Hirnströme (EEG, Elektroenzephalographie) hilft bei der Abklärung fraglicher Krampfanfälle.

Weit häufiger sind jedoch Zeichen eines erhöhten Hirndrucks das erste Symptom: Kopfschmerzen, Übelkeit und Erbrechen. Sie entstehen durch eine generelle Schädigung des Nervensystems, bedingt durch die Raumforderung und den damit verbundenen Druckanstieg innerhalb des Schädels. Begleitet werden können diese Symptome bei fortschreitender Erkrankung von einer Gangunsicherheit und Schwierigkeiten bei der Kontrolle von Urin- und Stuhlabgang (Inkontinenz). Bei vielen Betroffenen ist auch eine Wesensveränderung feststellbar.

Bei sehr schnell wachsenden Metastasen besteht die Gefahr einer Einblutung. Diese macht dann ganz plötzlich Beschwerden, die einem Schlaganfall und seinen Folgen ähneln können.

Wie wird die Diagnose von Hirnmetastasen gesichert?

Bei Beschwerden, die durch Hirnmetastasen verursacht sein könnten, werden die behandelnden Ärzte versuchen, mit einer Magnetresonanztomographie (MRT oder Kernspintomographie) abzuklären, was hinter den Problemen steht. Die MRT ist in der Diagnostik von Hirnmetastasen aussagekräftiger als die Computertomographie. Meist erhält der Patient zur besseren Beurteilung eines Kernspinbildes ein Kontrastmittel. Wenn eine MRT nicht zur Verfügung steht oder wenn die Untersuchung aus medizinischen Gründen nicht durchgeführt werden kann, ist die Computertomographie eine sinnvolle Alternative.

Allein durch diese beiden bildgebenden Verfahren kann die Diagnose einer Hirnmetastase häufig nicht zweifelsfrei gesichert werden. Es gibt kein absolut sicheres Merkmal im CT- oder MRT-Bild. Vor allem, wenn bislang noch kein Tumorleiden bekannt war, kann eine neurochirurgische Probengewinnung für eine feingewebliche Untersuchung zur Sicherung der Diagnose wichtig sein. In Abhängigkeit von der Lage der Metastase kann diese Gewebeprobe entweder durch eine offene Operation oder mittels gezielter, kleinerer Schädeleingriffe gewonnen werden (stereotaktische Punktion). Diese stereotaktischen Eingriffe werden unter Kernspin- oder CT-Kontrolle vorgenommen. Eine intensive Suche nach dem Ausgangstumor muss sich anschließen.

Wie lassen sich Hirnmetastasen behandeln?

Das Auftreten von Hirnmetastasen ist eine ernste Komplikation einer Krebserkrankung. Bei der weiteren Planung der Behandlung spielen daher die allgemeine gesundheitliche Situation und die Lebensqualität des betroffenen Patienten eine entscheidende Rolle. Die Linderung von Symptomen ist ebenso wichtig und nicht selten wichtiger als die eigentliche Behandlung der Metastasen selbst. Die Behandlung des Hirnödems steht hier an erster Stelle.

Als erste Maßnahme werden daher meist stark wirksame Nebennierenrindenhormone (Kortikosteroide) angewandt. Am wirksamsten ist Dexamethason. Es bessert die Symptome des Hirnödems rasch durch seine abschwellende und entzündungshemmende Wirkung. Leider hält diese Wirkung selten lange an, die Behandlung muss daher durch weitere Maßnahmen ergänzt werden.

Eine Ausnahme gibt es für die Anwendung von Kortikosteroiden: Solange ein bösartiges Lymphom nicht sicher ausgeschlossen ist, sollten sie nicht zum Einsatz kommen, da der feingewebliche Nachweis der Erkrankung ansonsten meist nicht mehr gelingt. Der Lymphomherd im Gehirn bildet sich unter Kortison unter Umständen vorübergehend völlig zurück, käme jedoch kurze Zeit später wieder. Bis dahin wäre eine ursächliche Behandlung des Lymphoms nicht möglich, weil man die Krankheitsausdehnung nicht beurteilen könnte. Lymphome unterscheiden sich grundlegend von soliden Tumoren und werden auch ganz anders behandelt.

Eine zweite Möglichkeit, ein Hirnödem günstig zu beeinflussen, ist der Einsatz von sog. Osmodiuretika, das sind entwässernde Medikamente. Patienten erhalten bei dieser Behandlung Infusionen, die durch ihre besonderen Eigenschaften die Flüssigkeit aus dem Bereich des Ödems zurück in die Blutbahn ziehen. Dadurch kann die Schwellung um die Metastasen nachlassen. Osmodiuretika wirken jedoch nicht so intensiv wie Dexamethason, auch werden sie nicht von allen Patienten vertragen.

Ist eine Operation möglich?

Ob Metastasen operiert werden können, hängt zum einen von ihrer Lage im Gehirn ab, zum anderen aber auch von einer Abwägung zwischen möglichem Nutzen des Eingriffs und dem Risiko durch die Operation. Dabei spielen der allgemeine Gesundheitszustand und der bisherige Verlauf und die Behandlungsaussichten der zugrunde liegenden Tumorerkrankung eine wesentliche Rolle.

Bei einer solitären oder singulären Hirnmetastase, wenn die übrige Tumorerkrankung also offensichtlich gut kontrolliert oder gut behandelbar ist, wird eine operative Entfernung angestrebt, wenn der Herd operationstechnisch gut zugänglich ist. Anschließend wird häufig der gesamte Hirnschädel bestrahlt. Ob durch die zusätzliche Bestrahlung eine weitere Verbesserung der Behandlungsergebnisse erreicht werden kann, ist noch nicht eindeutig klar.

Ein wichtiges Kriterium für die Therapieentscheidung ist auch die Größe einer Metastase. Bei einem Durchmesser unter 3 cm ist die Radiochirurgie (► unten) eine Alternative zur Operation.

In Ausnahmefällen können auch mehrere Hirnmetastasen operativ entfernt werden, z. B. wenn es sich um langsam wachsende Tumoren handelt und der bisherige Verlauf der Erkrankung eine längerfristige Tumorkontrolle erwarten lässt. Handelt es sich um rasch wachsende Tumoren, steht die Strahlentherapie oder eine Chemotherapie im Vordergrund

Welchen Stellenwert hat die Strahlentherapie?

Die Ganzhirnbestrahlung, d. h. die Bestrahlung des gesamten Hirnschädels (nicht des Gesichtsbereichs), ist eine sinnvolle und wirksame Behandlung für die Patienten, für die eine operative Behandlung nicht möglich ist, sei es weil mehrere Metastasen vorliegen oder weil der allgemeine Gesundheitszustand den operativen Eingriff nicht erlaubt. Sie wird auch als adjuvante (unterstützende) Maßnahme nach einer Operation angewandt. Hier dient sie der Zerstörung evtl zurückgebliebener Tumorzellen und vermindert so das Risiko eines örtlichen Rückfalls.

Es ist zwar selten, dass die Metastasen durch eine alleinige Bestrahlung komplett verschwinden, das Tumorwachstum kann jedoch gebremst und das Hirnödem gebessert werden. Während der Strahlentherapie muss eine Kortikoidtherapie dennoch begleitend weitergeführt werden. Längerfristig ist eine kombinierte Strahlen- und Kortikoidtherapie einer alleinigen medikamentösen Ödembehandlung überlegen. Das gesunde Nervengewebe ist sehr empfindlich gegenüber Strahlung, daher erhalten die Betroffenen eine vergleichsweise niedrige Strahlengesamtdosis, die außerdem über einen Zeitraum von bis zu vier Wochen in kleinen aufgeteilten Einzelfraktionen verabreicht wird (fraktionierte Bestrahlung). Dadurch kann man die Nebenwirkungen gering halten. Die begleitende Kortikoidtherapie verbessert die Verträglichkeit. Es kann allerdings zu einem vorübergehenden Haarausfall kommen. Auch kann die Behandlung allein durch die lange Dauer und die tägliche Anfahrt zu einer Belastung für die Betroffenen werden.

Mit der Entwicklung der Radiochirurgie haben sich die Behandlungsmöglichkeiten erweitert. Eine andere Bezeichnung für diese Bestrahlungstechnik ist stereotaktische Einzeitbestrahlung, entweder mit einem sog. Gamma-Knife oder einem Linearbeschleuniger. Mit dieser Bestrahlungsmethode kann eine höhere Strahlendosis gezielt auf den Tumor gegeben werden, der damit wie mit einem Messer zerstört werden kann. Das umliegende Nervengewebe kann weitgehend geschont werden.

Die Behandlung kann ambulant erfolgen. Die Bestrahlungsplanung ist aufwändig, da die Bestrahlungsfelder ganz genau berechnet werden müssen. Eine große Erleichterung für die Patienten besteht darin, dass die Bestrahlung in nur einer Sitzung verabreicht werden kann, weil sie so zielgenau ist.

Die Radiochirurgie eignet sich für Patienten mit bis zu 4 Metastasen, die allerdings nicht größer als 3 cm im Durchmesser sein dürfen. Für Patienten mit einzelner Metastase, bei denen eine Operation aufgrund der Lage des Tumors oder wegen des allgemeinen Gesundheitszustandes nicht möglich ist, ist die stereotaktische Einzeitbestrahlung eine gute Alternative. Sie kann auch wiederholt angewendet werden, wenn an anderen Stellen im Gehirn eine Metastase entsteht oder wenn es zu einem Rückfall nach einer Ganzhirnbestrahlung kommt.

Wann ist Chemotherapie sinnvoll?

Die Chemotherapie spielt im Vergleich zur Operation und zur Strahlentherapie eine untergeordnete Rolle. Wichtig ist, dass die Auswahl der Medikamente sich nach der Art des Ursprungstumors richtet. Hirnmetastasen, die über eine eigene Blutversorgung verfügen, sind nicht durch die Blut-Hirn-Schranke vor den Chemotherapeutika geschützt.

Eine Chemotherapie kommt in der Regel dann in Frage, wenn nach einer Strahlentherapie erneut Hirnmetastasen auftreten oder wenn sie im Rahmen der Behandlung des Ausgangstumors sinnvoll erscheint, z. B. bei einem nichtkleinzelligen Bronchialkarzinom, bei Hirnmetastasen durch Hodentumoren oder durch Brustkrebs.

Was kann man sonst noch tun?

Nach der Diagnose und der Behandlung von Hirnmetastasen kann es zu unterschiedlichen Störungen der Bewegung und der Sinneswahrnehmungen kommen sowie zu Wesensveränderungen und psychischen Belastungen wie Angst und Depression. Eine angemessene psychosoziale Betreuung der Betroffenen und ihrer Familien sowie eine Rehabilitation durch physiotherapeutische und ergotherapeutische Angebote verbessert die Versorgung maßgeblich.

Hochdosischemotherapie

Was bedeutet Hochdosischemotherapie?

Gemeint ist eine Dosierung von zellwachstumshemmenden Medikamenten (Zytostatika), die mindestens 3- bis 10fach über den üblichen Dosen liegt.

Was ist der Vorteil einer Hochdosischemotherapie?

Untersuchungen an Zellkulturen haben gezeigt, dass die Wirksamkeit von einigen Zytostatika gegen Krebszellen desto besser ist, je höher man sie dosiert. Dabei liegt die Dosis um mindestens das 3- bis 10fache über den üblichen Dosen. Ziel der Hochdosischemotherapie ist es, alle Tumorzellen im Körper komplett zu zerstören, was mit einer normal dosierten Chemotherapie meist nicht gelingt. Möglicherweise muss selbst eine Hochdosischemotherapie mehrmals hintereinander angewendet werden, um dieses Ziel zu erreichen. Häufig wird eine Hochdosistherapie mit einer Ganzkörperbestrahlung (Röntgenbestrahlung) kombiniert.

Was begrenzt die Dosis von Zytostatika bei der Chemotherapie?

Das Hauptproblem ist, dass mit einer Dosissteigerung der Zytostatika auch deren Nebenwirkungen zunehmen. Zytostatika schädigen nicht nur Krebszellen, sondern auch Zellen gesunder Gewebe, besonders solche, die sich wie Krebszellen häufig teilen. Daher kann die Dosierung nicht nach der besten

Wirkung gegen den Tumor gewählt werden, sondern wird durch die Nebenwirkungen begrenzt. Das blutbildende Knochenmark ist in der Regel am stärksten von den Nebenwirkungen der Chemotherapie betroffen. Eine starke Beeinträchtigung der Blutzellenreifung ist ohne Gegenmaßnahmen sehr gefährlich und muss dringend vermieden werden. Manche Medikamente schädigen ab einer bestimmten Dosis auch die Schleimhäute, das Nervensystem oder innere Organe irreparabel. Deshalb wird vor der Anwendung beim Menschen für jedes Zytostatikum ein oberer Grenzwert bestimmt, der nicht überschritten werden darf, weil sonst lebensgefährliche Nebenwirkungen drohen. Damit ist dem Ansatz »viel hilft viel« von vornherein eine Grenze gesetzt.

Wie kann man trotzdem Hochdosischemotherapien durchführen?

Eine Steigerung der Zytostatikadosis über den festgelegten Grenzwert ist nur dann möglich, wenn die Nebenwirkungen erfolgreich behandelt bzw. vermieden werden können. Dies gelingt heute zumindest bei der Schädigung der Blutbildung im Knochenmark: Dem Patienten werden ca. 48 Stunden nach einer Hochdosischemotherapie gesunde Blutstammzellen – das sind Zellen, aus denen alle Blutzellen hervorgehen – als Infusion übertragen. Sie finden selbstständig den Weg ins Knochenmark, siedeln sich dort an und setzen die Blutbildung in kurzer Zeit wieder in Gang. Die Blutstammzellen gewinnt man vor der Hochdosischemotherapie entweder vom Patienten selbst (autologe Transplantation) oder aber von einem geeigneten Spender (allogene Transplantation, Blutstammzelltransplantation). In seltenen Fällen werden die eigenen Stammzellen gereinigt (Purging). Durch die Übertragung der Blutstammzellen nach einer Hochdosischemotherapie kann die weitgehende oder vollständige Zerstörung des Knochenmarks in Kauf genommen werden. Die Regeneration der Blutbildung wird zusätzlich durch die Gabe von Medikamenten unterstützt, die das Wachstum und die Reifung der Blutzellen fördern (sog. hämatopoetischen Wachstumsfaktoren; ▶ Wachstumsfaktoren der Blutbildung). Mit der Transplantation der Blutstammzellen ist eine Dosissteigerung der Zytostatika um das 3- bis 10fache möglich.

Welche Voraussetzungen müssen für eine Hochdosischemotherapie immer erfüllt sein?

Prinzipiell ist die Hochdosischemotherapie kein Standardverfahren. Viele Anwendungen stehen Patienten daher nur in klinischen Studien zur Verfügung. Zur Routine zählt eine Hochdosischemotherapie nur bei wenigen Krebsarten.

Es gibt drei Grundvoraussetzungen für die Durchführung einer Hochdosischemotherapie:
- Die Krebserkrankung, die behandelt werden soll, muss chemotherapieempfindlich sein.
- Die eingesetzten Medikamente müssen in erhöhter Dosierung deutlich wirksamer sein als in normaler Dosierung.
- Sie dürfen außer den Tumor nur oder überwiegend das Knochenmark schädigen; denn Nebenwirkungen auf andere Gewebe oder Organe können heute noch nicht ausreichend gut behandelt bzw. durch vorbeugende Maßnahmen verhindert werden.

Welche Krebserkrankungen können mit Hochdosischemotherapie behandelt werden?

Bei bestimmten Formen von Leukämien, die anders nicht zu heilen wären, wird die hochdosierte Chemotherapie, vielfach in Kombination mit einer Ganzkörperbestrahlung, bereits seit längerem mit Erfolg eingesetzt. Bewährt hat sich das Verfahren auch bei Krebserkrankungen des lymphatischen Systems, also bestimmten Stadien der Hodgkin-Erkrankung und einigen Formen von Non-Hodgkin-Lymphomen, z. B., wenn nach einer Behandlung ein Rückfall auftritt, und beim multiplen Myelom.

Im Gegensatz dazu gibt es für den Nutzen der Hochdosischemotherapie bei anderen Krebsformen, den sog. soliden Tumoren, die von inneren Organen, vom Bindegewebe oder von Haut und Schleimhäuten ausgehen, bisher wenige Hinweise. Studienergebnisse waren widersprüchlich oder nicht überzeugend. Dennoch wird das Verfahren bei einigen chemotherapieempfindlichen Tumoren weiter geprüft. Einen praktischen Stellenwert hat es bei soliden Tumoren derzeit nicht.

Gibt es grundsätzliche Voraussetzungen für die Durchführung einer Hochdosischemotherapie?

Die obere Altergrenze für die Anwendung von Hochdosistherapien geben viele Experten in der Regel mit 55–60 Jahren an, entscheidend ist aber das tatsächliche »biologische« Alter. Im Rahmen von Studien wird das Verfahren teils bis zum 70. Lebensjahr angewandt. Bei älteren Menschen oder Menschen mit altersbedingten Gesundheitsproblemen ist die Behandlung zu riskant, da sie für den menschlichen Organismus sehr belastend ist. Die Tumormasse im Körper sollte so gering wie möglich und die Erkrankung nachweislich durch Zytostatika beeinflussbar sein. Wenn ein Tumor auf normale Dosierungen nicht ausreichend anspricht, ist auch mit einer Hochdosistherapie kein länger anhaltender Erfolg zu erwarten. Die Patienten sollten vorher möglichst wenige Chemotherapien erhalten haben, da viele Chemotherapien zu Resistenzen der Tumorzellen führen können, die sie auch für andere Zytostatika unempfindlich machen.

Die Hochdosischemotherapie mit Blutstammzellenübertragung ist bei soliden Tumoren nur als experimentelles Verfahren zu sehen. Es ist nicht gerechtfertigt, die Methode nach dem Prinzip »mehr hilft mehr« unkritisch anzuwenden. Hochdosistherapien sollten nur im Rahmen von sorgfältig geplanten klinischen Studien durchgeführt werden. Allein auf diese Weise können verwertbare Erkenntnisse zur Wirksamkeit und sinnvollen Anwendung dieser Behandlung gewonnen werden, die nach sorgfältiger Prüfung dann allen Patienten zugute kommen.

Hormonersatztherapie

Was versteht man unter Hormonersatztherapie?

Die Hormonproduktion der Eierstöcke lässt über die Jahre nach, bis im Schnitt mit 50 Jahren der Zeitpunkt der letzten Regelblutung kommt. Neben dem Ende der Fruchtbarkeit ändert sich noch einiges mehr im Körper der Frau. Die Knochensubstanz nimmt ab, das Risiko für Knochenbrüche steigt. Herz-Kreislauf-Erkrankungen werden statistisch gesehen häufiger. Daneben stehen häufig Umstellungen im häuslichen und beruflichen Bereich an.

Viele Frauen erleben ihre Wechseljahre ohne größere Probleme. Die Zeit vor und nach dem endgültigen Ausbleiben der Regel wird jedoch häufig auch als beschwerlich erlebt. Hitzewallungen und Schweißausbrüche machen vielen Frauen zu schaffen. Eine unangenehme Trockenheit der Scheide kann die Freude an der Sexualität mindern. Manche Frauen leiden unter Stimmungsschwankungen, der Schlaf will sich nicht einstellen.

Diesen Störungen wurde häufig mit einer Therapie begegnet, in der das abfallende Hormon Östrogen von außen zugeführt wird – die Hormonersatztherapie. Bis vor einiger Zeit wurden die Hormone nicht nur verordnet, um damit die lästigen Wechseljahresbeschwerden zu lindern. Man meinte damit auch Herz-Kreislauf-Erkrankungen, Knochenschwund, verschiedenen Krebsarten und nachlassenden geistigen Fähigkeiten vorbeugen zu können. Frauen nahmen die Hormone oft jahrelang, bis weit in ein Alter hinein, in dem die natürliche Hormonproduktion schon aufgehört hätte.

Kann die Hormonersatztherapie unerwünschte Folgen haben?

Seit einiger Zeit wird die Hormonersatztherapie kritischer gesehen: Beobachtungsstudien an einer sehr großen Anzahl von Frauen zeigten, dass sich die Hoffnungen auf Vorbeugung nicht in dem Maße erfüllt haben, wie zuvor angenommen. Es zeigte sich sogar ein erhöhtes Brustkrebsrisiko – zwar nicht sehr groß, aber immer noch zu viel für ein nicht lebensnotwendiges Medikament. Dies galt v. a. für Frauen, die die Hormone über sehr viele Jahre nahmen.

Was hilft noch außer Hormonen?

In vielen Fällen helfen gegen die Beschwerden der Wechseljahre auch Umstellungen der Lebensweise: mehr Sport, weniger Rauchen, Übergewicht reduzieren. Pflanzliche Mittel wie z. B. Salbeitee bei Schwitzen, Johanniskraut bei Schlafstörungen können in leichten Fällen hilfreich sein. Außerdem gibt es pflanzliche Östrogene, z. B. in Soja oder in der Silbertraubenkerze, die hilfreich sein können. Einige hormonfreie Medikamente gegen Stimmungsschwankungen helfen oft auch gegen Hitzewallungen. Niedrig dosierte Hormonzäpfchen können lokal gegen eine trockene Scheide eingesetzt werden, der Körper nimmt dabei wahrscheinlich keine entscheidende Menge an Hormonen auf. Und wenn bei starken Wechseljahresproblemen gar nichts wirkt, kann eine so gering wie möglich dosierte Hormonersatztherapie über einen möglichst kurzen Zeitraum gegeben werden.

Darf man bei Eintritt in die Wechseljahre durch Brustkrebstherapie Hormone nehmen?

Frauen, die an einem hormonabhängigen Brustkrebs leiden, erhalten jahrelang Medikamente, die den Hormonspiegel im Körper senken oder die Hormonwirkung am Tumor unterbinden. Dadurch wird ein Zustand wie in den Wechseljahren erzeugt, durch den abrupten Beginn oft mit heftigen Symptomen. Hier entsteht ein Dilemma: Die Hormonersatztherapie, die die Symptome lindern könnte, würde vielleicht die krebshemmende Wirkung der Hormonblockade aufheben. Und ein erhöhtes Brustkebsrisiko wäre inakzeptabel. Andererseits soll auch nicht der Abbruch der Therapie durch unerträgliche Nebenwirkungen riskiert werden. Zum Glück sind die meisten Frauen nicht so stark beeinträchtigt, dass die Situation für sie unerträglich würde. Vielfach helfen auch die oben beschriebenen hormonfreien Behandlungsmöglichkeiten. Die Symptome lassen nach einigen Monaten oft nach. Und wenn gar nichts mehr geht, erlaubt auch die Gesellschaft für Senologie, eine Vereinigung von Brustkrebsexperten, die möglichst kurzfristige, niedrig dosierte Behandlung mit Hormonen.

Hormontherapie

Was versteht man unter Hormontherapie bei Krebs?

Körpereigene Hormone können auf Zellen bestimmter Organe eine wachstumsfördernde Wirkung ausüben. Die Zellen der Organe, die durch Hormonwirkungen beeinflusst werden, haben Bindungsstellen (Rezeptoren) für das Hormon, die seine Wirkung in die Zelle und in den Zellkern als »Steuerungszentrale« vermitteln. Auch Tumorzellen, die durch bestimmte Veränderungen aus normalen Zellen des jeweiligen Organs entstehen, haben in vielen Fällen Hormonrezeptoren und werden demnach durch Hormonwirkung zu Wachstum und Teilung angeregt. Die Wegnahme dieses hormonellen Wachstumsreizes hat bei einigen Krebserkrankungen günstige Wirkungen: Sie kann das Tumorwachstum unter Umständen über längere Zeit stoppen. Behandlungsmaßnahmen bei Krebserkrankungen, die körpereigene Hormonwirkungen unterdrücken, werden als Hormon- oder endokrine Therapie bezeichnet. Eigentlich sollte es besser Anti-Hormon-Therapie heißen, denn die Hormonwirkung soll ja unterbunden werden.

Bei welchen Krebserkrankungen kommt eine Hormontherapie in Frage?

Voraussetzung für eine Hormontherapie ist in der Regel der Nachweis von Hormonrezeptoren in Tumorzellen. Dieser Nachweis ist anhand feingeweblicher Untersuchungen möglich. Vor allem ▶ Brustkrebs, Krebs des Gebärmutterkörpers (Endometriumkarzinom) und ▶ Prostatakrebs werden durch körpereigene Hormone beeinflusst: Bei Brust- und Gebärmutterkörperkrebs ist es das weibliche Hormon Östrogen, das die wachstumsfördernde Wirkung ausübt, bei Prostatakrebs das männliche Hormon Testosteron. Diese Hormone haben auch unter normalen Umständen am gesunden Organ bestimmte, für die Funktion wichtige Wirkungen. Obwohl in Zellen verschiedener anderer Tumoren ebenfalls Hormonrezeptoren nachgewiesen werden konnten, hat sich eine Hormontherapie bisher nur bei Brust-, Gebärmutter- und Prostatakrebs als ausreichend wirksam erwiesen.

Welche Möglichkeiten der Hormontherapie gibt es?

Man kann die wachstumsfördernde Wirkung der Hormone auf verschiedenen Wegen unterbinden. Zum einen ist es möglich, die Produktion des betreffenden Hormons im Körper durch operative Entfernung seiner Bildungsstätte oder durch deren medikamentöse »Ruhigstellung« zu verhindern. Alternativ kann die Hormonwirkung an den Zielzellen blockiert werden. Dies ist mit »Gegenspielern« des betreffenden Hormons möglich. Es handelt sich dabei um Substanzen, die ebenfalls gezielt an die Rezeptoren für das betreffende Hormon andocken und sie blockieren, ohne jedoch die spezifische Hormonwirkung im Sinne eines Wachstumsreizes zu entfalten. Das »echte« Hormon kann gar nicht mehr an seinen Rezeptor gelangen, der vom Gegenspieler besetzt ist. Bei Brustkrebs verwendet man Antiöstrogene, bei Prostatakrebs Antiandrogene (Testosterongegenspieler). Bei Brustkrebs nach den Wechseljahren wird zwar nicht mehr in den Eierstöcken, aber noch im Fettgewebe Östrogen aus Hormonvorstufen gebildet. Diese Umwandlung wird durch ein Enzym gesteuert. Blockiert man dieses Enzym, die sog. Aromatase, kann auch auf diesem Wege kein Östrogen mehr entstehen.

Welche Formen der Hormontherapie kommen bei den einzelnen Erkrankungen zum Einsatz?

Bei Brustkrebs werden vor der Menopause die in diesem Lebensabschnitt noch aktiven Eierstöcke als Bildungsstätte von Östrogen ausgeschaltet. Während dies früher durch operative Entfernung oder Bestrahlung erfolgte, besteht heute die Möglichkeit, die Hormonbildung medikamentös zu unterdrücken. Dazu werden Substanzen eingesetzt, die bestimmten in einer Region des Zwischenhirns, dem Hypothalamus, gebildeten hormonartigen Eiweißstoffen (LHRH) ähneln. Diese Stoffe lösen normalerweise in der Hirnanhangdrüse (Hypophyse) die Bildung und Ausschüttung von weiteren Hormonen aus. Diese, das luteinisierende (LH) und das follikelstimulierende Hormon (FSH), steuern ihrerseits die Produktion von Östrogen in den Eierstöcken. LHRH kann heute künstlich hergestellt werden. Durch leichte Abwandlung des natürlichen LHRH entstehen hochwirksame sog. LHRH-Analoga, die bei regelmäßiger Verabreichung als Medikament den Regelkreis der Hormonbildung unterbrechen: Die Hypophyse stellt die Bildung von LH und FSH ein, was wiederum dazu führt, dass die Eierstöcke kein

Östrogen mehr produzieren, solange die Therapie andauert. Dies entspricht einer künstlichen Menopause. Durch Absetzen der Therapie kann dieser Effekt wieder rückgängig gemacht werden.

Wenn die Menopause bereits eingetreten ist und die Eierstöcke kein Östrogen mehr produzieren, wird das Hormon noch im Fettgewebe gebildet. Die Wirkung kann dann durch einen Gegenspieler des Östrogens (Antiöstrogen) blockiert werden, oder man hemmt die Aromatase, die im Fettgewebe Östrogenvorstufen aus der Nebenniere in Östrogen umwandelt. Auch Gestagene, ebenfalls weibliche Hormone, können in der Behandlung eingesetzt werden. Sie bewirken unter anderem eine Senkung des Östrogenspiegels im Blut.

Die Gabe von Gestagenen wird bei Krebs der Gebärmutterschleimhaut als Hormontherapie erster Wahl eingesetzt. Versagt diese Behandlung, kommen als nächster Schritt Antiöstrogene und Aromatasehemmer in Frage.

Bei Prostatakrebs steht die Ausschaltung der Testosteronbildung in den Hoden im Vordergrund. Wie die Östrogenbildung in den Eierstöcken wird auch die Hormonproduktion in den Hoden durch Hormone der Hirnanhangdrüse gesteuert. Als Alternative zur Hodenentfernung kommt deshalb die medikamentöse Stilllegung der Hoden durch die erwähnten LHRH-Analoga in Frage. Weiterhin kann entsprechend dem Vorgehen beim Brustkrebs durch die Gabe eines sog. Antiandrogens, das die Testosteronrezeptoren besetzt, die Hormonwirkung direkt an der Krebszelle unterdrückt werden.

Welche Nebenwirkungen hat eine Hormontherapie?

Die beschriebenen Hormontherapien zielen alle im Wesentlichen auf eine Ausschaltung der Geschlechtshormonwirkungen. Entsprechend sind auch die Nebenwirkungen: Bei der Frau entsprechen sie den typischen Erscheinungen der Wechseljahre, beim Mann sind sie ähnlich. Schlafstörungen, Schweißausbrüche und Kopfschmerzen sind häufige Beschwerden, die sich allerdings im Verlauf der Therapie oft stark bessern. Die längerandauernde Gabe von LHRH-Analoga, die bei Frauen den Östrogen- und bei Männern den Testosteronspiegel stark absenkt, kann zu einer Verringerung der Knochendichte wie bei Osteoporose führen. Bei Gestagentherapie kommt es häufig zu Wassereinlagerung und Gewichtszunahme. Dagegen haben die eingesetzten Hormone oder Antihormone nicht die für eine Chemotherapie typischen Nebenwirkungen wie etwa Schädigung von Knochenmark und Schleimhäuten, da sie keine Zellgifte sind und nur an Zellen wirken, die Hormonrezeptoren besitzen. Aufgrund ihrer in der Regel besseren Verträglichkeit werden Hormontherapien, sofern sie Wirksamkeit versprechen, gegenüber einer Chemotherapie zunächst bevorzugt. Die bei Brustkrebs eingesetzten Antiöstrogene vom Tamoxifentyp haben eine gewisse östrogenartige Eigenwirkung. Weil dadurch die Gebärmutterschleimhaut ständig einem Wachstumsreiz ausgesetzt ist, erhöht sich bei langdauernder Behandlung mit Tamoxifen das Risiko für Gebärmutterkörperkrebs (Endometriumkarzinom). Dieses Risiko ist jedoch weit geringer als die positiven Effekte dieser Therapie. Zudem ist die Einnahme von Tamoxifen auf fünf Jahre begrenzt.

Kann eine Krebserkrankung durch Hormontherapie geheilt werden?

Die Heilung einer Krebserkrankung ausschließlich durch eine Hormontherapie ist in der Regel nicht möglich. Als zusätzliche Maßnahme zur Operation erhöht sie aber bei Brustkrebs die Heilungschance und senkt die Rückfallhäufigkeit, sofern die Tumorzellen Hormonrezeptoren besitzen. Auch in fortgeschrittenen Krankheitsstadien kann eine Hormontherapie bei hormonempfindlichen Tumoren den Verlauf noch günstig beeinflussen. Vollständige Rückbildungen sind selten, aber Teilrückbildungen oder auch ein Wachstumsstillstand des Tumors bzw. der Metastasen sind zumindest für eine gewisse Zeit in vielen Fällen zu erreichen. Allerdings werden die meisten zunächst hormonempfindlichen Tumoren irgendwann »hormontaub«, d. h. der Tumor wächst trotz der Behandlung weiter. Dann ist eine Weiterführung der jeweiligen Therapie nicht mehr sinnvoll. In dieser Situation kommt entweder ein Wechsel der Hormontherapie in Frage oder aber, wenn alle hormonellen Möglichkeiten ausgeschöpft sind, eine Chemotherapie bzw. beschwerdelindernde Maßnahmen.

Hyperthermie

Was versteht man unter Hyperthermie?

Hyperthermie bedeutet Überwärmung. In der Krebstherapie wird eine künstliche Temperaturerhöhung des ganzen Körpers oder einzelner Körperareale auf Temperaturen zwischen 40 und 44 ˚C (je nach angewandter Methode) erprobt. Die Temperaturerhöhung wird dabei zum Beispiel durch Ultraschall, elektromagnetische Wellen (z. B. Radiowellen oder Mikrowellen) oder eine erwärmte Flüssigkeit erreicht. Ziel ist selten die direkte Abtötung von Krebszellen, die dazu notwendigen Temperaturen würden auch gesundes Gewebe schädigen oder den Patienten gefährden. Tumorzellen sollen vielmehr angreifbarer für natürliche Abbauprozesse oder auch Strahlen- und Chemotherapie werden.

Eine andere Methode, um die Körpertemperatur zu erhöhen, die sog. Fiebertherapie, findet heute kaum noch Anwendung. Die Körpertemperatur wird hierbei mit fiebererzeugenden Stoffen (pyrogene Stoffe) erhöht. Das künstliche Fieber sollte dann wie gegen Krankheitserreger gegen Krebszellen wirken. Pyrogene Stoffe sind jedoch schlecht steuerbar, und die Therapie ist im Vergleich zu modernen Methoden zu risikoreich.

Welche Arten der Hyperthermie gibt es und wie erfolgt die Behandlung?

Die Hyperthermie ist keine Standardmethode. Viele Aspekte bedürfen noch der genaueren wissenschaftlichen Klärung. Daher werden viele Patienten im Rahmen klinischer Studien (► Entwicklung und Prüfung neuer Krebsmedikamente) behandelt. Wird ihnen die Hyperthermiebehandlung außerhalb klinischer Studien angeboten, sollten Betroffene vor Behandlungsbeginn unbedingt die Übernahme der Kosten mit ihrer Krankenkasse abklären.

Möglich sind:

— Lokale Hyperthermie: Der betroffene Bereich wird von außen durch einen sog. Applikator mit Ultraschall, Radio- oder Mikrowellen bestrahlt. Die lokale Hyperthermie kann bei oberflächlichen Läsionen zum Einsatz kommen, also bei Tumoren oder Metastasen, die dicht unter der Haut liegen (z. B. Halslymph-knotenmetastasen).

- Regionale Hyperthermie: Es werden größere Körperregionen, wie z. B. der Beckenbereich oder die unteren Extremitäten, durch elektromagnetische Wellen (Radiowellen oder Mikrowellen) erwärmt. Der Patient liegt hierbei auf einer Liege in einer Art Ring, der die eigentlichen Strahler trägt, einem sog. Ringapplikator. In diesem Applikator sind Antennen, die die elektromagnetischen Wellen abstrahlen, ringförmig angeordnet und erzeugen durch geeignete Phasen- und Amplitudensteuerung eine in Grenzen kontrollierbare Leistungsverteilung. Durch diese Kontrollmöglichkeit können Überhitzungen im Normalgewebe vermieden und ausreichend hohe Temperaturen im Tumor erzielt werden.
- Ganzkörperhyperthermie: Der gesamte Körper wird überwärmt, wobei ursprünglich sog. Kontaktmethoden (z. B. Heißwasser, Heißluft oder beheizte Wasserdecken) zur Verfügung standen. Diese Methoden sind jedoch wegen Unverträglichkeit kaum noch gebräuchlich. Heutzutage erfolgt die Überwärmung des Körpers von außen mittels Infrarotstrahlen unterschiedlicher Wellenlängen (sog. radiative Verfahren). Der Patient befindet sich bei der Behandlung in einer weitgehend thermisch isolierten Kammer.
- Interstitielle Hyperthermie: In den Tumor werden »Antennen« oder Sonden eingebracht, die eine Erwärmung direkt im Inneren der Geschwulst ermöglichen. Eine dieser Technik ähnliche Behandlung ist die Seedsapplikation oder »Spickung«. Seeds (englisch für »Samen«) sind Kapseln mit radioaktiver Substanz (meist radioaktives Jod), die direkt in den Tumor eingepflanzt werden und dort durch ihre Strahlung (▶ Strahlentherapie) die Tumorzellen zerstören. Da die Strahlendosis in der unmittelbaren Umgebung der Seeds sehr hoch ist, jedoch mit zunehmender Entfernung stark abfällt, wird nur der Tumor geschädigt. Auch die Verwendung von feinen magnetisierbaren Teilchen, die dem Patienten in einer Flüssigkeit injiziert werden, leitet sich von diesem Prinzip ab: Eine solche magnetische Flüssigkeit kann durch ein starkes magnetisches Wechselfeld aufgeheizt werden.

- Hypertherme Perfusion: Es wird eine erwärmte Flüssigkeit (z. B. eine Lösung von Krebsmedikamenten) durch die zuführenden Adern des mit Krebs betroffenen Körperteils geleitet. Damit nur der erkrankte Teil durchspült wird, muss der Körperteil allerdings über eine eigene Blutversorgung verfügen (z. B. untere/obere Extremität, Leber). Die Spülung von Körperhöhlen, z. B. des Bauchraumes oder auch der Blase, mit erwärmten Flüssigkeiten wird ebenfalls angewendet. Über die Erwärmung des Blutes kann auch eine Ganzkörperhyperthermie erfolgen.

Welche Rolle spielt die Hyperthermie in der Krebsbehandlung?

Die Hyperthermie kann v. a. die Wirksamkeit von Strahlen- und/oder ▶ Chemotherapie steigern. Die größte Erfahrung hat man bisher mit der gemeinsamen Anwendung von Strahlentherapie und Hyperthermie gewonnen, aber auch die Kombination mit Chemotherapie wird derzeit in relativ weit fortgeschrittenen Studien überprüft. Trotzdem ist die künstliche Überwärmung bis heute keine Standardtherapie und befindet sich noch in der Erprobungsphase. Für welche Patienten und in welchen Situationen sie in Frage kommt, können behandelnde Ärzte am besten beurteilen. Eine Alternative zu einer geprüften Standardbehandlung ist sie nach heutigem Kenntnisstand in keinem Fall. Über laufende Studien informieren z. B. die nächstgelegenen Tumorzentren und onkologischen Schwerpunkte oder auch die Interdisziplinäre Arbeitsgruppe Hyperthermie (IAH) als Unterorganisation der Deutschen Krebsgesellschaft. Die IAH bietet auf ihrer Internet-Seite www.hyperthermie.org zudem viele Informationen rund um das Thema an.

Vielversprechende Ergebnisse haben auch dazu geführt, dass die Hyperthermie außerhalb von Studien (individueller Heilversuch) Krebspatienten angeboten wird, häufig in Verbindung mit Angeboten zur »sanften« oder »biologischen« Therapie. Bezüglich der Ganzkörperhyperthermie wie auch der Erwärmung nur von einzelnen Regionen gehen Experten jedoch davon aus, dass die Methoden außerhalb von kontrollierten Studien keinen gesicherten Anwendungsbereich haben und es zudem nicht immer sichergestellt ist, dass die Anwendung für den

Patienten ohne Risiko ist. Bei einigen Anbietern von Hyperthermiebehandlungen für Patienten außerhalb von klinischen Studien ist es aufgrund der von ihnen verwendeten Methoden außerdem fraglich, ob sie die angestrebte Erwärmung überhaupt erreichen und wenn ja, ob sie sie kontrollieren können.

Wer übernimmt die Kosten der Behandlung?

Während bei der Hyperthermie im Rahmen von Studien in der Regel für den Betroffenen keine Kosten entstehen, fiele das Honorar für die Überwärmung im individuellen Heilversuch auf die gesetzlichen Kassen bzw. die private Versicherung eines Betroffenen zurück. Solange eine Methode jedoch noch nicht ausreichend durch Erfolgsdaten abgesichert ist, sind die Krankenkassen nicht zur Kostenübernahme verpflichtet. Jeder Betroffene, dem eine Hyperthermiebehandlung angeboten wird, sollte daher sofort mit seiner Versicherung Rücksprache halten, ob die Kosten für die Behandlung in der gewünschten Form übernommen werden können.

Wie wirkt die Hyperthermie?

Die Überwärmung der Tumorgewebe kann unterschiedliche Wirkungen haben. Eine Temperaturerhöhung im Tumorgewebe auf etwa 42 °C und darüber wirkt auf die Zellen direkt zytotoxisch: Nachdem bei ihnen entsprechende biologische Prozesse in Gang gesetzt wurden, sterben sie aufgrund der Wärmeeinwirkung innerhalb einer gewissen Zeitspanne ab. Bei langandauernder und/oder wiederholter Hyperthermiebehandlung können Zellen in Temperaturbereichen von 41–43 °C sog. Hitzeschockproteine (HSP), auch Stressproteine genannt, bilden. Zellen, die diese Proteine (Eiweiße) bilden, können stärker von den körpereigenen »Killerzellen« zerstört werden. Das körpereigene Immunsystem kann den Tumor also wirksamer bekämpfen. Es ist jedoch noch nicht genau bekannt, bei welchen Tumorarten und bei welchen Temperaturen ein derartiger Effekt auftritt. Eine so hohe Temperatur ist allerdings auch mit erheblichen Risiken für den Patienten verbunden.

Doch die Hyperthermie wirkt auf durch Hitze gestresste Krebszellen auch bei niedrigeren Temperaturen, wenn man sie mit einer klassischen Bestrahlung oder einer Chemotherapie kombiniert: Bei Temperaturen über 40 °C tritt ein sog. strahlensensibilisierender Effekt auf. Die zelleigene Reparatur von Strahlenschäden, die durch eine Strahlentherapie in dem Tumorgewebe erzeugt würde, wird durch diesen Effekt in den erwärmten Zellen vermindert. Die Zellen sind also nicht mehr oder nur in geringerem Maße in der Lage, Schäden zu reparieren, und sterben im Idealfall ab.

Durch die erhöhten Temperaturen weiten sich ebenfalls die Blutgefäße, was bei einer Chemotherapie zu einer stärkeren Durchblutung des Tumorgewebes und zu einer besseren Anschwemmung von Krebsmedikamenten im Tumor führt. Dadurch gelangen auch in ursprünglich schlecht durchblutete Tumorbezirke, z. B. ins Innere sehr großer Tumoren, höhere Medikamentenkonzentrationen. Das gilt nicht für die Ganzkörperhyperthermie! Die erhöhte Durchblutung führt zu einer besseren Sauerstoffversorgung im Tumor, wodurch der Strahleneffekt einer Strahlentherapie verstärkt wird.

Wie erfolgt die praktische Durchführung der Überwärmung und welche Nebenwirkungen können dabei auftreten?

Unter technischen wie therapeutischen Gesichtspunkten gibt es verschiedene Möglichkeiten, die Temperatur in Geweben zu erhöhen.

Die häufigsten Verfahren nutzen elektromagnetische Wellen oder Ultraschall. Mit ihnen können Krebstherapeuten die Erwärmung inzwischen gut steuern, z. B. auf etwa 43 °C und in einem relativ umgrenzten Gebiet. Ultraschall hat allerdings den Nachteil, dass er Knochen nur schlecht durchdringen kann. Es entstehen also Probleme, wenn der Tumor von Knochen umgeben ist, wie im kleinen Becken, im Brustraum oder im Gehirn. Deshalb werden in der Praxis hauptsächlich elektromagnetische Wellen im Radiowellen- und Infrarotbereich genutzt. Mittlerweile gibt es eine Reihe von Hyperthermiesystemen (Geräten zur Erzeugung und gezielten Übertragung der Wärme) von verschiedenen Herstellern. Alle Systeme sind mit einer relativ aufwändigen Kontrolle für die tatsächlich im Gewebe erreichte Temperatur gekoppelt. Dazu müssen bei den gegenwärtig gebräuchlichen Geräten unter entsprechender Schmerzbetäubung Temperatursonden in den Tumor eingeführt werden. Weniger belastende Verfahren sind in der Erprobung.

Meist liegt der Patient in einem sog. Ringapplikator. In diesem Applikator sind Antennen, die elektromagnetische Wellen (z. B. Radiowellen) abstrahlen, ringförmig angeordnet. Diese Antennen können in geeigneter Weise gesteuert werden, um im Tumor die gewünschte Temperaturerhöhung zu erzielen. Das umliegende gesunde Gewebe wird hierbei nicht oder nur in geringem Maße beeinträchtigt. Die Temperaturerhöhung im Tumor wird von Sensoren, die im Bereich des Tumors eingebracht werden, überwacht. Des Weiteren werden die allgemeine Körpertemperatur, der Blutdruck und der Puls des Patienten ständig überprüft. Die meisten Betroffenen benötigen während der eigentlichen Behandlung mit einer regionalen oder lokalen Hyperthermie keine besondere Betäubung oder Schmerzmittel. Als Nebenwirkungen können allerdings ein systemischer Stress oder ein lokal auftretendes Hitze- oder Schmerzgefühl, selten auch Verbrennungen auftreten. Die relativ lange Behandlungsdauer (60–90 Minuten) und die einseitige, beengende Lage im Applikator, können vom Patienten ebenfalls als unangenehm empfunden werden.

Die Ganzkörperhyperthermie ist im Allgemeinen wesentlich risikoreicher als die gezielte Erwärmung eines kleinen Körperbereichs. Diese Therapie wird in der Regel nur unter Vollnarkose durchgeführt. Grundsätzlich lassen sich bei Methoden, die sich noch in klinischer Prüfung befinden, unerwartete Nebenwirkungen nie ganz ausschließen.

Wann kommt die Anwendung von Hyperthermie in Frage?

Die individuelle Behandlung richtet sich auf jeden Fall nach dem Erkrankungsstadium des Patienten, der Art seines Tumors und der jeweiligen Fragestellung der Studie, in der der Betroffene behandelt wird. Wie lange die Überwärmung dauert, ob sie mit Bestrahlung oder Chemotherapie kombiniert wird, wie oft die Behandlung wiederholt wird und wie aufwändig sie sich gestaltet, darüber informieren auf der Basis des jeweiligen Studienprotokolls die behandelnden Ärzte.

Die Hyperthermie ist im Allgemeinen eine ergänzende Behandlungsmethode zur Chemo- und/

oder Strahlentherapie und wird normalerweise nicht als »eigene« Therapie eingesetzt.

Die regionale Hyperthermie kann bei einem erneut wachsenden, tief gelegenen Tumor (Rezidiv) oder bei einem durch Operation, Chemo- oder Strahlentherapie nicht ausreichend gut behandelbaren Tumor zum Einsatz kommen. Anhand von Phase-II-Studien (▶ Entwicklung und Prüfung neuer Krebsmedikamente) zeigte sich eine Verbesserung z. B. bei lokal fortgeschrittenen Rektumkarzinomen oder bei Hochrisikoweichteilsarkomen. In Phase-III-Studien konnte in Kombination mit Chemo- oder Strahlentherapie z. B. bei Brustkrebsrezidiven, solitären Lymphknotenmetastasen und fortgeschrittenen Gebärmutterhalskarzinomen eine Wirksamkeitsverstärkung erzielt werden. Haben sich Metastasen von einem Tumor abgesiedelt, kann die Ganzkörperhyperthermie in Ergänzung zur Chemotherapie eingesetzt werden. Diese Möglichkeit und die Wirksamkeit einer Kombination von Chemotherapie und Ganzkörperhyperthermie werden derzeit noch klinisch geprüft. Die interstitielle Hyperthermie (▶ »Welche Arten von Hyperthermie gibt es und wie erfolgt die Behandlung?«) kann z. B. dann eingesetzt werden, wenn nach abgeschlossener Strahlen- oder Chemotherapie ein Resttumor gefunden wird. Andere Anwendungsgebiete könnten Tumoren im Becken, der Brust oder des Gehirns sein. Hier sind jedoch weitere Studien zur Klärung der Anwendung und Wirksamkeit nötig.

Als weiterer Einsatzbereich ist auch die effektivere Tumorverkleinerung vor einer Operation in der Prüfung, z. B. bei Weichteilsarkomen, um durch sie eine Amputation zu vermeiden.

Ließen sich bei den bisherigen Anwendungen Heilungen erzielen?

Da die Hyperthermiebehandlung hauptsächlich bei örtlich fortgeschrittenen Tumoren zur Anwendung kommt, ist das Ziel meist eine Linderung von Symptomen oder eine nochmaligen Rückbildung. In zahlreichen Studien konnte diese Wirksamkeit der Hyperthermieanwendung nachgewiesen werden; eine Standardmethode, bei der sichere Zahlen für sehr viele Patienten zu ihren Heilungschancen vorliegen, ist die Hyperthermie jedoch noch nicht. Das Einsatzgebiet ist sehr begrenzt!

Immunsystem

Was sind die wichtigsten Akteure des Immunsystems?

Rund ein Dutzend verschiedener Zellen, etwa 50 verschiedene Botenstoffe und zahlreiche weitere Substanzen arbeiten in einem hochkomplexen Netzwerk, dem Immunsystem, zusammen und schützen den Körper vor Eindringlingen, die ihm gefährlich werden können. Zu den zellulären Hauptakteuren zählen die T- und die B-Zellen, weiße Blutkörperchen, die von Vorläuferzellen im Knochenmark abstammen und sich auf verschiedene Aufgaben spezialisiert haben. Diese »zelluläre Abwehr« wird unterstützt von Antikörpern, löslichen Eiweißmolekülen, und einem System von Plasmaproteinen, dem Komplement. Das sind die wichtigsten Bestandteile der »humoralen Abwehr« (lat. humor »Flüssigkeit«).

Woher stammen die Zellen des Immunsystems?

Sowohl T- als auch B-Zellen entstammen dem Knochenmark. Die B-Zellen reifen dort auch heran, die T-Zellen wandern zum Thymus, einem großen Organ im oberen Brustbereich, wo ihre »Ausbildung« zu spezialisierten Immunzellen erfolgt. Knochenmark und Thymus sind die sog. zentralen lymphatischen Organe. Von dort gelangen die Immunzellen ins Blut, von wo aus sie zu den peripheren lymphatischen Organen wandern. Dazu zählen Lymphknoten und Milz, Mandeln und Blinddarm sowie die lymphatischen Gewebe der Schleimhäute. Zwischen diesen Geweben und dem Blut zirkulieren die Immunzellen ständig hin und her. Krankheitserreger können zwar auf vielen Wegen in den Körper eindringen, letztlich treffen sie jedoch stets in den peripheren lymphatischen Organen aufeinander.

Welche Aufgaben haben die T-Zellen?

Die T-Zellen des Immunsystems heißen so, weil sie im Thymus heranreifen, einem etwa handtellergroßen, hinter dem Brustbein gelegenen Organ. Der Thymus wird anschaulich auch als »Schule der Immunzellen« bezeichnet. Seine ersten Zöglinge nimmt der Thymus bereits auf, während das Kind im Mutterleib heranreift. Wenn der Embryo etwa zehn Wochen alt ist, hat er bereits seinen Platz über dem Herzen eingenommen und beginnt damit, Lockstoffe auszusenden, mit denen er seine zellulären Schüler anwirbt. Die Vorläuferzellen im Knochenmark folgen der verführerischen Fährte, lassen sich im Thymus nieder und vermehren sich. Kurz darauf beginnt der »Unterricht«, dessen Lernziel lautet: »Antigene erkennen« – so viele wie möglich.

Was ist ein Antigen?

Ein »Antigen« ist all das, was die Abwehrtruppen des Körpers in Marsch setzt. In der Regel handelt es sich dabei um Fremdes, das dem Organismus gefährlich werden kann, Krankheitserreger wie Bakterien und Viren beispielsweise oder deren Gifte und andere Fremdeiweiße. Die künftigen T-Zell-Spezialisten werden im Thymus mit möglichst vielen Antigenen vertraut gemacht. Es gibt schätzungsweise mehr als 1 Mio. fremder Antigene, die den T-Zellen im Thymusanschauungsunterricht gezeigt werden. Für jedes dieser Antigene wird es nach der Schulung eigene T-Zell-Spezialisten geben.

Wie werden die T-Zellen auf ein bestimmtes Antigen spezialisiert?

Im Thymus werden die geeigneten Gene einer T-Schülerzelle angeschaltet. Daraufhin baut diese ein antennenartiges Gebilde – den sog. T-Zell-Rezeptor – und streckt ihn nach außen. Die Form des T-Zell-Rezeptors bestimmt, welches Antigen die Zelle künftig erkennen wird. Zur Ausbildung der T-Zelle gehört es jedoch nicht nur, dass sie »Körperfremdes« zuverlässig erkennt und vertreibt. Ebenso wichtig ist es, dass sie »Körpereigenes« mit dem gebotenen Respekt behandelt. Zellen, die während ihrer Ausbildung im Thymus auch nur in den Verdacht geraten, körpereigenes Gewebe anzufallen, werden in die ▶ Apoptose, den vorprogrammierten zellulären Selbstmord, getrieben. Am Lernziel »Toleranz« scheitern übrigens die meisten Schülerzellen. Im Idealfall gelangen nur diejenigen Zellen aus dem Thymus in den Körper, die ihresgleichen selbstverständlich respektieren.

Wann und warum schließt die »Thymusschule«?

Die Ausbildung der T-Zellen ist hart und streng: Nur 1–2 % der rund 500 Mio. Zellen, welche bis zur Pubertät den Thymus durchlaufen, bestehen die Prüfungen. Dann stellt der Thymus seine Schulungen ein. Warum das so ist, ist noch nicht genau bekannt. Die Wissenschaftler erklären es damit, dass ein Mensch in seinem 1. Lebensjahrzehnt mit so gut wie allen Antigenen seiner Umwelt Bekanntschaft gemacht hat. Sind die T-Zellen erst auf sie abgerichtet, ist der Thymus entbehrlich und bildet sich zurück. Im Körper eines Erwachsenen ist er nur noch mit Mühe zu finden. Was er hinterlässt, ist ein Schatz an T-Zellen für ein ganzes Leben.

Wo patrouillieren die T-Zellen im menschlichen Körper?

Im Thymus ausgebildete und als »geeignet« entlassene T-Zellen patrouillieren fortan rastlos durch Blut und Gewebe und halten in den Lymphknoten, der Haut oder dem Darm nach Eindringlingen Ausschau. Auch an den Eintrittspforten des Körpers und in seinen hintersten Winkeln suchen sie nach krank machenden Viren, Bakterien, Pilzen und Parasiten. Irgendwann und irgendwo werden sie möglicherweise auf »ihr« Antigen treffen, das sie während ihrer Ausbildung im Thymus kennen gelernt haben, beispielsweise auf die charakteristische Oberflächenstruktur eines Grippevirus, das durch Anhusten in den Körper gelangte. Jetzt kann die T-Zelle ihre Lebensaufgabe erfüllen.

Wie reagieren T-Zellen, wenn sie im menschlichen Körper auf ihr Antigen treffen?

In welcher Weise T-Zellen reagieren, nachdem sie auf ihr Antigen gestoßen sind, hängt davon ab, in welcher »Klasse« des Thymusinternats sie ausgebildet worden sind. Da gibt es etwa die T-Helferzellen: Sie arbeiten als Koordinatoren und unterstützen andere Immunzellen bei der Abwehr von Eindringlingen. T-Killerzellen sind weniger kooperativ: Sie töten Körperzellen, die das Pech hatten, von einem Krankheitserreger, etwa einem Grippevirus, heim-

gesucht worden zu sein. Der Preis scheint hoch, ist aber gerechtfertigt, weil zwar eine Zelle geopfert, unzählige andere aber auf diese Weise vor weiterer Übergriffen des Virus bewahrt bleiben. Die regulatorischen T-Zellen (T-Suppressorzellen) wiederum mäßigen die Angriffslust der aggressiven Zellen. Sie bestimmen, wie lange und wie intensiv der Abwehrkampf geführt wird, regulieren also die Immunantwort des Organismus und verhindern, dass es im »Eifer des Gefechtes« zu schädlichen Überreaktionen kommt. Jede T-Zelle, egal welchen Untertyps, ist zudem fähig, molekulare Boten, sog. Zytokine, auszusenden, mit denen sie zusätzliche Immuntruppen zur Verstärkung herbeirufen kann.

Woher haben die B-Zellen ihren Namen?

Die B-Zellen des Immunsystems gehen ebenfalls aus Vorläuferzellen im Knochenmark hervor. Dort reifen sie auch heran. Sie sind weniger »wanderfreudig« als die T-Zellen und sind als ausgereifte Zellen v. a. in den lymphatischen Organen (Lymphknoten) zu finden, wo sie auf ein Antigen warten, das in den Knoten gerät. Ihren Namen tragen die B-Zellen nach der »Bursa Fabricii« der Vögel, einem lymphknotenähnlichen Gebilde im Hinterleib der Tiere. Anfang der 1970er-Jahre entdeckten Wissenschaftler, dass Vögel, denen die Bursa Fabricii fehlt, sehr bald nachdem sie aus dem Ei geschlüpft sind, an schweren Infektionen sterben. Der Grund: Ohne Bursadrüse sind die Tiere nicht in der Lage, diejenigen Immunzellen zu entwickeln, die Antikörper produzieren. Die Bursadrüse der Vögel, so zeigte sich später, entspricht dem Knochenmark des Menschen.

Was sind Antikörper, und was tun sie?

Antikörper sind die »molekularen Spürhunde« des Immunsystems. Es handelt sich um y-förmige Eiweißmoleküle, die im Blut schwimmen und Eindringlinge wie Viren oder Bakterien aufspüren. Haben sie einen Krankheitserreger entdeckt, heften sie sich an ein Antigen, ein charakteristisches Molekül auf dessen Oberfläche, und lösen damit eine Lawine immunologischer Reaktionen aus, die mit der Zerstörung des Eindringlings endet. Antikörper arbeiten wie die T-Zellen spezifisch, d. h. sie gehen gezielt gegen definierte Angriffsziele vor. Es wird geschätzt, dass das menschliche Immunsystem 10 Mio. unterschiedliche Antikörpermoleküle hervorbringen kann – genug, um für jedes denkbare Antigen einen passenden Spürhund parat zu haben.

Wie produzieren die B-Zellen Antikörper?

In ihrem inaktiven Zustand gleichen die B-Zellen einer Fabrik mit großzügiger Chefetage, aber verblüffend kleiner Produktionsfläche: Eine ruhende B-Zelle ist kaum mehr als ein großer Zellkern, die »Kommandozentrale« jeder Zelle, umgrenzt von einem schmalen Saum von Zytoplasma, der »Produktionsfläche«. Sobald eine B-Zelle aber mit einem passenden Antigen, etwa dem charakteristischen Oberflächemolekül eines eingedrungenen Virus, Kontakt hatte, teilt sie sich unentwegt, und ihre Tochterzellen reifen zu sog. Plasmazellen heran: Im anschwellenden Zytoplasma entstehen Tausende von Montageplätzen und ein ausgedehntes röhrenförmiges Verteilersystem. An den »Montageplätzen« – den Ribosomen – werden fortan unermüdlich Antikörper gefertigt und durch die winzigen Transportröhrchen des sog. endoplasmatischen Retikulums aus der Zelle hinaus geschleust. Die Produktionsvorbereitungen brauchen rund fünf Tage, dann entlassen die Plasmazellen im Sekundentakt einige tausend Antikörper in die Blutbahn. Haben die Antikörper ihren Zweck erfüllt, stellen die B-Zellen ihre hochtourige Fertigung wieder ein. Die meisten der Zellfabriken werden danach demontiert – einige aber bleiben übrig, auch wenn das alarmierende Antigen verschwunden ist. Diese Zellen heißen Gedächtniszellen, weil sie sich gleichsam an vergangene Abwehrgefechte erinnern und aus dem Stand, ohne größere Vorbereitungen wieder aktiv werden können, sobald der gleiche Krankheitserreger noch einmal körpereigenes Terrain betreten sollte. Die Gedächtniszellen verhelfen dem Körper zu anhaltender Immunität und sind die Grundlage jeder erfolgreichen Impfung.

Welche Aufgabe haben »Fresszellen« und »natürliche Killerzellen«?

Zur sog. »zellvermittelten Immunität« zählen neben den T- und B-Zellen auch Makrophagen (Fresszellen) und »natürliche Killerzellen«, ebenfalls Abkömmlinge von Stammzellen des Knochenmarks. Makrophagen sind in fast allen Körperregionen anzutreffen. Sie arbeiten im Unterschied zu den T- und B-Zellen »unspezifisch«, d. h. sie verschlingen wahllos Fremdkörper und Krankheitserreger. Ebenso unspezifisch gehen die »natürlichen Killerzellen« vor. Sie entwickeln sich im Knochenmark, sind größer als die T- und B-Zellen und zirkulieren im Blut. Die Wissenschaftler nehmen an, dass es sich bei diesen Zellen gleichsam um »naturbelassene« weiße Blutkörperchen handelt, die keine Eliteausbildung zu selektiv arbeitenden T-Zellen im Thymus erfahren haben. Aber sie können Tumorzellen und virusinfizierte Zellen töten, mit Vorliebe dann, wenn ihre Opfer von einem Schwarm Antikörper umstellt und dadurch kenntlich gemacht worden sind. Auch von den Makrophagen ist bekannt, dass sie gegen Krebszellen vorgehen.

Was sind dendritische Zellen?

Die wichtigsten Eintrittspforten für Krankheitserreger sind die Haut sowie die äußeren und inneren Schleimhäute. Dort werden die Invasoren bereits erwartet: von seltsam geformten, mit langen ein- und ausziehbaren Tentakeln ausgestatteten Zellen, den »dendritischen Zellen«. Sie leiten sich von Vorläuferzellen des Knochenmarks ab und wandern überall im Körper in unterschiedliche Gewebebereiche ein. Sogar inmitten der Oberflächenzellen des Darms haben Wissenschaftler schon dendritische Zellen entdeckt, die ihre Ausläufer wie Periskope in das Darmlumen vorrecken und nach gefährlichen Eindringlingen Ausschau halten. Doch dendritische Zellen sind mehr als die »Türsteher« des Immunsystems, wie zunächst angenommen. Es hat sich inzwischen herausgestellt, dass sie eine Schlüsselfunktion im immunologischen Netzwerk einnehmen. Sie funktionieren gleichsam als »Scharfmacher«, indem sie sich an der Peripherie mit Antigenen beladen, ihre verdächtigte Fracht zu den Lymphknoten transportieren und dort stets anwesenden T-Zellen »zeigen«. Die spezifischen Zellen schwärmen daraufhin aus, um alles anzugreifen, was jenes Antigen trägt, das ihnen von den dendritischen Zellen präsentiert worden ist. Diese Eigenschaft der dendritischen Zellen versuchen Wissenschaftler derzeit zu nutzen, um das Immunsystem in den Kampf gegen Krebserkrankungen einzuspannen (▶ Immuntherapie).

Welche Aufgabe hat das Komplement?

Die Zellen des Immunsystems, etwa die patrouillierenden T-Zellen, die Antikörper produzierenden B-Zellen oder die dendritischen Zellen, sind unverzichtbar für eine schlagkräftige Immunantwort. Doch es fehlt noch ein weiterer wichtiger Mitspieler, der die Aktionen der zellulären Abwehr »komplementiert«: das Komplement. Es besteht aus vielen verschiedenen Proteinen (Enzymen), die ständig im Blut treiben, miteinander reagieren und den Abwehrkampf gegen Krankheitserreger unterstützen. Das Komplement kann von Antikörpern zur Hilfe gerufen werden, die den Eindringling bereits gestellt haben; es kann aber auch selbständig aktiv werden. Das Resultat ist in jedem Fall gleich: Die aggressiven Enzyme brennen in die Hüllen der Krankheitserreger zahllose kleine Löcher. Durch sie strömt Flüssigkeit (Wasser) ein – so lange, bis der Erreger platzt.

Wie arbeiten die Abwehrspezialisten im Team?

Die körpereigene Abwehr hat sich im Laufe der Evolution zu einem einzigartigen System entwickelt, das in Organisation und Raffinesse nur noch mit dem zentralen Nervensystem vergleichbar ist und in wenigen Worten kaum zu beschreiben ist. Dennoch sei der Versuch gewagt, exemplarisch zu zeigen, wie die Akteure der Abwehr im Team zusammenwirken.

Angriffsziel ist immer ein Antigen, beispielsweise das fremde Eiweißmolekül auf der Oberfläche eines Bakteriums. Die wichtigsten Eintrittspforten für Krankheitserreger sind die Haut sowie die äußeren und inneren Schleimhäute. Dort werden die Invasoren bereits erwartet – u. a. von den dendritischen Zellen, die sich die Fremdlinge umgehend einverleiben. In ihrem Leib zerlegen sie die Beute in handliche Einzelteile, befördern sie nach außen auf die Zelloberfläche und stellen sie dort auf einer Art Präsentierteller zur Schau, den Wissenschaftler »Haupthistokompatibilitätskomplex« nennen. Diese Präsentation dient einem einzigen

Zweck: Patrouillierende T-Zellen sollen aufmerksam gemacht werden. Um deren Aufmerksamkeit auch tatsächlich sicherzustellen, transportieren die dendritischen Zellen ihr Antigen zudem zu den Organisationszentralen des Immunsystems, also in Milz und Lymphknoten, wo T-Zellen stets in großer Anzahl vorhanden sind. Diese aktiv herbeigeführte Kontaktvermittlung ist das erste und wichtigste Stimulationssignal für die T-Zellen. Sie tasten mit ihren vorgefertigten Antennen (T-Zell-Rezeptoren) die Oberflächen der dendritischen Zellen ab und erkennen dort die »präsentierten« körperfremden Bruchstücke. Da der menschliche Körper über mehr als 5 Mio. vorab bestens geschulter T-Zellen verfügt, wird nahezu jeder Eindringling, den die dendritischen Zellen vorführen, quasi mit Steckbrief erwartet. Ist die Bedrohung erkannt, beginnen einige T-Zellen, Zytokine – lösliche Botenstoffe – auszusenden, die weitere Elemente des Immunsystems mobilisieren. Zum Beispiel die B-Zellen, die sich daraufhin in Plasmazellen umwandeln, von deren Produktionsstätten bald die passenden Antikörper vom Fließband laufen. Die Antikörper schwärmen aus und umzingeln das Antigen. Dadurch können sie es neutralisieren, den Makrophagen zum Fraß vorwerfen oder dem ätzenden Komplement überlassen.

Was hier dargestellt ist, ist der Idealfall – und es sind lediglich die strategischen Eckpunkte genannt, die vermitteln sollen, welchen Aufwand die Natur betreibt, um den Körper vor bedrohlichen Eindringlingen zu schützen.

Immunsystem und Krebs – Warum tut sich das Immunsystem mit Krebszellen so schwer?

Die erste Aufgabe des Immunsystems ist es, den Körper vor der allgegenwärtigen Bedrohung durch Bakterien, Viren oder Parasiten zu schützen. Ob es von Natur aus auch dafür geschaffen ist, den Organismus vor eigenen Zellen zu schützen, die ihm gefährlich werden können, ist – obwohl immer wieder behauptet – wissenschaftlich nicht allgemein akzeptiert. Immunzellen haben mit Krebszellen v. a. ein Problem: Es handelt sich, trotz aller Gefährdung, die von ihnen ausgeht, um körpereigene Zellen – um Zellen also, die für die Abwehrstrategen normalerweise als »unberührbar« gelten. Hinzu kommt, dass die missratenen Abkömmlinge der körpereigenen Zellen nicht die typischen »Zeichen« tragen, also die Antigene, die das Immunsystem auf Angreifer wie Viren und Bakterien aufmerksam machen und es aktivieren. Krebszellen segeln quasi unauffällig unter der Flagge »selbst und harmlos«, nicht unter »fremd und potenziell bedrohlich«.

Dennoch gibt es Unterschiede zwischen Krebszellen und gesunden Zellen. Die Zeichen, die Krebszellen setzen, sind nur sehr viel diskreter und für Immunzellen schwerer zu erkennen.

Welche Veränderungen kennzeichnen Krebszellen?

Zu den subtilen Veränderungen, die Krebszellen kennzeichnen, zählen veränderte Proteine in ihrem Innern. Etwa solche, die normalerweise dafür zuständig sind, die Teilung einer Zelle zu kontrollieren, Proteine, die Schadstoffe entgiften oder im Notfall den Selbstmord der Zelle veranlassen (▶ Apoptose). Wenn diese Proteine ihren Aufgaben nicht mehr nachkommen können, weil sich die Gene verändert haben, die verantwortlich sind für ihre funktionsgerechte Konstruktion, gerät die Zelle aus ihrem Wachstumsgleichgewicht und kann zur Krebszelle werden.

Doch es gibt nicht nur solche »inneren«, es gibt auch äußerlich sichtbare Veränderungen, beispielsweise eine andere Ausstattung der Zellmembran mit Rezeptoren, den molekularen »Empfangsantennen« der Zelle für Botschaften, die ihr übermittelt werden. Der einzelne Rezeptor muss dabei selbst gar nicht verändert sein, aufgrund fehlerhafter genetischer Anweisungen kann er jedoch in übergroßer Zahl in die Zellmembran eingebaut werden. Die Wissenschaftler nennen dies eine »Überexpression«. Ist nun aber ein Rezeptor überexprimiert, der die Aufgabe hat, eintreffende Wachstumssignale in das Innere der Zelle zur »Kommandozentrale«, dem Zellkern, zu übermitteln, wird sie sich übermäßig und auf Kosten gesunder Zellen teilen. Sie ist zur Krebszelle geworden. Die Immunzellen aber haben es schwer, eine derart verhängnisvolle Überexpression als Gefahr zu erkennen, weil es sich bei den Rezeptoren ja nach wie vor um körpereigene Moleküle handelt.

Schließlich kommt es vor, dass auf der Oberfläche von »erwachsenen« Zellen plötzlich Merkmale auftauchen, die normalerweise nur einer jungen Zelle zustehen und sie zur Unzeit in eine teilungsfreudige embryonale Zelle rückverwandeln. In der Fachsprache nennt man diese Merkmale »onkofetale Proteine«. Solche »Antigene« auf Krebszellen zu identifizieren und für eine effektive Immuntherapie von Krebserkrankungen zu nutzen, ist ein wichtiges Ziel der Forschung (▶ Immuntherapie, ▶ Monoklonale Antikörper).

Immuntherapie

Was ist unter einer »Immuntherapie« gegen Krebs zu verstehen?

Unter einer Immuntherapie versteht man ein medizinisches Behandlungsverfahren, das wirkt, indem es das Immunsystem beeinflusst. Einer Immuntherapie gegen Krebs liegt folgender Gedanke zugrunde: Wenn die körpereigenen Abwehrzellen nachweislich gegen entartete körpereigenen Zellen vorgehen können, dann sollten sie durch geeignete Maßnahmen – etwa die Gabe von regulierenden Komponenten des Immunsystems wie Zytokinen (Botenstoffen) oder Antikörpern (▶ Immunsystem) – zu einer besseren Tumorabwehr aktiviert werden. Grundsätzlich unterschieden wird eine »unspezifische« von einer »spezifischen« Immuntherapie. Unspezifisch bedeutet: Das Immunsystem wird als Ganzes in seiner Schlagkraft gegen Tumoren gestärkt. Spezifisch bedeutet: Bestimmte Bestandteile des Immunsystems werden genutzt, um Krebszellen gezielt anzugreifen. In den letzten Jahren hat die Forschung sehr viel über die komplexe Arbeitsweise des Immunsystems in Erfahrung bringen können. Dieser Fortschritt hat die Basis für neue und verbesserte immuntherapeutische Ansätze geschaffen. Sie lassen künftig auf wirksame spezifische Immuntherapien gegen Krebs hoffen, die das bisherige »Dreigestirn« – Chirurgie, Strahlen- und Chemotherapie« – sinnvoll ergänzen könnten.

Wie funktioniert eine unspezifische Immuntherapie?

Für eine unspezifische Immuntherapie eignen sich in erster Linie Zytokine (Botenstoffe). Dabei handelt es sich um Proteine oder Glykoproteine, die von körpereigenen Zellen gebildet werden und verschiedene Zelltypen beeinflussen. Ihre Wirkung entfalten sie, indem sie sich an Rezeptoren, spezielle »Aufnahmestationen«, auf der Membran von Zellen binden. Von Lymphozyten (Immunzellen) gebildete Zytokine werden auch Lymphokine oder Immunmodulatoren genannt. Sie wirken immunmodulierend, d. h. sie dienen als Kommunikationsmittel, um die Kooperation der Bestandteile des Immunsystems sicherzustellen, und beeinflussen auf diese Weise die Immunantwort. Die wichtigsten immunmodulierend wirkenden Zytokine sind die Interleukine, Interferone, der sog. Tumornekrosefaktor und die koloniestimulierenden Faktoren.

Welche Zytokine werden zur unspezifischen Immuntherapie eingesetzt?

Ein Beispiel sind die Interferone. Seit diese Zytokine mit gentechnischen Verfahren hergestellt werden können, dienen sie als Arzneimittel für schwerwiegende Erkrankungen. Auch bei einigen Tumorerkrankungen werden sie eingesetzt, etwa Alphainterferon zur Behandlung von Krebserkrankungen der Niere, der Haut (malignes Melanom = schwarzer Hautkrebs) sowie Blut- und Lymphknotenkrebs (Leukämien und maligne Lymphome).

Ein zweites Beispiel sind die Interleukine, weitere immunmodulatorische Botenstoffe, die v. a. die T-Zellen des Immunsystems dazu anregen, sich zu vermehren. Interleukin-2 wird zur Therapie von Nierenkrebs und schwarzem Hautkrebs verwendet. Beim Nierenkrebs hat sich die Immuntherapie in den letzten Jahren zum Standard entwickelt: Alphainterferon und Interleukin-2 werden gemeinsam verabreicht, oft noch zusätzlich mit einem Zytostatikum.

Weitere Zytokine, die die Funktion und Kooperation von Immunzellen beeinflussen, werden derzeit erprobt. Dazu zählen beispielsweise Interleukin-12 und Interleukin-16. Auch sog. Fusionskonstrukte stehen derzeit auf dem Prüfstand. Dazu werden allgemein »anregende« Zytokine an gezielt arbeitende monoklonale Antikörper (▶ Monoklonale Antikörper) gekoppelt. Die Antikörper, hofft man, spüren Tumorzellen auf, und die »Zytokinwolke« um sie herum regt die Abwehr zu einer schlagkräftigen Immunantwort an.

Hat eine Therapie mit Zytokinen wie Interferon oder Interleukin Nebenwirkungen?

Auch eine Immuntherapie hat unerwünschte Nebenwirkungen. Häufig sind Nebenwirkungen, die den Symptomen einer schweren Grippe gleichen, beispielsweise Fieber, Schüttelfrost, Nachtschweiß und Gliederschmerzen. Auch Wassereinlagerungen, Veränderungen an der Haut und Entzündungen der Gefäße kommen vor.

Welche Verfahren werden zur spezifischen Immuntherapie eingesetzt?

Für einen spezifischen, also gezielten Angriff gegen entartete Zellen eignen sich insbesondere maßgeschneiderte Antikörper, sog. ▶ monoklonale Antikörper. Einige von ihnen haben sich bereits in der Therapie von Krebserkrankungen bewährt.

Große Hoffnungen ruhten anfangs auf den Versuchen, gegen Krebszellen zu impfen, fachsprachlich Tumorzellvakzinierung genannt. Dazu wurden den Patienten unveränderte, aber nicht mehr teilungsfähige Tumorzellen zusammen mit einem immunstimulierenden Cocktail, beispielsweise aus abgeschwächten Bakterien, unter die Haut gespritzt. Dieser »einfachen« Impfmethode blieb der erhoffte Erfolg jedoch versagt.

Kann man gegen Krebs impfen?

In den letzten Jahren wurde versucht, die Wirksamkeit einer Tumorzellvakzinierung zu steigern. Den zur Impfung vorgesehenen Tumorzellen wurden beispielsweise mit molekularbiologischen Methoden Gene eingeschleust, die die Bauanleitungen für Zytokine tragen. Das Ziel: Die Tumorzelle selbst soll die Botenstoffe des Immunsystems produzieren und auf diese Weise Immunzellen auf sich aufmerksam machen.

Ein andere Möglichkeit ist, den Krebszellen Gene zu übertragen, auf deren Anweisung hin bestimmte Oberflächenstrukturen – sog. kostimulatorische Moleküle – produziert und auf der Zellmembran »zur Schau gestellt« werden. Diese Moleküle locken T-Zellen an, die wiederum andere Immunzellen dazu aktivieren, die Krebszellen nicht als körpereigen zu ignorieren, sondern entschieden anzugreifen.

Nicht nur komplette Zellen werden als Impfstoffe genutzt, sondern auch bestimmte Proteine, die für Krebszellen kennzeichnend sind und von den Rezeptoren der T-Zellen erkannt werden. Schließlich gibt es Versuche, mit »nackter DNS« (statt DNS heute auch im deutschen Sprachgebrauch DNA), also mit »reiner« Erbinformation zu impfen, und zwar mit derjenigen, die die Konstruktionspläne für Proteine trägt, welche für Tumorzellen »typisch« sind. Auch hier ist es das Ziel, das Immunsystem unmissverständlich aufmerksam zu machen, so dass es fortan alle entarteten Zellen mit diesem typischen Kennzeichen angreift.

In jüngerer Zeit haben die Wissenschaftler einem bestimmten Zelltyp des Immunsystems, den dendritischen Zellen, besondere Aufmerksamkeit geschenkt. Sie können mit speziellen Methoden aus dem Blut gewonnen und im Labor mit Proteinen oder Proteinbruchstücken beladen werden, die für Tumorzellen charakteristisch sind. Dem Körper zurückgegeben, sollen die präparierten dendritischen Zellen zu den Zentralen des Abwehrsystems wandern und dort eine entschiedene Immunantwort gegen alle Zellen in Gang setzen, die die verdächtigen Oberflächenmerkmale tragen.

Bei allen genannten Impfmethoden handelt es sich um experimentelle Verfahren, die nicht routinemäßig zur Behandlung von Krebspatienten eingesetzt, sondern im Rahmen von wissenschaftlichen Studien in spezialisierten Zentren erprobt werden.

Interferone

Was sind Interferone?

Im Jahr 1957 wurde eine Substanz entdeckt, die von einem mit Viren befallenen Gewebe freigesetzt wurde und ihrerseits anderes Gewebe vor dem Virenbefall schützen konnte. Diese zu den Zellhormonen (Zytokinen) zählende Substanz wurde von den Wissenschaftlern mit dem Namen Interferon (IFN) bezeichnet. Heute weiß man, dass Interferone innerhalb des Immunsystems vielfältige Wirkungen ausüben und auch in der Krebstherapie hilfreich sein können. Seit den 8oer-Jahren werden durch die gentechnologische Herstellung der Interferone, die aus Eiweißketten aufgebaut sind, ausreichende Mengen produziert – die Voraussetzung für eine intensive Erforschung und klinische Erprobung.

Welche Interferone gibt es, und wo werden sie gebildet?

Die Interferone werden in drei Gruppen unterteilt: Alpha-, Beta- und Gammainterferone. Diese unterscheiden sich sowohl durch ihre Struktur als auch durch die Zellen, von denen sie gebildet werden. IFN-alpha wird von weißen Blutkörperchen (Leukozyten), IFN-beta von Bindegewebezellen (Fibroblasten) produziert. IFN-gamma wiederum unterscheidet sich in seinem Aufbau wesentlich von den beiden anderen Interferongruppen und wird von Zellen des lymphatischen Systems (T-Zellen) gebildet. In der Onkologie spielt IFN-gamma allerdings keine Rolle.

Welche Wirkungen haben Interferone beim Menschen?

Als erste Wirkung der Interferone wurde ihre Beteiligung an der Beseitigung von Viren beobachtet. Interferone werden von Zellen freigesetzt, die mit Viren befallen sind. Die freigesetzten Interferone binden an bestimmte Rezeptoren befallener und nichtbefallener Zellen und setzen damit verschiedene Reaktionen (z. B. Hemmung der Virussynthese) in der Zelle in Gang – ohne selbst in die Zelle einzudringen. Interferone schützen damit Zellen vor der weiteren Ausbreitung einer Infektion.

Heute weiß man, dass die verschiedenen Interferone auch bei vielen anderen Abwehrmechanismen als Boten- und Signalstoffe innerhalb des Immunsystems vielfältige Wirkungen ausüben. So können sie bestimmte Abwehrzellen des ▸ Immunsystems wie Fresszellen (Makrophagen), natürliche Killerzellen und zellzerstörende T-Lymphozyten aktivieren. Außerdem konnte nachgewiesen werden, dass Interferone das Wachstum und die Teilung sowohl von gesunden als auch bösartigen Zellen hemmen. Darüber hinaus verstärken sie das Auftreten von Markern an der Zelloberfläche, die dem Immunsystem anzeigen können, dass die Zelle von einem Virus befallen wurde oder dass sie bösartig ist.

Welche Erfahrungen gibt es mit Interferonen in der Krebstherapie?

Die klinische Prüfung von Interferonen in der Tumortherapie begann im größeren Umfang 1979 in den USA. Verwendet wurde ein nach den heutigen Maßstäben sehr unreines, noch nicht gentechnologisch gewonnenes IFN-alpha. Aufgrund der ermutigenden Erfahrungen und mit der Verfügbarkeit reiner, gentechnologisch erzeugter Interferone wurden weltweit zahlreiche weitere Studien durchgeführt.

Als Medikament zur Krebsbehandlung zugelassen sind in Deutschland Interferon alpha 2-a (Roferon) und Interferon alpha 2-b (IntronA). Fiblaferon wird gegen während einer Chemotherapie gelegentlich auftretende Virusinfektionen (Herpes) eingesetzt, also nicht direkt gegen die Krebserkrankung. Allerdings haben sich viele der zunächst in die Gruppe der Interferone gesetzten Hoffnungen nicht erfüllt.

Die überzeugendsten Behandlungsergebnisse mit IFN-alpha werden bei Erkrankungen des blutbildenden Systems erzielt. Bei der sehr seltenen Haarzellleukämie ist die langfristige Behandlung mit IFN-alpha Standard. Auch bei einer neu diagnostizierten chronischen myeloischen Leukämie gilt ein Therapieversuch mit Interferonen als etablierte Behandlungsform, wenn keine Knochenmarktransplantation in Frage kommt. Daneben wird IFN-alpha in bestimmten Krankheitsfällen auch beim multiplen Myelom, beim kutanen Lymphom sowie beim niedrigmalignen Non-Hodgkin-Lymphom eingesetzt.

Bei den soliden Tumoren werden Interferone beim metastasierten Nierenzellkarzinom verwendet. Hier besteht die am besten untersuchte und in Europa am häufigsten akzeptierte Therapie – laut Leitlinie der Deutschen Krebsgesellschaft vom Oktober 2003 – in der Kombination von Chemotherapie (mit 5-Fluorouracil) mit ▶ Interleukin-2 und Al-

phainterferon. Die Behandlung des malignen Melanoms (schwarzer Hautkrebs) allein mit Interferonen (als sog. Monotherapie) hat laut Leitlinie der Deutschen Krebsgesellschaft vom Oktober 2003 enttäuscht. In Studien wird die Kombination von Chemotherapie und Immuntherapie (Chemoimmuntherapie) weiterhin überprüft. Ebenfalls ist die Behandlung mit Alphainterferon als adjuvante Therapie bei Melanomen mit hohem Metastasierungsrisiko (Tumoren über 1,5 mm Dicke) und nach chirurgischer Entfernung einer Lymphknotenmetastasierung vorzugsweise im Rahmen von Studien zu erwägen. Das gleiche gilt für die Behandlung des Plattenepithelkarzinoms mit Interferonen. Dabei werden v. a. unterschiedliche Dosierungen und verschiedene Zubereitungsformen von Alphainterferon auf ihre Verträglichkeit und Wirksamkeit hin geprüft.

Das im Rahmen von AIDS-Erkrankungen (▶ AIDS und Krebs) auftretende Kaposi-Sarkom der Haut kann ebenfalls mit IFN-alpha behandelt werden. Laut Behandlungsleitlinie der Deutschen Krebsgesellschaft vom Januar 2004 besteht das Behandlungskonzept bei einem fortschreitenden HIV-assoziierten Kaposi-Sarkom aus einer Kombination von Alphainterferon mit antiretroviralen Medikamenten. Voraussetzung ist eine gute Immunitätslage des Patienten. Auch eine Kombination von Interferonen mit Chemotherapie kann in Frage kommen.

Welche Nebenwirkungen haben Interferone?

Interferone sind durchaus nicht frei von Nebenwirkungen, obwohl es sich um körpereigene Substanzen handelt. Sie sind für alle drei Interferongruppen sehr ähnlich. Ihr Auftreten und der Ausprägungsgrad sind von der Dosis abhängig.

Die Beschwerden können grippeartig sein, also z. B. Fieber, Appetitlosigkeit, Abgeschlagenheit, Übelkeit, gelegentlich auch Erbrechen. Veränderungen der Haut, wie z. B. Hauttrockenheit oder Herpes, wurden ebenfalls beobachtet. Eine Verminderung weißer Blutkörperchen (Leukozyten) und Blutplättchen (Thrombozyten) kann vorkommen. Andererseits können Interferone auch das Nervensystem beeinflussen, so dass sie psychische Veränderungen hervorrufen, z. B. Depressionen oder Verwirrtheit. Die Nebenwirkungen der Interferone sind nicht dauerhaft, nach dem Absetzen der Medikamente verschwinden sie wieder.

Wird die Interferonbehandlung noch weiterentwickelt?

Wie bei allen anderen Behandlungsformen auch wird für Interferon versucht, einmal entwickelte Anwendungen zu verbessern. So soll z. B. in einer Studie die Dosierung bei Patienten mit metastasiertem Nierenzellkarzinom optimiert werden.

Auch die Kombination von Interferon und Strahlentherapie zur Behandlung solider Tumoren gilt als vielversprechend. So scheint es, dass Interferone zu einer Wirkungsverstärkung der Strahlentherapie führen. In weiteren Studien sollte diese Wirkung aber noch genau abgeklärt werden.

Alles in allem zeigt auch das Beispiel der zunächst in die Entdeckung der Interferone gesetzten Hoffnungen, dass in der Krebstherapie weniger große Durchbrüche zum Fortschritt beitragen, sondern eher viele kleine Ergebnisse eine langfristige Verbesserung für Betroffene bedeuten.

Interleukin-2

Was ist Interleukin-2?

Die Zellen des Immunsystems, die innerhalb eines Organismus für die Abwehr von Bakterien, Viren, Pilzen und anderen schädlichen Einflüssen zuständig sind, »verständigen« sich u. a. auf chemischem Weg, über lösliche Botenstoffe. Die Zellen produzieren eine Vielzahl verschiedener solcher Stoffe, die überall dort abgegeben werden, wo eine Immunreaktion abläuft, und für andere Zellen Signalfunktion haben. Diese werden so für ihre Aufgabe aktiviert.

Körpereigene Substanzen, die solche Funktionen haben, werden als Zellhormone oder auch Zytokine bezeichnet. Werden sie von Zellen des ▶ Immunsystems gebildet, nennt man sie nach ihrem Bildungsort, den Lymphozyten, auch Lymphokine oder Monokine, nach der Zellart der Monozyten.

Ein solches Lymphokin ist auch das Interleukin-2 (IL-2). Man hat festgestellt, dass bestimmte weiße Blutkörperchen mit wesentlicher Funktion in der Abwehr durch diese Substanz zu Wachstum, Reifung und Teilung angeregt und überdies funktionell aktiviert werden. Es handelt sich um eine Eiweißsubstanz, deren genauer Aufbau bekannt ist. Seit 1983 kann Interleukin-2 auf gentechnischem Weg hergestellt werden und steht so in ausreichender Menge für wissenschaftliche Untersuchungen und für den Einsatz in der Klinik zur Verfügung.

Insgesamt bezeichnet man die therapeutische Beeinflussung der Immunreaktion, also der Abwehrbereitschaft des Organismus, als ▶ Immuntherapie oder Immunmodulation. Das Ziel einer solchen Therapie ist es, den Tumor mit körpereigenen Mitteln zu bekämpfen.

Welche Anwendung findet Interleukin-2 in der Krebstherapie?

Aufgrund der Wirkung von Interleukin-2, nämlich der Aktivierung von spezialisierten Abwehrzellen, die auch Tumoren angreifen, erwarteten Krebsforscher eine Wirkung von Interleukin-2 v. a. bei solchen Tumoren, die eine Immunreaktion des Körpers auslösen können. Dazu zählten in erster Linie das Nierenzellkarzinom und das maligne Melanom.

Erste Ergebnisse aus Tierversuchen waren so vielversprechend, dass die Substanz 1984 auch in klinischen Studien beim Menschen zur Anwendung kam. Die Therapie mit Interleukin-2 wurde inzwischen bei verschiedensten Krebserkrankungen geprüft, hauptsächlich bei Patienten in fortgeschrittenen Erkrankungsstadien. Die besten Ergebnisse zeigten sich tatsächlich zunächst beim Nierenzellkarzinom und beim malignen Melanom. Die Behandlung des malignen Melanoms mit Interleukin-2 alleine, als sog. Monotherapie, hat jedoch enttäuscht. In Studien wird derzeit noch die Kombination von Interleukin-2 und Chemotherapie (Chemoimmuntherapie) zur Behandlung des malignen Melanoms überprüft.

Beim metastasierten Nierenzellkarzinom ist die Behandlung mit Interleukin-2 erfolgreicher. Heute besteht die am besten untersuchte und in Europa am häufigsten akzeptierte Therapie laut

Behandlungsleitlinie der Deutschen Krebsgesellschaft (DKG) vom Oktober 2003 aus der kombinierten Gabe von Interleukin-2, Alphainterferon (▶ Interferone) und dem Zytostatikum 5-Fluorouracil. Dabei wird sowohl Interleukin-2 als auch Alphainterferon subkutan, also unter die Haut gespritzt und 5-Fluorouracil intravenös, also in eine Vene verabreicht.

Welche Nebenwirkungen treten auf?

Die Therapie mit Interleukin-2 ist für Patienten insbesondere bei hoher Dosierung mit z. T. erheblichen Nebenwirkungen verbunden. Es treten auf: Fieber, Schüttelfrost, Abgeschlagenheit, Hautrötung, Herzschlagbeschleunigung und Flüssigkeitseinlagerung mit Gewichtszunahme infolge einer Schädigung der Blutgefäßwände. Auch Autoimmunerkrankungen, bei denen sich die Immunabwehr gegen körpereigene Gewebe richtet, können verstärkt werden. Diese Nebenwirkungen bilden sich allerdings nach der Behandlung wieder zurück. Mit Ausnahme einiger Fälle von Schilddrüsenunterfunktion wurden bisher noch keine anhaltenden Schäden beobachtet. Röntgenkontrastmittel können unter Interleukin-2-Behandlung schwere allergische Reaktionen auslösen.

Die nebenwirkungsreichste (und daher heute auch kaum noch angewandte) Therapieform ist die sog. Bolusinjektion, eine intravenöse Schnellinjektion innerhalb weniger Sekunden. Wesentlich geringer ausgeprägt sind die Nebenwirkungen, wenn Interleukin-2 nicht in eine Vene, sondern unter die Haut (subkutan) gespritzt wird oder eine kontinuierliche Dauerinfusion erfolgt. Die Wirksamkeit der Therapie wird dadurch wahrscheinlich nicht beeinträchtigt.

Wie wird die Immuntherapie mit Interleukin-2 weiterentwickelt?

Die Zulassung von Interleukin-2 als Medikament bezieht sich derzeit nur auf das metastasierte Nierenzellkarzinom. Alle übrigen Anwendungen, auch beim malignen Melanom, erfolgen ausschließlich im Rahmen von klinischen Studien, um eine Weiterentwicklung dieser Behandlungsform zu gewährleisten. Mit dem Ziel, die Wirksamkeit gegen den Tumor zu steigern und die unerwünschten Wirkungen zu verringern, wird die Möglichkeit der Kombination von Interleukin-2 mit anderen Substanzen untersucht, v. a. mit anderen Lymphokinen wie Alphainterferon und mit Zytostatika wie 5-Fluorouracil. Die Bewertung einer langfristigen Anwendung als Erhaltungstherapie bei verschiedenen Tumoren steht ebenfalls im Mittelpunkt der Forschung.

Eine noch experimentelle Therapie ist die Inhalationstherapie mit Interleukin-2, also eine Verabreichung des Stoffes über die Atemwege. In Studien führte diese Therapie beim metastasierten Nierenzellkarzinom in 30 % zur Remission und in 70 % zur Stabilisierung des Krankheitszustandes. Weiterhin wurden weniger Nebenwirkungen als bei anderen Verabreichungsformen beobachtet.

Kommen noch andere Interleukine in der Krebstherapie zur Anwendung?

Interleukin-3 ist ein weiteres Zytokin, das in der Krebstherapie verwendet wird. Interleukin-3 wirkt auf die Stammzellen im Knochenmark und dient der Stimulation der Blutbildung nach einer Chemotherapie, nach Knochenmark- und Stammzelltransplantation.

Für viele weitere der bisher insgesamt 26 bekannten Interleukine ist eine Anwendung in der Krebstherapie denkbar. Ob sie letztendlich die Behandlung von Krebserkrankungen verbessern, müssen weitere Untersuchungen und Studien zeigen.

Ionenbestrahlung

Was sind »Ionen«?

Ionen sind elektrisch geladene Atome oder Moleküle. Die elektrische Ladung entsteht durch Wegnahme oder Hinzufügen von Elektronen. Elektronen sind negativ geladene Elementarteilchen, die die Atomhülle bilden und die positive Ladung der Protonen im Atomkern aufwiegen. Dadurch ist das Atom elektrisch neutral. Elektronen sind im Vergleich zu den Masseteilchen im Atomkern, den Protonen und Neutronen, verschwindend leicht. Je mehr Elementarteilchen der Kern eines Atoms hat, um so schwerer wird er und die daraus entstehenden Ionen. Dabei ist »schwer« unter herkömmlichen Gesichtspunkten ein irreführender Begriff. Tatsächlich gemeint ist relativ schwer, nämlich schwer im Verhältnis zu den positiv geladenen Wasserstoffionen, die nur aus einem Proton bestehen. Bestimmte Ionen können ebenso wie auch Elektronen und energiereiche elektromagnetische Strahlen (▶ Strahlentherapie) zur Bestrahlung von bösartigen Tumoren eingesetzt werden. Dazu muss man sie auf Kreisbahnen beschleunigen.

Welche Unterschiede bestehen zur herkömmlichen Strahlentherapie?

Ionenstrahlen verhalten sich beim Eindringen ins Gewebe grundsätzlich anders als elektromagnetische Strahlen, deren Energie mit zunehmender Eindringtiefe ins Gewebe rasch und stetig abnimmt. Ionenstrahlen haben dagegen eine bestimmte Eindringtiefe, die direkt von ihrer Anfangsgeschwindigkeit abhängt, und geben die meiste Energie erst am Ende ihrer gewünschten und vorher berechenbaren Reichweite im Gewebe, also im Tumor, ab. Gewebe und Organe, die davor liegen, werden nur gering belastet, dahinter liegende fast gar nicht. Auch die seitliche Streuung der Ionenstrahlen ist geringer als bei elektromagnetischer Strahlung. Sowohl Bestrahlungstiefe als auch das bestrahlte Gewebevolumen lassen sich sehr gut steuern. Darüber hinaus ist die sog. »relative biologische Wirksamkeit« der Ionenstrahlen höher, d. h. sie erzeugen im Vergleich zu elektromagnetischen Strahlen eine höhere biologische Wirksamkeit bei gleicher physikalischer Dosis. Ionenstrahlen entfalten erst am Ziel ihre maximale Wirkung, wodurch das durchdrungene Gewebe geschont wird.

Welche Ionen eignen sich für eine Strahlentherapie?

Neben den bei einigen Anwendungsbereichen bereits bewährten Protonen werden v. a. Kohlenstoff- und Neonionen eingesetzt. Sie zählen zu den leichteren Ionen. Sie scheinen für die Therapie besser geeignet zu sein als echte Schwerionen wie etwa Argon oder Silizium. Je schwerer Ionen sind, desto mehr Energie muss aufgewendet werden, um sie ausreichend zu beschleunigen.

Bei welchen Tumorerkrankungen könnte die Ionenbestrahlung von Vorteil sein?

Die Ionenbestrahlung eignet sich v. a. bei tief liegenden Tumoren, die gegenüber herkömmlichen Strahlenarten wenig oder gar nicht empfindlich sind. Auch wenn in der Umgebung des Tumors empfindliche Gewebe oder Organe liegen, die durch die Wirkung herkömmlicher energiereicher Strahlen geschädigt werden könnten, eignen sich Ionenstrahlen, weil man sie zielgenauer einsetzen kann. Die (Schwer)ionentherapie befindet sich für einige Tumorarten im Stadium der Erprobung; für andere Tumoren wurde die Überlegenheit durch klinische Studien belegt. Wo sie sich letztlich bewähren und zu besseren Ergebnissen führen wird als die modernen Formen der herkömmlichen Strahlentherapie, müssen weitere Untersuchungen zeigen.

Wo wird die Bestrahlung mit Ionen praktiziert?

Während die Protonentherapie zunehmend häufiger angewendet wird, gibt es weltweit nur sehr wenige Einrichtungen, die mit Schwerionenbestrahlung arbeiten, da die notwendigen Anlagen technisch sehr aufwändig und teuer sind. Die meisten Erfahrungen wurden bisher im kalifornischen Berkeley gesammelt. In Deutschland wird eine Anlage, die sowohl Protonen als auch Schwerionentherapie ermöglichen soll, zur Zeit am Heidelberger Universitätsklinikum errichtet (HIT, Heidelberger Ionentherapie). Bisher wurden in Darmstadt bei der Gesellschaft für Schwerionenforschung (GSI) in Zusammenarbeit mit dem Deutschen Krebsforschungszentrum und der Radiologischen Universitätsklinik Heidelberg erste klinische Studien der Schwerionenbestrahlung durchgeführt. Auch eine Einrichtung zur Protonenbestrahlung von Aderhautmelanomen im Augeninnern ist in Berlin im Betrieb. Die Wirksamkeit der Protonenbestrahlung bei diesem Krankheitsbild ist bereits bewiesen.

Für die moderne Strahlentherapie wurden Techniken entwickelt, die die Strahlen genau auf die Tumorregion einschränken. Dadurch wird das Risiko eines Zweitkrebses entscheidend vermindert.

Kernspintomographie

Was ist eine Kernspintomographie?

Die Kernspintomographie oder auch Magnetresonanztomographie ist ein bildgebendes Untersuchungsverfahren, mit dem das Körperinnere eines Menschen dargestellt werden kann. Mit dieser Methode lassen sich Veränderungen im Körper sichtbar machen – z. B. Tumoren. Tomographie bedeutet Darstellung in Schichten oder Scheiben, in diesem Fall Schichten des Körpers oder eines Körperabschnittes. Wie auch bei der ▸ Computertomographie lässt sich der untersuchte Körperabschnitt bei der Kernspintomographie in visuelle Längs- oder Querschichten zerlegen. Das Gerät nimmt dabei viele Einzelbilder auf, die anschließend begutachtet werden können. Obwohl kernspintomographische Bilder auf den ersten Blick ganz ähnlich aussehen wie die der Computertomographie, ist das Prinzip, das diesem Verfahren zugrunde liegt, völlig anders.

Wie funktioniert dieser »Blick in den Körper«?

Im Gegensatz zur Röntgentechnik arbeitet die Magnetresonanztomographie nicht mit energiereichen (Röntgen)strahlen, sondern mit einem starken Magnetfeld und mit Radiowellen. Auch wenn wir das Magnetfeld normalerweise nicht spüren, reagiert der menschliche Körper darauf. Die positiv geladenen Kerne der Wasserstoffatome im Körper, die Protonen, verhalten sich in einem starken Magnetfeld genau so wie Eisenspäne in einem gewöhnlichen kleinen Magneten: Sie orientieren sich alle in eine Richtung. Richtet man dann Radiowellen auf die Protonen, nehmen sie die Energie auf und werden dadurch etwas von ihrer Ausrichtungsachse abgelenkt. Nach Abschalten der Radiowellen kehren die Protonen in ihre Ausgangsposition zurück und geben dabei die aufgenommene Energie in Form

schwacher Radiowellen wieder ab. Diese abgeschwächten Signale werden von Antennen aufgefangen und durch ein computergestütztes Rechenverfahren in ein Bild umgesetzt.

Ein MR-Tomograph ist also eine Verbindung aus einer Anlage zum Erzeugen eines starken Magnetfeldes, Antennen zum Senden und Empfangen von Radiowellen und einem Computer mit den entsprechenden Programmen zur Berechnung der Bilder.

Wie läuft die Untersuchung ab?

Bevor der Patient den Raum betritt, in dem das MRT-Gerät steht, muss er alle metallischen Gegenstände, die sich entfernen lassen, ablegen (▸ unten). Auch EC- oder Kreditkarten sollten aus den Taschen genommen werden, da sie einen magnetischen Speicher haben, der durch das erzeugte Magnetfeld gelöscht wird. Bei bestimmten Fragestellungen kann dem Patienten ein Kontrastmittel in die Blutbahn gespritzt werden. Was das im Einzelfall für den Patienten bedeutet und ob er evtl. nüchtern zur Untersuchung kommen muss, darüber gibt der behandelnde Arzt oder das Fachpersonal Auskunft.

Die Untersuchung selbst erfolgt in einer Art Röhre, die der Magnet umschließt. Der Patient wird auf einer Liege in diese Röhre gefahren, er bleibt durch eine Gegensprechanlage und eine Kamera mit dem Bedienungspersonal in Kontakt. Während der Untersuchung ist ein lautes Klopfen zu hören, gegen das die Patienten einen Gehörschutz bekommen oder evtl. auch Ohrhörer mit Musik. Wie lange die Prozedur dauert, ist von der gewünschten Untersuchung abhängig, sie benötigt in der Regel wenige Minuten bis maximal eine Stunde, wenn mehrere Aufnahmen gemacht werden. Schwierig ist für die meisten Untersuchten, in einer relativ engen Kammer so lange Zeit ganz still zu liegen, v. a. für Kinder. Meist bekommen sie daher ein leichtes Beruhigungsmittel, und ein Ansprechpartner steht für sie zur Verfügung, mit dem sie über Ängste vor und nach der Untersuchung sprechen können. Je nach zu untersuchendem Körperabschnitt ist es allerdings nicht immer notwendig, komplett in das Gerät gefahren zu werden, so dass zum Beispiel bei einer Schädeluntersuchung nur der Kopf innerhalb der Röhre sein muss. Mittlerweile wurden auch »offene« Geräte entwickelt, bei denen das Gefühl der Beengung weniger auftritt. Sie sind allerdings nicht zur Abklärung aller Fragestellungen geeignet.

Um die Qualität der Untersuchung zu verbessern und zu einem aussagekräftigen Befund zu kommen, hat die Bundesärztekammer im September 2000 Leitlinien zur Qualitätssicherung der Magnetresonanztomographie herausgegeben. Die Leitlinien enthalten neben allgemeinen Anforderungen an Personal und Gerätschaft auch Mindestanforderungen an die Bildgüte, wie z. B. ein störungsfreies Bild oder eine symmetrische Abbildung des Untersuchungsbereiches.

Was zeigen die mit der Magnetresonanztomographie aufgenommenen Bilder?

Der menschliche Organismus besteht zu etwa 70 % aus Wasser, also einer Verbindung von Wasserstoff und Sauerstoff (chemische Formel: H_2O). Wasserstoff ist somit das überwiegende Element im Körper. Die positiv geladenen Kerne der Wasserstoffatome, die Protonen, sind daher überall genug vorhanden und können »magnetisiert« werden. Je lockerer ein Körpergewebe ist, desto mehr Wasser und Wasserstoff enthält es. Besonders wasserstoffreich sind Weichgewebe, besonders wasserstoffarm Knochen. Der kompakte Knochen stellt sich bei der MRT-Untersuchung gar nicht dar und erscheint auf dem MR-tomographischen Bild schwarz. Mit der Magnetresonanztomographie lassen sich Weichteile je nach ihrem Wassergehalt besonders gut voneinander abgrenzen. Sie werden entsprechend ihrem Wasserstoffgehalt in verschiedenen Graustufen dargestellt. Die Methode ist daher besonders aussagekräftig in Körperregionen, in denen viel Weichgewebe vorhanden ist. Eine Unterscheidung zwischen bösartigem und gesundem Gewebe der Weichteile ist ebenfalls oftmals aufgrund des unterschiedlichen Wasserstoffgehaltes möglich.

Bei welchen Geweben die MRT-Untersuchung weiteren Aufschluss über den Erkrankungszustand geben kann und wie zu einer einwandfreien Beurteilung die Mindestanforderungen an die Bildgüte sein muss, steht für Fachleute z. B. in der im September 2000 verfassten »Leitlinie der Bundesärztekammer zur Qualitätssicherung der Magnet-Resonanz-Tomographie«.

Neben der »klassischen« MRT-Untersuchung gibt es auch noch die sog. Magnetresonanzangiographie (MRA) und die Magnetresonanzspektroskopie (MRS). Beide Untersuchungsverfahren werden mit den gleichen Geräten wie die konventionelle MRT-Untersuchung durchgeführt. Mit speziellen Computerprogrammen ist es hier allerdings möglich, andere Strukturen des Körpers darzustellen.

So dient die MRA-Untersuchung z. B. der Darstellung von (Blut-)Gefäßen, während mit der MR-Spektroskopie (MRS) Stoffwechselprodukte lokalisiert und mengenmäßig erfasst werden können. Bei der MRS werden im Gegensatz zu den beiden anderen Methoden keine Bilder aufgenommen, sondern sog. Spektren. Die Spektren geben in Form von Zacken die Verteilung der zu untersuchenden Stoffe in bestimmten Körperbereichen wieder. Das Verfahren hat v. a. bei schwierigen diagnostischen Fragestellungen im Gehirn bereits klinische Bedeutung erlangt.

Wann kann eine Kernspintomographie von Vorteil sein?

Enorm verbessert wurde durch die Kernspintomographie die Diagnostik und die genauere Beurteilung von Veränderungen im Bereich des Gehirns und des Rückenmarks. Hirntumoren und Metastasen, die bei anderen Untersuchungen manchmal nicht in ihrer ganzen Ausdehnung erkannt werden, grenzen sich mit dieser Untersuchungsmethode außerordentlich klar ab. Auch bei Tumoren im Kopf-Hals-Bereich liefert die Kernspintomographie vielfach zusätzliche und wertvolle Informationen. Überhaupt lassen sich sämtliche Weichgewebe und auch Gelenke gut darstellen. Zudem erlaubt die Kernspintomographie einen Blick ins Knochenmark, nicht nur auf die Knochenumrisse. Durch zusätzliche Gabe eines geeigneten Kontrastmittels lässt sich die Darstellung vielfach noch verbessern. Bei sog. »dynamischen« Untersuchungen werden nach Kontrastmittelgabe mehrere Aufnahmen gemacht, so dass der Ein- und Ausstrom des Kontrastmittels im zeitlichen Verlauf und die Gefäßversorgung des Tumors sichtbar werden.

Die Kernspintomographie bietet somit eine gute Möglichkeit, anhand der gewonnenen Informationen über Lokalisation und Ausdehnung des Tumors weitere Schritte in der Behandlung zu planen – z. B. die Erstellung eines Bestrahlungsplans.

Als »Kernspinmammographie« gewinnt die Methode auch in der Diagnostik von Brusttumoren an Bedeutung, in Ergänzung zur ▶ Mammographie mit Röntgenstrahlen und der ▶ Ultraschalluntersuchung. Vorteile ergeben sich unter Umständen auch bei der Unterscheidung von Narbengewebe z. B. nach Operation und Bestrahlung und erneutem Tumorwachstum und bei jüngeren Frauen mit sehr dichtem Drüsenkörper, der sich mit der Röntgenmammographie oft schlecht beurteilen lässt.

Ist die Untersuchung mit einer Strahlenbelastung verbunden?

Das Prinzip der Kernspin- oder Magnetresonanztomographie unterscheidet sich grundsätzlich von anderen bildgebenden Untersuchungsverfahren wie Röntgen oder Computertomographie. Einer Strahlenbelastung wie z. B. bei der Computertomographie oder bei einer nuklearmedizinischen Untersuchung ist der Untersuchte nicht ausgesetzt.

Können durch die Untersuchung Gesundheitsschäden durch Elektrosmog entstehen?

Ob durch die Magnetfelder Gesundheitsschädigungen durch den sog. ▶ Elektrosmog entstehen können, ist bisher noch unklar. Allerdings ließen sich bisher keinerlei Schädigungen beobachten, obwohl das Verfahren schon seit etwa 20 Jahren und bei vielen Millionen von Untersuchungen eingesetzt wurde.

Kann die Untersuchungsmethode gesundheitliche Folgen haben?

Bis heute ist auch nach vielen Millionen Untersuchungen (seit Anfang der 80er-Jahre auch in der Bundesrepublik) keine Nebenwirkung der Kernspintomographie bekannt. Ein Problem sind Metallteile im oder am Körper, weil bei der Kernspintomographie ein starkes Magnetfeld auf den Untersuchten einwirkt. Alle Metallteile, die sich entfernen lassen, also z. B. Hörgeräte, herausnehmbarer Zahnersatz oder Schmuck, müssen abgelegt werden. Bei Menschen, die Metall im Körper haben, etwa Knochennägel, Splitter von Verletzungen oder Ähnliches, muss aufgrund der magnetischen Eigen-

schaften dieser Teile individuell entschieden werden, ob eine Untersuchung mit dem Kernspintomographen in Frage kommt. Trägt der Patient einen Herzschrittmacher, kann diese Untersuchungsmethode nicht eingesetzt werden. Bei Schwangeren wird sehr sorgfältig abgewogen, ob sich die Untersuchung vermeiden lässt.

Gesundheitliche Probleme können in seltenen Fällen durch die Verabreichung von Kontrastmittel in die Blutbahn entstehen. Bei den Kontrastmitteln handelt es sich meistens um Gadoliniumverbindungen, die im Allgemeinen aber ohne Probleme vertragen werden. Welche Nebenwirkungen auftreten können, darüber informiert der behandelnde Arzt oder das Fachpersonal. Viele Untersuchungen können auch ohne Kontrastmittel durchgeführt werden.

Wird die Magnetresonanztomographie das Röntgen oder die Computertomographie ersetzen?

Diese Methode wird die anderen bildgebenden Verfahren nicht ersetzen, sie ergänzt sie. Die MRT liefert zwar von einigen Körperregionen bessere Bilder als andere Methoden, für die Untersuchung vieler Organe und Gewebe sind andere bildgebende Verfahren aber ebenso gut, bei bestimmten Lokalisationen sogar besser geeignet. Das gilt insbesondere dann, wenn es um die Darstellung von knöchernen Strukturen geht. Auch bei vielen anderen Fragestellungen kommt man mit Röntgen- oder Ultraschalluntersuchungen unter Umständen schneller und billiger zum Ziel.

Die Kernspintomographie ist also selten das Diagnoseverfahren, das als Erstes eingesetzt wird. In der Regel klären die Ärzte zunächst mit schneller einsetzbaren Verfahren ab, wo und wonach überhaupt gesucht werden soll.

Kinderwunsch bei Krebs

Wie kann bei einer Krebsbehandlung die Fruchtbarkeit erhalten werden?

Eine Krebstherapie kann die Fruchtbarkeit in unterschiedlichem Ausmaß beeinflussen. Sind die Geschlechtsorgane betroffen, so ist eine dauerhafte Einschränkung der Fruchtbarkeit wahrscheinlich. Hier müssen evtl. vorbeugende Maßnahmen getroffen werden. Männer mit Hodenkrebs können Samen vor der Behandlung einfrieren lassen. Bei Krebs der Eierstöcke kann bei jungen Frauen in bestimmten Fällen ein Eierstock erhalten werden. Das Einfrieren von Eierstockgewebe ist noch experimentell und wenig erfolgversprechend. Die Chemotherapie kann bei Frauen vorzeitig die Wechseljahre auslösen. Bei Frauen über 30 Jahren ist es wahrscheinlicher als bei jüngeren Frauen, dass die Blutung endgültig ausbleibt.

Bestimmte Medikamente, die auf den Hormonregelkreis einwirken, sog. GnRH-Analoga, können die Eierstöcke ruhiglegen und vor den Folgen der Chemotherapie schützen. Dies ist v. a. für junge Mädchen mit Lymphomen und Leukämien eine Chance auf Erhalt der Fertilität. Bei Brustkrebs ist noch nicht sicher, ob diese Gabe nicht die Wirkung der Chemotherapie beeinträchtigt. Bei Bestrahlungen im Beckenraum ist es möglich, die Eierstöcke im Rahmen einer kleinen Operation aus dem Strahlenfeld zu verlagern.

Was passiert, wenn in der Schwangerschaft Krebs festgestellt wird?

Das Zusammentreffen einer Schwangerschaft mit einer Krebserkrankung ist sicher eine der emotional belastendsten Situationen. Dennoch tritt diese Konstellation häufiger auf. Frauen sind heute bei der Geburt des ersten Kindes älter als früher – oft sind sie in einem Alter, in dem das Risiko für Krebs ansteigt. Das Zusammentreffen einer potenziell lebensbedrohlichen Erkrankung mit dem Werden eines neuen Lebens löst heftige Konflikte bei allen Beteiligten aus. Kann die Therapie ohne Schaden für das Kind durchgeführt werden? Verschlechtert eine Verzögerung der Therapie die Aussichten für die Mutter? Kann angesichts der Bewältigung einer schweren Krankheit die Mutter genug Kraft für die Erziehung eines Kindes aufbringen? Hier sollten sich die Betroffenen nicht scheuen, ausführliche Beratung und unter Umständen auch geschulte psychologische Unterstützung einzufordern.

In den meisten Fällen kann die Therapie so angepasst werden, dass die Schwangerschaft ausgetragen werden kann, wenn die Patientin dies wünscht. Die Sicherheit der Krebsbehandlung darf jedoch nicht außer Acht gelassen werden. Oft ist es ratsam, den Geburtstermin vorzuziehen, um alle erforderlichen Behandlungen der Mutter durchführen zu können.

Chemotherapie in den ersten drei Schwangerschaftsmonaten sollte nach Möglichkeit vermieden werden. In den folgenden Schwangerschaftsdritteln kann sie meist durchgeführt werden. Zu Fehlbildungen des Kindes kommt es eher selten, häufiger sind Wachstumsverzögerungen oder Frühgeburten. Einige Substanzen sind dabei in der Therapie gefahrloser zu verwenden als andere – hier weiß der behandelnde Onkologe Rat. Die letzte Chemotherapie sollte in einigem Abstand zur Geburt erfolgen, damit sich das Blutbild des Kindes wieder erholen kann.

Operationen können in der Regel auch in der Schwangerschaft durchgeführt werden. Hier muss vor allem die Narkose den Erfordernissen angepasst werden.

Die Strahlentherapie sollte auf die Zeit nach der Geburt verschoben werden. Eine Hormontherapie wird erst nach der Schwangerschaft begonnen.

Wie sieht es mit Kinderwunsch nach überstandenem Krebs aus?

Trotz einer Krebserkrankung müssen Männer und Frauen nicht auf eigene Kinder verzichten. Ein Zeitraum von 2 Jahren nach Ende der Behandlung wird häufig empfohlen. Hierbei wird berücksichtigt, dass unmittelbar nach der Erkrankung die größte Rückfallgefahr besteht. Der Zeitpunkt hängt jedoch nicht nur von der Erkrankung und der Art der Behandlung, sondern auch von der Bewältigung der Erkrankung ab. Die Betroffenen müssen sich wieder stark genug für die Elternschaft fühlen, und das geht nicht bei jedem gleich schnell. Gut zu wissen: Die Schwangerschaft als solche verschlechtert nicht die Zukunftsaussichten für die Mutter – das gilt auch bei hormonabhängigen Krebserkrankungen wie dem Brustkrebs.

Spezielle Kinderwunschsprechstunden können Männern und Frauen weiterhelfen, wenn die Fruchtbarkeit durch Therapie und Erkrankung eingeschränkt ist. Solche Einrichtungen mit spezialisierten Fachärzten finden sich in großen Kliniken, Universitätskliniken und oft auch in spezialisierten Praxen.

Werden meine späteren Kinder durch eine Krebstherapie Schaden erleiden?

Auch wenn Pressemeldungen über die Erblichkeit von Krebs aufgeschreckt haben: Nur wenige Krebserkrankungen sind durch Vererbung mit bedingt, und vererbbar ist auch nicht der Krebs selbst, sondern ein erhöhtes Risiko, zu erkranken. Eier und Spermien, die die Behandlung »überleben«, sind meist nicht geschädigt, so dass die Nachkommen keine Schäden aufweisen.

Im Zweifelsfall können sich Paare an genetische Beratungsstellen wenden.

Knochenmetastasen

Wie entstehen Tochtergeschwülste von Tumoren im Knochen?

Tochtergeschwülste bösartiger Tumoren (Metastasen) entstehen relativ häufig in Knochen (Knochenmetastasen). Dies gilt besonders für Brust- und Prostatakrebs, aber auch für Tumoren der Lunge, Niere und Schilddrüse. Auch beim multiplen Myelom (Plasmozytom) finden sich häufig Tumorherde im Skelett. Prinzipiell können sich aber bei jeder Tumorerkrankung Knochenmetastasen entwickeln. Die Metastasen entstehen aus Tumorzellen, die meist über den Blutkreislauf im Körper gestreut wurden und sich im stark durchbluteten Knochenmark angesiedelt haben. Erst durch das Wachstum der Tochtergeschwulst im Knochenmark wird auch die umgebende Knochensubstanz angegriffen. Dies geschieht einerseits durch Druckschädigung. Außerdem geben die Tumorzellen Substanzen ab, die im Tumorbereich das natürliche Gleichgewicht zwischen Knochenaufbau und Knochenabbau stören. Meist lösen die Metastasen einen Knochenabbau aus (Osteolyse), doch es gibt auch knochenaufbauende (osteoblastische) Metastasen.

Welche Folgen können Knochenmetastasen haben?

Knochenmetastasen verursachen den Patienten oft erhebliche Beschwerden. Durch ihr Wachstum wird die Knochenhaut gedehnt, was Schmerzen verursacht. Auch können durch die Zerstörung der Knochensubstanz (Osteolyse) oft ohne stärkere Krafteinwirkung kleinste oder größere Brüche auftreten. Bei Befall der Wirbelsäule besteht die Gefahr, dass durch den Zusammenbruch von Wirbelkörpern Nerven oder das Rückenmark selbst gequetscht werden, was zu Lähmungserscheinungen und Empfindungsstörungen führen kann.

Neben den Schmerzen und der Gefahr von Knochenbrüchen kann sich bei knochenauflösenden Metastasen auch eine gefährlichen Erhöhung des Kalziumspiegels im Blut entwickeln (Hyperkalzämie). Ist dies über längere Zeit der Fall, drohen Kalkablagerungen in verschiedenen Organen, u. a. in der Niere, die Funktionsstörungen verursachen. Ein stark erhöhter Kalziumspiegel kann Patienten aber auch akut gefährden. Es kann zu Herzrhythmusstörungen kommen, zu akuten Bauchspeicheldrüsenentzündungen und anderen Störungen im Verdauungstrakt, zu Psychosen und sogar zum Koma. Aus diesen Gründen muss ein erhöhter Blutkalziumspiegel immer behandelt werden. Dafür stehen verschiedene wirksame Medikamente zur Verfügung.

Was kann man gegen Knochenmetastasen und Schmerzen tun?

In seltenen Fällen treten Knochenmetastasen einzeln auf. Solche einzelnen Herde können mit einer örtlichen Bestrahlung behandelt werden. Die Bestrahlung führt zu einer guten Schmerzlinderung und längerfristig auch zur erneuten Verkalkung und zur Stabilisierung des Knochens. Sind aber mehrere Knochen von zahlreichen Metastasen befallen, sollte die Behandlung das gesamte Knochengerüst erfassen. In Frage kommen Chemotherapie oder, bei hormonempfindlichen Tumoren wie Brustkrebs und Prostatakrebs, Hormontherapie. Gezielt am Knochen wirken die sog. Bisphosphonate oder Diphosphonate, die besonders bei knochenauflösenden (osteolytischen) Metastasen den krankhaften Abbauprozess stoppen und zugleich den erhöhten Kalziumspiegel im Blut senken. Aber auch bei knochenaufbauenden Metastasen können sie wirksam sein. Eine weitere Möglichkeit ist die Gabe von radioaktiven Substanzen in die Blutbahn, die sich gezielt in den Umbauzonen der Knochenmetastasen anreichern und die Metastasen von innen bestrahlen. Wenn Metastasen die Knochenstabilität gefährden und Knochenbrüche drohen, kann auch eine Operation erforderlich sein. Bei solchen Eingriffen, besonders an der Wirbelsäule, an Armen und Beinen, werden die Metastasen entfernt und die Stabilität durch Verschraubung oder Metallplatten wiederhergestellt. Teilweise wird der durch die Entfernung entstehende Defekt mit Knochenzement gefüllt. Eine minimalinvasive Methode zur Behandlung von Knochenmetastasen und zur Linderung der Schmerzen ist die sog. Osteoplastie: Unter Röntgenkontrolle wird flüssiger Knochenzement über Kanülen von außen in das betroffene Areal eingespritzt. Der Zement härtet rasch aus und stabilisiert den Knochen. Insbesondere Schmerzen werden durch diese Methode gut gelindert. Angewendet wird sie besonders bei Befall von Wirbelkörpern. Zur Behandlung von metastasenbedingten Knochenschmerzen steht außerdem eine ganze Palette von Schmerzmedikamenten zur Verfügung, die zwar das Tumorwachstum nicht beeinflussen, aber die Symptome, also die Schmerzen, bessern.

Wie funktioniert die Behandlung mit Bisphosphonaten?

Um den unterschiedlichen Folgen der Knochenmetastasierung begegnen zu können – den Schmerzen, der Bruchgefahr und der Hyperkalzämie – sind oft mehrere Maßnahmen nebeneinander nötig. Seit einigen Jahren steht eine Gruppe von Medikamenten zur Verfügung, die Wirkungen in allen 3 Bereichen zeigt: die Bisphosphonate, chemisch Abkömmlinge einer phosphorhaltigen Säure.

Bisphosphonate lagern sich gezielt an die Mineralsubstanz des Knochens (Kalziumphosphat) an. Die von den Metastasen zur Aktivität angeregten knochenabbauenden Zellen (Osteoklasten) werden dadurch in ihrer Aktivität gehemmt, die Knochenauflösung gebremst. Gleichzeitig tragen die Bisphosphonate sehr wirksam zur Senkung des Kalzium-

spiegels bei und lindern die metastasenbedingten Schmerzen. Auch die Knochenschmerzen lassen unter der Therapie nach. Die Gabe von Bisphosphonaten, meist intravenös als Infusion alle 3–4 Wochen, ist heute erste Wahl zur Vorbeugung von Komplikationen durch Knochenmetastasen, etwa von Knochenbrüchen. Sie ist eine Dauertherapie, also nicht auf einen bestimmten Zeitraum begrenzt. Hinweise aus Studien, dass die Behandlung mit Bisphosphonaten bei Brustkrebs möglicherweise die Entstehung von Knochenmetastasen verhindern könnte, werden weiter untersucht.

Körper-, Haar- und Hautpflege bei Krebs

Manchmal sind es gerade die kleinen Dinge, die Tumorpatienten belasten: Was tun, wenn man als Patient während einer Hormontherapie vor lauter Schweißausbrüchen mehrmals täglich die Kleidung wechseln müsste? Darf man dunkle Ringe unter den Augen wegschminken, wenn man für ein paar Stunden einfach nicht so krank aussehen will? Wie schnell wachsen die Haare nach der Chemotherapie wieder nach? Die richtige Pflege von Haut, Haaren und Zähnen verlangt während einer Krebsbehandlung besondere Aufmerksamkeit, kann aber zur Steigerung der Lebensqualität viel beitragen.

Warum fallen die Haare bei vielen Chemotherapiebehandlungen aus?

Etwa 85 % aller Zellen an der Haarwurzel sind ständig in der empfindlichen Teilungsphase, was normalerweise zu rund 1/3 Millimeter Längenwachstum pro Tag führt. Greifen bestimmte Zytostatika auch in diesen Zyklus ein, beginnt etwa 2–4 Wochen später ein mehr oder weniger starker Haarausfall von der Wurzel her, gelegentlich brechen geschädigte Haare auch dicht über der Kopfhaut ab. Bei niedrig dosierter Chemotherapie kann sich der Haarausfall auch langsamer und weniger stark einstellen. Richtig sichtbar für Außenstehende wird der Verlust erst von mehr als der Hälfte der Kopfbehaarung. Ob das Kopfhaar gar nicht, schwach oder völlig verloren geht oder auch Augenbrauen, Wimpern und Körperbehaarung ausfallen, hängt von der Art der Arzneimittel, der Dosis und der Veranlagung der Patienten ab.

Ist ein Haarverlust von der Art der geplanten Chemotherapie her wahrscheinlich, können sich Patienten bereits vor Beginn eine Perücke verordnen lassen. Die Kosten dafür übernimmt abzüglich eines Eigenanteils die Krankenversicherung. Ob eine pflegeleichte Kunsthaarperücke oder eine empfindlichere Echthaarperücke besser geeignet ist, sollten die Betroffenen im Spezialgeschäft ausprobieren: Vom Aussehen her sind moderne Haarersatzmaterialien kaum noch von Echthaar zu unterscheiden. Wichtig: Beide Perückenarten müssen genau angepasst und vom Friseur meist auch geschnitten, evtl. gefärbt und nachfrisiert werden, um natürlich und nicht zu plustrig und künstlich zu wirken! Beim letzten Friseurbesuch vor Beginn der Chemotherapie kann das eigene Haar kürzer geschnitten werden, um den Übergang zum Nachwachsen unauffälliger zu gestalten.

Viele Männer und auch Frauen entscheiden sich heute dafür, den Haarverlust nicht immer und überall mit einer Perücke zu kaschieren. Tücher, Mützen und sogar Bemalungen des Kopfes sind nicht nur bei jungen Patienten beliebt, und »oben ohne« ist zumindest im privaten Umfeld zwar gewöhnungsbedürftig, aber einen Versuch wert. Im Sommer hat ein haarloser Schädel dann aber einen guten Sonnenschutz verdient, und die Haut sollte in die normale Körperpflege mit einbezogen werden.

Wann wächst das Haar wieder nach?

Alle ausgefallenen Haare fangen mehr oder weniger sofort wieder an nachzuwachsen, wenn die Zytostatika im Körper abgebaut sind. Etwa 3 Monate nach der letzten Chemotherapiegabe sind die Kopfhaare dann meist schon wieder so lang, dass Männer und die meisten Frauen ohne Perücke auskommen. Viele Betroffene berichten, dass im ersten Jahr nach einer Chemotherapie das Haar anders, manchmal sogar ein bisschen gelockt aussieht. Nach Ende der Therapie ist eine Pflege wie vorher möglich, auch Dauerwellen oder Färben sind wieder erlaubt.

Mehr Kummer machen ausgefallene Augenbrauen und Wimpern, da sie den Gesichtsausdruck verändern können und sehr viel langsamer wieder

nachwachsen. Hier hilft für die Übergangszeit ein Schminkpinsel, nicht nur bei Frauen.

Kann man den Haarverlust bei einer Chemotherapie vermeiden?

Wirklich überzeugende Ergebnisse hat keine Methode erbracht, und nicht alle sind nebenwirkungsfrei. Viele Krankenhäuser sind daher eher zurückhaltend mit der Verschreibung, auch die Krankenkassen zögern mit der Kostenübernahme. Dies gilt für die sog. Kühlhauben, bei denen durch Unterkühlung der Kopfhaut während der Chemotherapiegabe die Durchblutung verringert werden soll, in der Hoffnung, die Zytostatika würden so weniger Haarwurzeln erreichen. Einige Shampoos und Kurspülungen sollen angeblich den Haarausfall verzögern, haben jedoch keine Anerkennung als Medikament und müssen wie normale Körperpflegemittel bezahlt werden. Medikamente zum Einnehmen gegen den Haarausfall sind noch in der Laborphase; viele getestete Substanzen zeigten schon nach kurzer Zeit erhebliche Nebenwirkungen, die die weitere Erforschung nicht rechtfertigen.

Können Haare auch durch Bestrahlung ausfallen?

Auch durch eine Strahlentherapie des Kopfes können Haarwurzeln geschädigt werden; eine Strahlentherapie gegen einen Tumor in einer anderen Körperregion beeinflusst die Kopfhaare dagegen nicht. Ob die Haare ausfallen, wann und wie stark, hängt nur von der Strahlendosis ab, die direkt auf die Haut auftrifft, nicht unbedingt von der Gesamtstrahlendosis, die auf den Tumor im Kopfinneren gerichtet wird. Da mit modernen Geräten der Strahlengang sehr genau ausgerichtet werden kann, ist diese Menge selbst bei Hirntumoren, die unter Umständen mit sehr hohen Dosen behandelt werden, auf der Haut meist viel geringer als im Zielgebiet, dem Tumor. Insgesamt ist kompletter Haarausfall nach einer Kopfbestrahlung selten. Bis zu 6 Monate müssen sich Patienten dann gedulden, bis ein erster Flaum wieder sichtbar wird, aber auch nach einer Bestrahlung erholen sich die meisten Haarwurzeln wieder.

Wenn ein Tumor im Gehirn durch eine Bestrahlung vollständig geheilt werden soll und die Behandlung nicht andere Methoden wie Operation oder Chemotherapie nur ergänzt, sind manchmal allerdings so hohe Strahlendosen notwendig, dass das Haar etwas schütterer als vorher nachwächst. Patienten, bei denen eine Schädelbestrahlung vorgesehen ist, sollten ihre Ärzte auf die möglichen Konsequenzen ansprechen und um die Versorgung mit einer Perücke bitten, falls ein vorübergehender Haarausfall von den Medizinern für möglich gehalten wird.

Wie muss die Haut nach Operationen gepflegt werden?

Nach einer Operation dauert die Wundheilung im engeren Sinn etwa 6–8 Wochen. Vorsichtiges Waschen mit Wasser und Seife oder einer milden Waschlösung rund um den Verband – der natürlich nicht nass werden darf – ist meist schon viel früher möglich und wird von Schwestern und Pflegern beim Verbandwechsel gezeigt. Ansonsten sind – nach kurzer Rückfrage – Operationen meist kein Grund, die übliche Körperpflege einzuschränken. Im Gegenteil, das Waschen unter Aussparung des Verbandes, ob mit oder ohne Hilfe durch Schwestern und Pfleger, ist Teil der Maßnahmen, mit denen auch der Kreislauf wieder in Schwung gebracht und die Entstehung von Blutgerinnseln durch zu langes Liegen verhindert werden soll.

Ein bis zwei Tage nach dem Fädenziehen können die meisten Patienten auch wieder duschen oder baden, ein Aufweichen der Haut sollte aber noch 1–2 Wochen vermieden werden. Die konkreten Zeitangaben erfragen Patienten beim letzten Verbandswechsel vor der Entlassung aus der Klinik.

Was kann man gegen ausgeprägte Narbenbildung tun?

Ob eine sog. Narbenpflege mit speziellen Salben oder Cremes Sinn macht oder eher zu Reizungen führen könnte, sollte der behandelnde Arzt beurteilen, insbesondere, wenn eine Bestrahlung des operierten Gebietes geplant ist. Narben sind zunächst und oft auch dauerhaft ohne Pigmente, deshalb sollten Patienten nach Operationen darauf achten, keine oder möglichst wenig Sonne auf die operierte Haut zu lassen. Nach dem vollständigen

Abheilen schützt ein Sonnenschutzmittel mit hohem Lichtschutzfaktor.

Bei Operationen, bei denen es nicht nur auf die reine Wundheilung ankommt, sondern auch auf die besondere Form und Funktion der operierten Körperregion, werden Patienten und Patientinnen möglichst noch in der Klinik in die notwendige Pflege eingewiesen. Dazu gehört v. a. die Stomapflege bei künstlichem Darm- oder Blasenausgang, die Versorgung des Wundgebiets nach plastischen Operationen z. B. bei der Brustrekonstruktion oder die Pflege von flächigen Hautnarben nach der Operation von Hautkrebs oder Hautmetastasen, v. a. wenn diese mit Haut von anderen Körperteilen abgedeckt wurden.

Warum leidet auch die Haut bei einer Chemotherapie?

Durch eine Chemotherapie werden besonders schnell wachsende Zellen geschädigt. Dazu gehören auch Haut- und Schleimhautzellen. Im Mundbereich leiden Chemotherapiepatienten gelegentlich unter Entzündungen, die die Mundpflege unangenehm machen. Auch werden betroffene Patienten empfindlicher gegen Infektionen mit Herpesviren oder Pilzen. Solche Infektionen, die sich durch spannende Hautbezirke, Rötungen, Juckreiz und später auch Bläschenbildung bemerkbar machen, müssen unbedingt medizinisch behandelt werden.

Einige Medikamente machen sonnenempfindlich. Ob Sonnenschutzmittel ausreichen, oder ob Patienten die Sonne besser ganz meiden sollten, erfahren sie von ihren Ärzten. Gelegentlich auftreten können trockene, schuppende und seltener auch juckende Hautverdickungen, Rötungen und bei einigen Patienten auch Pigmentflecken und Allergien. Einige Chemotherapiesubstanzen hinterlassen eine Zeitlang dunkle Hautverfärbungen entlang der Venen, durch die die Infusion mit den Zellgiften gegeben wird.

Die gute Nachricht: Alle diese Hautprobleme sind vorübergehend und verschwinden teilweise noch während und meist mit Abschluss der Therapie. Selbst Hautveränderungen, wie sie gelegentlich durch eine Hochdosischemotherapie auftreten können, sind nach einigen Monaten meist wieder verblasst und lassen sich bis dahin durch kosmetische Maßnahmen überdecken.

Wenn das Immunsystem während einer (Hochdosis-)Chemotherapie vorübergehend »in die Knie geht« und die Zahl der Immunzellen unter einen kritischen Grenzwert fällt, kann es notwendig sein, bei jeder Wäsche frische Seifenläppchen und Handtücher oder Einmalwaschlappen zu benutzen, um das Risiko einer Infektion durch verschleppte Keime zu reduzieren. Moderne Begleitmedikamente und die Weiterentwicklung der Chemotherapiesubstanzen selbst haben aber dafür gesorgt, dass die meisten Patienten gar keine oder nur sehr milde Hautprobleme erleben. Normalerweise müssen Patienten während einer Chemotherapie deshalb an ihrer gewohnten Körperpflege nichts ändern.

Sind Parfum oder duftende Kosmetikprodukte während einer Chemotherapie erlaubt?

Problematisch kann ein Nebeneffekt von Seife, Cremes, Deos oder Haarsprays sein, der mit der eigentlichen Hautpflege nichts zu tun hat: Während einer Zellgifttherapie reagieren einige Patienten sehr sensibel auf Düfte und Gerüche, und selbst das Lieblingsparfum wird unter Umständen als unangenehm empfunden. An den Mitpatienten im gleichen Zimmer sollten Betroffene beim Packen des Waschbeutels für den Krankenhausaufenthalt deshalb ebenfalls denken. Auch wenn einige Patienten auf eine Aromatherapie mit ätherischen Ölen gerade zur Besserung des Wohlbefindens und gegen Übelkeit schwören: Nicht jeder verträgt die Düfte, und selbst bei Gesunden können auch qualitativ hochwertige Produkte Allergien auslösen.

Gibt es heute noch Hautprobleme, wenn bestrahlt wird?

Während einer Bestrahlung wird die Haut durch moderne Bestrahlungsgeräte nicht so stark belastet wie der eigentliche Tumor im Zielgebiet. Schwere Hautschäden, wie sie noch vor wenigen Jahrzehnten bei manchen Patienten kaum zu vermeiden waren, sind sehr selten geworden. Innerhalb der ersten 6 Wochen nach Beginn einer Strahlentherapie können trotzdem leichte Rötungen oder Schwellungen auftreten, die den ersten Anzeichen eines Sonnenbrandes ähneln. Selbst wenn sich die Haut leicht schält oder brennt, ist dies jedoch meist kein Grund, die Therapie abzubrechen, da sich die Hautzellen wieder erholen.

Einen bleibenden Schaden, z. B. geplatzte Äderchen, Pigmentflecken oder hellere Stellen, oder dauerhaft trockene Haut durch eine Störung der Schweiß- oder Talgdrüsen, beobachten Strahlentherapeuten heute wesentlich seltener. Ansprechpartner für Hautschäden ist auch nach dem Abschluss der Behandlung der Strahlentherapeut, der mit entsprechenden Pflegetipps und evtl. Arzneimitteln weiterhelfen kann.

Lockere, gut sitzende und nicht scheuernde Kleidung (das kann für Frauen auch für einige Wochen den Verzicht auf einen BH bedeuten) und möglichst wenig Schmuck auf dem bestrahlten Gebiet schützen die Haut vor mechanischen Reizungen. Mit Seife, Deos, alkoholhaltigen Lösungen oder Cremes – auch medizinischen Salben – direkt an der Strahleneinund -austrittsstelle sollten Patienten vorsichtig sein und sicherheitshalber nachfragen, womit die bestrahlte Haut gepflegt werden darf, gerade dann, wenn sich eine Rötung oder Schwellung zeigt. Um die Haut nicht aufzuweichen, kann sogar Wasser direkt auf dem Bestrahlungsfeld eine Zeitlang tabu sein, bei der Reinigung ist dann evtl. mildes Babyöl erlaubt. Die meisten Patienten können sich jedoch bald wieder normal waschen. Sind zur Positionierung der Bestrahlung und zur genauen Ausrichtung Farbmarkierungen notwendig, dürfen diese allerdings nicht entfernt werden.

Für Männer gilt unter Umständen bei Behandlungen im Kopf-Hals-Bereich auch für einige Zeit eine Einschränkung des Rasierens oder sogar ein Verbot.

Vorsicht mit dem heißen Fön, dem Heizkissen, aber auch der Eispackung: Frisch bestrahlte Haut reagiert sehr empfindlich auf Temperaturreize.

Die Körperpflege in nicht bestrahlten Hautarealen kann dagegen meist wie gewohnt erfolgen. Sonne, Salz- und Chlorwasser sind für Radiotherapiepatienten meist bis einige Wochen nach Abschluss der Behandlung tabu – danach steht dem Urlaub jedoch meist nichts mehr entgegen.

Gibt es bei Schwerkranken besondere Hautprobleme?

Alles, was die Haut direkt betrifft, schränkt meist auch ihre Stabilität ein und macht sie weniger widerstandsfähig gegen Infektionen. Dazu gehören Magensonden, dauerhaft eingepflanzte Infusionszugänge, die sog. Ports, ein Luftröhrenschnitt, ein künstlicher Darm- oder Blasenausgang, ein Lymphödem, Hauttumoren und Hautmetastasen oder der Druck auf die Haut bei Bettlägerigkeit. Ein Gespräch mit dem Arzt, mit Schwestern und Pflegern, eine Schulung während einer Nachsorgekur oder durch Brückenpflegeteams und Sozialdienste und der Kontakt mit Selbsthilfegruppen machen Patienten und pflegende Angehörige fit für den Alltag.

Darf man sich während einer Krebstherapie schminken?

Normalerweise werden weder Frauen noch Männer ihrem Aussehen während einer Therapie einen großen Stellenwert zumessen. Doch manchmal trägt auch der flüchtigste Blick in den Spiegel dazu bei, sich miserabel zu fühlen, und nicht immer und überall will man als Patientin oder Patient neugierigen Blicken oder auch Fragen mit detaillierten Auskünften zur eigenen Krankengeschichte begegnen.

In den USA wurde deshalb vor einigen Jahren die »Look good – feel better«-Initiative (englisch für »Gut aussehen, sich besser fühlen«) entwickelt. Die Idee hat inzwischen auch in Deutschland unter dem Namen »Freude am Leben« Fuß gefasst. In einem etwa eineinhalbstündigen Kosmetikkurs lernen Krebspatientinnen bei geschulten Kosmetikerinnen, wie Augenringe verdeckt, ausgefallene Augenbrauen nachgestrichelt und mit einem geschickten Make-up ein frisches Aussehen erreicht werden können. Was sich (nicht nur für Männer) zunächst banal anhörte, hat sich inzwischen zu einem Erfolg in Selbsthilfegruppen, Nachsorgekliniken und anderen Einrichtungen entwickelt. Auch unabhängig vom eigentlichen Programm »Freude am Leben« haben Kliniken, Beratungsstellen und Patienteninitiativen die Idee aufgegriffen, mit ein bisschen Schminke dem Selbstwertgefühl auf die Beine zu helfen.

Wer bisher schon geschickt mit Lippenstift und Puder umgehen konnte, wird mit dem gewohnten Programm weitermachen. Einige Tipps und Tricks, die auch für Männer interessant sind, gibt es aus der medizinischen Kosmetik: So können auffällige Narben, Pigmentflecken oder auch geplatzte Äderchen, die als Folge einer Chemotherapie oder Bestrahlung auftreten können, mit einer wasserfesten Spezialkosmetik weitgehend abgedeckt werden. Sie wird exakt dem Hautton angepasst und hält einen ganzen Tag. Da die Handhabung nicht ganz einfach ist, sollte eine Schulung durch eine Kosmetikerin erfolgen. Adressen vermitteln die Kliniken oder Hautärzte.

Tabu für Kosmetik sind frisch bestrahlte Hautareale, noch nicht vollständig abgeheilte Operationsnarben, wunde oder entzündete Hautpartien, Infektionen mit Herpesviren und jede Form von neu diagnostizierten Hauttumoren oder Hautmetastasen. Von welchem Zeitpunkt an eine abdeckende Kosmetik möglich ist, sagen die behandelnden Ärzte.

Darf man sich die Nägel lackieren, um Schäden zu überdecken?

Mit weißlichen Streifen und gelegentlich anderen Verfärbungen oder Veränderungen reagieren auch die Nägel an Fingern und Zehen auf einige der Chemotherapeutika, allerdings meist erst mit einigen Wochen Verzögerung. Während einer stationären Behandlung ist Nagellack trotzdem meist nicht gern gesehen: Der kurze Blick auf die Nägel gibt Ärzten und Pflegepersonal erste Informationen über die Durchblutung eines Patienten. Danach ist das Überdecken von Nagelverfärbungen mit Lack meist unproblematisch, wenn der Nagel an sich gesund erscheint. Ist der Nagel jedoch weniger stabil, sollte ein Hautarzt um Rat gefragt werden: Zwar kann sich auch ein geknickter oder sich blättrig ablösender Nagel von alleine auswachsen. Möglicherweise hat sich in der obersten Schicht aber auch ein Nagelpilz eingenistet, der behandelt werden sollte.

Ist Permanent-Make-up möglich, um Hautschäden zu überdecken?

Mit sog. Permanent-Make-up sollten Patientinnen und Patienten auf jeden Fall bis zur Beendigung einer Therapie warten, besser noch, bis wirklich sicher ist, dass eine Hautveränderung dauerhaft ist oder

z. B. Augenbrauen oder Wimpern keinesfalls nachwachsen. Die durch eine Art Tätowierung in die oberen Hautschichten eingebrachten Farbstoffe können während einer Therapie zu unnötigen Reizungen führen, und die Haut ist weniger widerstandsfähig gegen ansonsten harmlose Krankheitskeime. Nach Beendigung einer Therapie gibt es aber auch hier keine Einschränkungen.

Was kann man gegen Hitzewallungen oder dauerndes Schwitzen tun?

Direkt beeinflusst werden kann die Körpertemperatur außer durch Schwäche und Kreislaufprobleme auch durch einige Tumorarten. Manche Patienten mit Hodgkin-Lymphomen, akuten Leukämien und einigen selteneren Erkrankungen neigen zu erhöhter Körpertemperatur. Auch Medikamente wie z. B. Interferon listen als Nebenwirkung Schwitzen und grippeähnliche Symptome auf. Fieber ist außerdem ein wichtiges Symptom für eine Infektion und sollte daher auf jeden Fall mit den behandelnden Ärzten besprochen werden. Im Krankenhaus und in der häuslichen Pflege helfen altbekannte Tipps, wie sie schon bei grippekranken Kindern funktioniert haben: Feuchte Kleidung und Bettwäsche sollten gewechselt werden, lauwarme Waschungen helfen Kühlen, und gutes Abtrocknen v. a. in allen Hautfalten beugt gegen Wundwerden vor. Ob kühlende Umschläge oder Wadenwickel allein reichen, um höheres Fieber zu senken, hängt von der individuellen Situation ab.

Mit »Zwiebelschalen«-Kleidung sind Patienten nicht nur fürs Krankenhaus gut gerüstet: Richtig bettlägerig machen Chemotherapie und Bestrahlung meist nicht, schon gar nicht, wenn sie ambulant durchgeführt werden können. Nachthemd oder Schlafanzug und Bademantel reichen also häufig nicht für die Krankenhaustasche und sollten durch leichte, nicht beengende Kleidung und ein paar wärmere Teile ergänzt werden. Die meisten Patienten bevorzugen Sportkleidung, die in mehreren Schichten übereinander (z. B. T-Shirt, Sweatshirt und Jacke) für alle Situationen das Richtige bietet. Baumwolle oder moderne Microfasern sorgen für ein angenehmes »Hautklima«. Auch zwei verschiedene Bettdecken, eine leichte und eine wärmere, sind während einer Krebsbehandlung kein Luxus.

Nicht nur vorübergehend können Hitzewallungen und Schweißausbrüche sein, die während einer Hormontherapie auftreten können. Sie betreffen v. a. einen Teil der Patientinnen mit Brustkrebs und gelegentlich Prostatakarzinompatienten. Wie hoch die Wahrscheinlichkeit dieser Nebenwirkung ist und wie lange sie anhalten, hängt vom jeweiligen Medikament, der Ausgangssituation und der persönlichen Konstitution des Patienten ab. Helfen können Entspannungsmethoden, Sport, Bewegungstherapie oder auch Kneipp-Anwendungen und pflanzliche Medikamente. Hilft dieses »Paket« nicht, kommen Medikamente in der zweiten Stufe in Frage, die besonders gegen die Hitzewallungen helfen, den Hormonspiegel aber nicht beeinflussen. Pflanzliche Mittel, die gegen diese Beschwerden viel beworben werden, sehen Fachleute eher kritisch: Die meisten haben keine Zulassung als Arzneimittel, obwohl sie in Apotheken verkauft werden. Eine medizinische Wirkung ist also von ihnen gar nicht zu erwarten. Pflanzliche Arzneimittel, die tatsächlich gegen Wechseljahresbeschwerden eingesetzt werden können, sind für Krebspatientinnen dagegen meist ebenso tabu wie echte Hormone.

Müssen Krebspatienten mit besonderen Zahnproblemen rechnen?

Sowohl eine Chemotherapie wie auch eine Kopfbestrahlung können sich auch auf die Zahngesundheit auswirken. Ist eine Behandlung planbar, sollten Patienten vorher noch einen Besuch beim Zahnarzt ausmachen, um bestehende Zahn- und Zahnfleischprobleme beheben zu lassen. Dazu gehört beispielsweise die Sanierung von Zahnfleischentzündungen oder -taschen, die zur Infektionsquelle während einer Therapie werden können. Der Zahnarzt gibt außerdem Tipps zur gründlichen, aber schonenden Mund- und Zahnpflege. Auch Fluorgele und Spezialzahncremes aus der Apotheke, die meist nur 1-mal pro Woche angewandt werden müssen, sind spätestens jetzt zum Schutz vor Karies angesagt.

Reicht die Pflege mit Bürste und Zahncreme aus?

Bei einer Chemotherapie oder Bestrahlung im Kopfbereich können Mundschleimhäute, Zahnfleisch, Zunge und Lippen anfällig für mechanische Verletzungen und Infektionen werden, da die Zellen sich sehr oft teilen und unter Umständen auf die Krebstherapie mitreagieren. Jede Entzündung, wunde Stelle oder Belagbildung sollte den behandelnden Ärzten oder den Pflegekräften gezeigt werden, da sich dahinter Viren, Bakterien oder Pilze verbergen können, die mit Medikamenten bekämpft werden müssen. Trotzdem ist die Mund- und Zahnreinigung auch bei wundem Mund wichtig, um langfristig die Zähne nicht zu gefährden.

Eine weiche Zahnbürste, eine milde Zahncreme, evtl. auch ein alkoholfreies Mundwasser oder Mundspülungen mit Salbei und Kamille, helfen dabei. Ob Zahnseide oder Interdentalbürstchen und eine Munddusche benutzt werden können, ohne das Zahnfleisch bei Infektionen zu gefährden, hängt vom Ausmaß der Reizung durch eine Chemotherapie oder Bestrahlung ab. Ist die Zahnpflege sehr schmerzhaft, helfen leichte Schmerzmittel als Salbe, Lösung oder Spray, die der Arzt verschreiben kann. Auf die Lippen gehören fetthaltige Cremes oder Pflegestifte, um sie vor dem Austrocknen zu schützen.

Da manche Therapieformen die Speichelproduktion beeinflussen, kann es auch notwendig sein, Beläge im Mund regelmäßig mit einem Gazepad oder einem Zellstofftuch vorsichtig abzuwischen und zu spülen. Bei Mundtrockenheit helfen spezielle Lösungen oder sog. »künstlicher Speichel« auch gegen das unangenehme Gefühl. Viel trinken hilft, erlaubt ist, was schmeckt. Vorsicht ist jedoch mit säurehaltigen Säften zum Spülen oder schluckweise Trinken und Befeuchten des Mundes über mehrere Stunden hinweg geboten: Das frische Gefühl hilft zwar gegen die Mundtrockenheit. Langfristig zerstören die Fruchtsäuren jedoch den Zahnschmelz, wenn sie nicht nur beim Trinken, sondern zur Mundspülung dauerhaft mit den Zähnen in Kontakt kommen. Besonders wichtig ist die Mundpflege nach dem Erbrechen, da die Magensäure sonst ebenfalls die Zähne angreift.

Auch bei Problemen mit der Mundpflege gilt: Praktisch alle Reizungen klingen mit Beendigung der Therapie meist sehr schnell ab, und dauerhafte Nachwirkungen einer Krebsbehandlung sind selten.

Krankengeld bei Erkrankung des Versicherten

Wer hat Anspruch?

Versicherte der gesetzlichen Krankenversicherung haben gemäß Fünftem Buch der Sozialversicherung Anspruch auf Krankengeld, wenn die Krankheit sie arbeitsunfähig macht oder sie auf Kosten der Krankenkasse stationär in einem Krankenhaus oder einer Rehabilitationseinrichtung behandelt werden.

Dauer der Krankengeldzahlung

Das Krankengeld einschließlich Entgeltfortzahlung wird wegen derselben Krankheit höchsten 78 Wochen innerhalb von drei Jahren gezahlt. Gerechnet wird vom Tage des Beginns der Arbeitsunfähigkeit. Ein erneuter Anspruch besteht nur dann, wenn der Versicherte zwischendurch, d. h. innerhalb dieses Dreijahreszeitraumes, sechs Monate nicht wegen dieser Krankheit arbeitsunfähig und wenn er erwerbstätig oder arbeitssuchend gemeldet war.

Tritt während der Arbeitsunfähigkeit eine weitere, andere Krankheit ein, so wird die Leistungsdauer, sprich Krankengeldanspruch, nicht verlängert. Das bedeutet: Keine Verlängerung der Krankengeldzahlung über die 78 Wochen hinaus, auch wenn eine andere Krankheit hinzutritt.

Wie hoch ist das Krankengeld?

Die Höhe des Krankengeldes richtet sich nach dem regelmäßigen Bruttoarbeitsentgelt. Nach Ablauf der Lohn- oder Gehaltsfortzahlung durch den Arbeitgeber wird Krankengeld in Höhe von bis zu 70 % des bisherigen Bruttoentgelts, allerdings höchstens 90 % des Nettoentgelts durch die Krankenkasse gezahlt.

Mit Inkrafttreten des Einmalzahlungs-Neuregelungsgesetzes werden auch Einmalzahlungen wie z. B. Weihnachtsgeld in die Bemessungsgrundlage für das Krankengeld einbezogen. Das Krankengeld darf jedoch das laufende Nettoarbeitsentgelt (ohne Einmalzahlungen) nicht übersteigen.

Wie lange wird Krankengeld gezahlt und was passiert danach?

Während des Krankengeldbezuges wird regelmäßig über die weitere Arbeitsunfähigkeit bzw. Krankschreibung durch den behandelnden Arzt entschieden. Es sollte unter Beachtung der 78-Wochen-Frist rechtzeitig überlegt werden, ob die Arbeitsunfähigkeit wieder erlangt werden kann oder ein Antrag auf Erwerbsminderung gestellt werden muss.

In diesem Zusammenhang kann die Kasse den Versicherten auffordern, einen Antrag auf Maßnahmen zur Rehabilitation zu stellen. Dies geschieht im Allgemeinen dann, wenn nach ärztlichem Gutachten die Erwerbsfähigkeit erheblich gefährdet oder gemindert ist. Tritt beim Patienten eine solche Situation ein, dann wird die Krankenkasse den Versicherten auffordern, innerhalb von 10 Wochen schriftlich einen Antrag auf Rehabilitation zu stellen. Das entsprechende Formular wird durch die Krankenkasse ausgegeben.

Verstreicht diese 10-Wochen-Frist ohne einen vom Versicherten gestellten Antrag, wird die Krankengeldzahlung durch die Krankenkasse eingestellt, d. h. nach diesem Zeitpunkt besteht erst dann wieder Krankengeldanspruch, wenn der Antrag auf Maßnahmen zur Rehabilitation gestellt worden ist.

Ist aus medizinischer Sicht absehbar, dass der Patient in näherer Zukunft seine Arbeitsfähigkeit nicht wiedererlangt, empfiehlt es sich, einen Rentenantrag zu stellen. Damit wird in aller Regel gewährleistet, dass es zu einem nahtlosen Übergang von Krankengeldzahlung in eine Rentengewährung kommt.

Sollte nach der Beendigung des Krankengeldanspruches (78 Wochen) über den Rentenantrag noch nicht entschieden worden sein, so kann der Versicherte beim Arbeitsamt eine sog. Überbrückungshilfe beantragen. Dieses Überbrückungs- bzw. Arbeitslosengeld wird bis zum Rentenbescheid gezahlt und danach auf den Rentenbetrag angerechnet.

Anmerkung: Diese Erläuterungen müssen mit den Beratern der entsprechenden Einrichtung (z. B. Krankenkasse oder Rentenversicherung) auf den individuellen Fall hin durchgegangen werden.

Krankheitsbewältigung

Worum geht es dabei?

Die Diagnose Krebs wird als eine grundsätzliche Bedrohung erlebt: Das eigene Leben und alles, was bisher selbstverständlich zum Leben dazugehörte, ist plötzlich in Frage gestellt. Der Betroffene muss sich mit dieser Bedrohung auseinander setzen, Möglichkeiten des Umgangs mit den veränderten Bedingungen finden, sich neu orientieren. Mit jeder Etappe der medizinischen Behandlung und jeder Veränderung des Gesundheitszustandes stellen sich neue Anpassungsaufgaben. Dieser Prozess wird unter dem Begriff Krankheitsverarbeitung zusammengefasst. Wenn in diesem Zusammenhang von Krankheitsbewältigung gesprochen wird, so schwingt die Vorstellung eines Gelingens dieser Aufgabe mit. Häufig werden aber beide Begriffe gleichsinnig verwandt.

Gibt es günstige Formen der Krankheitsverarbeitung?

Die Auseinandersetzung mit einer Lebenskrise, wie eine Krebserkrankung sie darstellt, ist für jeden Menschen etwas Einzigartiges. So wie die individuelle Situation (Lebensalter, Lebensumstände, bisherige Erfahrungen mit Lebenskrisen), in der jemand erkrankt, jeweils unterschiedlich ist, so sind es auch die Möglichkeiten, die dem Betroffenen zugänglich sind. Schon aus diesem Grund kann eine allgemeingültige Empfehlung dem Einzelnen nicht gerecht werden.

Alle wissenschaftlichen Untersuchungen konnten bisher keine eindeutigen Anhaltspunkte dafür finden, dass eine ganz bestimmte Art des Umgangs mit der Krankheit besonders günstig sei oder womöglich das Leben verlängern könne. Untersuchungen aus früheren Jahren schienen zu belegen, dass eine aktive und kämpferische Haltung den Krankheitsverlauf positiv beeinflusst. Dies passt zur gängigen Vorstellung, man müsse den Krebs bekämpfen, um ihn schließlich besiegen zu können. In vielen Schriften, die sich an Krebspatienten richten, wird eine solche Haltung immer wieder empfohlen. Das führt nicht selten dazu, dass Patienten negative Folgen befürchten, wenn sie zu einem bestimmten Zeitpunkt keine kämpferische Haltung einnehmen können, ja, sich dann sogar schuldig fühlen, wenn die Erkrankung fortschreitet.

Wenn man Krankheitsverarbeitung als Prozess der Auseinandersetzung mit immer wieder neuen Anforderungen versteht, dann ist es eher wahrscheinlich, dass im Krankheitsverlauf durchaus unterschiedliche Bewältigungsanstrengungen angemessen sind. Genau dies wurde bei früheren Untersuchungen nicht berücksichtigt, da nur einmal nach der Art der Bewältigung gefragt wurde.

Tatsächlich erleben fast alle Patienten Zeiten intensiver Angst, Wut, Gereiztheit, Niedergeschlagenheit und Mutlosigkeit. Die Ergebnisse neuerer Untersuchungen lassen die Schlussfolgerung zu, dass denjenigen Patienten die Auseinandersetzung mit der Krankheit besser gelingt, die je nach den Erfordernissen der Situation flexibel reagieren können. Dies kann so Unterschiedliches sein wie sich über Behandlungsmöglichkeiten zu informieren, eigene Interessen gegenüber Arzt, Arbeitgeber oder anderen zu vertreten, sich mit den eigenen Ängsten auseinander zu setzen, Ablenkung zu suchen, sich im Gespräch anzuvertrauen, Hilfsangebote von anderen anzunehmen, die Hoffnung auf realistische Ziele zu richten, Wesentliches von Unwesentlichem zu unterscheiden und sich zu beschränken. Auch Verleugnung, also das Nicht-wahrhaben-Wollen der Realität, kann in bestimmten Phasen, wenn die Angst sonst unerträglich wäre, eine sinnvolle Reaktion darstellen. Eine aktive Haltung erzeugt aber, unabhängig von möglichen Einflüssen auf die Krebserkrankung, zumindest das Gefühl, selbst etwas zum eigenen Befinden beizutragen und nicht völlig ausgeliefert zu sein.

Welchen Einfluss haben seelische Faktoren auf den Krankheitsverlauf?

Wissenschaftliche Untersuchungen können bisher dazu keine einheitliche Antwort geben, d. h. es muss nach wie vor als ungeklärt gelten, ob und v. a. wie seelische Faktoren den Krankheitsverlauf und die Überlebenszeit beeinflussen. Unbestritten ist dagegen, dass eine positive Krankheitsverarbeitung im Sinne einer gelungenen Neuorientierung mit einer besseren Lebensqualität einhergeht.

Krebsfrüherkennung

Was heißt Krebsfrüherkennung?

Zunächst bedeutet Krebsfrüherkennung die Diagnose von Krebserkrankungen in einem frühen, symptomlosen Stadium. Frühes Stadium heißt bei bösartigen Tumoren in der Regel, dass sie noch klein und auf den Ursprungsort begrenzt sind und keine Absiedelungen über Lymphbahnen oder über den Blutweg gebildet haben. Wenn Symptome und Beschwerden auftreten, liegt in der Regel kein Frühstadium mehr vor.

Warum ist Früherkennung wichtig?

Die Heilungschancen bei Krebs sind in frühen Krankheitsstadien und bei örtlich begrenztem Tumorwachstum in der Regel besser als in fortgeschritteneren Stadien. Noch besser ist es, bereits Krebsvorstufen zu erkennen. Je größer ein Tumor wird, desto größer ist auch die Wahrscheinlichkeit, dass sich Zellen ablösen und über die Lymph- oder Blutbahnen verschleppt werden. Haben sich erst einmal Tumorabsiedelungen in entfernten Organen oder Geweben gebildet, ist die Erkrankung – mit wenigen Ausnahmen – mit den heute verfügbaren Behandlungsmethoden meist nicht mehr dauerhaft unter Kontrolle zu bringen oder gar zu heilen.

Wie kann man Krebserkrankungen früh erkennen?

Das Problem ist, dass Krebserkrankungen in frühen Stadien meist keine Symptome verursachen, an denen man sie erkennen könnte. Bis ein aus einer entarteten Zelle entstandener Tumor tastbar wird, vergehen meist mehrere Jahre, in denen er sich unbemerkt entwickelt. Besonders in von außen schwer zugänglichen Körperregionen vollzieht sich das Krebswachstum lange Zeit unbemerkt. Einen allgemeinen Krebstest gibt es nicht. Zwar könnte man bei regelmäßigen Ganzkörperuntersuchungen mit den modernen diagnostischen Methoden vermutlich viele kleine Tumoren frühzeitig entdecken, aber das ist natürlich nicht machbar: Man würde dazu Millionen gesunder Menschen mit teilweise aufwändigen Untersuchungen belasten – ganz abgesehen von den Kosten, die dies verursachen würde, und dem unsicheren Erfolg.

Die gute Nachricht ist aber: Es gibt auch eine Reihe einfacher, nicht belastender und verlässlicher Untersuchungen, mit denen sich einige der häufigen Krebserkrankungen in einem Frühstadium oder gar Vorstadium erkennen lassen.

Welche Untersuchungen kommen für die Krebsfrüherkennung in Frage

Die Anforderungen an eine Krebsfrüherkennungsmethode, die als Reihenuntersuchung für zunächst gesund erscheinende Personen eingesetzt wird, sind hoch: Sie müssen, wie bereits erwähnt, einfach, nicht belastend und verlässlich sein und zum anderen die »Zielerkrankung« oder zumindest einen Hinweis darauf in einem so frühen Stadium entdecken, dass die langfristigen Heilungschancen tatsächlich höher sind. Auch das ist nicht zwangsläufig der Fall. Es könnte ja auch lediglich der Diagnosezeitpunkt vorverlegt werden, was dann nur scheinbar das Überleben verlängert. Nur der Nachweis, dass die Sterblichkeit durch den »Zielkrebs« einer Untersuchung in der Gesamtbevölkerung tatsächlich gesenkt werden kann, rechtfertigt Reihenuntersuchungen (»Screening«) mit der betreffenden Methode. Das haben bisher nur wenige Untersuchungen bewiesen, und nur diejenigen, die es bewiesen haben, werden von der internationalen Krebsforschungsorganisation UICC (Union Internationale Contre le Cancer) für die breite Anwendung empfohlen: Es sind dies der Zellabstrich (PAP-Abstrich) von Gebärmuttermund und -hals, die Mammographie zur Früherkennung von Brustkrebs und der Test auf verborgenes Blut im Stuhl, das auf einen Tumor im Darm hinweisen kann. Nicht empfohlen wird dagegen z. B. die (weit verbreitete) Bestimmung des prostataspezifischen Antigens (PSA) zur Früherkennung von Prostatakrebs. Und für Lungenkrebs, den Killerkrebs Nummer 1, gibt es derzeit gar keine geeigneten Möglichkeiten der Diagnose in einem sicher heilbaren Frühstadium.

Kann durch die Untersuchungen eine Diagnose gestellt werden?

Die empfohlenen Untersuchungen liefern nicht die definitive Diagnose einer Krebserkrankung, sondern dienen dazu, unter Tausenden gesunden Menschen diejenigen herauszufiltern, bei denen ein Verdacht auf den mit der Methode gesuchten »Zielkrebs« besteht. Dieser Verdacht muss dann durch weiterführende Untersuchungen bestätigt oder widerlegt werden.

Wie sicher sind die Untersuchungen?

Der Anspruch an die Screeninguntersuchungen ist, dass sie mit möglichst hoher Sicherheit Kranke als krank und Gesunde auch als gesund erkennen und möglichst wenig »falsch positive« Ergebnisse liefern, die dann unnötige weitere Untersuchungen nach sich ziehen würden. Die Tests müssen also treffsicher sein und nur – oder überwiegend – solche Personen ausfindig machen, bei denen tatsächlich die »gesuchte« Krebserkrankung oder Vorstufen vorliegen. Auf der anderen Seite sollte die Methode möglichst selten einen verdächtigen Befund »übersehen«. Diese beiden Eigenschaften nennt man Spezifität und Sensitivität. Das Dilemma dabei ist: Je höher die Sensitivität – d. h. die Fähigkeit, eine Veränderung zu erkennen –, desto geringer üblicherweise die Spezifität – also die Trenngenauigkeit zwischen der gesuchten bösartigen Veränderung und anderen Ursachen. Deshalb sind die Anforderungen an diese Untersuchungen so hoch, und deshalb ist es auch wichtig, dass sie nach hohen Qualitätsstandards durchgeführt werden. Eine absolute Sicherheit, nicht an einem »Zielkrebs« der Krebsfrüherkennung zu erkranken oder daran zu sterben, bieten die Untersuchungen dennoch nicht. Jeder Einzelne sollte in der Lage sein, nach Information über sein Erkrankungsrisiko und die möglichen Risiken der Früherkennungsuntersuchung – einschließlich der Möglichkeit »falschen« Verdachts, der weitere Untersuchungen nach sich zieht – das Für und Wider der Teilnahme an Früherkennungsuntersuchungen abzuwägen und seine eigene Entscheidung zu treffen.

Wie sieht die Krebsfrüherkennung in Deutschland aus?

In Deutschland gibt es seit Anfang der 1970er-Jahre ein gesetzliches Programm zur Krebsfrüherkennung, das von den Krankenkassen bezahlt wird. »Zielkrebse« sind bei Frauen Brustkrebs und Gebärmutterhalskrebs, bei Männern Prostatakrebs, außerdem bei Männern und Frauen Dickdarmkrebs und Hautkrebs. Damit geht das Programm noch etwas über die internationalen Empfehlungen hinaus. Es beinhaltet für Frauen auch die jährliche Tastuntersuchung der Brust beim Frauenarzt und die Anleitung zur Brustselbstuntersuchung, für Männer eine Tastuntersuchung der Prostata – nicht die PSA-Bestimmung! - und für beide Geschlechter die Befragung nach hautkrebsverdächtigen Veränderungen sowie eine einmalige Darmspiegelung ab dem Alter von 55 Jahren, die nach frühestens zehn Jahren wiederholt werden kann. Das Programm in seiner aktuellen Form und die Altersuntergrenzen für die einzelnen Untersuchungen zeigt Tabelle 1 (◘ Tab. 1).

Wer führt die Früherkennungsuntersuchungen durch?

Frauen gehen zur Krebsfrüherkennung üblicherweise zu ihrem Gynäkologen, Männer eher zum Internisten oder zum Urologen. Das Mammographiescreening, das derzeit in Deutschland flächendeckend eingeführt wird, darf nur an zertifizierten Screeningeinrichtungen erfolgen, die den hohen Qualitätsstandards der europäischen Leitlinien genügen. Die Darmspiegelung führen speziell berechtigte Fachärzte für Erkrankungen des Verdauungstrakts durch (Gastroenterologen). Bei hautkrebsverdächtigen Veränderungen wird ein Hautarzt hinzugezogen. Wer nur zur Krebsfrüherkennung den Arzt aufsucht, muss keine Praxisgebühr bezahlen.

◘ **Tabelle 1.** Gesetzliches Krebsfrüherkennungsprogramm in Deutschland

Frauen	Männer
Gebärmutterhalskrebs	**Prostatakrebs**
Ab 20 einmal jährlich Untersuchung des äußeren und inneren Genitales und Abstrichuntersuchung von Gebärmuttermund und Gebärmutterhals	**Ab 45** einmal jährlich Abtastung der Prostata vom Enddarm aus und Untersuchung des äußeren Genitales Abtastung der Lymphknoten in der Leiste
Brustkrebs	
Ab 30 einmal jährlich Abtastung der Brüste und der Achselhöhlen und Anleitung zur Brustselbstuntersuchung **Ab 50** bis zum Ende des 70. Lebensjahres alle zwei Jahre Einladung zur Mammographie (nur in zertifizierten Einrichtungen)	
Hautkrebs	
Ab 30 einmal jährlich	**Ab 45** einmal jährlich
Gezielte Befragung nach Hautveränderungen	
Dickdarmkrebs	
Ab 50 einmal jährlich Austastung des Enddarms (digitale rektale Untersuchung) Test auf verborgenes (okkultes) Blut im Stuhl **Ab 55** eine Dickdarmspiegelung (Koloskopie) einmalige Wiederholung nach 10 oder mehr Jahren **oder** Test auf okkultes Blut alle 2 Jahre	

Ist zu erwarten, dass bald weitere Krebsfrüherkennungsuntersuchungen verfügbar sind?

Die Suche nach neuen, einfachen und sicheren Früherkennungsuntersuchungen ist ein wichtiges Forschungsgebiet, insbesondere im Bereich der Molekularbiologie und der Molekulargenetik. Die Hoffnung ist, hier Veränderungen oder »Marker« zu finden, mit denen sich Vorstufen oder Frühformen von Krebserkrankungen oder gefährdete Personen sicher identifizieren lassen. Aber die biologische Vielfalt der Krebserkrankungen ist groß. Und auch wenn solche Marker gefunden würden, wäre vor einer Anwendung als Reihenuntersuchung (Screening) immer noch langwierig in großen Studien nachzuweisen, dass die Sterblichkeit an der entsprechenden Erkrankung nach Diagnose aufgrund des Markers gesenkt wird. Die sog. ▸ Tumormarker erfüllen nicht die an Früherkennungsuntersuchungen gestellten Anforderungen bezüglich Treffsicherheit und Empfindlichkeit (Spezifität und Sensitivität).

Kann man selbst etwas zur Krebsfrüherkennung beitragen?

Der entscheidende Beitrag jedes Einzelnen ist es, die Untersuchungen wahrzunehmen, die sich als effektiv erwiesen haben – PAP-Abstrich, Mammographie und Okkultbluttest (▸ Europäischer Kodex gegen Krebs). Die 2002 in Deutschland eingeführte Darmspiegelung ab 55 hat zwar die letzte Hürde der Beweisführung noch nicht genommen, aber es wird erwartet, dass sie dem Okkultbluttest in Sachen Früherkennung von Darmkrebs überlegen ist. Die Teilnahmerate am Krebsfrüherkennungsprogramm ist erschreckend gering, besonders bei Männern.

Selbstbeobachtung oder Selbstuntersuchungen werden zwar immer wieder empfohlen, erfüllen aber nicht die Anforderungen an Früherkennungsuntersuchungen. Tastbare Knoten oder andere Symptome sind in der Regel nicht Ausdruck von Krebsfrühstadien. Weil aber nur für wenige der weit über 100 bei uns auftretenden Krebserkrankungen geeignete Früherkennungsuntersuchungen zur Verfügung stehen, wird argumentiert, dass das rechtzeitige Reagieren auf Symptome doch besser ist als gar nichts. Und viele Krebserkrankungen werden auch heute noch in weit fortgeschrittenen Stadien diagnostiziert – auch weil die Betroffenen Anzeichen verdrängen oder aus Angst nicht zum Arzt gehen. Aufmerksamkeit und ärztliche Abklärung werden bei einer Reihe von Symptomen angeraten, die auf eine Krebserkrankung hindeuten können – aber keineswegs müssen:

- ungewöhnliche Schwellungen oder Knoten
- nicht heilende Wunden oder Geschwüre
- Hautmale, deren Größe, Form oder Farbe sich verändert
- ungewöhnliche Blutungen oder Absonderungen aus Körperöffnungen
- anhaltender Husten, die Veränderung eines lange bestehenden Hustens oder chronische Heiserkeit
- Veränderungen beim Stuhlgang bzw. bei den Stuhlgewohnheiten
- Veränderungen beim Wasserlassen
- unerklärlicher und ungewollter Gewichtsverlust
- anhaltendes Druck- oder Völlegefühl im Bauchraum
- anhaltende Schluckbeschwerden
- anhaltendes Aufstoßen oder Erbrechen
- blutiger Auswurf
- anhaltende Appetitlosigkeit
- Veränderungen an der Schilddrüse
- Veränderungen an den Hoden, insbesondere schmerzlose Verhärtungen

Lebensqualität

Was versteht man unter »Lebensqualität«?

Lebensqualität in der Medizin ist ein komplexer Begriff, der von einem ganzheitlichen Menschenbild ausgehend möglichst viele Aspekte des menschlichen Befindens berücksichtigt. Dazu gehören v. a. die körperliche Verfassung, das seelische Befinden und die sozialen Beziehungen. Demgegenüber fanden Aspekte der Spiritualität in diesem Zusammenhang bisher wenig Beachtung.

Vor allem bei der Erprobung neuer Behandlungsverfahren (klinische Studien) ist die Erfassung der Lebensqualität mit Hilfe von Fragebogen inzwischen unverzichtbar. Die Beurteilung der Lebensqualität liegt beim Patienten selbst, da die Art und Weise, wie Patienten ihren Gesundheitszustand erleben, je nach den individuellen Lebensumständen und den Zukunftserwartungen unterschiedlich ist.

Welchen Einfluss hat die Krebserkrankung auf die Lebensqualität?

Man könnte annehmen, dass die Lebensqualität von Krebspatienten zwangsläufig schlecht sein muss. Dies mag zwar zu bestimmten Zeitpunkten im Verlauf der Erkrankung (z. B. zu Beginn oder nach einem Rückfall) so sein, gilt aber nicht generell. Verschiedene Untersuchungen haben gezeigt, dass nicht wenige Krebspatienten nach eigenen Aussagen eine sehr gute Lebensqualität haben und auch positive Erfahrungen aus der Erkrankung gewinnen können.

Wie gut oder schlecht die Lebensqualität ist, hängt v. a. davon ab, wie es gelingt, mit der Krankheit zurechtzukommen (▶ Krankheitsbewältigung). Gute Lebensqualität ist dann erreicht, wenn eine Zufriedenheit mit den augenblicklichen Umständen möglich ist. Das erfordert in der Regel ein Akzeptieren von Einschränkungen und Verlusten und andererseits einen Blick für das, was dennoch möglich ist. Es lässt sich z. B. immer wieder beobachten, dass für Krebspatienten Dinge wichtig werden und zur Lebensqualität beitragen, die vor der Erkrankung ganz unbedeutend waren. Deshalb ist es für einen Außenstehenden oft schwierig, sich in die Lage des Patienten hineinzuversetzen und dessen Lebensqualität »von außen« zu beurteilen.

Wie wirkt sich die Behandlung auf die Lebensqualität aus?

Eine Krebsbehandlung (Operation, Chemo- oder Strahlentherapie) kann Patienten sehr stark belasten. Diese Belastungen können kurzzeitig sein (wie z. B. Übelkeit bei einer Chemotherapie) oder auch andauern (wie z. B. bei einer Amputation). Sie können sich auf das seelische oder körperliche Wohlbefinden beziehen oder auch auf die sozialen Beziehungen.

In der Medizin legt man in jüngerer Zeit immer mehr Wert darauf, solche Behandlungsmaßnahmen einzusetzen, die die Lebensqualität so wenig wie möglich einschränken. So wurden zunehmend Methoden entwickelt, die operativen Eingriffe bei gleicher Sicherheit möglichst wenig radikal zu gestalten. Die Nebenwirkungen einer Chemotherapie werden mit Medikamenten oder anderen Methoden eingeschränkt. Auch die Behandlung von Schmerzen hat große Fortschritte gemacht. Darüber hinaus wurde in zahlreichen Untersuchungen nachgewiesen, dass psychoonkologische Betreuung zur Lebensqualität wesentlich beiträgt. Daraus leitet sich die Forderung ab, psychoonkologische Betreuung in zunehmenden Maße in der Versorgung krebskranker Menschen zu etablieren.

Leukämien

Was sind Leukämien?

Der Begriff Leukämie bedeutet »weißes Blut« und ist davon abgeleitet, dass bei Leukämiepatienten die Zahl der weißen Blutkörperchen (Leukozyten) oft so stark erhöht ist, dass in einem Röhrchen mit Blut ein breiter weißer Saum sichtbar wird. Leukämien sind bösartige Erkrankungen des blutbildenden Systems im Knochenmark. Dort entwickeln sich die Blutzellen – rote und weiße Blutkörperchen, Fresszellen und die für die Blutgerinnung wichtigen Blutplättchen – aus einer gemeinsamen Vorläuferzelle, der sog. Stammzelle der Blutbildung, in vielen Schritten zu funktionstüchtigen, reifen Zellen. Erst dann treten sie in die Blutbahn über, wo sie vielfältige Aufgaben erfüllen. Da die Lebensdauer von »fertigen« Blutzellen begrenzt ist, müssen sie im Knochenmark immer wieder aus Vorläuferzellen nachgebildet werden. Ausreifung und Neubildung von Blutzellen unterliegen einer feinen Regulation, so dass immer nur so viele Zellen wie nötig ins Blut entlassen werden. Durch Schäden am Erbgut von Blutvorläuferzellen kann es in verschiedenen Reifungsstadien zu Störungen dieser Kontrolle und zu ungehemmter Teilung der Zellen kommen. Die Folge ist eine starke Vermehrung von unreifen und oft funktionsuntüchtigen Vorläuferzellen und die Verdrängung der normalen Blutbildung im Knochenmark. Blutarmut (Anämie), Infektionen oder innere oder äußere Blutungen können die Folge sein – und zugleich oft erste Anzeichen für die Leukämie. Leukämiezellen werden aus dem Knochenmark oft in großer Zahl in das fließende Blut ausgeschwemmt. Sie gelangen auf diesem Weg auch in andere Organe. Nicht selten befallen sie Leber, Milz, Lymphknoten, Niere und Hirnhäute. Weil Leukämien von Anfang an nicht auf eine bestimmte Stelle im Körper begrenzt sind, nennt man sie auch bösartige Systemerkrankungen.

Welche Leukämieformen gibt es?

Die Entwicklung der weißen Blutkörperchen im Knochenmark teilt sich schon frühzeitig in zwei Hauptlinien: die myeloische (von griech. Myelos, Mark) und die lymphatische. Aus der myeloischen Reihe entwickeln sich u. a. Fresszellen und Granulozyten, die die erste Abwehrfront des Körpers gegen Infektionen bilden, aus der lymphatischen Reihe gehen die Lymphozyten, die Immunzellen im eigentlichen Sinne, hervor. Nach der Art der Vorläuferzellen, aus denen die Leukämiezellen entstehen, werden die Erkrankungen entsprechend in myeloische und lymphatische Formen eingeteilt. Nach dem Krankheitsverlauf unterscheidet man chronische und akute Leukämien. Chronische Formen zeichnen sich durch einen eher schleichenden, symptomlosen Beginn und langsames Fortschreiten aus, während akute Leukämien in der Regel mit schweren Krankheitssymptomen einhergehen und unbehandelt innerhalb weniger Wochen oder Monate zum Tode führen. Die im Übermaß produzierten Zellen der chronischen Leukämien sind relativ ausgereift. Bei akuten Leukämien bestimmen dagegen massenhaft unreife Zellen das Bild, da die Entartung auf einer früheren Stufe im Reifungsprozess stattgefunden hat.

Im Wesentlichen werden vier Leukämieformen voneinander abgegrenzt:

- akute myeloische Leukämie (AML),
- akute lymphatische Leukämie (ALL),
- chronische myeloische Leukämie (CML),
- chronische lymphatische Leukämie (CLL), die zu den malignen Non-Hodgkin-Lymphomen gerechnet wird.

Neben diesen Hauptformen gibt es noch einige andere Leukämieformen sowie Bildungs- und Reifungsstörungen von Blutzellen, die sog. myelodysplastischen Syndrome, die in eine akute myeloische Leukämie übergehen können. Da diese Krankheitsbilder aber selten sind, werden im Folgenden nur die oben genannten 4 Hauptformen beschrieben.

Wie häufig sind Leukämien?

Leukämien sind im Vergleich zu anderen Krebsarten, wie z. B. der Brust, des Dickdarms oder der Lunge, eher selten. Pro Jahr erkranken etwa 10.000 Menschen in Deutschland an einer Leukämie, davon 500–600 Kinder. Drei Viertel der Erkrankungen treten nach dem 60. Lebensjahr auf. Bei Kindern kommen fast nur akute Leukämien vor.

Wie entstehen Leukämien?

Die Ursachen sind nur teilweise bekannt. Bei den akuten Leukämien zählen energiereiche radioaktive Strahlen, bestimmte chemische Substanzen, insbesondere Benzol, und bestimmte erbgutschädigende zellwachstumshemmende Medikamente (Zytostatika), eine familiäre Veranlagung und, bei einigen seltenen Formen, auch Viren dazu. Bei einigen Leukämieformen liegen in den Leukämiezellen typische Veränderungen des Erbguts vor, die allerdings nicht ererbt sind, sondern im Rahmen der Entartung entstehen.

Was sind die Anzeichen für eine Erkrankung an Leukämie?

Die Symptome von Leukämien werden hauptsächlich durch eine Beeinträchtigung der normalen Blutbildung durch die entarteten Zellen hervorgerufen.

Akute Leukämien. Akute Leukämien machen sich häufig plötzlich mit schwerem Krankheitsgefühl, Blässe, Knochenschmerzen, Fieber und Infektionen bemerkbar, oft auch durch verstärkte Blutungsneigung wie Nasenbluten oder blaue Flecken. Manchmal sind Lymphknoten, Milz und Leber vergrößert. Kopfschmerzen und andere neurologische Symptome können Hinweis auf einen Befall des zentralen Nervensystems sein.

Chronische Leukämien. Chronische Leukämien beginnen schleichend und werden oft zufällig bei einer Routineuntersuchung festgestellt. Auch hier können aber allgemeines Krankheitsgefühl, Müdigkeit und Leistungsabfall, Gewichtsverlust, Fieber oder Nachtschweiß erste Anzeichen sein. Bei der chronischen myeloischen Leukämie (CML) ist oft die Milz, bei der chronischen lymphatischen Leukämie (CLL) sind meist Lymphknoten vergrößert. Hautjucken und Ausschläge kommen ebenfalls vor.

Die Symptome sind allerdings im Einzelfall vieldeutig, so dass die Diagnose nur durch Blut- und Knochenmarkuntersuchungen sicher gestellt werden kann. Aufgrund spezieller Merkmale der Leukämiezellen können zahlreiche Unterformen der Erkrankungen unterschieden werden. Dies ist wichtig für die Behandlungsplanung.

Wie kann man Leukämien behandeln?

Da Leukämien von Anfang an nicht auf ein einzelnes Organ begrenzt sind, kommt nur eine Therapie in Frage, die den gesamten Organismus erfasst. Diese Behandlung mit zellwachstumshemmenden Medikamenten (Zytostatika) bezeichnet man als ▶ Chemotherapie.

Akute Leukämien. Akute Leukämien bedürfen der sofortigen intensiven Therapie mit Kombinationen verschiedener Medikamente. Ziel der Behandlung ist zunächst die vollständige Rückbildung (Remission) der Erkrankung, ein Zustand, in dem weder im Knochenmark noch im Blut Leukämiezellen nachweisbar sind. Die Behandlung umfasst mehrere Blöcke mit unterschiedlichen Medikamentenkombinationen und unterschiedlicher Intensität und dauert bei der akuten myeloischen Leukämie (AML) etwa 1,5, bei der akuten lymphatischen Leukämie (ALL) 2,5 Jahre. Die Behandlungsdauer ergibt sich aus der Notwendigkeit einer sog. Erhaltungstherapie, die sich an die erste intensive Behandlung anschließt. Da die ALL häufig die Hirnhäute befällt, gibt man vorbeugend Medikamente direkt in das Nervenwasser (Liquor), das das Gehirn und Rückenmark umspült, und bestrahlt evtl. zusätzlich den Schädel.

Falls die Erkrankung von Anfang an nicht gut auf die Behandlung anspricht oder bei hohem Rückfallrisiko, das sich anhand bestimmter Merkmale (Risikofaktoren) abschätzen lässt, kann eine Hochdosischemotherapie, evtl. mit Ganzkörperbestrahlung, zum Einsatz kommen, die das Knochenmark als Ursprungsstätte der Erkrankung komplett zerstören soll. Um die Bildung der gesunden Blutzellen wieder in Gang zu setzen, müssen dem Patienten nach der intensiven Behandlung Blutstammzellen bzw. Knochenmark übertragen (transplantiert) werden, nach Möglichkeit von einem gesunden gewebeverträglichen Spender (allogene Blutstammzelltransplantation).

Wenn kein passender Spender gefunden werden kann, ist alternativ auch eine autologe Blutstammzelltransplantation möglich, bei der die Stammzellen in der Phase der besten Rückbildung vom Patienten selbst entnommen werden. Nachteil ist hier das Ausbleiben der sog. Transplantat-gegen-Leukämie-Wirkung, bei der die mitübertragenen Immunzellen des Spenders sich gegen die Leukämiezellen richten. Zudem ist nicht auszuschließen, dass in dem Eigentransplantat vorhandene einzelne Leukämiezellen enthalten sind, die später einen Rückfall auslösen könnten.

Chronischen Leukämien. Auch die chronischen Leukämien werden mit Zytostatika behandelt. Nach Sicherung der Diagnose einer CML sollte möglichst rasch mit einer medikamentösen Therapie begonnen werden, da es Hinweise gibt, dass eine frühzeitige Behandlung mit einem günstigeren Krankheitsverlauf einhergeht.

Die CML ist nur durch eine Hochdosischemotherapie mit nachfolgender Knochenmark- bzw. Blutstammzelltransplantation dauerhaft heilbar. Bis vor kurzem wurde diese sehr eingreifende Behandlung so früh wie möglich nach der Diagnosestellung angestrebt.

Für Patienten mit CML steht jedoch seit einigen Jahren ein neues Medikament zur Verfügung: Imatinib (Glivec). Es ist ein Vertreter einer neuen Klasse von Krebsmedikamenten, den sog. Signaltransduktions-(weiterleitungs-)hemmern (▶ Molekularbiologische Therapie). Im Unterschied zu den herkömmlichen Zytostatika, die zwischen gesunden und kranken Zellen nur bedingt unterscheiden können und deshalb oft mit schweren Nebenwirkungen einhergehen, zielen solche Signaltransduktionshemmer auf die Unterbrechung von Informationswegen, die nur in Tumorzellen vorkommen und für deren unkontrolliertes Wachstum entscheidend sind. Für Patienten mit neu diagnostizierter CML in der chronischen Phase ist Imatinib das bevorzugte Medikament. Es erscheint wahrscheinlich, dass Kombinationen von Imatinib mit den bisher in der Behandlung der CML bewährten Medikamenten einen weiteren Fortschritt in der Behandlung bringen werden.

Die Behandlungserfolge mit Imatinib sind so gut, dass die Blutstammzelltransplantation in den modernen Behandlungskonzepten teilweise erst erwogen wird, wenn die Therapie mit Imatinib nicht ausreichend wirkt. Wird in der Familie kein passender Spender gefunden, kann man heute in internationalen Registern nach einem nichtverwandten Spender suchen. Kommt eine Knochenmarktransplantation nicht in Betracht – weil ein passender Spender fehlt oder weil das Risiko von lebensbedrohlichen Nebenwirkungen durch diese intensive Therapie zu hoch erscheint, z. B. aufgrund von Begleiterkrankungen oder höheren Alters, kann die Erkrankung durch den Einsatz von unterschiedlichen Kombinationen von Imatinib, Chemotherapie und Interferon, einem körpereigenen Botenstoff des Immunsystems, behandelt werden.

Mit diesen Behandlungsansätzen lässt sich die Leukämie oft über längere Zeit in Schach halten.

Die CLL schreitet unbehandelt nur langsam fort. Eine Chemotherapie wird deshalb erst dann begonnen, wenn Krankheitssymptome – bedingt durch Vergrößerung von Milz, Leber oder Lymphknoten oder durch Störung der normalen Blutbildung – dies erforderlich machen. Sie erfolgt mit einem einzigen Zytostatikum, das in Tablettenform verabreicht werden kann. Die Patienten können die meiste Zeit von ihrem Hausarzt betreut werden. Starke Lymphknotenschwellungen, die Symptome verursachen, werden örtlich bestrahlt.

Meist dauert es etwa ein halbes Jahr, bis die Erkrankung nach Therapiebeginn unter Kontrolle ist. Dann wird die Behandlung zunächst beendet und setzt erst erneut ein, wenn die Erkrankung wieder »aktiv« wird. Mit der Chemotherapie gelingt es zunächst fast immer, die Krankheitssymptome erfolgreich zurückzudrängen. Es kommt zu oft jahrelangen beschwerdefreien Zeiten, aber eine Heilung kann nicht erreicht werden.

Wenn die bewährte Therapie nicht oder nicht mehr wirksam ist, wurden früher Kombinationschemotherapien eingesetzt. Heute stehen für diese Situation neue Einzelmedikamente zur Verfügung, die bessere Wirkung zeigen als die Kombinationstherapien. Eine ▶ Hochdosistherapie mit nachfolgender Stammzelltransplantation kommt nur in seltenen ausgewählten Fällen in Betracht. Bei den – sehr wenigen – jüngeren Patienten, die an einer aggressiven Form der CLL erkranken, könnte sie möglicherweise eine Aussicht auf dauerhafte Heilung bieten.

Eine neue Strategie ist die Behandlung mit monoklonalen Antikörpern; ein Vertreter dieser Medikamentengruppe ist das Rituximab (MabThera), das in der Behandlung von malignen Lymphomen eine große Rolle spielt. Die Erfahrungen bei der CLL sind noch relativ gering, so dass die Anwendung nur innerhalb klinischer Studien erfolgen sollte.

Ein neuer Ansatz ist auch der Einsatz einer Chemotherapie bereits im symptomlosen Stadium der Erkrankung. Dies ist möglicherweise sinnvoll, wenn sich anhand spezieller Merkmale der Leukämiezellen und bestimmter Blutwerte abschätzen lässt, dass die Erkrankung rascher fortschreiten wird. Ob und für welche Patienten diese Strategie sinnvoll ist, ist noch nicht endgültig geklärt.

Was kann man bei einem Rückfall tun?

Wenn bei akuten Leukämien im weiteren Verlauf ein Rückfall auftritt, kommt eine erneute Chemotherapie oder eine Hochdosistherapie mit oder ohne Ganzkörperbestrahlung mit nachfolgender Übertragung von Knochenmark bzw. Blutstammzellen in Betracht (▶ oben). Bei den chronischen Leukämien kann ebenfalls eine weitere Chemotherapie für gewisse Zeit zu einer erneuten Krankheitsrückbildung führen. Die CML kann in eine akute myeloische Leukämie übergehen (sog. Blastenkrise), deren Behandlung dann sehr schwierig ist.

Welche Nebenwirkungen hat die Behandlung?

Die Nebenwirkungen sind abhängig von Art und Intensität der Therapie. Grundsätzlich unterscheidet man zwischen akuten Nebenwirkungen, die sich meist wieder zurückbilden, und Langzeitfolgen der Therapie. Die meisten akuten Nebenwirkungen lassen sich durch unterstützende Maßnahmen und Vorbeugung von Komplikationen für die Patienten erträglich gestalten.

Chemotherapie schädigt auch gesunde Gewebe, deren Zellen sich rasch teilen. Dazu zählen Schleimhäute von Magen und Darm, Haarwurzeln und die blutbildenden Zellen des Knochenmarks. Dies führt zu den bekannten akuten Nebenwirkungen wie Übelkeit und Erbrechen, zu Haarausfall und zu einer weiteren Verschlechterung der normalen Blutbildung mit Infektions- und Blutungsgefährdung (▶ Chemotherapie).

Alphainterferon kann anfänglich ausgeprägte grippeähnliche Symptome hervorrufen, die sich medikamentös lindern lassen.

Nach allogener Stammzelltransplantation kann es zu Immunreaktionen der mitübertragenen Abwehrzellen des Spenders gegen Organe und Gewebe des Empfängers kommen, denen medikamentös vorgebeugt werden muss.

Ein Risiko der intensiven Chemotherapie besteht in der langfristigen Auslösung von »Zweitkrebsen«, denn die eingesetzten Medikamente können durch Schädigung der Erbsubstanz selbst Krebs verursachen. Angesichts der Hoffnung auf Heilung von der Leukämie und angesichts des Gewinns an Lebenszeit wird dieses Risiko jedoch in Kauf genommen.

Wie sind die Behandlungserfolge?

Bci den akuten Leukämien ist, abhängig von der genauen Art der Leukämie, durch die intensive Behandlung zunächst bei bis zu 80 % der Patienten eine vollständige Rückbildung (Remission) der Erkrankung erreichbar. Dennoch kommt es im weiteren Verlauf häufig zu einem Rückfall. Langfristig überlebt je nach Art der Erkrankung durchschnittlich die Hälfte der Patienten. Chronische Leukämien lassen sich durch medikamentöse Therapie häufig über längere Zeit in Schach halten, eine echte Heilung ist jedoch bisher nur mit Hochdosistherapie und Stammzelltransplantation bei einem Teil der Patienten möglich.

Lungenkrebs

Lungenkrebs ist eine der häufigsten Krebsarten und betrifft Männer etwa 3-mal so oft wie Frauen. Da die Erkrankung von den Zellen der Bronchien innerhalb der Lunge ausgeht, spricht man auch vom Bronchialkarzinom. Pro Jahr erkranken in Deutschland etwa 45.000 Menschen, davon etwa 32.000 Männer. Lungenkrebs ist eine der wenigen Krebsarten, bei denen die Hauptrisikofaktoren gut bekannt sind. Hauptrisikofaktor für die Erkrankung ist Tabakrauch, im Wesentlichen das Rauchen von Zigaretten. Menschen, die rauchen, haben gegenüber Nichtrauchenden ein bis zu 30fach erhöhtes Erkrankungsrisiko. Bei Männern sind bis zu 90 % der Lungenkrebsfälle auf das Rauchen zurückzuführen, bei Frauen derzeit bis zu 60 %. Passivrauchen erhöht das Risiko in geringerem Ausmaß ebenfalls. Als krebsfördernd gilt auch die Belastung mit bestimmten Schadstoffen am Arbeitsplatz, z. B. Asbest, Arsen, Chrom, Nickel und aromatischen polyzyklischen Kohlenwasserstoffen sowie die Belastung mit Radon in Häusern.

Grundsätzlich unterscheidet man zwei Formen von Lungenkrebs: die sog. kleinzelligen und die nichtkleinzelligen Bronchialkarzinome. Die Unterscheidung betrifft das Aussehen der Tumorzellen, aber auch das biologische Verhalten der Tumoren und ist im Hinblick auf die Therapie von Bedeutung. Die genannten Risikofaktoren gelten für beide Formen.

Wie kann man Lungenkrebs erkennen?

Lungenkrebs macht im Frühstadium nur selten Beschwerden. Eine gezielte Früherkennungsuntersuchung gibt es nicht. Zu den Symptomen, die man, v. a. wenn man raucht, unbedingt ärztlich abklären lassen sollte, zählen ein neu aufgetretener, anhaltender Husten, ein sich verschlechternder chronischer Husten, Auswurf mit oder ohne Blutbeimengungen. Atemnot, Fieberschübe, allgemeine Abgeschlagenheit und Gewichtsverlust sind meist Anzeichen einer schon weiter fortgeschrittenen Erkrankung. Zeigt die Lunge im Röntgenbild verdächtige Veränderungen, sind weitere Untersuchungen erforderlich. Nur eine Gewebeprobe kann letztendlich die Diagnose bestätigen. Diese gewinnt man mit Hilfe einer Spiegelung der Atemwege, der Bronchoskopie, bei der ein Schlauch mit lichtleitenden Fasern über die Luftröhre in die Bronchien vorgeschoben wird. Unter Sichtkontrolle ist auch eine gezielte Probenentnahme an verdächtigen Stellen möglich. Diese Untersuchung erfolgt in der Regel in Narkose.

Wenn sich bei der Bronchoskopie kein Zellmaterial für die Diagnosesicherung gewinnen lässt, kann unter computertomographischer Kontrolle eine dünne Nadel von außen durch die Brustwand in den verdächtigen Bezirk vorgeschoben und etwas Gewebe angesaugt werden.

Finden sich in den Gewebeproben Krebszellen, stellt sich die Frage, wie weit der Tumor sich ausgebreitet und ob er bereits Tochtergeschwülste (Metastasen) in anderen Organen gebildet hat. Zur Klärung sind weitere Untersuchungen nötig, u. a. Computertomographie des Brustraums und des Bauchraums mit Kontrastmittel und ggf. eine Skelettszintigraphie, die Hinweise auf Knochenmetastasen liefert. Auch eine Computertomographie oder Kernspintomographie des Gehirns kann angebracht sein. Wichtig ist zudem die Überprüfung der Herz- und Lungenfunktion im Hinblick auf die Verträglichkeit der Behandlung.

Wie sieht die Behandlung aus?

Die Behandlung richtet sich nach dem Ausbreitungsgrad und danach, ob es sich um ein kleinzelliges oder ein nichtkleinzelliges Karzinom handelt. Beim **nichtkleinzelligen Karzinom** gibt es im Wesentlichen die Behandlungsmöglichkeiten Operation, Bestrahlung (Strahlentherapie) und Chemotherapie. Zusätzlich könnten sich neue Strategien bewähren, die direkt in die Wachstumskontrolle der Tumorzellen eingreifen, z. B. Wachstumssignale blockieren (▶ Molekularbiologisch begründete Therapie). Welche Verfahren allein oder in Kombinationen eingesetzt werden, hängt vom Stadium der Erkrankung ab. In frühen Stadien gilt die Operation mit Entfernung der betroffenen Lungenanteile als Methode der Wahl. Voraussetzung für die Operation ist eine ausreichende Lungenfunktion. Neuere Studien sprechen dafür, dass nach vollständiger Operation eine zusätzliche (adjuvante) Chemotherapie das Rückfallrisiko senken kann. Eine zusätzliche Strahlentherapie wird dann durchgeführt, wenn der Tumor nicht ganz ent-

fernt werden konnte oder Krebszellen in den Lymphknoten der Nachbarschaft gefunden wurden.

Bei größeren Tumoren hat sich in den letzten Jahren eine der Operation vorgeschaltete kombinierte Chemo- und Strahlentherapie bewährt. Erscheint eine Operation grundsätzlich nicht möglich, wird häufig eine alleinige Bestrahlung oder, falls der Gesundheitszustand des Patienten es zulässt, eine Chemostrahlentherapie durchgeführt.

Hat der Tumor bereits Metastasen gebildet, ist keine dauerhafte Heilung zu erreichen. Die Behandlung hat das Ziel, die Erkrankung unter Kontrolle zu bringen, Symptome zu lindern und die Lebensqualität möglichst lange zu erhalten. Mit einer Chemotherapie kann dies für gewisse Zeit gelingen. Wenn der Tumor aber auf keine Chemotherapie anspricht, sind die Möglichkeiten begrenzt. Medikamente mit einem neuen Wirkungsmechanismus, die die Weiterleitung von Wachstumssignalen in den Tumorzellen bremsen, können hier bei einem Teil der Patienten noch eine Chance bieten, den Tumor und seine Symptome für gewisse Zeit zu kontrollieren (▶ Molekularbiologisch begründete Therapie). Allerdings waren nicht alle Ergebnisse der bisher durchgeführten Studien günstig, und die Wirksamkeit dieser Substanzen lässt sich noch nicht abschließend beurteilen. Zur Linderung von Schmerzen durch Metastasen ist oft die Bestrahlung der betroffenen Organe bzw. Körperregionen sinnvoll und wirksam. Bei größeren Einzelmetastasen wird von Fall zu Fall entschieden, ob eine operative Entfernung Vorteile bringt.

Das **kleinzellige Karzinom** bildet im Gegensatz zum nichtkleinzelligen Karzinom häufig schon in frühen Stadien kleinste Metastasen. Weil es empfindlicher für eine Chemotherapie ist, steht diese in der Behandlung des kleinzelligen Karzinoms an erster Stelle. Nur sehr kleine Tumoren werden primär operiert, gefolgt von einer Chemotherapie und bei befallenen Lymphknoten auch einer Strahlentherapie. In allen anderen Fällen mit örtlich begrenzter Erkrankung besteht die Behandlung in Chemotherapie gefolgt von Strahlentherapie oder in einer kombinierten Chemo-Strahlentherapie mit dem Ziel der vollständigen Tumorrückbildung. Dies gelingt bei bis zur Hälfte der Patienten. Allerdings kommt es im weiteren Verlauf trotzdem häufig zu einem Rückfall, der dann weit weniger gut zu behandeln ist.

Auch in schon bei Diagnosestellung fortgeschrittenen Stadien kommt eine Chemotherapie zum Einsatz. Sie kann die Erkrankung für gewisse Zeit zurückdrängen und vor allem Symptome lindern.

Welche Folgen hat die Behandlung?

Die Folgen der Operation hängen vom Ausmaß des erforderlichen Eingriffs ab und können in erster Linie in einer Funktionseinbuße der operierten Organe bestehen.

Häufige Begleiterscheinung der Strahlentherapie sind Rötungen und Hautreizungen. Als Komplikation kann eine Entzündung der Lunge auftreten. Vorübergehende Entzündungen der Speiseröhre kommen ebenfalls vor. Selten muss bei starken Beschwerden die Nahrungsaufnahme durch das Legen einer Magensonde erleichtert werden.

Mögliche Nebenwirkungen der Chemotherapie sind Übelkeit, Erbrechen, Durchfälle, Haarausfall und erhöhte Infektanfälligkeit, von denen sich einige, z. B. Übelkeit und Erbrechen, durch Medikamente wirkungsvoll lindern lassen (▶ Chemotherapie).

Welche Nachsorge ist erforderlich?

Nach der Behandlung finden regelmäßige Untersuchungen statt, um therapiebedingte Komplikationen und Rückfälle der Erkrankung zu erkennen. Die Kontrollen bestehen hauptsächlich in einer gründlichen körperlichen Untersuchung und Befragung nach bestimmten Symptomen und in einer Röntgenaufnahme des Brustraums. Auch eine Ultraschalluntersuchung des Oberbauchs kann durchgeführt werden. Nachsorgeuntersuchungen finden in den ersten beiden Jahren alle drei Monate, in den folgenden drei Jahren alle sechs Monate statt. Beim kleinzelligen Karzinom sind die Untersuchungsabstände im ersten Jahr kürzer, weil frühe Rückfälle hier häufiger sind.

Bei Patienten mit fortgeschrittener oder metastasierter Erkrankung steht in der Nachsorge die Vorbeugung und Behandlung von krankheitsbedingten Symptomen und Komplikationen im Vordergrund.

Was kann man bei einem Rückfall tun?

Rückfälle treten in erster Linie als Metastasen in Erscheinung. Hier kann Chemotherapie bei einem Teil der Patienten zu einer zeitweisen Rückbildung bzw. zu einer Verzögerung des Fortschreitens führen. Außerdem werden die krankheitsbedingten Symptome günstig beeinflusst, und die Lebensqualität kann länger erhalten werden.

Sofern die Chemotherapie nicht oder nicht mehr wirkt, kann eine neue Behandlungsstrategie – die Hemmung der Weiterleitung von Wachstumssignalen in den Tumorzellen – in Frage kommen. Verschiedene Substanzen, die so wirken, sind in der Prüfung (▶ Molekularbiologisch begründete Therapie). Bei einem Teil der Patienten gelingt es auf diese Weise, das Tumorwachstum nochmals für gewisse Zeit zurückzudrängen oder sogar, wie bei Erlotinib (Tarceva), die Überlebenszeit etwas zu verlängern. Allerdings sind die Wirksamkeit und der Nutzen dieser Substanzen noch nicht abschließend beurteilbar.

Wie sind die Heilungsaussichten?

Nur in frühen, noch örtlich begrenzten Stadien besteht die Aussicht auf langfristige Heilung. Leider wird Lungenkrebs häufig erst in bereits fortgeschrittenen Stadien entdeckt. Hier lassen sich durch die Therapie meist nur vorübergehende Rückbildungen erreichen. Die Therapie zielt hier in erster Linie darauf, Beschwerden so gut wie möglich zu verhindern oder zumindest zu lindern.

Mammographie

Was ist eine Mammographie?

Die Mammographie ist eine Röntgenuntersuchung der Brust. »Mamma« ist der medizinische Fachausdruck für die Brustdrüse, und »-graphie« bedeutet soviel wie Darstellungsverfahren. Bei der Mammographie werden relativ »weiche« Röntgenstrahlen verwendet, mit denen sich das fett-, bindegewebe- und wasserreiche Gewebe der Brust gut abbilden lässt. Knoten und Veränderungen auch deutlich unterhalb der tastbaren Größe von etwa 1 cm werden sichtbar. Außerdem stellen sich kleinste Kalkherde in der Brust, sog. Mikrokalk – oft nicht größer als der Punkt eines Kugelschreibers –, von allen bildgebenden Verfahren am besten in der Mammographie dar. Mikrokalk ist Zeichen für Umbauvorgänge und kann ein erster Hinweis auf Brustkrebs sein.

Wie geht eine Mammographie vor sich?

Für die Untersuchung wird die Brust zwischen zwei strahlendurchlässigen Kunststoffscheiben möglichst flach zusammengedrückt. Je flacher die Brust dabei wird, um so aussagekräftiger wird das Röntgenbild. Abhängig von der Beschaffenheit der Brust kann dies etwas unangenehm sein oder auch ein wenig weh tun.

Von jeder Brust werden in der Regel 2 Aufnahmen aus unterschiedlichen Winkeln angefertigt – von oben und schräg von der Seite. Es entstehen zweidimensionale Schwarzweißbilder vom Brustgewebe, deren Zusammenschau einen räumlichen Eindruck von der Lage einzelner Strukturen in der Brust vermittelt. Der beste Zeitpunkt für eine Mammographie ist während der Periode oder in der ersten Woche danach. In dieser Zeit ist der Flüssigkeitsgehalt der Brust am geringsten. Aber bei entsprechender Notwendigkeit kann die Mammographie auch zu jedem anderen Zeitpunkt durchgeführt werden.

Welche Symptome können eine Mammographie notwendig machen?

Die Mammographie ist eine der besten Methoden zur Abklärung von Veränderungen in der Brust. Symptome, die Anlass für die Durchführung einer Mammographie sein können, sind:
- neu aufgetretene Knoten oder Verhärtungen in der Brust,
- eine neu aufgetretene Größendifferenz der Brüste,
- ein unterschiedliches Verhalten der Brüste beim Heben der Arme,
- Einziehung einer Brustwarze,
- Hautveränderungen einer Brustwarze,
- einseitige wasserklare oder blutige Absonderungen aus einer Brustwarze,
- eine plötzlich auftretende, nicht mehr abklingende Rötung einer Brust,
- Knoten in der Achselhöhle.

Ergänzend zur Mammographie kann oft eine Ultraschalluntersuchung sinnvoll sein, mit der man vor allem flüssigkeitsgefüllte Zysten sehr gut erkennen kann. Eine Kernspintomographie der Brust kann in bestimmten Fällen bei unklaren Befunden zusätzlich erwogen werden.

Welche Bedeutung hat die Mammographie für die Früherkennung von Brustkrebs?

Derzeit ist die Mammographie die am besten geeignete Methode zur Früherkennung von Brustkrebs, da sie insbesondere auch kleinste und nicht tastbare Kalkablagerungen (Mikrokalk), die frühe Anzeichen einer Brustkrebserkrankung sein können, nachweist. Und genau auf die Entdeckung von noch nicht tastbaren Veränderungen und Tumoren kommt es bei der Früherkennung an. Solche kleinen, nur durch Mammographie und nicht aufgrund tastbarer Knoten entdeckten Karzinome sind in der Regel in einem frühen Stadium und zum größten Teil dauerhaft heilbar. Deshalb wurde seit vielen Jahren in zahlreichen Ländern die Durchführung von Mammographiereihenuntersuchungen (»Screening«) erprobt. Mittlerweile gilt als sicher, dass bei regelmäßigen Mammographien insbesondere in der Altersgruppe zwischen 50 und 70 Jahren rund ein Drittel weniger Frauen an Brustkrebs sterben. Auch in Deutschland wurde 2002 die Einführung eines bundesweiten Mammographiescreenings beschlossen, das nun bis zum Jahr 2007 in ganz Deutschland flächendeckend angeboten werden soll. Bis dahin sollen rund 90 Screeningzentren eingerichtet und eine ausreihende Zahl von Ärzten für diese Aufgabe speziell ausgebildet werden. Dann werden alle Frauen zwischen 50 und 70 zusätzlich zur Tastuntersuchung durch den Arzt alle zwei Jahre zu einer Mammographieuntersuchung in ein dafür zertifiziertes Screeningzentrum eingeladen. Bereits seit einigen Jahren wurde in mehreren Regionen Deutschlands die Umsetzung eines solchen Mammographiescreeningprogramms modellhaft erprobt. Da das Screening streng nach Leitlinien erfolgt und der gesamte Ablauf einschließlich der im

Verdachtsfall erforderlichen Abklärungsdiagnostik hohen Anforderungen genügen muss, wird sich dadurch die Qualität der gesamten Brustkrebsdiagnostik weiter verbessern.

Warum wird das Screening nur für Frauen zwischen 50 und 69 Jahren eingeführt?

Die Empfehlung, das Mammographiescreening auf die 50- bis 70-jährigen zu beschränken, hat verschiedene Gründe. Zum einen erkranken in dieser Altersgruppe die meisten Frauen, zum anderen liegen hier die meisten Erfahrungen vor. Das Brustgewebe ist auch nicht mehr so dicht wie bei jüngeren Frauen und dadurch mammographisch besser beurteilbar. Die Meinungen über den Nutzen eines Screenings schon ab dem 40. Lebensjahr gehen auseinander, die Datenlage zum Nutzen ist weniger eindeutig. Außerdem ist das Brustgewebe in jüngeren Jahren anfälliger für mögliche schädliche Wirkungen von Röntgenstrahlen, so dass evtl. ein höheres Risiko besteht, durch regelmäßige Mammographien über einen langen Zeitraum doch auch einmal ein Karzinom auszulösen. Auch wachsen Tumoren bei jüngeren Frauen oft schneller, so dass ein Untersuchungsabstand von zwei Jahren zu lang sein könnte. Spezielle Empfehlungen gelten für jüngere Frauen mit familiär erhöhtem Risiko der Erkrankung an Brustkrebs. Hier setzen Untersuchungen bereits wesentlich früher ein, zunächst mit Ultraschall und Kernspintomographie, dann spätestens ab 35 auch mit Mammographie.

Stellt die Strahlenbelastung durch die Mammographie ein Risiko dar?

Als Röntgenuntersuchung ist die Mammographie zwar mit einer Belastung durch Röntgenstrahlen verbunden. Bei Anwendung moderner Technik, die gesetzlich vorgeschriebenen Anforderungen entsprechen muss, ist die Strahlenbelastung jedoch gering. Die effektive Dosis pro Aufnahme entspricht etwa 1/10 der mittleren natürlichen jährlichen Strahlung in Deutschland. Auch bei Mammographien alle zwei Jahre bei 50- bis 70-jährigen Frauen, wie sie im Rahmen des Screeningprogramms vorgesehen sind, überwiegt nach einer Stellungnahme der Strahlenschutzkommission vom Februar 2002 der Nut-

zen – nämlich die mögliche Erkennung eines bösartigen Tumors – eindeutig gegenüber der Strahlenbelastung. Zudem nimmt die Empfindlichkeit der Brustdrüse gegenüber energiereichen Strahlen mit zunehmendem Alter ab. Auch dies ist ein Argument dafür, regelmäßige Mammographien in der Regel erst ab dem Alter von 50 Jahren durchzuführen.

Wer kann Mammographien durchführen?

Die Mammographie ist eine radiologische Untersuchung und wird von speziell ausgebildeten Fachärzten durchgeführt. Während bisher die Regelungen, wer mammographieren kann, etwas weich waren, gelten mittlerweile strengere Vorschriften. Bis zum Herbst 2003 mussten sich alle Ärzte, die Mammographien durchführen, erneut einer Prüfung unterziehen, die ihre Qualifikation belegt. Nur wer diese »Zertifizierung« erfolgreich absolviert hat, darf die Untersuchung weiterhin durchführen und abrechnen. Für die Früherkennungsmammographie gelten noch höhere Anforderungen als für die Abklärungsmammographie. Im Zuge der Einführung eines Mammographiescreenings werden dafür Ärzte speziell fortgebildet. Nach den europäischen Richtlinien für die Früherkennungsmammographie sollte jeder Screeningarzt jährlich 5.000 Mammographien befunden, damit er über die entsprechende Erfahrung und Routine verfügt. Auch wird hier eine Doppelbefundung, also eine Beurteilung der Bilder durch zwei unabhängige Ärzte, zwingend vorgeschrieben.

Wird die Mammographie von den Krankenkassen bezahlt?

Wenn eine Mammographie angeordnet wurde, um eine Veränderung in der Brust, z. B. einen ertasteten Knoten, abzuklären, wird die Untersuchung bereits jetzt von den Krankenkassen bezahlt. Für die Früherkennungsmammographie galt dies bisher noch nicht. Erst im Rahmen des organisierten Mammographiescreeningprogramms werden die Kosten für die in den zertifizierten Screeningeinrichtungen durchgeführten Mammographien bei Frauen zwischen 50 und 70 Jahren ebenfalls von den gesetzlichen und privaten Kassen übernommen. Für Frauen mit besonderem Risiko, etwa bei familiärer Häufung von Brustkrebserkrankungen, gelten besondere Bestimmungen. Hier sieht ein bereits in jüngeren Jahren beginnendes Überwachungsprogramm ab dem Alter von 30 bzw. 35 Jahren auch regelmäßige Mammographien vor, die von den Kassen bezahlt werden.

Mastopathie

Was ist eine Mastopathie?

Eine Mastopathie ist eine gutartige Veränderung der Brust, die mehr als die Hälfte aller Frauen irgendwann betrifft. Häufig ist sie mit unangenehmen Erscheinungen verbunden, wie Verhärtungen oder Schwellungen der Brust, meist auf beiden Seiten. Bei einigen Frauen fühlt sich die Brust knotig an. Diese Veränderungen können im Laufe eines Monatszyklus schwanken und nehmen meist vor Beginn der Regelblutung zu.

Bei einer Mastopathie verändert sich das Drüsengewebe der Brust: Hartes Bindegewebe vermehrt sich, Zellen der Milchgänge sehen verändert aus oder vervielfältigen sich, Zysten (flüssigkeitsgefüllte Hohlräume) bilden sich im Gewebe. Ursache ist wahrscheinlich eine mangelnde Balance im Hormonhaushalt.

Wie wird Mastopathie festgestellt und behandelt?

Durch regelmäßige Selbstuntersuchung der Brust lernt eine Frau ihre typische »Brustlandschaft« und deren Veränderungen im Laufe des Zyklus kennen und kann sie von neu auftretenden Veränderungen unterscheiden.

Bei einer ärztlichen Untersuchung kann der genaue Befund durch Ultraschall und Tastuntersuchung festgestellt werden, unter Umständen ergänzt durch Mammographie. Das Problem der Mastopathie ist, dass die Diagnostik von Brustkrebs erheblich erschwert ist; Mammographie ist oft ungeeignet. In Zweifelsfällen müssen verdächtige Bereiche durch weitere Untersuchungen, wie Biopsien, abgeklärt werden.

Falls die Mastopathie unangenehme Symptome verursacht, hilft ein individueller Behandlungsplan weiter. Physikalische Maßnahmen, Ernährungsumstellung, pflanzliche oder hormonhaltige Mittel können im Einzelfall bei der Regulierung der Beschwerden helfen.

Kann aus einer Mastopathie Brustkrebs entstehen?

Mastopathien werden je nach Grad der Veränderung in verschiedene Schweregrade eingeteilt. Drei verschiedene gibt es nach dem in Deutschland gebräuchlichen System. Die einfachen Mastopathien bergen kein erhöhtes Brustkrebsrisiko. Es handelt sich nur um eine individuelle Besonderheit des Brustgewebes. Bei dem 3. Grad der Mastopathie ist das Brustkrebsrisiko um 3–4 % erhöht. Eine intensivere Überwachung des Brustgewebes hilft, eine bösartige Veränderung frühzeitig zu erkennen. Aber: Die Mehrzahl der Frauen mit diesem Befund entwickelt trotzdem keinen Brustkrebs.

Mistel

Mistelpräparate gehören zu den am häufigsten angewandten »alternativen« Mitteln bei der Krebsbehandlung im deutschsprachigen Raum. Viele Betroffene sehen in der Misteltherapie ein hilfreiches Verfahren, v. a. zur Vermeidung von Rückfällen. In den Leitlinien zur Krebsbehandlung, die z. B. die Deutsche Krebsgesellschaft und andere Fachgesellschaften herausgeben, spielen Mistelpräparate jedoch keine Rolle. Außerhalb des deutschsprachigen Raums ist die Misteltherapie kaum bekannt. Das nationale Krebsinstitut der USA (NCI) rät außerhalb klinischer Studien sogar davon ab. Grund ist der fehlende objektive Wirksamkeitsnachweis als Krebsmittel nach heutigen wissenschaftlichen Standards.

Ist die Mistel als Krebsmedikament zugelassen?

Für die Zulassung pflanzlicher, homöopathischer und anthroposophischer Heilmittel (zu den letzteren zählen Mistelpräparate) gelten in Deutschland besondere Zulassungsrichtlinien. Diese unterscheiden sich von der sonstigen Vorgehensweise bei Medikamenten, die auf den Markt kommen sollen. Würde man die heutigen wissenschaftlichen Prüfkriterien zum Nachweis der Wirksamkeit anlegen, wie sie z. B. für eine neue Chemotherapiesubstanz gelten, würde vermutlich Mistelpräparaten keine Zulassung als Arzneimittel erteilt. Eine positive Wirkung von Mistelpräparaten ist wissenschaftlich nicht zweifelsfrei belegt.

Seit wann werden Mistelpräparate in der Krebstherapie angewendet?

Die Mistel wurde schon von den Kelten als Heilpflanze verwendet. Ihre Druiden schrieben der Pflanze neben der rein organischen Wirkung auch einen magischen Einfluss zu. Rudolf Steiner, der Begründer der Anthroposophie, schlug den pflanzlichen Parasit aus geisteswissenschaftlich-weltanschaulichen Überlegungen heraus für die Krebstherapie vor. Er stützte sich dabei auf die antike »Signaturlehre« in der Medizin, nach der man die Heilwirkung einer Pflanze intuitiv aus deren Aussehen erschließen kann. Die Mistel lebe als Parasit auf Bäumen und ähnle daher dem Krebs, der auch ein Parasit sei. Demzufolge sei sie als Medikament gegen Tumoren einsetzbar. Weiterentwickelt wurde die anthroposophische Misteltherapie in der ersten Hälfte des 20. Jahrhunderts von der Ärztin Ita Wegman.

Heute wissen wir, dass Krebs kein Parasit ist, sondern durch eine Störung in den Genen entsteht, also ein »genetischer Unfall« ist.

Wird Forschung zur Prüfung der Wirksamkeit betrieben?

Erst seit Mitte der 8oer-Jahre wird die Mistel unter modernen Bedingungen erforscht. Besonders in den letzten Jahren wurde die Forschung zur Wirksamkeit der Mistel sehr intensiv betrieben. Vor allem die sog. Lektine gehören zu den interessanten Inhaltsstoffen – ohne dass sich die meisten Forscher jedoch in der Interpretation der bisher vorliegenden Forschungsdaten einig sind. Für problematisch halten viele Experten, darunter auch Vertreter des Deutschen Krebsforschungszentrums, die mangelnde Qualität vieler Studien. Für sie ist die Mistel daher nach wie vor eine Methode mit unbewiesener Wirksamkeit.

Wie sieht die Misteltherapie heute aus?

Der Extrakt aus den Misteln der verschiedenen Wirtsbäume wird unter die Haut gespritzt; wie oft und in welcher Dosierung, hängt vom jeweiligen Präparat ab. Manche Ärzte empfehlen auch die Infusion von Mistelextrakten oder das direkte Einspritzen in den Tumor. Andere Präparate in Form von Tropfen oder Kapseln sind für eine Krebstherapie nicht geeignet und nur für andere Erkrankungen zugelassen. Die von den Herstellern angegebenen Einsatzmöglichkeiten und Wirkungen der verschiedenen Markenpräparate sind unterschiedlich. Auch die Angaben dazu, wann ein Mistelpräparat nicht verwendet werden sollte oder welche Nebenwirkungen auftreten können, sind nicht einheitlich.

So zählen die verschiedenen Firmen die Normalisierung der Immunabwehr, eine Verbesserung der Lebensqualität, eine unspezifische Reiztherapie, einige aber auch eine direkt tumorhemmende, rückfallverhindernde Wirkung und eine Beeinflussung von Vorstufen einer Krebserkrankung, sog. Präkanzerosen, auf. Einige Anbieter beziehen sich auf die Lebensqualität und verweisen auf Definitionen, die darunter Steigerung des Appetits, Regulation der Verdauung, Besserung von Schlafstörungen, des psychischen Befindens und von Schmerzen verstehen.

Gibt es auch unerwünschte Wirkungen?

Auch zu möglichen Nebenwirkungen liegen keine einheitlichen Auskünfte vor; wissenschaftliche Studien dazu, die auf alle Mistelpräparate übertragbar wären, fehlen.

Als Nebenwirkungen werden je nach Präparat Rötungen und Schwellungen an der Einstichstelle genannt, geschwollene Lymphknoten, aber auch stärkere allergische Reaktionen, Kopfschmerzen, Fieber und Kreislaufstörungen. Auch vor Schilddrüsenproblemen wird bei einigen Präparaten gewarnt. Nicht verwendet werden sollten einige Präparate laut Hersteller bei Infektionen und bei Fieber. Zu Vorsicht geraten wird von einigen Herstellern auch bei allen Erkrankungen, bei denen der Hirndruck hoch ist – dies gilt z. B. häufig bei Hirntumoren oder Hirnmetastasen. Manche Anbieter raten zu engmaschigen Kontrollen, wenn die Mistel bei Patienten mit Leukämien, Lymphomen, Nierenzellkarzinomen oder Melanomen angewandt wird. Andere Hersteller sehen hier keine Probleme.

Wie ein Mittel anzuwenden ist, welche Nebenwirkungen es haben kann und wann es möglicherweise schadet, kann am besten der behandelnde Arzt oder der Apotheker in einem Arzneimittelverzeichnis nachschlagen. Auch die Packungsbeilage des jeweiligen Präparates hilft weiter, da auch die Nebenwirkungen gemäß Herstellerangaben Unterschiede aufweisen. All diese Angaben beruhen jedoch lediglich auf Herstelleraussagen.

Grundlagenforscher und Onkologen weisen jedoch darauf hin, dass bei diesen Angaben die aktuelle Datenlage zu den Wirkungen der Mistelpräparate nicht ausreichend berücksichtigt wird, und fordern einen verbesserten Schutz der Patienten vor unerwünschten Wirkungen der Mistel.

Wie kommen die unterschiedlichen Angaben zu Wirkungen und Nebenwirkungen zustande?

Ob und wie Mistelpräparate eine Krebserkrankung überhaupt beeinflussen, ist nach wie vor wissenschaftlich nicht zweifelsfrei belegt. Die Berichte über die Wirkung der Mistel reichen von hochwirksam über völlig wirkungslos bis hin zu einer möglichen Anregung des Tumorwachstums, das in Zellkulturen und Tierversuchen beobachtet wurde. Viele Publikationen über Studien oder Beschreibungen einzelner Fallgeschichten mit wissenschaftlichem Anspruch entsprechen nicht den Kriterien, denen sich wissenschaftliche Arbeiten und eine Veröffentlichung in internationalen Fachzeitschriften unterwerfen müssten.

Selbst ausgewiesene Mistelexperten sind sich nicht einig in der Interpretation von Untersuchungsergebnissen und zweifeln die Studien der jeweiligen Gegenseite an – auch diejenigen, die nach anerkannten internationalen Kriterien durchgeführt wurden. So genannte Metaanalysen, die Daten aus mehreren Studien zusammenfassen und auch die Qualität der Durchführung berücksichtigen, lassen keinen zweifelsfreien Schluss über die Wirkung der Misteltherapie auf das Überleben, die Lebensqualität oder andere Behandlungsziele zu. Für onkologische Fachgesellschaften im In- und Ausland gilt die Mistel daher nach wie vor und trotz vieler Forschung als Methode mit bisher unbewiesener Wirksamkeit. Lediglich einige deutsche Gesellschaften mit eindeutig alternativmedizinischer Ausrichtung empfehlen die Misteltherapie.

Wie steht es mit der Kostenübernahme durch die Krankenkassen?

Ob die Kosten für eine Mistelbehandlung von den gesetzlichen Krankenkassen übernommen werden, kann nicht eindeutig beantwortet werden. Grund hierfür ist allerdings nicht der fehlende Wirkungsnachweis, sondern dass alle in Deutschland zugelassenen Mistelpräparate rezeptfrei erhältlich sind. Die Kosten für rezeptfreie Mittel übernehmen die gesetzlichen Krankenversicherungen seit 2004 nicht mehr.

Weil nach dieser Regelung jedoch auch viele wichtige Arzneimittel gegen andere schwere Erkrankungen nicht mehr übernommen worden wären, gibt es eine vom Gemeinsamen Bundesausschuss erarbeitete Liste von Ausnahmen, auf der auch einige Mistelpräparate stehen. Diese müssen einige Voraussetzungen erfüllen und dürfen nur »in der palliativen Therapie von malignen Tumoren zur Verbesserung der Lebensqualität« eingesetzt werden. In einem Anhang zu dieser Liste werden besondere Bedingungen für homöopathische und anthroposophische Mittel definiert. Damit macht die Liste der »verordnungsfähigen und nicht verschreibungspflichtigen Arzneimittel« indirekt weitere Aussagen zur Kostenübernahme einer Misteltherapie, wenn diese im Rahmen einer anthroposophischen Behandlung geschieht.

Ob private Krankenversicherungen die Kosten für eine Misteltherapie übernehmen, sollte direkt mit der Versicherung abgeklärt werden. Auch für Beihilfeberechtigte ist die Klärung der Finanzierung ratsam.

Was müssen Patienten bedenken, wenn sie eine Misteltherapie in Erwägung ziehen?

Das Gespräch mit dem behandelnden Arzt, eventuell auch mit der Klinik, in der Operation oder Chemotherapie durchgeführt wurden, ist der wichtigste Schritt.

Welche Kriterien ein Betroffener anlegt, sollte er, wie bei jeder anderen Therapieentscheidung, sorgfältig prüfen: Sind ihm die Sicherheitsvorschriften und Prüfungen zur Zulassung von Arzneimitteln wichtig, wie sie heute international anerkannt werden? Oder spielen auch ganz individuelle Motive eine Rolle für eine zusätzliche Misteltherapie, z. B. der Wunsch, selbst aktiv zu werden und auch letzte, nicht allgemein anerkannte Chancen zu nutzen?

Eine Alternative zu geprüften Standardverfahren wie Operation, Chemotherapie oder Bestrahlung ist die Misteltherapie keinesfalls. Selbst ihre Befürworter sehen ihren Stellenwert lediglich in der zusätzlichen, begleitenden Behandlung.

Mobiltelefone und Handys

Kann das Telefonieren mit dem Handy Krebs auslösen?

Im Jahr 2002 waren schon etwa 56 Mio. Menschen in Deutschland mit einem Handy ausgestattet. Ob diese Art des Telefonierens gesundheitsschädlich ist, ob sie möglicherweise sogar gut- und bösartige Tumoren des Gehirns auslösen kann, diese Diskussion hat den Fortschritt der Mobilfunktechnologie von Anfang an begleitet. Ein Vergleich internationaler Studien durch die Strahlenschutzkommission (SSK) im Jahr 2001 ergab eine vorsichtige Entwarnung: »Aus den derzeitigen Erkenntnissen lassen sich weder ein begründeter Verdacht noch Hinweise auf einen negativen Einfluss auf die Gesundheit ableiten.«

Politiker wie Wissenschaftler sind sich jedoch darüber einig, dass weiterer Forschungsbedarf zur möglichen biologischen Wirkung des Mobilfunks besteht, unabhängig davon, ob diese Wirkung dann auch ein Gesundheitsrisiko beinhalten würde.

Was haben internationale Studien zum Thema Handy und Krebs ergeben?

Die Strahlenschutzkommission kam im September 2001 nach einer Überprüfung des aktuellen Stands internationaler wissenschaftlicher Erkenntnisse zu Gesundheitsbeeinträchtigung durch hochfrequente elektromagnetische Felder u. a. zu den Ergebnissen, dass

- die vorhandenen Studien keine statistisch nachweisbare Assoziation zwischen Krebs im Kopfbereich und Nutzung eines Mobiltelefons gezeigt haben,
- die Energie der hochfrequenten elektromagnetischen Felder zu gering ist, um über DNS-Strangbrüche direkt Krebs auszulösen.

Allgemein ist festzuhalten, dass die Untersuchungen zur Tumorbildung in Hochfrequenzfeldern, wie sie von digitalen Mobiltelefonen ausgehen, keinen wissenschaftlichen Hinweis auf einen entsprechenden Zusammenhang mit dem Feldeinfluss ergeben haben. Auch das Bundesamt für Strahlenschutz sieht zurzeit bei Einhaltung der Grenzwerte keine wissenschaftlichen Beweise für gesundheitsschädliche Wirkungen.

Einschränkend ist allerdings zu bemerken, dass die Untersuchungen und Studien teilweise Mängel aufwiesen und untereinander oftmals nicht vergleichbar waren. Zur genaueren Abklärung der Sachverhalte empfiehlt die SSK weitere Untersuchungen zu diesem Thema.

Der komplette Bericht der Strahlenschutzkommission ist im Internet unter www.ssk.de/2001/ssk0102.pdf zu lesen.

Verschiedene Bürgerinitiativen sehen erhebliche Gefahren in der von Handys und Basisstationen ausgehenden hochfrequenten elektromagnetischen Strahlung und fordern strengere Gesetze zu deren Vermeidung.

Welche anderen biologischen Effekte der Mobilfunk haben kann, ist weitgehend unbekannt. Bisher deutet nur wenig darauf hin, dass selbst Vieltelefonierer ein größeres Gesundheitsrisiko eingehen. Viele der vorliegenden Studienergebnisse sind allerdings widersprüchlich, und einige Studien kranken auch daran, dass bereits die Durchführung von Messungen unter Fachleuten unterschiedlich beurteilt und eingesetzt wird. Dadurch können Ergebnisse aus verschiedenen Studien unter Umständen nicht ohne weiteres miteinander verglichen werden. Und während einige Eigenschaften des Mobilfunks vergleichbar mit schon länger bekannten Technologien sind und daher auch von ihren biologischen Auswirkungen vermutlich ähnlich, ist das gepulste Signal – etwa von Handys und modernen schnurlosen Telefonen – etwas Neues, das daher auch neu erforscht werden muss.

Welche Art von Strahlung geht von Handys aus?

Das Stichwort, das im Zusammenhang mit Handys in der Regel als erstes fällt, lautet ► Elektrosmog – ein Wort, das Fachleuten Unbehagen bereitet, da es sich bei der von Handys ausgehenden Strahlung in Wirklichkeit um sog. hochfrequente elektromagnetische Felder bzw. Radiowellen handelt. Diese Felder gehören zur nichtionisierenden Strahlung, deren Quantumenergie (Grenzenergie) im Gegensatz zur ionisierenden Strahlung (► Radioaktivität und Röntgenstrahlen) nicht ausreicht, um ein Atom zu ionisieren.

Wie die elektromagnetischen Wellen auf den Menschen wirken und ob ein gesundheitliches Risiko besteht, wird derzeit in Studien untersucht (► »Welche Untersuchungen laufen derzeit, um neue und vergleichbare Daten zu erhalten?«).

Gibt es Überlegungen zur gesetzlichen Regelung?

Bereits 1974 beschäftigten sich internationale Gremien mit Grenz- und Richtwerten für elektromagnetische Felder. 1992 wurde eine wissenschaftliche Kommission zum Schutz vor nichtradioaktiven Strahlen (d. h. auch vor dem »Elektrosmog«) gegründet, die International Commission on Non-Ionizing Radiation Protection (ICNIRP). Sie arbeitet als nichtstaatliche Organisation mit der Weltgesundheitsorganisation (WHO) zusammen und legt wissenschaftliche Ergebnisse und Empfehlungen vor, die als Grundlage für nationale Gesetze herangezogen werden können.

Derzeit gibt es gesetzliche Regelungen für ortsfeste Funksendeanlagen. Hier ist der Betreiber für die Einhaltung der gesetzlichen Grenzwerte verantwortlich. Sendeanlagen werden nur dann genehmigt, wenn sichergestellt ist, dass die entsprechenden Grenzwerte eingehalten werden.

Für Handys gibt es bisher allerdings nur Empfehlungen der ICNIRP und der Strahlenschutzkommission, nach denen der SAR-Wert maximal 2 W/kg betragen sollte.

Was ist der SAR-Wert?

Der sog. SAR-Wert gibt die maximale Strahlungsintensität des Handys an. SAR steht dabei für »Spezifische Absorptions-Rate« und wird in Watt/Kilogramm (W/kg) angegeben. Für die allgemeine Bevölkerung wird der SAR-Wert – gemittelt auf den ganzen Körper – auf 0,08 W/kg begrenzt. Der gesetzliche Grenzwert für die höchstzulässige Belastung für Teilkörperbereiche – wie den Kopf – liegt bei 2 W/kg gemittelt über 10 g Körpergewebe und ist in der 26. Verordnung zur Durchführung des Bundes-Immissionsschutzgesetzes (26. BImSchV) vom 16. Dezember 1996 verankert. Die 26. BImSchV gilt nur für ortsfeste Anlagen, also z. B. für Sendeanlagen.

Da Handys im Sinne der Richtlinie 1999/5/EG des Europäischen Parlamentes und des Rates vom 9. März 1999 zu den Funkanlagen zählen, werden sie von der 26. BImSchV nicht erfasst.

Arbeiten schnurlose Telefone im Haus mit der gleichen Technik wie Handys?

Ältere Geräte strahlen ein gleichmäßiges schwaches Signal ab. Die modernen schnurlosen Telefone arbeiten jedoch immer häufiger »gepulst« mit einer ähnlichen Technik wie Handys, dem sog. DECT-Standard (die Abkürzung steht für engl. digital enhanced cordless telephone). Das Signal wird dabei nicht gleichmäßig gesendet, sondern sozusagen aufgeteilt, in kleine Portionen. Der SAR-Wert solcher DECT-Geräte liegt mit unter 0,1 W/kg allerdings deutlich unter der von Handys. Laut Bundesamt für Strahlenschutz (BfS) liegen keine wissenschaftlich belegten Risiken bei der Verwendung dieser Geräte vor – auch nicht für empfindliche Personen oder Kinder.

Gibt es ein Prüfsiegel für strahlungsarme Handys?

Seit Mitte 2002 können Handyhersteller für strahlungsarme Handys den blauen Umweltengel beantragen. Die Kennzeichnung mit diesem Umweltzeichen ist freiwillig und nicht vorgeschrieben. Der »Blaue Engel« wird bei einem SAR-Wert von höchstens 0,6 W/kg vergeben. Der gesetzliche Grenzwert für die höchstzulässige Belastung für Teilkörperbereiche – wie den Kopf – liegt dagegen bei 2 W/kg. Den SAR-Wert können Verbraucher oftmals den Produktunterlagen des Handys entnehmen.

Das Bundesumweltministerium (BMU) empfiehlt Verbrauchern, sich beim Kauf eines Handys an dem für den blauen Umweltengel vorgesehenen SAR-Wert von 0,6 W/kg zu orientieren.

Gibt es Maßnahmen zur Vorbeugung gegen die vom Handy ausgehenden elektromagnetischen Felder?

Auch wenn es derzeit keine wissenschaftlichen Beweise für eine gesundheitsschädliche Wirkung hochfrequenter elektromagnetischer Felder bei Einhaltung der Grenzwerte gibt, wird oft die Frage nach vorbeugenden Maßnahmen gestellt. Das Bundesamt für Strahlenschutz hat einige Empfehlungen (Stand Mai 2003) aufgestellt, die eine individuelle Strahlenbelastung verringern können. So sollte z. B. in Situationen, in denen genauso gut mit einem Festnetzanschluss telefoniert werden kann, dieser auch genutzt werden. Die Benutzung eines Headsets beim mobilen Telefonieren reduziert wegen des größeren Abstandes zwischen Kopf und Antenne ebenfalls die Strahlenexposition, und im Auto ist eine Freisprechanlage sowieso Vorschrift, wenn während der Fahrt telefoniert wird. Des Weiteren sollte man bei schlechtem Empfang möglichst nicht telefonieren, da sich die Leistung, mit der das Handy sendet, nach der Güte der Verbindung zur nächsten Basisstation richtet. Ganz besonders gelten diese Empfehlungen für Kinder, da sich diese noch in der Entwicklung befinden und gesundheitlich empfindlicher reagieren könnten, so das Bundesamt für Strahlenschutz.

Weiterhin ist es notwendig, zu sehr starken elektromagnetischen Feldern wegen der am längsten bekannte Auswirkung von hochfrequenter Energie auf Gewebe, der Erwärmung, Abstand zu halten. Während ein handelsübliches Mikrowellengerät Lebensmittel aber mit mehreren hundert Watt erhitzt, reicht die Sendeleistung der Mobilfunktürme mit meist weit weniger als 50 W schon in wenigen Metern Entfernung nicht mehr aus, um Gewebe messbar thermisch zu beeinflussen. Auch die Sendeleistung der modernen Handys selbst ist dazu zu schwach. Das Wärmegefühl, das Vieltelefonierer am Ohr oder der Wange verspüren können, stammt in aller Regel von den Akkus oder Batterien, mit denen das Gerät betrieben wird, und nicht von der eingebauten Antenne.

Welche Untersuchungen laufen derzeit, um neue und vergleichbare Daten zu erhalten?

Die derzeit laufenden und die von der Weltgesundheitsorganisation WHO geplanten Studien konzentrieren sich darauf, eine wirklich aussagekräftige Datenbasis zu schaffen. So sollen in der WHO-Studie Menschen, bei denen eine Hirntumorerkrankung festgestellt wurde, möglichst bald nach der Diagnose zu ihren Lebensgewohnheiten befragt werden. Dazu gehört auch das Telefonieren mit dem Handy. Als Vergleichsgruppe dienen gesunde Personen aus der Bevölkerung. In Deutschland sind an dieser sog. Interphone-Studie, die von der Europäischen Union gefördert wird und im Oktober 2000 in 14 Ländern startete, die Universitäten Bielefeld und Mainz und das Deutsche Krebsforschungszentrum in Heidelberg beteiligt. Mit Ergebnissen ist im Jahr 2006 zu rechnen.

Auch von dem im Jahr 2002 gestarteten »Deutschen Mobilfunk Forschungsprogramm«, das vom Bundesumweltministerium (BMU) und dem Bundesamt für Strahlenschutz (BfS) initiiert wurde, erhofft man sich weitere Ergebnisse. Die Forschungen laufen voraussichtlich ebenfalls bis zum Jahr 2006.

Wo kann man sich noch informieren?

Im Auftrag des Bundesministeriums für Umwelt, Naturschutz und Reaktorsicherheit hat die Programmgruppe Mensch, Umwelt, Technik im Forschungszentrum Jülich im Jahr 2001 einen »Leitfaden zum Umgang mit Problemen elektromagnetischer Felder in den Kommunen« entwickelt. Der Leitfaden ist im Internet unter http://www.emf-risiko.de/leitfaden-emf/index.html abrufbar oder über das Bundesministerium für Umwelt, Naturschutz und Reaktorsicherheit zu beziehen.

Ausführliche Informationen zu allen Fragen von ionisierender, d. h. im weitesten Sinn radioaktiver, und nichtionisierender Strahlung und rechtlichen Fragestellungen zu diesen Themen bietet das Bundesamt für Strahlenschutz im Internet unter www.

bfs.de und teilweise auch als Broschüren an. Einige Informationsschriften sind kostenlos erhältlich und können über das Internet unter www.bfs.de bestellt werden.

Die Strahlenschutzkommission (SSK) bietet den vollständigen Bericht »Grenzwerte und Vorsorgemaßnahmen zum Schutz der Bevölkerung vor elektromagnetischen Feldern« auf ihrer Internet-Seite unter http://www.ssk.de/2001/ssk0102.pdf als pdf-Datei an.

Molekularbiologische Krebsdiagnostik

Welche Inhalte hat die Molekularbiologie?

Das Wissenschaftsgebiet der Molekularbiologie beschäftigt sich mit Strukturen, Funktionen und Eigenschaften von Zellen auf der Ebene der Moleküle, den kleinsten individuellen Einheiten, aus denen der Körper aufgebaut ist und mit denen er »funktioniert«. Die molekularen Strukturen und Abläufe sind nicht mit dem Mikroskop erkennbar. Molekularbiologische Methoden bieten also die Möglichkeit, tiefer in die Funktionen des Organismus einzudringen und sie zu erforschen als dies früher möglich war. Das besondere Interesse der Molekularbiologen gilt den sowohl strukturell wie auch funktionell wichtigen großen Molekülen, den sog. Makromolekülen. Dazu gehören die Nukleinsäuren, aus denen die Erbsubstanz, die Desoxyribonukleinsäure (DNS) aufgebaut ist, sowie die Eiweißmoleküle (Proteine) im Organismus. Die molekularbiologische Beschäftigung mit der Erbsubstanz wurde inzwischen als eigenes Fachgebiet abgegrenzt: die Molekulargenetik. Die Molekularbiologie hat sich von der reinen Beschreibung der Molekülstruktur zur umfassenden Erforschung der Molekülfunktionen weiterentwickelt. Wichtige Beispiele sind Beschreibungen von Immunreaktionen und biologischen Regelmechanismen, der Reizleitung im Nervensystem, vom Wachstum, Reifen, Altern und auch Absterben von Zellen. Die durch molekularbiologische Untersuchungen gewonnenen Erkenntnisse lassen sich in die Entwicklung von Therapiekonzepten umsetzen, die ebenfalls auf molekularer Ebene ansetzen und

hier Funktionen beeinflussen (▶ Molekularbiologisch begründete Therapie).

Welche Bedeutung hat die Molekularbiologie für die Krebsdiagnostik?

Da Krebs eine Erkrankung ist, die durch genetische Veränderungen und daraus folgende »Fehlfunktion« von Proteinen ausgelöst wird, finden molekularbiologische und molekulargenetische Untersuchungen immer mehr Eingang in die Diagnostik bei Krebserkrankungen. Sowohl Gene wie auch ihre Produkte, die Proteine (Eiweiße), sind mit molekularbiologischen Techniken nachweisbar. Proteine sind in Zellen allgegenwärtig. Auf der Zelloberfläche haben sie oft die Funktion von Bindungsstellen für Hormone und Botenstoffe verschiedenster Art. Tumorzellen bilden bestimmte Oberflächenproteine oft in veränderter Form und Menge aus, was für ihre Charakterisierung genutzt werden kann und auch Rückschlüsse auf Funktionsveränderungen zulässt. Da all dies mit molekularbiologischen Methoden nachweisbar ist, lassen sich mit ihrer Hilfe Krebserkrankungen sehr genau charakterisieren. Sie liefern Informationen über biologische Eigenschaften, die für die Abschätzung des wahrscheinlichen Krankheitsverlaufs und auch für die Wahl der Therapie wichtig sein können. Zudem ist die Kenntnis der molekularen Abläufe in Krebszellen und der Unterschiede zu normalen Zellen Grundlage für die Entwicklung von Behandlungskonzepten, die genau an den gestörten Funktionen ansetzen.

Welche molekularbiologischen Untersuchungsmethoden gibt es?

Die eigentlichen molekularbiologischen Untersuchungen finden meist im Reagenzglas unter Verwendung verschiedenster (bio)chemischer und physikalischer Verfahren statt. Im eigentlichen Sinn »zu sehen« gibt es hierbei meist nichts mehr, anhand der biochemischen Reaktionen oder durch gezielte Anfärbungen lassen sich jedoch Rückschlüsse auf Strukturen und deren Verhalten ziehen.

Oberflächenmerkmale (Marker) auf Tumorzellen sind durch feine Anfärbemethoden nachweisbar: Spezifische, gegen diese Merkmale gerichtete ▶ monoklonale Antikörper werden mit einem Farbstoff gekoppelt.

In den Körper gegeben, suchen und finden sie das spezielle Merkmal und binden nach dem Schlüssel-Schloss-Prinzip daran. Nicht der gesuchte Marker, aber die Anfärbung ist dann unter dem Mikroskop erkennbar. In Körperflüssigkeiten vorhandene, von Zellen losgelöste Marker sind gleichermaßen nachweisbar. Diese gezielten und auf der Verwendung von Antikörpern basierenden Verfahren nennt man auch immunhistochemische Untersuchungen.

Tiefer in die Funktionen von Zellen dringen molekularbiologische Untersuchungen im eigentlichen Sinne ein, bei denen nur noch indirekt Rückschlüsse auf Reaktionen und Abläufe in Zellen gezogen werden können. Eine spezielle Variante sind molekulargenetische Tests, mit denen, wie der Name bereits andeutet, Struktur und Funktion von Genen untersucht werden können.

Eine der bekanntesten Methoden ist die sog. Polymerasekettenreaktion, abgekürzt PCR nach ihrer englischen Bezeichnung »polymerase chain reaction«. Sie wurde Mitte der 8oer-Jahre von dem amerikanischen Biochemiker Kary B. Mullis entwickelt, der dafür 1993 den Nobelpreis für Chemie erhielt. Die »Erfindung« der PCR war ein Durchbruch in der molekulargenetischen Forschung. Sie erlaubt es, kleinste Abschnitte der Erbsubstanz (DNA) oder einzelne Gene so stark zu vermehren, dass sie nachweisbar werden. Kettenreaktion bedeutet dabei, dass der Vorgang der Vervielfältigung automatisch weiterläuft, wenn er einmal begonnen hat. Steuern und stoppen lässt sich die Reaktion durch Temperaturveränderungen. Grundlage der Methode ist das Enzym DNA-Polymerase, das auch normalerweise bei der Vervielfältigung der Erbsubstanz an die beiden aufgetrennten Einzelstränge der DNA jeweils wieder die spiegelbildlichen Bestandteile anheftet. Aus einem DNA-Molekül entstehen so 2 identische Moleküle. Dieser Vorgang ist auch auf einzelne Teilstücke des Erbmoleküls anwendbar – und das geschieht mit Hilfe der PCR. Voraussetzung ist, dass man weiß, wonach man sucht. Die PCR findet dann auch die sprichwörtliche Nadel im Heuhaufen. Mit der Technik können die unterschiedlichsten Fragestellungen bearbeitet werden. Bei Krebserkrankungen wird die PCR zum Nachweis bekannter typischer Genveränderungen genutzt.

Einzelne Gene und ihr Platz auf den Chromosomen können auch mit einer speziellen Färbetechnik,

der Fluoreszenz-in-situ-Hybridisierung (FISH), sichtbar gemacht werden. Anstelle von Antikörpern verwendet man spiegelbildliche RNA-Stücke, die mit einem Farbstoff gekoppelt werden. Finden sie »ihr« Gen, binden sie daran, was dann als leuchtender Punkt unter dem Mikroskop erkennbar ist. Bedeutung hat die FISH-Technik besonders für den Nachweis vermehrter Kopien eines Gens im Zellkern. Dies kann Hinweise auf gesteigerte Aktivität des betreffenden Gens und des von ihm »kodierten« Eiweißes geben.

Die genannten Verfahren sollen lediglich Beispiele geben – die Aufzählung könnte noch lange weitergeführt werden. Zudem werden die molekulargenetischen und molekularbiologischen Methoden ständig weiterentwickelt und verfeinert, und das menschliche Genom ist praktisch vollständig entschlüsselt. So lässt sich mittlerweile mit der sog. Genchipanalyse das genetische Muster von Zellen – das »Genprofil« – komplett darstellen.

Welche Informationen über Krebszellen können molekularbiologische Untersuchungen liefern?

Mit den verfügbaren Methoden lassen sich charakteristische Genveränderungen oder Oberflächenmerkmale von Krebszellen nachweisen und auch Unterformen von Krankheitsbildern unterscheiden. Eine wichtige Rolle spielt dies beispielsweise bei Leukämien und bösartigen Erkrankungen des lymphatischen Systems. Anhand spezifischer Merkmale (»Marker«) oder Genveränderungen ist die Beurteilung des biologischen Verhaltens von Tumorzellen und ihrer Aggressivität ebenso abschätzbar wie etwa die Empfindlichkeit gegenüber verschiedenen Behandlungsformen. So spricht der Nachweis von Hormonrezeptoren für die Wirksamkeit einer ▶ Hormontherapie. Bei einigen Erkrankungen kennt man Zelloberflächenstrukturen, die wichtig für das bösartige Wachstumsverhalten sind, weil sie Empfänger (Rezeptoren) für Wachstumssignale sind. Der Nachweis von »Resistenzgenen« sagt aus, dass eine Behandlung nicht oder nicht mehr wirksam sein kann, weil die Tumorzellen widerstandsfähig (resistent) gegen sie sind. Nach einer Krebsbehandlung können einzelne überlebende Tumorzellen nachgewiesen werden, die Ausgangspunkt eines Rückfalls sein können.

Die molekularbiologischen und molekulargenetischen Untersuchungen ergänzen heute fast regelmäßig die mikroskopische Diagnostik und sind in weiten Bereichen für die Behandlungsplanung und Verlaufskontrolle bei Krebserkrankungen bereits unverzichtbar geworden.

Kann man molekularbiologische Untersuchungen auch zur Krebsfrüherkennung oder Krebsvorbeugung nutzen?

In der Tat sind mittlerweile zahlreiche für bestimmte Krebserkrankungen typische Genveränderungen oder auch krebsbegünstigende Veränderungen bekannt. Allerdings sind diese Veränderungen in der Regel nur in einzelnen Körperzellen nachweisbar, und sie lassen auch kaum eine Aussage über die tatsächliche Erkrankungswahrscheinlichkeit zu, denn nur in Ausnahmefällen ist ein einzelnes Gen oder eine bestimmte Veränderung (Mutation) allein verantwortlich. Insofern sind genetische »Krebstests« weder sinnvoll noch würden irgendwelche Konsequenzen daraus resultieren können.

Anders ist die Situation bei einigen Krebserkrankungen, die auf ererbten Genveränderungen beruhen. So weiß man, dass Frauen (aber auch Männer), die bestimmte Mutationen in den »Brustkrebsgenen« BRCA-1 oder BRCA-2 aufweisen, ein stark erhöhtes Risiko der Erkrankung an Brustkrebs haben. Das Gleiche gilt für bestimmte erbliche Formen von Darmkrebs, für eine Form von Schilddrüsenkrebs und für einen seltenen Augentumor, das Retinoblastom. In Familien, in denen diese Erkrankungen gehäuft auftreten, liegt der Verdacht nahe, dass eine Genmutation dahintersteckt. Hier können Gentests sinnvoll sein, um entsprechende (Vorsichts)maßnahmen ergreifen zu können. Diese reichen von engmaschigen Früherkennungsuntersuchungen bis hin zur prophylaktischen Entfernung des gefährdeten Organs. Eine Therapie, die direkt an den genetischen Veränderungen ansetzt und sie »reparieren« könnte, gibt es dagegen derzeit nicht. Zwar hat man bereits versucht, auf dem Weg der »Gentherapie« fehlerhafte oder ausgefallene Gene zu ersetzen, aber hier sind die Wissenschaft und die entsprechende Technik noch nicht weit genug. Ob dies jemals möglich sein wird, steht noch in den Sternen.

Molekularbiologisch begründete Therapie

Was versteht man unter molekularbiologisch begründeter Therapie?

Der Begriff bezeichnet alle Behandlungsansätze, die auf molekularer Ebene der Zelle, also an ihren Bausteinen, in biologische Funktionen und Abläufe eingreifen. Während etwa eine ▶ Chemotherapie relativ unspezifisch das Zellwachstum hemmt, also außer Krebszellen auch normale Zellen schädigen kann, setzen molekularbiologisch begründete Therapien an Steuerungsmechanismen von Krebszellen an, um ihr Wachstum zu stoppen oder sie zum Absterben zu zwingen. Zugrunde liegen dem die immer genaueren Kenntnisse darüber, wie die Zellen einzelner Tumoren auf molekularer Ebene funktionieren und was speziell ihre Bösartigkeit ausmacht – also ihre Fähigkeit, sich der normalen Wachstumskontrolle zu entziehen und sich ungehemmt zu teilen. Im englischen Sprachraum heißen solche molekularbiologisch begründeten Therapien »targeted therapies« – zielgerichtete Therapien.

Wie funktionieren molekularbiologische Krebstherapien genau?

Ein Ansatz, der in der Entwicklung bereits recht weit fortgeschritten ist, besteht in der Beeinflussung von Schlüsselmolekülen krebswachstumsfördernder Signalwege in der Weise, dass dies zur Unterbrechung oder Veränderung der Signalübertragung führt (Signalübertragungs- oder Signaltransduktionshemmung). Eine solche Beeinflussung von Signalwegen kann auch dazu genutzt werden, das in Krebszellen gestörte oder unterdrückte natürliche Absterbeprogramm (Apoptose) wieder zu aktivieren. Indirekt, aber dennoch gezielt kann das Tumorwachstum durch Hemmung der Gefäßneubildung (Angiogenesehemmung) gebremst werden. Denn ohne eine funktionierende eigene Gefäßversorgung können Tumoren nicht über eine bestimmte Größe hinaus wachsen – sie »verhungern«. Da man mittlerweile die Steuerung dieser Blutgefäßneubildung recht gut kennt, gibt es schon eine Reihe von Zielen für entsprechende Therapien – entweder die Zellhormone oder Wachstumsfaktoren selbst, die die Gefäßbildung fördern, oder ihre Bindungsstellen (Rezeptoren) auf den Krebszellen, oder aber die »jungen« und verletzlichen neuen Gefäße selbst.

Ein noch zentralerer Ansatzpunkt für molekularbiologisch begründete Therapien ist das Erbmolekül im Zellkern, die DNS, die in Form von Genen das Programm für alle Funktionen im Organismus und auch in den einzelnen Zellen enthält. Ein großer Teil der Gene in unserem Erbgut sind Konstruktionsprogramme für Eiweiße (Proteine), die kleinsten zentralen Funktionseinheiten der Zelle, die Wachstum und Teilung steuern. Für krebstypische zelluläre Prozesse und Signalwege sind veränderte oder »enthemmte«, überaktive Gene verantwortlich. Wenn bekannt ist, welche Gene dies bei einem bestimmten Tumor sind, können diese – zumindest theoretisch – durch »Neutralisierung« ausgeschaltet werden. Dazu müssen spiegelbildliche Moleküle hergestellt werden, die sich an das Krebsgen (Onkogen) anlagern und verhindern, dass es abgelesen und in seine Funktion übersetzt wird. Diese sog. Antisensetherapie – zu Deutsch: Gegensinntherapie – steckt allerdings noch in den Anfängen der Entwicklung. Hoffnung setzt man u. a. darauf, mit dieser Strategie apoptosehemmende Gene außer Kraft zu setzen und dadurch die häufigen Resistenzen gegen Krebstherapien zu durchbrechen.

Was für Medikamente setzt man für solche Therapien ein?

Die Medikamente oder Substanzen, die für solche Therapien in Frage kommen, sind meist ▶ monoklonale Antikörper oder kleine, speziell konstruierte Moleküle. Während Antikörper Verwendung finden, wenn Strukturen auf Zelloberflächen beeinflusst oder Signalstoffe in Körperflüssigkeiten »neutralisiert« werden sollen, setzt man zur Beeinflussung von Abläufen innerhalb der Zelle bevorzugt kleine Moleküle ein, die exakt so konstruiert wurden, dass sie ein bestimmtes Schlüsselmolekül in seiner Funktion verändern oder seine Funktion unterdrücken, wenn sie sich gezielt anlagern.

Gibt es schon molekularbiologisch begründete Therapien bei Krebs?

Die Hemmung von Wachstumssignalen hat in einigen Fällen schon Eingang in die Behandlung gefunden. Signalwege lassen sich durch Antikörper gegen die Signalempfänger auf der Zelloberfläche (Rezeptoren) hemmen oder auch durch speziell konstruierte kleine Moleküle, die sich an Schlüsselstellen des Signalwegs anlagern und ihn so blockieren.

Nach dem ersten Prinzip funktionieren beispielsweise Trastuzumab (▶ Herceptin) zur Behandlung von Brustkrebs, der ein bestimmtes Merkmal ausprägt, oder Cetuximab (Erbitux) zur Behandlung von fortgeschrittenem Dickdarmkrebs. Die Antikörper heften sich an einen bestimmten Rezeptor auf der Zelloberfläche an und hemmen dadurch die Weiterleitung von Signalen, die von außen auf die Zelle treffen. Auch für die Behandlung einiger Formen von Leukämien und bösartigen Erkrankungen des lymphatischen Systems, die bestimmte Merkmale ausprägen, sind Antikörper verfügbar – etwa Rituximab (Rituxan, MabThera) zur Behandlung von bestimmten Non-Hodgkin-Lymphomen. Andere Antikörper sind an radioaktive Substanzen gekoppelt.

Das zweite Prinzip wird in der Praxis bereits durch Imatinib (Glivec) verwirklicht. Das kleine Molekül lagert sich im Zellinnern so an einer Schlüsselstruktur eines bestimmten wachstumsfördernden Signalwegs an, dass dieser unterbrochen wird. Imatinib ist wirksam bei chronischer myeloischer Leukämie (CML; ▶ Leukämien) und bei einer seltenen Form von Weichgewebetumoren des Verdauungstrakts. Nach einem ähnlichen Prinzip funktionieren die Substanzen Erlotinib (Tarceva) und Gefitinib (Iressa). Insbesondere Erlotinib hat bereits bei fortgeschrittenem nichtkleinzelligem ▶ Lungenkrebs eine gewisse Wirksamkeit gezeigt.

Die Gefäßneubildung (Angiogenese) in Tumoren lässt sich auf unterschiedlichen Wegen unterdrücken. Verschiedene Strategien wurden und werden erprobt, teilweise bereits mit gewissem Erfolg, wie bei Darmkrebs mit dem Antikörper Bevacizumab (Avastin), der gegen den Rezeptor für einen Blutgefäßwachstumsfaktor gerichtet ist.

Zahlreiche weitere Ansatzpunkte an verschiedenen die Krebszelle und ihr Wachstum fördernden

Steuerfunktionen sind denkbar und werden auch bereits klinisch erprobt, etwa Bortezomib (Velcade), das in verschiedene zelluläre Schlüsselfunktionen eingreift und besonders beim multiplen Myelom (Plasmozytom), einer bösartigen Erkrankung antikörperbildender Zellen, wirksam und für die Behandlung fortgeschrittener Stadien zugelassen ist.

Kann man mit diesen Therapien Krebs heilen?

Theoretisch ist das durchaus möglich, sofern die Krebszelle über einen einzigen Signalweg »angefeuert« wird, wie etwa bei der chronischen myeloischen Leukämie und bei den sog. gastrointestinalen Stromatumoren. In der Regel ist aber ein komplexes Geflecht von Signalwegen für das Tumorwachstum verantwortlich. Die Blockierung eines einzigen davon ist dann nicht ausreichend, und zudem können Krebszellen »Umwege« aktivieren und die Blockade umgehen. Auch wenn nur ein einzelner Signalweg das Krebswachstum steuert, können sich, wie im Fall von Imatinib, Resistenzen entwickeln, so dass die Behandlung unwirksam wird.

Ziel der Forschung in diesem Bereich ist es zum einen, möglichst zentrale Signalwege zu identifizieren, deren Blockierung die Krebszelle zum Absterben bringt, zum anderen sinnvolle Kombinationen von molekularbiologischen Therapien mit unterschiedlichen Ansatzpunkten untereinander oder auch mit den herkömmlichen Therapieverfahren – Operation, Strahlentherapie und Chemotherapie – zu entwickeln.

Obwohl man erwarten könnte, dass solche molekularbiologisch begründeten Therapien am besten wirksam sind, wenn möglichst wenig Tumormasse im Körper vorhanden ist, müssen sie zunächst in fortgeschrittenen Krankheitsstadien untersucht werden. Nur wenn sie hier messbare Wirkung zeigen und verträglich sind, kann eine Prüfung auch in früheren Krankheitsstadien erfolgen. Der Antikörper Trastuzumab (Herceptin) beispielsweise wird, nachdem die Wirksamkeit bei fortgeschrittenem Brustkrebs mit deutlich vermehrter Ausprägung des HER-2-Rezeptors belegt wurde, nun auch in der adjuvanten Therapie nach Brustkrebsoperation intensiv untersucht. Nach ersten Ergebnissen großer Studien lässt sich durch die zusätzliche Gabe von Herceptin das Rückfallrisiko im Vergleich zu alleiniger adjuvanter Chemotherapie deutlich weiter senken.

Monoklonale Antikörper

Was sind monoklonale Antikörper?

Jeder Krankheitserreger – auch krebserregende Substanzen – trägt auf seiner Oberfläche Merkmale, sog. Antigene (▶ Immmunsystem), an die sich Eiweiße (Proteine) des Immunsystems – die Antikörper – heften, um ihn als Angriffsziel für andere Immunzellen zu markieren. Antikörper, die alle gleich aussehen und die gleiche Antigenbindungsstelle haben, werden monoklonale Antikörper genannt (von griechisch klon, »Sprössling«). Künstlich erzeugte monoklonale Antikörper werden heute eingesetzt, um Krebserkrankungen zu diagnostizieren (▶ Tumormarker, ▶ Hormontherapie, ▶ Immuntherapie); einige sind inzwischen auch als Medikamente zugelassen.

Wie werden monoklonale Antikörper hergestellt?

Die Karriere der monoklonalen Antikörper als diagnostische und therapeutische Werkzeuge begann im Jahr 1974. Damals gelang es dem deutschen Immunologen Georges Köhler und seinem argentinischen Kollegen César Milstein, eine Krebszelle mit einem speziellen weißen Blutkörperchen, einer »B-Zelle«, zu verschmelzen (s. auch ▶ Immunsystem). Das Verschmelzungsprodukt ist ein sog. Hybridom, das die Eigenschaften beider Herkunftszellen in sich vereint: die Fähigkeit der Krebszelle, sich unbegrenzt zu teilen, und die Fähigkeit der B-Zelle, unzählige, gleich aussehende Antikörper zu produzieren. Für ihre »Hybridomtechnik«, die es erlaubt, große Mengen von monoklonalen Antikörpern für medizinische Zwecke zu produzieren, erhielten Köhler und Milstein im Jahr 1984 den Nobelpreis für Medizin und Physiologie.

Früher waren monoklonale Antikörper tierischen Ursprungs, weil tierische Zellen (in der Regel Mauszellen) als Produktionsstätten dienten. Der Nachteil war, dass das menschliche Immunsystem derartige monoklonale Antikörper schnell als fremd erkennt und eliminiert, bevor sie ihren therapeutischen Zweck erfüllt haben. Heute ist es mit gentechnischen Methoden möglich, Antikörper weitgehend zu »vermenschlichen« oder sogar gänzlich aus menschlichem Eiweiß herzustellen, so dass sie nicht mehr zerstört werden und als Arzneimittel ihren Zweck erfüllen können.

Welche monoklonalen Antikörper werden zur Krebstherapie verwendet?

Einige monoklonale Antikörper sind mittlerweile als Arzneimittel zur Krebstherapie zugelassen oder werden in fortgeschrittenen klinischen Studien erprobt. Einer davon ist Rituximab (MabThera). Dieser monoklonale Antikörper richtet sich gegen ein Oberflächenmolekül (CD20-Antigen), das in hoher Dichte auf entarteten Lymphozyten vorkommt. Die besten Ergebnisse werden mit Rituximab erzielt, wenn es kombiniert mit herkömmlichen Zytostatika, zellteilungshemmenden Medikamenten, verabreicht wird. Mit der Kombinationstherapie lassen sich deutlich mehr aggressive B-Zelllymphome heilen.

Der monoklonale Antikörper Alemtuzumab (Campath) wird gegen chronische lymphatische Leukämien und sog. T-Zelllymphome eingesetzt. Dieser Antikörper erkennt das Oberflächenmolekül CD52.

Zur Behandlung bestimmter Fälle von Brustkrebs wird der monoklonale Antikörper Trastuzumab (Herceptin) verwendet. Er richtet sich gegen ein Oberflächenmerkmal (HER-2), das bei etwa einem Viertel bis einem Drittel aller Brustkrebspatientinnen auf den entarteten Zellen in übergroßer Dichte vorkommt. Trastuzumab ist zur Therapie von metastasiertem Brustkrebs zugelassen. Auch hier werden die besten Ergebnisse in Kombination mit einer Chemotherapie erzielt. Ebenfalls gegen wachstumsfördernde Oberflächenrezeptoren (EGF, epidermaler Wachstumfaktor) richtet sich Cetuximab (Erbitux), der das Wachstum von Darmkrebszellen eindämmen soll.

Bei Bevacizumab (Avastin) handelt es sich um einen sog. Angiogenesehemmstoff. Dieser Antikörper richtet sich gegen Oberflächenmoleküle, die bei der Angiogenese, der Bildung von Blutgefäßen, eine entscheidende Rolle spielen. Ohne neugebildete Blutgefäße können Tumoren nicht wachsen. Bevacizumab unterbindet die Bildung neuer Gefäße zum Tumor und drosselt so sein Wachstum. Kombiniert mit einer Chemotherapie erwies sich der monoklonale Antikörper als wirksam bei fortgeschrittenem Darmkrebs. Erprobt wird er derzeit auch zur Behandlung von Tumoren der Niere, Brust, Bauchspeicheldrüse und Lunge.

Bei Gemtuzumab (Mylotarg) handelt es sich um einen monoklonalen Antikörper, an den ein zellteilungshemmendes Zytostatikum gekoppelt wurde. Der Antikörper richtet sich gegen ein Oberfächenmerkmal (CD33) auf weißen Blutkörperchen aus dem Knochenmark und wird zur Behandlung der akuten myeloischen Leukämie genutzt.

Auch radioaktive Elemente, etwa die Isotope Jod-131 oder Yttrium-90, die zellzerstörende Betastrahlen aussenden, lassen sich an monoklonale Antikörper koppeln. Solche »Radioimmunkonjugate« haben sich in ersten Studien als vielversprechende Medikamente gegen Lymphknotenkrebs herausgestellt.

In ersten klinischen Studien werden auch sog. bispezifische Antikörper getestet. Sie werden künstlich aus 2 unterschiedlichen Molekülhälften zusammengesetzt und sollen als »Brücke« fungieren, die Tumorzellen und sog. Killerzellen des Immunsystems zusammenbringt.

Nach- und Festigungskuren bei malignen Geschwulst- und Systemerkrankungen

Welche Voraussetzungen müssen erfüllt sein?

Hier gelten die gleichen Voraussetzungen wie bei einer AHB-Maßnahme. Die Rehabilitationsbedürftigkeit und -fähigkeit im Einzelfall muss vom primär behandelnden Arzt festgestellt werden. Vom Rehabilitanden wird erwartet, dass er in der Lage ist, das Angebot aktiver und passiver therapeutischer Leistungen in Anspruch zu nehmen.

Die Zuweisungssteuerung wird von den Leistungsträgern derzeit noch in unterschiedlicher Weise vorgenommen. Eine enge Kooperation der Krankenkassen mit dem medizinischen Dienst (MDK) ist sinnvoll und notwendig. Die persönlichen und medizinischen Voraussetzungen müssen erfüllt sein.

Wer stellt den Antrag?

Wer eine onkologische Nachsorgeleistung wünscht, muss einen Antrag stellen. Um den tatsächlichen individuellen Rehabilitationsbedarf zu ermitteln, wird ein kurzer Befundbericht des behandelnden (Haus-) Arztes oder aber eines Betriebsarztes angefordert.

Daneben kann der Patient, wenn er über keinen behandelnden Arzt verfügt, im sog. Gutachterverfahren einen ärztlichen Sachverständigen auswählen oder beauftragen. Zu diesem Zweck liegen in den Auskunfts- und Beratungsstellen der BfA Listen aus, in denen jeweils mehr als drei wohnortnahe Gutachter aufgeführt sind.

Wer ist zuständig?

Für Leistungen zur medizinischen Rehabilitation sind u. a. auch die Träger der gesetzlichen Rentenversicherung zuständig. Die Rentenversicherung erbringt die Leistung dann, wenn es gilt, ein vorzeitiges Ausscheiden aus dem Erwerbsleben zu vermeiden.

Wichtig für die Antragsteller: Künftig muss sich der Patient nicht mehr um die Frage des für ihn zuständigen Rehabilitationsträgers kümmern, denn mit dem SGB IX wurde ein neues Zuständigkeitserklärungsverfahren eingeführt. Die Frage der Zuständigkeit klären die Träger unter sich, wobei der Träger, bei dem der Antrag gestellt wird, zwei Wochen Zeit zur Prüfung hat. Eine erneute Weiterleitung an eine dritte Stelle ist unzulässig. Ein Weiterreichen des Antrages von »Behörde zu Behörde« ist damit ausgeschlossen.

Alle Entscheidungen der Rehabilitationsträger über den Antrag müssen schnellstmöglich getroffen werden. Ist der Träger, bei dem die Leistung beantragt worden ist, dafür zuständig, hat er insgesamt, d. h. mit der Zuständigkeitsprüfung, drei Wochen Zeit für die Bearbeitung. Ist ein ärztliches Gutachten erforderlich, um über den Antrag zu entscheiden, so muss dieses Gutachten nach zwei Wochen vorliegen.

Bescheid

Über den Antrag entscheidet der Rentenversicheungsträger. Der Versicherte erhält darüber einen schriftlichen Bescheid. Aus diesem gehen insbesondere der Name und die Anschrift der Rehabilitationseinrichtung hervor. Den Beginn der Behandlung teilt die Klinik gesondert mit. Die Dauer beträgt im Regelfall drei Wochen. Eine Verlängerung ist möglich.

Onkologische Nachsorgeleistungen werden üblicherweise bis zum Ablauf eines Jahres nach beendeter Primärbehandlung erbracht. Darüber hinaus können im Einzelfall spätestens bis zum Ablauf von zwei Jahren nach beendeter Primärbehandlung Maßnahmen in Betracht kommen, wenn erhebliche Funktionsstörungen vorliegen.

Rechtsbehelf – Widerspruch

Ist der Versicherte mit dem Bescheid nicht einverstanden oder hält er ihn für fehlerhaft, so kann innerhalb eines Monats schriftlich Widerspruch beim Rentenversicherungsträger eingelegt werden. Der Widerspruch muss begründet sein.

Wie hoch ist der Eigenanteil, müssen Zuzahlungen geleistet werden?

Die Zuzahlung beträgt 9 Euro täglich. Die Zuzahlung ist vom Versicherten für jeden Kalendertag der stationären Rehabilitationsleistung, längstens jedoch für 42 Tage zu leisten. Wurden mehrere stationäre Leistungen erbracht, sind alle Tage der Zuzahlung innerhalb eines Kalenderjahres zusammenzurechnen. Es kommt nicht darauf an, ob die Zuzahlungen an den Rententräger oder an die Krankenkasse entrichtet worden sind.

Ist die onkologische Rehabilitationsnachsorge unmittelbar im Anschluss an eine Krankenhausbehandlung medizinisch erforderlich (z. B. AHB), muss der Versicherte für die Dauer von 14 Tagen zuzahlen. Hierbei ist eine innerhalb des Kalenderjahres an einen Träger der gesetzlichen Krankenversicherung geleistete Zuzahlung anzurechnen.

In bestimmten Fällen ist keine Zuzahlung zu leisten. Eine Zuzahlung entfällt für Personen, die bei Antragstellung das 18. Lebensjahr noch nicht vollendet haben, sowie Bezieher von Übergangsgeld. Hiervon abgesehen können sich Versicherte bzw. Rentner unter bestimmten Voraussetzungen auf Antrag vollständig oder teilweise von der Zahlung befreien lassen. Eine Befreiung erfolgt, wenn die Zuzahlung den Versicherten bzw. Rentner unzumutbar belasten würde. Liegt das monatliche Nettoeinkommen unter 939 Euro, ist vom Versicherten keine Zuzahlung zu leisten. Die Zuzahlung wird nach dem Nettoeinkommen gestaffelt reduziert. Wird Hilfe zum Lebensunterhalt nach dem Bundessozialhilfegesetz bezogen, wird der Versicherte auf Antrag – unabhängig von Art und Höhe dieser Leistung – von der Zuzahlungspflicht ebenfalls vollständig befreit.

Wann wird Übergangsgeld bzw. Krankengeld gezahlt?

Hier gelten die gleichen Voraussetzungen, wie bereits bei der AHB-Maßnahme (▶ Anschlussheilbehandlung) erläutert.

Innerhalb welcher Frist (Rahmenfrist) kann ein Antrag auf stationäre Rehabilitationsmaßnahmen (Festigungskur) beantragt werden?

Nach den einschlägigen Sozialgesetzen sowie nach den spezifischen Richtlinien werden stationäre Rehabilitationsleistungen bis zum Ablauf eines Jahres nach einer beendeten Primärbehandlung gewährt.

Darüber hinaus können spätestens bis zum Ablauf von zwei Jahren nach beendeter Primärtherapie Maßnahmen im Einzelfall erbracht werden, wenn erhebliche Funktionsstörungen entweder durch die Tumorerkrankungen selbst oder durch Therapiefolgen vorliegen.

Was erwartet den Patienten in der Rehabilitation?

Die medizinische Rehabilitation umfasst gezielte diagnostische und therapeutische Maßnahmen, um mit Hilfe eines krankheitsgerechten Konzeptes sowohl die körperlichen als auch die seelischen Folgen der Tumorerkrankung zu bessern oder zu beseitigen. Die Ziele der medizinischen Rehabilitation nach Krebserkrankungen sind immer individuell und problemorientiert.

Je nach Art der Erkrankung oder der Form der Therapie können die Folgestörungen von Krebserkrankungen sehr unterschiedlich sein und unterschiedliche Therapien erfordern. So stehen z. B. nach chirurgischen Eingriffen an der Brust die Armbeweglich und der Lymphabfluss des Armes im Vordergrund, nach Entfernung des Kehlkopfes die Sprachschulung oder bei künstlichem Darmausgang die sog. »Stoma«-Schulung. Bestrahlungen können zu Veränderungen und Schrumpfungen der Haut führen, die eine spezifische Therapie erfordern.

Das Behandlungsteam

Grundsätzlich sollten stationäre onkologische Rehabilitationsmaßnahmen nur in onkologisch eingerichteten Tumornachsorge- oder Rehabilitationskliniken durchgeführt werden, die von der Deutschen Rentenversicherung Bund (vormals BfA, LVA) oder der Arbeitsgemeinschaft Krebsbekämpfung NRW anerkannt werden. In diesen Kliniken muss ein notwendiger Standard gewährleistet sein.

Werden Reisekosten übernommen?

Die Rentenversicherungsträger übernehmen die notwendigen Reisekosten, die dem Anspruchsberechtigten anlässlich der Durchführung von Leistungen zur onkologischen Rehabilitationsnachsorge entstehen. Das bedeutet, dass lediglich die Kosten der Hin- und Rückfahrt zwischen dem Wohnort und dem Ort der Rehabilitation in Höhe der Tarife öffentlicher Verkehrsmittel übernommen werden.

Aus medizinischen Gründen und damit im eigenen Interesse sollte der Rehabilitand nicht mit dem eigenen Wagen zur Rehabilitationsnachsorge fahren. Benutzt der Rehabilitand zur Anreise einen PKW, kann die Erstattung der Fahrtkosten nur in der Höhe erfolgen, wie sie dem Leistungsträger bei Nutzung öffentlicher Verkehrsmittel entstanden wären.

Vorsorglich wird darauf hingewiesen, dass der Arzt der Rehabilitationseinrichtung dem Patienten aus medizinischen Gründen die Benutzung des Fahrzeuges ggf. ganz untersagen kann.

Auch eine Haushaltshilfe kommt unter den bereits erwähnten Voraussetzungen in Betracht. Voraussetzung ist immer, dass der Versicherte den Haushalt bisher selbst geführt hat. Der Anspruch auf Haushaltshilfe ist ausgeschlossen, wenn die wesentlichen Hausarbeiten bisher durch eine Hausangestellte oder eine andere im Haushalt lebende Person verrichtet worden ist.

Wie ist der Rehabilitand versichert?

Sozialversicherung der Rehabilitanden

Erhält der Versicherte Übergangsgeld, so ist er grundsätzlich in der gesetzlichen

- Krankenversicherung,
- Rentenversicherung,
- Arbeitslosenversicherung sowie in der
- Pflegeversicherung

versichert.

Die Beiträge zur Sozialversicherung werden vom Rentenversicherungsträger in voller Höhe übernommen.

Unfallversicherungsschutz

Während einer Leistung zur onkologischen Rehabilitationsnachsorge besteht Unfallversicherungsschutz für den Fall, dass sich im Zusammenhang mit der Behandlung ein Unfall ereignen sollte. Der Versicherungsschutz schließt den Weg zur Rehabilitationseinrichtung und zurück ein. Die Beiträge zur gesetzlichen Unfallversicherung trägt ebenfalls der Rentenversicherungsträger.

Anmerkung: Diese Hinweise sollten mit den Beratern der zuständigen Leistungsträger, z. B. Krankenkassen, Rentenversicherungsträgern oder Auskunfts- und Beratungsstellen, auf den individuellen Fall hin durchgesprochen werden.

Photodynamische Lasertherapie

Was bedeutet photodynamische Lasertherapie?

Der Begriff besagt, dass Licht (»photo«) etwas in Bewegung setzt (»dynamisch«). Laser ist Licht einer ganz bestimmten Wellenlänge aus dem Spektrum. Die photodynamische Lasertherapie, abgekürzt PDT, beruht auf dem Zusammenwirken bestimmter lichtaktivierbarer Substanzen, sog. Photosensibilisatoren, und (Laser)licht.

Wie funktioniert die PDT?

Eine lichtaktivierbare Substanz, die sich in bestimmten Zellen oder Geweben besonders stark anreichert, wird in die Blutbahn gespritzt. Bestrahlt man diese Anreicherungsbezirke dann mit Licht einer bestimmten Wellenlänge, so wird die Lichtenergie auf den Farbstoff übertragen und von dort auf den im Gewebe vorhandenen Sauerstoff. Die aktivierten Sauerstoffmoleküle, sog. »reaktive Sauerstoffspezies«, wirken zerstörend auf Zellen und Blutgefäßwände. Auch andere Moleküle und Molekülbruchstücke, die als Nebenprodukte der ausgelösten Reaktionen entstehen, haben gewebeschädigende Effekte.

Im Gegensatz zur ▶ Strahlentherapie mit energiereichen Strahlen, z. B. Röntgenstrahlen, entfaltet sich der Effekt der PDT nicht an den Trägern des Erbguts im Zellkern, sondern an anderen Strukturen der Zellen. Die ausgelösten Schäden führen letztlich zum Absterben der Zelle. Das verbleibende tote Gewebe wird vom Körper abgebaut. Der Effekt der PDT hängt von einer ausreichenden Anreicherung und gleichmäßigen Verteilung des lichtsensibilisierenden Stoffes im zu bestrahlenden Gewebe ab. Obwohl sich die Substanz in der Regel im ganzen Körper verteilt, entfaltet sich der gewebeschädigende Effekt nur dort, wo bestrahlt wird.

Die PDT wurde für die örtliche Behandlung bösartiger Tumoren entwickelt und wird hier seit vielen Jahren geprüft. Etablierte Routine ist sie derzeit nur bei einer bestimmten Erkrankung der Netzhaut, die zur Erblindung führen kann.

Welche Strahlen werden bei der PDT eingesetzt?

Für die Aktivierung der Photosensibilisatoren wird, je nach Art der Substanz, Licht aus dem roten oder blauvioletten Bereich des Spektrums verwendet, das selbst keine Gewebeschädigung verursacht. Die »richtige« Wellenlänge des Lichts spielt eine wichtige Rolle bei der PDT, denn die einzelnen Photosensibilisatoren werden nur durch Licht bestimmter Wellenlängen aktiviert. Deshalb filtert man aus dem sichtbaren Licht genau die Strahlen mit der erforderlichen Wellenlänge heraus. Mit Hilfe der Lasertechnik lassen sich gebündelte Lichtstrahlen der gewünschten Wellenlänge erzeugen. Im Falle der PDT sind es Strahlen aus dem längerwelligen Rotlichtbereich mit Wellenlängen von 600–700 Nanometer (milliardstel Meter, nm) oder dem etwas kürzerwelligen blau-violetten Bereich, in dem die derzeit verfügbaren Photosensibilisatoren ein Absorptionsmaximum haben. Das heißt, Licht dieser Wellenlänge wird besonders gut aufgenommen und umgesetzt.

Wie sieht die Behandlung praktisch aus?

Etwa 50–100 h nach Gabe der lichtsensibilisierenden Substanz in die Blutbahn ist in der Regel die optimale Anreicherung im »Zielgewebe« erreicht. Dann kann die Bestrahlung erfolgen. Für manche Anwendungen bei Haut- und Blasentumoren wird eine spezielle Substanz – 5-Aminolävulinsäure, die für den Aufbau des roten Blutfarbstoffs erforderlich ist – örtlich im Tumorbereich aufgetragen bzw. über einen Katheter in die Blase gegeben. Bei dieser Methode ist die Bestrahlung schon nach wenigen Stunden möglich. Je nachdem, wo bestrahlt werden soll – an der Haut, in Körperhohlräumen oder im Innern eines Organs – muss ein geeigneter Lichtleiter gewählt werden. Wichtig ist, den gesamten Zielbereich gleichmäßig mit der erforderlichen Dosis zu »belichten«. In die Blase oder in die Bronchien etwa wird das Licht über Endoskope mit flexiblen Glasfasern geleitet.

Sollen von äußeren oder inneren Oberflächen nicht direkt erreichbare oder »kompakte« Tumoren bestrahlt werden, kann man sie mit lichtleitenden Fasern spicken, so dass das Licht auch hier ans Ziel gelangt. Denn die Eindringtiefe der verwendeten Lichtstrahlen ins Gewebe beträgt nur wenige Millimeter.

Hat die PDT Nebenwirkungen?

Weil sich derzeit verfügbare Photosensibilisatoren über den Blutkreislauf im ganzen Körper verteilen, erhöht sich die Lichtempfindlichkeit von Haut und Augen für einige Zeit. Wenn die Folgen der Lichteinwirkung hier auch nicht so dramatisch sind wie bei gezielter Laserbestrahlung des Tumorbereichs, müssen sich die Patienten dennoch etwa eine Woche lang in leicht abgedunkelten Räumen aufhalten und sich für die Dauer von etwa 3–6 Wochen vor intensiver Lichteinwirkung, etwa vor direktem Sonnenlicht, schützen. Die Bemühungen bei der Entwicklung neuer Substanzen, die sich gezielter in Tumorgewebe anreichern, richten sich auch darauf, diese allgemeine Lichtsensibilisierung zu verringern. In den bestrahlten Bereichen können vorübergehende Schwellungen und Rötungen an der Haut auftreten, die mit der Zerstörung von Gewebe und begleitenden entzündlichen Reaktionen zusammenhängen. Andere unerwünschte Wirkungen sind nicht zu erwarten. Auch Schäden am Erbgut sind unwahrscheinlich, da sich die Photosensibilisatoren nicht im Zellkern anreichern.

Bei welchen Tumoren kommt die PDT in Frage?

Im Prinzip kommt die PDT als Ergänzung oder Alternative zu herkömmlichen Behandlungsverfahren bei vielen Tumorarten in Frage. Voraussetzung ist allerdings, dass das Licht in ausreichender Stärke am gewünschten Ort ankommt. Das für die Anregung der zurzeit meistbenutzten Photosensibilisatoren erforderliche Rotlicht mit einer Wellenlänge von 630 nm dringt maximal 6 mm tief mit ausreichender Intensität ins Gewebe ein. Deshalb können von der Oberfläche her nur Tumoren von geringer Dicke behandelt werden. Für die Bestrahlung tieferliegender und kompakter Tumoren müssen zahlreiche lichtleitende Fasern in geringen Abständen in den Tumor eingebracht werden. Am besten geeignet ist die PDT auf jeden Fall zur Behandlung von flächigen Tumorfrühstadien an äußeren und inneren Körperoberflächen.

Im Rahmen von Studien wurde und wird die Wirksamkeit der PDT u. a. beim oberflächlichen Harnblasenkarzinom, beim Bronchialkarzinom, bei Hauttumoren, Hautmetastasen, Plattenepithelkarzinomen der Mundhöhle, Kehlkopfpapillomen, Hohlraumtumoren, die endoskopisch zugänglich sind, z. B. in Speiseröhre und Magen, und bei Tumorfrühstadien am Gebärmuttermund und im äußeren Genitalbereich erprobt. Auch bei Krebsbefall des Bauchfells (Peritonealkarzinose) und des Brustfells (Pleuramesotheliom) wird die PDT in Verbindung mit operativer Behandlung untersucht. Für die Behandlung des Glioblastoms, der bösartigsten Form von Hirntumoren, das wegen seiner unscharfen Begrenzung praktisch nie vollständig operiert werden kann, könnte sich die zusätzliche Anwendung der PDT ebenfalls eignen: Nach weitestmöglicher Entfernung des Tumors kann direkt im Rahmen der Operation durch die PDT restliches Tumorgewebe an den Rändern des Operationsfeldes zerstört werden. Voraussetzung ist natürlich, dass zuvor ein Photosensibilisator verabreicht wurde. Ob dies die Ergebnisse tatsächlich verbessert, also Rückfälle verhindern kann, wird derzeit geprüft. Mit dem Verfahren der »Spickung« können beispielsweise auch Tumoren der Prostata bestrahlt werden.

Welchen Stellenwert hat die PDT derzeit?

Obwohl die Methode schon eine lange Geschichte hat, ist sie in der Krebsbehandlung immer noch experimentell – also keine »Routine«. Das hat mit den lange Zeit bestehenden technischen und methodischen Problemen zu tun, aber auch mit dem Fehlen großer Studien und den Unterschieden in der Anwendung, die Vergleiche erschweren.

Mit heilender Absicht kann die PDT prinzipiell bei oberflächlichen Tumoren von Haut und Schleimhäuten eingesetzt werden. Aber auch in der palliativen (lindernden) Therapie fortgeschrittener Tumoren kann sie zum Einsatz kommen, seit Systeme zur Platzierung von mehreren dünnen Lichtleitern im Gewebe verfügbar sind, die eine gleichmäßige Bestrahlung auch größerer Tumoren erlauben. Weil sich die Anwendung der PDT als experimentelle Methode bisher weitgehend auf fortgeschrittene Tumoren, bei denen keine anderen erfolgversprechenden Behandlungen verfügbar sind, konzentrierte, ist ihr möglicher Stellenwert noch gar nicht wirklich zu beurteilen. Ein Vorteil der Methode ist sicher, dass sie keine bleibenden Schäden am Erbmaterial von Zellen hinterlässt und deshalb auch mehrfach wiederholt werden könnte.

Wohin geht die Entwicklung?

Intensive Bemühungen gelten der Entwicklung neuer lichtsensibilisierender Substanzen, die durch längerwelliges Rotlicht aktiviert werden, das besser und tiefer in Gewebe eindringen kann. Gesucht werden auch Möglichkeiten, wie man die Photosensibilisatoren besonders gezielt und selektiv im Tumorgewebe anreichern könnte, z. B. durch Kopplung an geeignete Trägersubstanzen. Möglichkeiten der Verstärkung des Lichteffekts durch zusätzliche Maßnahmen und die Entwicklung von geeigneten Kombinationsstrategien, z. B. mit Chemotherapie, oder auch die Kombination unterschiedlicher Lichtsensibilisatoren für eine Verstärkung des Effekts sind ebenfalls aktuelle Forschungsbereiche. Interessant ist auch die Weiterentwicklung der Verbindung von diagnostischer und therapeutischer Nutzung von Photosensibilisatoren, meist Farbstoffen: Zunächst kann die Fluoreszenz der Substanz in einem bestimmten Wellenbereich dargestellt und die Ausdehnung des Tumors sichtbar gemacht werden. Die nachfolgende Bestrahlung des Tumorbereichs mit Laserlicht entfaltet dann die gewebezerstörende Wirkung.

Positronenemissionstomographie (PET)

Was unterscheidet die PET von anderen bildgebenden Verfahren?

In der Diagnose und Behandlungsplanung von Tumorerkrankungen spielen bildgebende Verfahren eine entscheidende Rolle. Besonders aussagefähige Bilder liefern die Schnittbilduntersuchungen: die Computertomographie und die Kernspintomographie. Mittels Röntgenstrahlen oder Magnetfeldern entstehen schichtförmige (Quer-)schnittbilder des Körperinneren. Damit können Lage, Ausdehnung, Abgrenzung und in beschränktem Umfang auch die Art eines Tumors ohne Eingriff in den Körper (nichtinvasiv) festgestellt werden. Mit dem Verfahren der Positronenemissionstomographie (PET) gelingt es, Schnittbilder mit Informationen über Stoffwechselvorgänge im Gewebe zu erhalten, also innerhalb eines Ausschnitts über die Funktion eines Organs. Die PET ist eine Methode der Nuklearmedizin, die radioaktive Substanzen zur Diagnose und Behandlung verwendet. Sie wird seit mehr als zehn Jahren zunehmend klinisch eingesetzt und intensiv weiterentwickelt.

Die Kosten für eine ambulante PET-Untersuchung werden laut Entscheidung des Bundesausschusses der Ärzte und Krankenkassen vom 1.5.2002 von der gesetzlichen Krankenversicherung nicht übernommen.

Wie funktioniert die PET und wozu wird sie eingesetzt?

Ähnlich wie bei anderen nuklearmedizinischen Diagnoseverfahren werden dem Patienten geringe Mengen von radioaktiven Substanzen verabreicht, deren Verteilung und Anreicherung im Körper mit einer speziellen Kamera aufgezeichnet werden kann. Man verwendet bei der PET Substanzen, die Positronen (positiv geladene Gegenstücke zu Elektronen) abstrahlen. Die PET und auch die Herstellung der positronenabstrahlenden Substanzen sind sehr aufwändig.

Tumoren haben häufig einen erhöhten Stoffwechsel im Vergleich zu anderen Geweben. Als ein Maß für die Stoffwechselaktivität eines Gewebes gilt die Intensität, mit der die Zellen Glukose (einen Zucker) aufnehmen. In der PET wird daher oft mit radioaktivem Fluor (F-18) markierte Desoxyglukose (FDG) eingesetzt. Mit zeitlich gestaffelten Aufnahmen kann die Anreicherung der Substanz in den verschiedenen Geweben verfolgt werden. Die FDG reichert sich bevorzugt im Tumorgewebe an. Damit können zum Beispiel Lymphknotenmetastasen von Lungentumoren entdeckt werden (wichtig zur Bestimmung des Krankheitsstadiums und damit für die Therapiewahl) oder es kann bei Patienten mit malignen Lymphomen der Behandlungserfolg dokumentiert werden. Auch im Beginn einer Chemotherapie kann diese Art der Untersuchung eingesetzt werden, um möglichst frühzeitig die Wirkung der Zytostatika (Medikamente der Chemotherapie) auf den Tumor messen zu können. Denn bevor ein Tumor sich verkleinert, ist sein Stoffwechsel vermindert. So kann die PET früher als andere bildgebende Verfahren das Ansprechen auf eine Therapie dokumentieren.

Kann eine PET-Untersuchung schädlich sein?

Die Strahlenbelastung durch die Untersuchung ist gering (das 2- bis 3fache der jährlichen natürlichen Strahlenbelastung), da nur kleinste Mengen der radioaktiven Substanz eingesetzt werden müssen und die Strahlung sehr rasch abklingt (kurze Halbwertszeit von ca. zwei Stunden).

Gibt es Fehlermöglichkeiten bei der Beurteilung der PET?

Auch entzündete Gewebebereiche nehmen vermehrt Glukose auf, was die Aussagekraft der Methode beeinträchtigen kann.

Es gibt auch sehr langsam wachsende bösartige Tumoren, wie z. B. das Prostatakarzinom, die sich mit der PET unzureichend darstellen lassen, weil die Stoffwechselaktivität sich nicht vom umgebenden Gewebe unterscheidet. Dann können andere radioaktiv markierte Substanzen zum Einsatz kommen, z. B. für die Darstellung von Prostatakarzinomgewebe chemische Verbindungen aus dem Fettstoffwechsel. Dies ist allerdings noch Gegenstand von Forschung.

Die Zuordnung einer Anreicherung zu einem Organ kann schwierig sein. Hier kann das PET-CT weiterhelfen. Bei dieser neuen Untersuchungsmethode werden die funktionellen Informationen über das Tumorgewebe durch die PET mit den räumlichen Informationen des Computertomogramms zusammengeführt.

PET-CT

PET-CT ist ein neues, noch experimentelles bildgebendes Verfahren, bei dem PET (Positronenemissionstomographie) und CT (Computertomographie) in fester Kombination (in einem Gerät und in einem Untersuchungsdurchgang) angewendet werden. Es vereint in der bildlichen Darstellung die Informationen der PET zur Stoffwechselaktivität im Gewebe mit der Darstellung der Gewebestrukturen, wie sie die CT liefert.

Mit der PET können mittels verschiedener Radiopharmaka unterschiedliche Tumoren und deren Metastasen anhand der Stoffwechselaktivität nachgewiesen werden. Allerdings kann die anatomische Zuordnung des sich in der PET darstellenden stoffwechselaktiven Bezirks schwierig sein, d. h. man kann die Veränderung nicht immer zuverlässig im Körper lokalisieren oder einem bestimmten Organ zuordnen.

Welche Vorteile hat die PET-CT gegenüber der einfachen PET oder der einfachen CT?

Durch die feste Kombination von PET und CT in einem Gerät verspricht man sich eine Lösung dieses Problems, da die CT die genaue Lokalisation eines verdächtigen Befundes ermöglicht. Die PET-Bilder mit funktionellen und die CT-Bilder mit morphologischen Informationen werden vom Computer »fusioniert« und überlagernd dargestellt. Die Lokalisation eines verdächtigen Befundes kann dadurch so genau sein, dass z. B. eine gezielte Gewebeentnahme durch Punktion ermöglicht wird.

Die Gesamtdauer der Untersuchung beträgt mit den modernsten Geräten nur noch ca. 15 Minuten, das bedeutet eine erhebliche Verkürzung der Untersuchungszeit im Vergleich zur konventionellen PET-Untersuchung. Eine weitere Zeitersparnis ergibt sich durch die Kombination von PET und CT in einem Untersuchungsgang.

Welchen Stellenwert hat die PET-CT?

Die Diagnostik mit der PET-CT ist noch experimentell und in der klinischen Erprobung, also derzeit keine Routineuntersuchung. Die Kosten werden daher von der gesetzlichen Krankenversicherung in Deutschland nicht erstattet.

Es bedarf weiterer Studien, um die Wertigkeit und den Nutzen der kombinierten PET-CT-Untersuchung gegenüber anderen bildgebenden Verfahren abschätzen zu können. Man hofft, durch weitere Studien beweisen zu können, dass ein verbessertes Staging, d. h. Feststellung des Krankheitsstadiums, bei Tumorerkrankungen möglich ist und davon ausgehend auch bessere Behandlungserfolge erzielt werden können.

Welche Anwendungsbereiche zeichnen sich ab?

Sinnvoll kann der Einsatz dort sein, wo eine normale CT als nicht ausreichend erscheint und eine PET sinnvolle Zusatzinformationen liefern kann.

In der Onkologie kristallisieren sich folgende mögliche Anwendungsbereiche heraus:

- Verlaufskontrolle unter Tumorbehandlung (Unterscheidung zwischen lebendem Tumor-

gewebe und Tumornekrose, d. h. abgestorbenem Gewebe)
- Suche nach dem Ursprungstumor von Metastasen bei Patienten mit unbekanntem Primärtumor (CUP-Syndrom)
- Ausbreitungsdiagnostik einer Tumorerkrankung (z. B. Lymphknotenbefall im Mediastinum bei Bronchialkarzinomen)
- Verdacht auf örtlichen Rückfall bei Brustkrebs (Lokalrezidivdiagnostik)
- Verdacht auf örtlichen Rückfall bei Darmkrebs,
- Ausbreitungsdiagnostik und Rezidivdiagnostik bei neuroendokrinen Tumoren und Schilddrüsenkarzinom
- PET-CT-gezielte diagnostische Eingriffe oder lokale thermoablative Interventionen, d. h. Gewebezerstörung durch Hitze (z. B. laserinduzierte Thermotherapie LITT u. a.) und Therapiekontrolle
- Strahlentherapieplanung

Wie hoch ist die Strahlenbelastung durch die PET-CT?

Bei der PET-CT kann die CT auf die interessierenden Körperbereiche begrenzt werden. Dadurch lässt sich die Strahlenbelastung reduzieren. Zwecks Gesamtübersicht wird der CT-Bereich allerdings häufig mit niedriger Strahlenintensität erweitert.

Eine CT-Ganzkörperuntersuchung vom Kopf bis zu den Oberschenkeln belastet den Körper mit einer Strahlendosis von 25–30 mSv, die FDG-PET (FDG = radioaktiv markierter Zucker) mit 10 mSv.

Prostatakrebs

Wie häufig ist Prostatakrebs?

Prostatakrebs – fachsprachlich Prostatakarzinom – ist mit rund über 48.000 Neuerkrankungen pro Jahr mittlerweile der häufigste bösartige Tumor bei Männern. Mehr als 90 % der Patienten sind zum Zeitpunkt der Diagnose älter als 60 Jahre. Weil es praktisch keine Frühsymptome gibt und die Krankheit erfolgreicher behandelt werden kann, wenn sie in einem örtlich begrenzten Stadium entdeckt wird, kommt der Früherkennungsuntersuchung von Prostatakrebs Bedeutung zu. Im Rahmen des gesetzlichen Früherkennungsprogramms ist bei Männern ab dem Alter von 45 Jahren einmal pro Jahr eine Austastung des Enddarms mit dem Finger vorgesehen. Durch diese sog. digitale rektale Untersuchung kann der Arzt kleine Unregelmäßigkeiten an der dem Darm zugewandten Oberfläche der Prostata feststellen. Tiefer liegende Tumoren lassen sich nicht tasten. Die Bestimmung eines im Prostatagewebe gebildeten Eiweißstoffes (PSA, prostataspezifisches Antigen; ▶ Tumormarker) im Blut kann die Austastung des Enddarms sinnvoll ergänzen. Allerdings wird die Zunahme der Diagnose Prostatakrebs auch mit der vermehrten Durchführung dieses Tests in Zusammenhang gebracht, mit dem auch viele kleine und wenig bösartige Tumoren entdeckt werden, die dem Betroffenen vielleicht nie Probleme gemacht hätten. Es ist deshalb zu befürchten, dass heute nicht wenige Männer »überbehandelt« werden.

Was sind die Ursachen für Prostatakrebs?

Die Ursachen des Prostatakarzinoms sind bisher weitgehend ungeklärt. Eine erbliche Veranlagung spielt offenbar eine Rolle. Außerdem fördert das männliche Hormon Testosteron nicht nur das Wachstum normaler Prostatatzellen, sondern auch von Krebszellen, was man sich bei der Behandlung zunutze macht (▶ unten).

Wie wird Prostatakrebs diagnostiziert?

Besteht aufgrund eines auffälligen Tastbefunds und/oder eines erhöhten PSA-Werts der Verdacht auf Prostatakrebs, erfordert dies die Abklärung durch eine Gewebeentnahme (Biopsie). In der Regel werden aus jedem der beiden Prostatalappen in örtlicher Betäubung mindestens drei Gewebeproben entnommen, aus verdächtigen Bezirken gezielt unter Ultraschallkontrolle. Wenn die mikroskopische Untersuchung der Proben durch einen Pathologen die Diagnose Prostatakrebs ergibt, sind für die Behandlungsplanung weitere Untersuchungen nötig, um die Tumorgröße und -ausbreitung festzustellen. Dazu gibt auch der PSA-Wert Anhaltspunkte: Liegt er unter 10 Mikrogramm (millionstel Gramm) pro Liter, ist der Tumor mit großer Wahrscheinlichkeit auf die Prosta-

ta begrenzt. Eine Ultraschalluntersuchung vom Enddarm aus und eine Röntgenuntersuchung der ableitenden Harnwege liefert Informationen zur örtlichen Ausbreitung. Bei PSA-Werten über 10 wird auch eine Untersuchung des Skeletts (Szintigraphie) durchgeführt, um eventuelle Absiedelungen in den Knochen aufzuspüren. Die wichtige Frage, ob Lymphknoten im Becken befallen sind, ist schwieriger zu klären. Auch Schichtaufnahmen von Beckenraum und Unterbauch geben hier nicht immer eine Antwort.

Wie sieht die Behandlung aus?

Die Behandlung richtet sich nach der Ausbreitung des Tumors und auch nach seinem durch die feingewebliche Untersuchung festgestellten Bösartigkeitsgrad, der als Punktwert von 1 bis 10 beschrieben wird (sog. Gleason-Score). Zur Verfügung stehen bei örtlich begrenzten Tumoren Operation und Strahlentherapie, bei weiter fortgeschrittener Erkrankung Bestrahlung und medikamentöse Therapie, hauptsächlich die ▶ Hormontherapie zur Unterdrückung der Testosteronwirkung. Eine Sonderstellung nehmen sehr kleine, nach ihren durch die feingewebliche Untersuchung bestimmten biologischen Merkmalen wenig bösartige Tumoren ein. In dieser Situation kann man zunächst »abwarten und beobachten« (engl.: wait and see), wobei in regelmäßigen Abständen der PSA-Wert bestimmt und Gewebeproben aus der Prostata entnommen werden. Da Vorteile einer Behandlung gegenüber dieser abwartenden Haltung im Hinblick auf die Überlebenswahrscheinlichkeit erst nach 10 Jahren erkennbar werden, profitieren vor allem ältere Männer von der »Wait-and-see«-Strategie: Die Operation bleibt ihnen erspart, und sie leben nicht weniger lang.

Wann kommt eine Operation in Frage?

Am erfolgversprechendsten ist die Operation, wenn der Tumor auf die Prostata begrenzt ist, die Kapsel nicht durchbrochen hat und wenn keine Lymphknoten befallen sind, aber auch bei Kapseldurchbruch und mikroskopischem Lymphknotenbefall wird sie heute durchgeführt. Nicht sinnvoll ist die Operation dagegen, wenn der Tumor sich deutlich über die Prostata hinaus ausgebreitet hat und bei bereits vor der Operation erkennbarem Lymphknotenbefall sowie bei Vorliegen von Metastasen – eine vollständige Tumorentfernung ist dann nicht mehr möglich. In seltenen Fällen zeigt sich erst im Rahmen der Operation, dass der Tumor deutlich weiter fortgeschritten ist als eigentlich erwartet. Dann muss die Operation abgebrochen werden.

Wie wird Prostatakrebs operiert?

Bei der sog. radikalen Prostatektomie werden durch einen senkrechten Bauchschnitt von unterhalb des Bauchnabels bis oberhalb des Schambeins Prostata, Samenbläschen und – außer bei Patienten mit kleinen und biologisch wenig bösartigen Tumoren – Lymphknoten im Beckenraum entfernt, die mikroskopisch auf Tumorzellen untersucht werden. Es gibt auch die Möglichkeit, die Prostataoperation vom Damm her durchzuführen. Die Entfernung der Lymphknoten erfordert hier allerdings einen zusätzlichen Eingriff. Eine Alternative zur »offenen« Operation könnte in Zukunft nach den bisherigen Erfahrungen die sog. »Schlüssellochchirurgie« werden: die endoskopische Operation durch einen kleinen Bauchschnitt mit Unterstützung optischer Geräte. Dieses Verfahren ist weniger belastend für die Patienten, und die Dauer des Krankenhausaufenthalts verkürzt sich auf etwa eine Woche. Noch ist dieses Vorgehen aber keineswegs Standard und wird bisher nur an wenigen Kliniken angeboten. Die radikale Prostatektomie ist keine einfache Operation und sollte an Kliniken mit entsprechender Erfahrung erfolgen.

Sind zusätzliche Maßnahmen zur Operation erforderlich?

Bei Tumoren, die operiert wurden, aber aufgrund ihrer Ausdehnung mit Durchbrechen der Prostatakapsel, des Befalls von Lymphknoten, feingeweblichen Merkmalen erhöhter Bösartigkeit und einem PSA-Wert über 20 ein erhöhtes Rückfallrisiko haben, wirkt sich eine ergänzende medikamentöse Behandlung mit Gegenspielern des männlichen Hormons Testosteron günstig auf den Verlauf aus (▶ Hormontherapie). Auch eine Nachbestrahlung der Tumorregion und evtl. der Beckenlymphknoten kann möglicherweise die Gefahr eines örtlichen Rückfalls verringern.

Wann kommt eine Strahlentherapie anstelle der Operation in Frage?

Bei kleinen, auf die Prostata begrenzten Tumoren und nicht über 20 erhöhtem PSA-Wert ist die Strahlentherapie ebenso wirksam wie die Operation. »Klassischerweise« wird die Tumorregion dabei von außen (perkutan) bestrahlt. Durch moderne Bestrahlungstechniken mit exakter, computergesteuerter Bestrahlungsplanung lässt sich das umliegende gesunde Gewebe, insbesondere des Enddarms, sehr gut schonen. Die Bestrahlung wird aufgeteilt in kleine Einzeldosen, so dass sich die Behandlung über mehrere Wochen erstreckt. Eine Alternative zur perkutanen Bestrahlung ist bei begrenztem Tumor und geringem Rückfallrisiko die »Kurzdistanzbestrahlung« (Brachytherapie), bei der in Kurznarkose in sog. Seeds verkapselte Strahlenquellen direkt in die Prostata eingebracht werden. Die Seeds – je nach Größe der Drüse bis zu 80 – bleiben dauerhaft in der Prostata und geben ihre Strahlung über etwa neun Monate auf sehr kurze Entfernung ab. Nur in der ersten Woche tragen die Patienten eine Bleischürze, danach dringt kaum noch Strahlung nach außen. Eine weitere Form der Brachytherapie, die sog. Afterloadingbehandlung, kommt zur Intensivierung der perkutanen Bestrahlung bei örtlich ausgedehnteren Tumoren in Frage. Die Strahlenquellen werden, ebenfalls in Kurznarkose, durch vom Damm aus eingestochene Hohlnadeln mehrmals kurzzeitig in die Prostata eingebracht. Zusätzlich ist möglicherweise eine Hormontherapie sinnvoll. Wenn aufgrund der örtlichen Ausbreitung des Tumors oder aufgrund von schweren Begleiterkrankungen keine Operation möglich ist oder wenn der Patient diese ablehnt, wird ebenfalls bestrahlt. Auch hier ist die Kombination mit einer (Anti)hormontherapie von Vorteil.

Was kann man tun, wenn der Krebs schon weiter fortgeschritten ist?

Falls eine vollständige Entfernung bzw. Zerstörung des Tumorgewebes durch Operation oder Bestrahlung von vornherein nicht möglich ist oder der Krebs bereits andere Organe befallen hat, kommen medikamentöse Therapien in Betracht. Das männliche Geschlechtshormon Testosteron fördert das Wachstum von Prostatakrebs. Durch Testosteronentzug kann man deshalb in aller Regel sein Wachstum zumindest für gewisse Zeit hemmen. Es gibt zwei Möglichkeiten, die Testosteronbildung auszuschalten: operative Entfernung der Hoden als Orte der Hormonproduktion oder Medikamente, die die Hormonbildung unterdrücken. Eine weitere Möglichkeit ist die Unterdrückung der Testosteronwirkung in den Zellen durch einen »Hormonblocker«. Die Hormonbehandlung (► Hormontherapie) wird so lange fortgeführt, wie sie wirksam ist.

Früher oder später werden alle Prostatatumoren »taub« gegenüber der Hormontherapie, sie sprechen nicht mehr auf die Behandlung an und wachsen weiter. Dann steht die Linderung der Beschwerden im Vordergrund. Manchmal führt das Absetzen der Hormontherapie paradoxerweise zu einem Rückgang des PSA-Werts, aber nur vorübergehend. Auch eine ► Chemotherapie mit zellwachstumshemmenden Medikamenten (Zytostatika) kann bei einem Teil der Patienten das Krankheitsfortschreiten nochmals für gewisse Zeit bremsen und die Symptome lindern. Der begrenzte Nutzen muss aber gegen die zu erwartenden Nebenwirkungen der Behandlung abgewogen werden. Knochenmetastasen, die beim fortgeschrittenen Prostatakrebs häufig sind, bereiten durch Schmerzen und Bruchgefahr Probleme. Eine Bestrahlung ist wirksam gegen Knochenschmerzen, und auch die Bruchgefahr lässt sich dadurch in der Regel abwenden. Weiter kann bei Knochenmetastasen der Einsatz eines Bisphosphonats sinnvoll sein, das den durch den Tumor verursachten Stabilitätsverlust des Knochens bremst. Kommt es durch das Tumorwachstum zu einer Einengung der Harnröhre und damit zu einem Harnrückstau, kann man das einengende Gewebe durch einen über die Harnröhre vorgenommenen Eingriff entfernen.

Welche Folgen hat die Behandlung?

Häufigste unerwünschte Folge der Operation ist der Verlust der Erektionsfähigkeit. Nach Strahlenbehandlung ist dies etwas seltener der Fall. Eine weitere häufige Folge, ebenfalls vor allem nach der Operation, ist ungewolltes Wasserlassen (Harninkontinenz), das sich aber bei konsequentem Training der Beckenbodenmuskulatur innerhalb eines Jahres meist wieder weitgehend oder vollständig zu-

rückbildet. Folgen einer Bestrahlung können vorübergehende Enddarm- und Blasenschleimhautentzündungen sein. Die Hormontherapie durch Testosteronentzug hat Hitzewallungen, Abnahme des sexuellen Antriebs und seltener Impotenz zur Folge. Die sog. Antiandrogene, die die Testosteronwirkung blockieren, können zu einem Anschwellen der (auch beim Mann vorhandenen) Brustdrüse führen. Eine Bestrahlung der Brust vor Behandlungsbeginn verhindert dies. Die langfristige Durchführung einer Antihormonbehandlung mit Unterdrückung der Testosteronbildung in den Hoden kann auch zum Abbau von Knochensubstanz, zu Osteoporose führen.

Wie geht es nach der Behandlung weiter?

Ziel der Nachsorge ist die Erkennung von behandelbaren Rückfällen und von unerwünschten Behandlungsfolgen. Nach mit heilender Absicht durchgeführter Operation oder Strahlentherapie erfolgen Nachsorgeuntersuchungen in den ersten beiden Jahren alle drei Monate, danach zunächst in halbjährlichen, später in jährlichen Abständen. Am wichtigsten ist die körperliche Untersuchung und die Abtastung der Prostataregion vom Darm aus sowie die PSA-Bestimmung, denn ein Rückfall kündigt sich in der Regel durch einen Anstieg dieses ► Tumormarkers ab. Weitere Untersuchungen sind nur erforderlich, wenn sich Hinweise auf einen Rückfall ergeben. Beim fortgeschrittenen Prostatakarzinom dient die Nachsorge in erster Linie der Erkennung und Vermeidung von krankheitsbedingten Komplikationen. Im Mittelpunkt stehen auch hier die körperliche Untersuchung und die Bestimmung des PSA-Werts. Zusätzliche Untersuchungen werden gezielt bei Beschwerden durchgeführt.

Was kann man bei einem Krankheitsrückfall tun?

Ein Wiederauftreten der Erkrankung nach zunächst erfolgreicher Behandlung kündigt sich meist durch einen Anstieg des PSA-Werts an. Bei spätem und langsamem Anstieg steckt oft ein örtlicher Rückfall im Bereich der Prostata dahinter, bei raschem Anstieg dagegen meist die Ausbildung von Metastasen. Ein örtlicher Rückfall wird bestrahlt, und zusätzlich erfolgt meist eine Hormontherapie. Metastasen eines Prostatakarzinoms bilden sich meist in den Knochen. Hier steht die Hormontherapie mit Entzug des Testosteroneinflusses im Vordergrund. Bei Patienten, die außer einem erhöhten PSA-Wert keine Krankheitszeichen haben, kann die Hormontherapie möglicherweise auch in Intervallen erfolgen – d. h. Behandlung bis der PSA-Wert zurückgeht, dann Unterbrechung bis zum erneuten PSA-Anstieg. Ein Vorteil dieses Vorgehens ist, dass die Patienten nicht ständig unter den Nebenwirkungen der Therapie zu leiden haben. Beim metastasierten Prostatakrebs sind die Erhaltung bzw. Wiederherstellung der Lebensqualität und die Verhinderung von Komplikationen das wichtigste Ziel. Dazu gehört bei Bedarf auch eine wirksame Schmerztherapie. Einzelne Knochenherde werden bestrahlt, um Brüche zu verhindern. Auch die Gabe eines sog. Bisphosphonats kann sinnvoll sein: Dadurch lässt sich die metastasenbedingte Knochenzerstörung bremsen.

Wie sind die Heilungsaussichten bei Prostatakrebs?

Wird der Prostatakrebs in einem frühen, örtlich begrenzten Stadium durch Operation oder Bestrahlung erfolgreich behandelt, überleben über 80 % der Patienten 10 Jahre und mehr ohne Rückfall, die meisten können als geheilt gelten. Hat der Tumor bei Diagnosestellung die Organgrenzen bereits überschritten, bleiben, je nach Ausdehnung, immer noch bis zu zwei Drittel der Patienten längerfristig krankheitsfrei. In fortgeschrittenen Stadien und bei Metastasierung ist keine dauerhafte Heilung möglich, aber auch hier kann die Erkrankung manchmal über Jahre unter Kontrolle gebracht und ein Fortschreiten verzögert werden.

Psychische Einflüsse auf die Krebsentstehung

Was weiß man über Zusammenhänge zwischen Psyche und Krebsentstehung?

Auf der Suche nach Ursachen für eine Krebserkrankung stellen viele Menschen spontan einen Zusammenhang zwischen psychischen Belastungen und Krebs her. Diese Vermutung wurde durch Ergebnisse der neueren Forschung, insbesondere der Psychoneuroimmunologie, in gewisser Hinsicht unterstützt. So konnte gezeigt werden, dass einzelne Reaktionen des Immunsystems, d. h. der körpereigenen Abwehr, sich infolge psychosozialer Belastungen messbar verändern. Das Immunsystem spielt im Rahmen der bisher entwickelten Vorstellungen über den Mechanismus der Krebsentstehung eine wichtige Rolle.

Die These von der Immunüberwachung geht davon aus, dass bei jedem Menschen immer wieder vereinzelt Krebszellen entstehen, die vom Immunsystem als abnorm erkannt und von den Immunzellen im Sinne einer Krebsabwehr vernichtet beziehungsweise unschädlich gemacht werden. Die Entwicklung eines Tumors könnte insofern auch auf ein Versagen des Immunsystems zurückgeführt werden. Dies ist aber keineswegs mit einer Immunschwäche gleichzusetzen, da Veränderungen an Krebszellen dazu führen können, dass diese vom Immunsystem gar nicht zu erkennen sind. Ob und inwiefern die in psychoneuroimmunologischen Untersuchungen gefundenen belastungsabhängigen Veränderungen im Immunsystem für die Entstehung einer Krebserkrankung beim Menschen von Bedeutung sind, ist noch wenig erforscht.

Da zur Entstehung einer Krebserkrankung immer mehrere, bisher nur teilweise bekannte Faktoren zusammenwirken, ist die Gewichtung möglicher psychischer Einflüsse außerordentlich schwierig. In dem Maße, wie einzelne Tumorarten sich in der Entstehung durch bekannte Risikofaktoren wie z. B. Rauchen oder Alkohol unterscheiden, wird auch der mögliche Beitrag psychischer Faktoren jeweils unterschiedlich ausfallen. In keinem Fall sind eingleisige Zuordnungen, etwa »wer viel Kummer hat, bekommt leichter Krebs«, gerechtfertigt.

Was ist dran an der »Krebspersönlichkeit«?

Schon in der Antike vermutete Hippokrates Zusammenhänge zwischen der psychischen Verfassung »Melancholie« und der Entstehung von Krebs. Diese Vermutung baute allerdings auf der Vorstellung auf, dass durch ein Vorherrschen der schwarzen, zähflüssigen Galle der ganze Organismus und auch die Seele »vergiftet« werde.

Bis heute wird über ein erhöhtes Krebsrisiko bei bestimmten Persönlichkeitstypen spekuliert. Auch persönlichkeitspsychologische Untersuchungen an Krebspatienten schienen die Annahme einer Krebspersönlichkeit zu bestätigen. Krebspatienten zeichneten sich demnach aus durch depressive Züge, einen angepassten Lebensstil, eine Neigung zur Selbstaufopferung sowie einen verringerten Ausdruck insbesondere negativer und aggressiver Gefühle. In vielen Schriften, die sich an medizinische Laien richten, werden solche Zusammenhänge als erwiesen dargestellt. Erst neuere Untersuchungen an Personen, bei denen zwar ein Krebsverdacht bestand, die Diagnose aber noch nicht gestellt war, konnten zeigen, dass die als typisch geltenden Persönlichkeitsmerkmale eine Reaktion auf die Krebserkrankung kennzeichnen. Damit lässt sich die These einer Krebspersönlichkeit nach dem heutigen Wissensstand nicht weiter aufrechterhalten.

Kann man sich durch bestimmte Verhaltenweisen vor Krebs schützen?

Aus unserem derzeit noch sehr bruchstückhaften Wissen über seelische Einflüsse auf die Krebsentstehung lassen sich keine Rezepte für die Lebensführung ableiten. Außer dem Rat, bekannte krebsfördernde Risiken zu vermeiden, kann es keine Empfehlung für eine Lebensweise mit »Gesundheitsgarantie« geben. Als gesundheitsfördernd im umfassenderen Sinn sollte man alles betrachten, was zum individuellen seelischen Wohlbefinden beiträgt.

Psychologische Hilfen

Wann sollte man an psychologische Hilfen denken?

Wer Krebs hat, ist nicht automatisch psychisch krank. Die Mehrzahl der Krebspatienten kommt mit den Veränderungen, die sich durch die Erkrankung in fast allen Lebensbereichen einstellen, ohne fremde Hilfe gut zurecht. Aber es kann Phasen im Verlauf einer Krebserkrankung geben, in denen die Belastung so groß wird, dass die eigenen Kräfte und auch die Unterstützung durch Angehörige und Freunde nicht ausreichen, um sie zu bewältigen. Am häufigsten treten in solchen Phasen Depressionen und massive Ängste auf. Diese vorübergehende Überforderung der eigenen psychischen Kräfte verursacht zusätzliches Leiden und sollte deshalb Anlass sein, professionelle Hilfe in Anspruch zu nehmen.

Welche Möglichkeiten psychologischer Hilfen gibt es?

Eine sehr wirksame Möglichkeit, Anspannung und Ängste zu beeinflussen, stellen Entspannungstechniken dar. Zwei Methoden werden hauptsächlich angeboten: das autogene Training und die progressive Muskelrelaxation. Es ist ratsam, die Techniken unter Anleitung eines erfahrenen Therapeuten zu erlernen. Regelmäßig angewendet, können sie eine allgemeine Verringerung des Angstniveaus erreichen und damit zu einer psychischen Stabilisierung beitragen. Auch Schmerzen lassen sich mit Hilfe von Entspannungsübungen verringern. Eine entspannte Körperlage ist außerdem Voraussetzung für eine bessere Verträglichkeit der Chemotherapie. Entspannungstechniken sind fester Bestandteil therapeutischer Gruppenangebote, die sich an Krebspatienten richten. Sie können aber auch unabhängig davon bei Institutionen wie der Volkshochschule erlernt werden.

Eine weitere wirksame Methode zur Schmerzbekämpfung ist die Hypnotherapie. Sie wird in vielen Schmerzpraxen oder -zentren angewendet, aber auch von niedergelassenen Psychotherapeuten mit entsprechender Ausbildung angeboten.

Gesprächsgruppen werden in den meisten Rehabilitationskliniken und von manchen psychosozialen Beratungsstellen angeboten. Unter Leitung eines Experten bieten sie Raum für die Auseinandersetzung mit Gefühlen ebenso wie mit praktischen Problemen und dabei die Gelegenheit, von anderen Betroffenen zu lernen und sich verstanden zu wissen.

Gibt es »Psychotherapie gegen den Krebs«?

Unter diesem Titel erschien 1982 die deutschsprachige Ausgabe eines Buches des amerikanischen Psychologen Lawrence LeShan. Der deutsche Titel ist jedoch irreführend. Der in den USA bekannte Krebstherapeut arbeitet nicht gegen den Krebs, sondern für das Leben, indem er sich mit dem Patienten auf die Suche nach einem Motiv für das Gesundwerden macht. Ziel seiner Krisentherapie ist es, mit dem Patienten gemeinsam die ihm eigene »Lebensmelodie« zu entdecken.

Die Hoffnung, dass Psychotherapie gegen Krebs wirksam sein könnte, wurde zunächst sogar von Untersuchungsergebnissen gestützt. Danach überlebten Patienten, die zusätzlich zur regulären Behandlung an einer Gruppentherapie teilgenommen hatten, länger als andere Patienten, die kein entsprechendes Angebot erhalten hatten. Kritiker weisen jedoch darauf hin, dass die Zusammensetzung der untersuchten Gruppen keine eindeutigen Rückschlüsse erlauben. Zur Aufklärung der Zusammenhänge sind deshalb bis heute weitere Untersuchungen nötig.

Was bietet das Simonton-Programm?

O. C. Simonton, ein amerikanischer Radiologe, hatte Anfang der 70er-Jahre begonnen, bei Patienten mit fortgeschrittenen Krebserkrankungen zusätzlich zur medizinischen Behandlung u. a. mit Visualisierungen des Heilungsgeschehens (z. B. Vorstellungen von angriffslustigen weißen Blutkörperchen, die in großer Zahl die Krebszellen bekämpfen und besiegen) die sog. Selbstheilungskräfte zu aktivieren. Das Gesamtprogramm umfasst neben Visualisierungen auch Entspannungsanleitungen, körperliche Aktivität, die Arbeit mit Gefühlen und die Suche nach neuen Zielen und unterstützt damit eine positive Zukunftsorientierung. Die von Simonton berichteten spektakulären Heilungserfolge mit dieser Methode ließen sich wissenschaftlich nicht nachweisen, wohl aber eine Verbesserung der Lebensqualität.

In Deutschland fand das Programm von Simonton unter dem Titel »Wieder gesund werden« (Buch, wahlweise mit CD oder Tonkassette) große Verbreitung, weshalb einige kritische Anmerkungen angebracht sind. Irreführend ist schon die Titelwahl, da sie nahe legt, man könne durch regelmäßige und intensive Visualisierung seine Genesung selbst herbeiführen. Die theoretische Grundannahme von Simonton, dass Stress und psychische Belastungen zur Krebsentstehung beitragen, ist bis heute unbewie-

sen. Sie ist als allgemeingültige Aussage darüber hinaus problematisch, da sie die Entstehung von ungerechtfertigten Schuldgefühlen fördert. Für die aus dieser Grundannahme abgeleitete These, durch die Arbeit mit dem Programm Einfluss auf das körperliche Krankheitsgeschehen nehmen zu können, gibt es keine wissenschaftlichen Belege.

Dennoch hat das Programm von Simonton auch positive Impulse gesetzt, indem es Möglichkeiten aufgezeigt hat, wie Patienten selbst aktiv werden und das eigene Wohlbefinden beeinflussen können. Die begleitenden psychotherapeutischen Gespräche bieten Raum für eine Auseinandersetzung mit der Erkrankung und ihren Folgen und unterstützen damit den Prozess der Krankheitsbewältigung.

Eine deutsche Arbeitsgruppe hat auf dem Programm aufbauend das »Bochumer Gesundheitstraining« entwickelt. Es wird in einwöchigen Kursen vermittelt und enthält als wesentliche Elemente ebenfalls Entspannungsübungen und Visualisierungen. Die angesprochenen Themen regen eine Auseinandersetzung mit eigenen Lebenshaltungen und Gewohnheiten an mit dem Ziel, eine Neuorientierung in Richtung gesundheitsförderlicher Einstellungen und Verhaltensweisen zu unterstützen.

Wer kommt für die Kosten einer Psychotherapie auf?

In Deutschland ist Psychotherapie eine Leistung der gesetzlichen Krankenkassen. In vielen Nachsorgekliniken sind psychotherapeutische Angebote selbstverständlicher Bestandteil der Rehabilitation. Bei ambulanter Inanspruchnahme eines Psychotherapeuten empfiehlt es sich, beim ersten Kontakt die Frage der Finanzierung anzusprechen.

Psychoonkologie

Was bedeutet »Psychoonkologie«?

Der Begriff Onkologie umfasst alle wissenschaftlichen Disziplinen, die sich mit Krebs befassen. Der Begriff Psychoonkologie bezieht sich daher auf alle seelischen Faktoren, die mit einer Krebserkrankung zusammenhängen können. Als eigenständige Disziplin hat sich die Psychoonkologie erst vor weniger als 30 Jahren etabliert. Entsprechend groß ist der Bedarf an psychoonkologischer Forschung oder, anders ausgedrückt, vergleichsweise gering ist der Bestand an gesicherten Erkenntnissen.

Womit befasst sich die psychoonkologische Forschung?

Die psychoonkologische Forschung beschäftigt sich mit Menschen, die mit der Krebserkrankung konfrontiert sind. Das sind nicht nur die Patienten selbst, sondern z. B. auch die Angehörigen der Patienten oder die Ärzte und Schwestern in Krankenhäusern, in denen Krebskranke behandelt werden. Die Forscher sind meist Sozialwissenschaftler (Psychologen und Soziologen) oder Mediziner. Ein wichtiges Ziel der Forschung ist es herauszufinden, wie den Betroffenen bei der Bewältigung von Belastungen geholfen werden kann, die die Krebserkrankung mit sich bringt. Daneben hat der in der Psychoonkologie entwickelte Begriff der Lebensqualität dazu beigetragen, dass bei der Erforschung neuer Behandlungsmethoden die Belastungen durch die Behandlung mit berücksichtigt, d. h. möglichst gering gehalten werden.

Die Forschungsmethoden sind in der Regel Interviews (Gespräche) und Fragebogen, die sich mit dem Ausmaß der seelischen Belastung, den Bewältigungsstrategien, Beschwerden oder Schmerzen und mit Aspekten der Lebensqualität insgesamt befassen. Die Beantwortung solcher Fragebogen ist gerade für Patienten in ihrer schwierigen Situation oft lästig oder zusätzlich belastend, aber im Interesse zukünftiger Patienten notwendig. Die Datenerhebung erfolgt meist zu mehreren Zeitpunkten, die Daten werden unter Berücksichtigung des Datenschutzes in einem Computer gespeichert und statistisch ausgewertet.

Wie sieht psychoonkologische Arbeit in der Praxis aus?

Psychosoziale Aspekte sind bei allen Menschen, die mit einer Krebserkrankung konfrontiert sind, berührt. Unterstützung durch psychoonkologische Fachkräfte konzentriert sich auf folgende Gruppen:
- Patienten: Beratung/Betreuung/Behandlung in Akutkliniken, Rehabilitationseinrichtungen, psychosozialen Beratungsstellen und in psychotherapeutischen Praxen. Zentral ist dabei das Eingehen auf das Erleben des Patienten und die gemeinsame Suche nach individuell passenden Bewältigungsmöglichkeiten.
- Ärzte und Pflegepersonal: Psychoonkologische Fortbildungen sollen medizinische Fachkräfte dazu befähigen, im Umgang mit Krebspatienten auch psychosoziale Aspekte zu berücksichtigen und Verhaltensweisen der Patienten besser zu verstehen. Supervision, d. h. die geleitete Auseinandersetzung mit Belastungen im Berufsalltag, kann dazu beitragen, diese besser zu bewältigen und eine größere Zufriedenheit im Beruf zu erlangen.

Wo sind Psychoonkologen zu finden?

Mitarbeiter aus den verschiedenen Berufen des Gesundheitswesens und Wissenschaftler, die psychoonkologisch ausgerichtet sind, haben sich in zwei Fachverbänden zusammengeschlossen: Deutsche Arbeitsgemeinschaft für psychosoziale Onkologie e.V. (dapo) und Arbeitsgemeinschaft für Psychoonkologie in der Deutschen Krebsgesellschaft e.V. (PSO). Beide Vereinigungen stehen mit entsprechenden ausländischen Vereinigungen in Verbindung.

Bei der Suche nach psychoonkologisch spezialisierten Psychotherapeuten kann man sich an die dapo wenden oder selbst auf deren Internetseite suchen (ww.dapo.de).

Wie wird man Psychoonkologe?

In Zusammenarbeit der beiden Fachverbände wurde ein Weiterbildungsangebot entwickelt, das berufsbegleitend auf zwei Jahre ausgelegt ist. Es umfasst theoretische wie praktische Elemente. Zur Zielgruppe gehören neben Ärzten und Diplompsychologen auch Sozialarbeiter, Klinikseelsorger und andere Berufsgruppen, die mit Krebspatienten arbeiten. Voraussetzung ist ein abgeschlossenes Fachhochschul- oder Hochschulstudium. Die erfolgreiche Teilnahme wird durch ein Zertifikat der Deutschen Krebsgesellschaft e.V. bestätigt.

Radioaktivität und Strahlung

Was ist eigentlich Strahlung?

Strahlung ist eine Energieform, die sich von einer Strahlenquelle aus wellenförmig ausbreitet. Sind die »Strahlenteilchen« im Ruhezustand masselos, also reine Energie, handelt es sich um Photonen. Ist eine Ruhemasse vorhanden, die sich rein theoretisch »wiegen« lässt, sind es Materieteilchen. Zu den Photonenstrahlen gehören z. B. Lichtstrahlen, UV-Strahlen, Röntgenstrahlen und Gammastrahlen. Strahlungen aus Materieteilchen entstehen durch Elektronen, Protonen, Neutronen oder Alphateilchen.

Allgemein teilt man Strahlung, je nach Wellenlänge bzw. Frequenz, in nichtionisierend (Wellenlänge über 100 Nanometer) und ionisierend (Wellenlänge unter 100 nm) ein. Im Gegensatz zur nichtionisierenden Strahlung ist die ionisierende energiereicher und in der Lage, anderen Atomen Elektronen zu entreißen.

Zur nichtionisierenden Strahlung gehören z. B. Radiowellen oder UV-Strahlung, zur ionisierenden Strahlung zählen z. B. Röntgenstrahlung oder Strahlung durch radioaktive Substanzen.

Wie entsteht Radioaktivität?

Stabile Atomkerne enthalten Neutronen und Protonen in einem bestimmten Verhältnis. Bei vielen Atomkernen stimmt dieses Verhältnis jedoch nicht, sie sind instabil und zerfallen. Diesen Zerfall instabiler Atomkerne nennt man Radioaktivität. Beim Zerfall werden Protonen oder Neutronen aus dem Kern entfernt, es entsteht radioaktive Strahlung, die sich aus Alpha-, Beta- und Gammastrahlung zusammensetzen kann. Gammastrahlung ist elektromagnetischer Natur, sozusagen reine Energie. Alphastrahlung besteht aus den Kernen des Elements Helium, Betateilchen sind Elektronen, also elektrisch geladene Teilchen aus Atomhüllen.

Radioaktive Stoffe können sowohl natürlichen als auch künstlichen Ursprungs sein. Die bekanntesten natürlichen radioaktiven Stoffe sind Radium, Plutonium und die sog. Isotope vieler anderer chemischer Elemente, die sich von deren »Normalform«

durch die Zusammensetzung des Atomkerns (auch Nuklid genannt) unterscheiden und instabil sind. Diese natürlichen Radionuklide sind größtenteils noch von der Erdentstehung übrig geblieben. Erst seit der Entdeckung der Kernspaltung, die auch zum Bau der Atombombe führte, kann man radioaktive Stoffe künstlich herstellen, indem man stabile Atomkerne mit Alphastrahlen, Neutronen, Protonen, Gammastrahlen oder anderen Atomkernen beschießt. Die beschossenen Atomkerne zerfallen ebenfalls unter Aussendung radioaktiver Strahlung.

Was bewirkt ionisierende Strahlung im Körper?

Je nach Intensität der Strahlung und Dauer der Einwirkung auf den Organismus kann es kurzzeitig zu Stoffwechselstörungen durch Veränderungen an biologisch wichtigen Molekülen kommen, z. B. an Enzymen, anderen Eiweißen oder der Erbsubstanz (DNS). Der Körper ist in der Lage, viele dieser Veränderungen selbst zu reparieren. Ist der Schaden allerdings zu groß, stirbt die Zelle ab oder entartet.

Mittelfristig können bleibende Strahlenschäden an den Zellen des Körpers und langfristig Organveränderungen bis hin zu Krebserkrankungen die Folge sein. Zu solchen Erkrankungen kommt es, wenn Strahlung Fehler in der Erbsubstanz der Zelle verursacht hat. Bei der nächsten Zellteilung würden diese Fehler mit großer Wahrscheinlichkeit eine Veränderung der Erbinformation bewirken, wenn es in der Zelle nicht ein Reparatursystem gäbe, das diese Fehler korrigiert. Durch zu hohe Strahlendosen und/oder lang andauernde Einwirkung ionisierender Strahlung werden jedoch so viele Fehler verursacht, dass das Reparatursystem überlastet ist. Die Folge: Es werden nicht alle Schäden repariert. Ist die Zelle zu stark geschädigt, stirbt sie ab. Wenn die bleibenden Schäden aber nur gering sind, überlebt die Zelle, trägt jedoch nun eine veränderte Erbsubstanz in sich. Eine solche Veränderung des Erbmaterials nennt man Mutation.

Wie hoch muss eine Strahlenbelastung sein, um sich schädigend auszuwirken?

Nachdem jahrzehntelang von der Wirkung hoher Dosen, z. B. infolge des Atombombenabwurfs auf Hiroshima, zurückgerechnet wurde, mehren sich jetzt durch Langzeitbeobachtung die Erkenntnisse über Folgen niedrigerer Strahlendosen, vor allem nach dem Reaktorunfall von Tschernobyl im Jahr 1986.

Übelkeit, Erbrechen, Kopfschmerzen oder Hautrötungen zählen zu den Sofortreaktionen des Körpers auf hohe Strahlendosen, etwa nach einem Unfall mit radioaktiven Substanzen am Arbeitsplatz. Bei längerer Strahlenexposition kann mittelfristig auch das Knochenmark geschädigt werden, oder es können die Haare ausfallen. Zu den langfristigen Folgen, wenn sich der Körper nicht ausreichend erholen konnte, zählen z. B. ► Leukämien und Lymphome, ► Lungenkrebs und Schilddrüsenkarzinome. Es gibt jedoch Beobachtungen und Erfahrungen, die zeigen, dass auch die Entstehung anderer Tumorarten durch Strahlung mit beeinflusst wird. Die genauen Zusammenhänge und das tatsächliche Risiko sind z. T. noch unklar. Verschiedene Gewebe und Organe haben dabei unterschiedliche Strahlenempfindlichkeiten. Eine Strahlendosis auf den gesamten Körper von etwa 4 Gy (Gray, Maßeinheit für die Energiedosis) kann beim Menschen zum Tode führen. Eine Schwellendosis, unterhalb derer Strahlung überhaupt keine Gefahr birgt, gibt es theoretisch nicht.

Was die mögliche Gefährdung ungeborener Kinder betrifft, so verlaufen Schädigungen der Embryonen nach dem derzeitigen Kenntnisstand in den ersten 10 Tagen der Schwangerschaft nach dem Alles-oder-nichts-Prinzip: Der Embryo entwickelt sich entweder gesund oder geht zugrunde. Eine kritische Periode besteht hingegen während der Entwicklung der Organe, die vom 10. Tag an bis etwa zur 12. Woche gebildet werden.

Gibt es Aussagen über die durchschnittliche Strahlenbelastung in Deutschland?

Die Strahlenbelastung des Menschen setzt sich aus der natürlichen Strahlung und der durch den Menschen verursachten Strahlung (zivilisatorische Strahlung) zusammen. In Deutschland beträgt die durchschnittliche Strahlenbelastung (natürliche und zivilisatorische Strahlung zusammen) etwa 4,5 mSv (Millisievert) pro Person und pro Jahr. Sie kann aber je nach Wohnort, Ernährungsgewohnheiten und verschiedenen anderen Faktoren stark variieren (zwischen 1 und 10 mSv).

Die Bezeichnung Sievert steht für die Einheit, mit der die biologische Wirksamkeit einer Strahlenmenge auf den Menschen bezeichnet wird (auch »effektive Dosis« genannt). Sie hat die früher gültige Einheit Rem ersetzt. 1 Sievert entspricht 100 Rem.

Medizinische Verfahren, vor allem die Röntgendiagnostik (z. B. Computertomographie), stellen bei den zivilisatorischen Strahlungsquellen die größte Belastung für den Menschen dar. Im Jahr 2001 lag diese medizinische Strahlenbelastung bei durchschnittlich 2 mSv pro Person. Eine Neuerung der Röntgenverordnung vom 18. Juni 2002 sieht jedoch eine weitere Senkung der Strahlenbelastung von Personen vor, die in Röntgeneinrichtungen arbeiten, sowie die der Patienten.

Ebenfalls wesentlich für die Strahlenbelastung sind radioaktive Stoffe, die in der Nuklearmedizin eingesetzt werden, sog. Radiopharmaka.

Ist durch den Reaktorunfall von Tschernobyl heute noch mit Belastungen zu rechnen?

Landwirtschaftliche Erzeugnisse wie Milch, Gemüse, Getreide, Obst oder Fleisch sind durch die beim Reaktorunfall in die Umwelt gelangten radioaktiven Stoffe nur noch geringfügig belastet. Dennoch kann die radioaktive Belastung wild wachsender Pilze und Beeren im Vergleich zu landwirtschaftlichen Erzeugnissen durch den Reaktorunfall in Tschernobyl im Jahr 1986 selbst heute noch deutlich erhöht sein. Ähnlich sieht es mit der Belastung von Wildbret aus. Das Bundesministerium für Umwelt, Naturschutz und Reaktorsicherheit (BMU) rät unter dem Aspekt der Vorsorge von dem übermäßigen Genuss der genannten Lebensmittel weiterhin ab.

Ist man bei Flugreisen einer höheren Strahlenbelastung ausgesetzt?

Bei Flugreisen kommt es aufgrund der in großer Höhe intensiveren kosmischen Strahlung (als Teil der natürlichen Strahlung) zu einer erhöhten Strahlenbelastung. Diese Belastung ist je nach Flughöhe und Flugdauer unterschiedlich. Für »Gelegenheitsflieger« liegt die Dosis, laut Bundesamt für Strahlenschutz (BfS), allerdings weit unterhalb der für die Gesundheit bedenklichen Dosis. Das gilt auch für Schwangere und Kleinkinder.

Auf der Internetseite des Instituts für Strahlenschutz des GSF-Forschungszentrums für Umwelt und Gesundheit in Neuherberg bei München kann man die zu erwartende Strahlendosis für jeden beliebigen Flug selbst berechnen. Die Seite ist unter www.gsf.de/epcard/deu_start.php zu erreichen.

Laut § 103 der Strahlenschutzverordnung (StrlSchV) vom 20.7.2001 (»Schutz des fliegenden Personals vor Expositionen durch kosmische Strahlung«) werden die Betreiber von Flugzeugen zur Ermittlung der Strahlenexposition ihres fliegenden Personals verpflichtet, sobald die effektive Dosis im Kalenderjahr 1 mSv überschreiten kann. Der Grenzwert für fliegendes Personal für die effektive Dosis durch kosmische Strahlung beträgt 20 mSv pro Kalenderjahr.

Für einen Flug von Frankfurt nach New York und zurück ergibt sich, laut Bundesministerium für Umwelt, Naturschutz und Reaktorsicherheit (BMU) z. B. eine Dosis von 0,1 mSv. Dies entspricht etwa 1/20 der jährlichen natürlichen Strahlendosis.

Besteht eine höhere Strahlenbelastung in der Umgebung von Kernkraftwerken oder Bergbaugebieten?

Die Belastung in der Umgebung von Kernkraftwerken ist ein Thema, das immer wieder zu Diskussionen führt. Sollte bei einem Unfall Strahlung freiwerden, könnte die Belastung kurz- oder langfristig hoch sein. Dies ist laut Angabe der Betreiber praktisch ausgeschlossen und in relevanten Mengen auch in Deutschland noch nicht vorgekommen. Die Wahrscheinlichkeit eines Unfalls wird damit aber zur politischen Frage.

Mit dem Abwasser oder der Abluft über den Kamin werden trotz moderner Rückhalte- und Aufbereitungsmethoden schwach radioaktive Stoffe abgeleitet. Eine Ableitung radioaktiver Abwässer darf jedoch erst dann erfolgen, wenn bestimmte Grenzwerte für die Gesamtaktivität gammastrahlender Radionuklide nicht überschritten werden. Die Emission radioaktiver Stoffe der Abluft unterliegt ebenfalls kontinuierlicher Überwachung.

Durch die unter und über Tage geförderten natürlichen Radionuklide wie Radium oder Uran und deren Verwehungen mit dem Wind kann in Bergbaugebieten die Strahlenexposition von Menschen und Tieren sowie der Landwirtschaft beeinflusst werden. In Bergbaugebieten in Sachsen, Thüringen und Sachsen-Anhalt müssen laut Bundesamt für Strahlenschutz (BfS) bergbauliche Hinterlassenschaften als zusätzliche Quelle für Strahlenbelastungen der Bevölkerung beachtet werden. Messergebnisse zeigten aber, dass sich aus Sicht des Strahlenschutzes keine Gründe für Einschränkungen bei den Verzehrgewohnheiten für die Bevölkerung der Bergbaugebiete ergeben.

Was weiß man über Radon?

Unter den natürlichen Strahlungsquellen ist Radon in letzter Zeit stärker in das öffentliche Interesse gerückt. Radon ist ein geruchloses, radioaktives Edelgas, das aus uranhaltigem Boden stammt. Wird dieses Gas eingeatmet, belastet es selbst bzw. seine Zerfallsprodukte durch die davon ausgehende Strahlung die Atmungsorgane. In Wohnhäusern, die auf radonhaltigen Böden stehen, z. B. auf sehr alten Gesteinen, wurden zum Teil erhebliche Konzentrationen gemessen. Besonders betroffen sind in Deutschland Erzgebirge, Eifel, Schwarzwald, Fichtelgebirge und Teile des Bayerischen Waldes. In Deutschland wird etwa die Hälfte der natürlichen Strahlenexposition der Bevölkerung auf das Einatmen von Radon und seiner radioaktiven Zerfallsprodukte in Häusern zurückgeführt.

Um die Radonkonzentrationen in der Luft der Wohnung oder des Hauses erheblich zu senken, reicht oftmals Lüften aus. In machen Fällen kann aber auch eine Sanierung radonbelasteter Wohnungen notwendig sein. Zur eingehenden Information bietet das Bundesamt für Strahlenschutz ein Infoblatt und das »Radon-Handbuch Deutschland« an. Das Bundesumweltministerium hat inzwischen auch eine Broschüre zur Senkung der Radonkonzentration in Wohnhäusern herausgegeben.

Wie hoch ist das Krebsrisiko durch die Strahlenbelastung von Radon?

Untersuchungen über das Krebsrisiko, das von dieser Strahlenbelastung ausgeht, waren bisher schwer möglich, da die von Menschen empfangene Dosis wegen der kurzen Lebensdauer des Gases (Radon hat eine Halbwertszeit von 3,8 Tagen, nach dieser Zeit ist schon die Hälfte der Strahlung abgeklungen) schwer ermittelt werden konnte.

Eine Nachuntersuchung von 11 Studien ergab, dass möglicherweise rund 30 % der Lungenkrebserkrankungen bei amerikanischen Nichtrauchern und 10 % der Lungenkrebsfälle in den USA insgesamt auf eine lang andauernde niedrige Belastung mit Radon zurückzuführen sind.

Das Bundesumweltministerium führt etwa 7 % der jährlich ca. 35.000 Todesfälle infolge von Lungenkrebs in Deutschland auf Radon zurück.

Kann die Radonbelastung für bestimmte Berufsgruppen höher sein?

Die beruflich bedingte Strahlenbelastung durch Radon, die bislang hauptsächlich bei Bergleuten befürchtet wurde, ist möglicherweise auch bei anderen Berufsgruppen erhöht. Betroffen könnten z. B. Arbeitnehmer in Kellergebäuden und Wasserwerken sein. Dies geht aus dem Bericht des Bundesamtes für Strahlenschutz für 1995 hervor. Deshalb wurde auch in der neuen Strahlenschutzverordnung vom 20.7.2001 eine Senkung des Grenzwertes für beruflich strahlenexponierte Personen von 50 auf 20 mSv pro Jahr festgelegt.

Über mögliche gesundheitliche Auswirkungen von Radonexpositionen und über Sanierungsmaßnahmen gibt die Informationsstelle des Bundesamtes für Strahlenschutz zur radiologischen Situation in Bergbaugebieten Auskunft. Kontakt: Joliot-Curie-Str. 3, 08301 Schlema, Tel. 0 37 72/2 27 00, Fax 0 37 72/2 24 37

Ist die Strahlenbelastung durch Röntgen und andere diagnostische Verfahren gerechtfertigt?

Die Anzahl der Röntgenuntersuchungen in Deutschland liegt mit etwa 125 Mio. pro Jahr im internationalen Vergleich hoch. Eine Röntgenuntersuchung ist laut Röntgenverordnung dann gerechtfertigt, wenn der Patient aus der Röntgendiagnostik einen erheblichen Nutzen zieht, gegenüber dem das Strahlenrisiko als gering einzuschätzen ist. Die durchschnittliche Strahlenbelastung des Bundesbürgers durch medizinische Verfahren ist mit ca. 2 mSv pro Jahr in etwa so hoch wie die natürliche Belastung durch ionisierende Strahlen, der jeder von uns ausgesetzt ist. Dieser Wert hat aber für einen Patienten, der sich innerhalb eines bestimmten Zeitraumes vieler solcher Untersuchungen unterziehen muss – um gesundheitliche Schäden zu vermeiden – keine Bedeutung.

Ein gewisses Maß an Vorsicht gegenüber Röntgenuntersuchungen ist sicherlich nicht verkehrt. Zu vorsichtig sollte man hingegen nicht sein, da eine verpasste Untersuchung schwerwiegende Folgen haben könnte (z. B. falsches Zusammenwachsen der Knochen bei einem Knochenbruch).

Die wirksamen Dosen, denen durchleuchtete Organe ausgesetzt sind, schwanken sehr stark je nach Organ und Untersuchungstechnik. Für Ärzte existieren verbindliche »Leitlinien der Bundesärztekammer zur Qualitätssicherung in der Röntgendiagnostik«, die medizinische und technische Hinweise zur optimalen Handhabung der Röntgendiagnostik bieten.

Neben einfacheren Röntgenuntersuchungen der verschiedenen Körperteile kommen vor allem die ▶ Mammographie und alle Formen der ▶ Computertomographie als Ursache für eine Strahlenbelastung in Betracht. Auch die nuklearmedizinische Diagnostik mit sog. Radiopharmaka ist mit einer Strahlenbelastung verbunden.

Strahlenwerte für eine bestimmte Untersuchung, kann man beim Arzt, oder dem zuständigen technischen Assistenten erfragen. Für die Leistung und Sicherheit medizinischer Diagnosegeräte gibt es Richtwerte, Ärzte sind zur regelmäßigen Wartung und Überprüfung ihrer Einrichtungen verpflichtet. (Wichtig: Laut Röntgenverordnung besteht Aufzeichnungspflicht von Seiten des Arztes über die durchgeführte Untersuchung. Bei der Röntgenuntersuchung sind Röntgenpässe bereitzuhalten und der untersuchten Person anzubieten!) Medizinisch notwendige Untersuchungen müssen allerdings auf jeden Fall durchgeführt werden. Jeder Patient sollte einen Röntgenpass führen und bei einer Röntgenuntersuchung zum Eintrag vorlegen.

Was kann man tun, um das Strahlenrisiko möglichst gering zu halten?

Man sollte dem Arzt vor einer Röntgenuntersuchung sagen, ob in letzter Zeit ähnliche Untersuchungen gemacht worden sind. Ein Röntgenpass, der von der Krankenkasse angefordert werden kann, ist oftmals sehr nützlich. In diesen Pass werden alle Röntgenuntersuchungen eingetragen.

Schwangere Frauen sollten nur in Ausnahmefällen geröntgt werden. Im Fall einer Röntgenuntersuchung sollte dem Arzt vor der Untersuchung gesagt werden, ob eine Schwangerschaft oder der Verdacht einer Schwangerschaft besteht. Der Arzt ist allerdings verpflichtet, nach einer bestehenden Schwangerschaft zu fragen.

Auf einen entsprechenden Schutz bei einer Röntgenuntersuchung (z. B. Bleischürze beim Patienten zum Schutz der Keimdrüsen) muss immer geachtet werden.

Allgemein gilt: Die genannten Durchschnittswerte der Strahlenbelastung können nur als Anhaltspunkte dienen. Je nach Wohnort kann z. B. die Belastung mit kosmischer Höhenstrahlung höher sein oder auch die Strahlenbelastung durch Radon. Wie oft jemand geröntgt wird, sagt der Durchschnittswert nicht aus.

Rauchen und Passivrauchen

In den Industrieländern ist Schätzungen zufolge knapp 1/3 aller Krebserkrankungen auf den Konsum von Tabak zurückzuführen; trotzdem gehen täglich allein in Deutschland rund 386 Mio. Zigaretten in Rauch auf. Die Zunahme an Lungenkrebs in den letzten 50 Jahren beträgt 250 %. Immer mehr Frauen in den Industrieländern wie Deutschland beginnen immer früher zu rauchen. Damit nähert sich ihr Krebsrisiko dem der Männer an. Passivraucher haben ebenfalls ein erhöhtes Krebsrisiko: Wer mitraucht oder mitrauchen muss, erhöht sein Lungenkrebsrisiko um etwa 40 %. Vom Rauchverzicht profitieren daher nicht nur Raucher, sondern auch ihre Umwelt. Selbst für Menschen, die bereits an Krebs erkrankt sind, lohnt sich das Aufhören.

Welche gesundheitlichen Schäden sind auf das Rauchen zurückzuführen?

Weltweit sind 25–30 % aller Krebsfälle mit Todesfolge auf das Rauchen zurückzuführen. Allein in Deutschland sterben jährlich rund 140.000 Menschen, darunter fast 40.000 an Lungenkrebs, an den Folgen des Rauchens.

Die Beziehung zwischen Rauchen und Lungenkrebs ist zwar besonders auffallend, es ist jedoch heute zweifelsfrei erwiesen, dass Rauchen auch bei der Entstehung von Kehlkopf-, Mundhöhlen-, Magen- und Speiseröhrenkrebs eine wesentliche Rolle spielt – an allen Stellen, die von dem eingeatmeten Rauch direkt betroffen sind, kann Krebs entstehen. Raucher haben darüber hinaus ein erhöhtes Risiko für Blasen- und Bauchspeicheldrüsenkrebs sowie für Nierenkrebs. Jugendliche Raucherinnen haben ein 3-mal höheres Brustkrebsrisiko als Nichtraucherinnen, so das Ergebnis einer Studie des Krebsforschungszentrums in Vancouver, Kanada. Die Forscher vermuten, dass in der Pubertät das Brustgewebe besonders anfällig ist für die krebserzeugende Wirkung von Tabak. Sogar beim Gebärmutterhalskrebs der Frau und der myeloischen Leukämie sind die Schadstoffe aus dem Zigarettenrauch neben Viren an der Entstehung mitbeteiligt. Immer deutlicher werden die Hinweise beim Prostatakarzinom. Diskutiert wird auch ein Zusammenhang zwischen Tabakkonsum und Dickdarmkrebs, dies gilt aber noch nicht als bewiesen. Nicht vergessen werden darf neben dem Krebsrisiko die Gefahr für Herz, Gefäßsystem und Lunge.

Wie hoch ist das Risiko insgesamt, durch das Rauchen zu sterben?

Das Erkrankungsrisiko steigt mit der Zahl der täglich gerauchten Zigaretten, der Anzahl der Jahre, in denen geraucht wurde, und dem Typ der gerauchten Zigaretten bzw. Zigarren und Pfeifen. Je früher ein Raucher anfängt und je mehr er täglich konsumiert, desto kürzer ist laut Statistik seine Lebenserwartung und desto höher das Risiko, an Folgeerkrankungen wie Krebs, chronischer Bronchitis, Lungenerkrankungen, Augenschäden, Durchblutungsstörungen mit erhöhtem Herzinfarkt- und Schlaganfallrisiko zu leiden. Von den Teenagern, die mit dem Rauchen beginnen und nicht bald versuchen, wieder damit aufzuhören, wird ein Viertel im Alter von 35–69 Jahren, ein weiteres Viertel im Alter von etwa 70 Jahren an den direkten Folgen des Tabakkonsums sterben. Wer täglich weniger als 10 Zigaretten raucht, stirbt (statistisch gesehen) 4-mal häufiger an Lungenkrebs als ein Nichtraucher, bei bis zu 20 Zigaretten am Tag ist das Risiko 7-mal so hoch, und Raucher, die täglich mehr als 30 Zigaretten rauchen, sterben 20-mal so häufig an Lungenkrebs wie Nichtraucher. Rund 90 % aller Lungenkrebstodesfälle sind auf das Rauchen zurückzuführen.

Im Vergleich zu Nichtrauchern verlieren Raucher bis zu 25 Jahre ihrer Lebenserwartung. Wer aufhört zu rauchen, kann diese Entwicklung zumindest teilweise rückgängig machen. Je früher dies geschieht, desto stärker gleicht sich das Risiko nach mehreren Jahren oder Jahrzehnten wieder an das eines Nichtrauchers an. Nach 10 Jahren Nichtrauchen ist das Risiko nur noch wenig höher als bei Menschen, die nie in ihrem Leben geraucht haben.

Macht es einen Unterschied, ob man Zigaretten, Zigarren oder Pfeife raucht?

Auch wenn Zigarettenrauchen die am weitesten verbreitete Form des Tabakkonsums darstellt, führen auch Zigarren und Pfeifen zu einem erhöhten Risiko z. B. für Lungen- oder Mundhöhlenkrebs. Je nach Untersuchung gibt es geringe Unterschiede in der Beurteilung des Risikos von anderen Formen des Tabakgenusses. Die Tendenz geht jedoch dahin, Zigarren und Pfeife als ebenso gefährlich zu betrachten wie Zigaretten, da sich die Unterschiede auf die beobachteten Krebsarten beschränken. So ist das Pfeiferauchen mit einem höheren Risiko für Krebsarten am und im Mund sowie im Rachen verbunden, mit einem etwa halb bis gleichgroßen Risiko für Lungenkrebs, aber mit einem niedrigeren Risiko für Blasenkrebs.

Ist »rauchfreier Tabak« weniger gefährlich?

Nicht nur inhaliert, sondern auch geschnupft oder gekaut sind Tabakprodukte krebserregend. Sie enthalten das suchterzeugende Nikotin und krebserregende Nitrosamine. Millionen von Menschen sind von Kau- oder Schnupftabak abhängig, gerade unter Jugendlichen erfreut er sich immer größerer Beliebtheit. Die Tendenz, von Zigaretten auf Kautabak umzusteigen, weil dieser von den Nutzern als weniger gefährlich eingeschätzt wird, bereitet den Gesundheitsbehörden in Europa Sorge.

Die tabakspezifischen Nitrosamine sind die häufigsten starken Karzinogene in Kau- und Schnupftabak. In Tierversuchen verursachten sie gut- und bösartige Tumoren der Atemwege sowie in weiteren Organen im Körper. Auch beim Menschen konnte ein Zusammenhang zwischen den Nitrosaminen und Tumoren gefunden werden.

Epidemiologische Studien aus verschiedenen Ländern haben den Beweis erbracht, dass Kau- und Schnupftabak beim Menschen Mund- und Bauchspeicheldrüsenkrebs verursacht. Aus diesem Grund wurde er von der IARC als »für den Menschen krebserregend« eingestuft.

Eine weitere Variante des Konsums von »rauchfreiem Tabak« ist die in vielen Teilen Asiens verbreitete gefährliche Tradition des Kauens von Betelblättern und Arecanüssen, die durch Einwanderer vor allem nach Großbritannien zunehmend innerhalb der EU bekannt gemacht wird. Fertigprodukte sind in Europa immer häufiger im Handel. Weltweit kauen viele Millionen Menschen regelmäßig die mit Kalk vermischten Blätter der Betelpfefferpflanze und zerkleinerte Arecanüsse (Areca Catechu-Palme), häufig versetzt mit Tabak und Aromastoffen.

Die Internationale Krebsforschungsbehörde (IARC) hat zweifelsfrei bestätigt, dass das Kauen von Betel oder Areca mit und ohne Tabak krebsauslösend ist. Gesundheitlich bedenklich ist auch der Zusatz von (gebranntem) Kalk, der durch Wasseraufnahme in das ätzende Kalziumhydroxid übergeht und schwerste chronische Entzündungen der Mundschleimhaut verursacht.

Stimmt es, das Passivrauchen ebenfalls gefährlich ist?

Eine Vielzahl von Studien zeigt deutlich, dass Passivrauch ebenfalls krebserzeugend ist und bei Nichtrauchern zu Lungenkrebs führen kann. Das Deutsche Krebsforschungszentrum ging bereits vor 20 Jahren von rund 400 Lungenkrebstoten pro Jahr durch Passivrauchen aus. 1986 untersuchte die Internationale Krebsforschungsbehörde der Weltgesundheitsorganisation WHO alle vorliegenden Forschungsergebnisse mit dem Ergebnis, dass der sog. Nebenstromrauch sogar mehr krebserregende Stoffe enthalten kann als der Rauch, den der Raucher selbst einatmet. Die Abbauprodukte konnten bei passiv rauchenden Nichtrauchern im Urin eindeutig nachgewiesen werden.

Nur rund ein Viertel des gesamten Rauches einer Zigarette wird vom Raucher als Hauptstromrauch (der vom Raucher direkt durch das Ziehen an der Zigarette eingeatmete Rauch) eingeatmet, drei Viertel gehen als Nebenstromrauch (der von der Glut aufsteigende Rauch und die vom Raucher ausgeatmeten Rauchinhaltstoffe) in die Umgebungsluft. Der Nebenstromrauch gilt als Hauptkrebsrisiko für Passivraucher.

Hält man sich für längere Zeit (einige Stunden) in einem Raum auf, in dem viel geraucht wird, nimmt man selbst als Nichtraucher eine Menge an krebserregenden Stoffen auf, die dem Konsum von ca. fünf bis acht Zigaretten entsprechen, und inhaliert Feinstaub aus einem Gemisch von mehr als 4.000 Chemikalien.

Auf der Basis dieser Untersuchungsergebnisse werden auch die Anstrengungen vieler Länder verständlich, das Rauchen zumindest an öffentlichen Orten zu verbieten.

Die Senatskommission der Deutschen Forschungsgemeinschaft zur Prüfung gesundheitsschädlicher Arbeitsstoffe hat das Passivrauchen am Arbeitsplatz deshalb bereits 1985 in die Schrift »Maximale Arbeitsplatzkonzentrationen und Arbeitsstofftoleranzwerte« (die sog. MAK-Liste) aufgenommen. Heute wird Passivrauchen in dieser grundlegenden Liste zur Beurteilung einer möglichen Gefährdung im Beruf als eindeutig krebserregend bezeichnet.

Wie wirkt sich Passivrauchen auf die Gesundheit von Kindern aus?

Jedes zweite Kind in Deutschland lebt in einem Haushalt, in dem mindestens eine Person raucht. Über 6 Mio. Kinder werden täglich Tabakrauch ausgesetzt. Dies komme, so das Deutsche Krebsforschungszentrum in einer Publikation im August 2003, einer Körperverletzung gleich. Schon bei Un- und Neugeborenen von Raucherinnen finden sich Abbauprodukte des Rauchs im allerersten Urin, der noch vor der Geburt gebildet wird. Die Abbauprodukte lassen sich in der Muttermilch nachweisen, darunter auch Nikotin, das den Säugling entsprechend unruhig werden lässt.

Als Folgen für die Gesundheit der betroffenen Kinder halten Experten vieles für möglich: Rauchende Schwangere müssen mit Frühgeburten und einer höheren Rate von Totgeburten rechnen; das Geburtsgewicht der Kinder ist niedriger, der Kopfumfang kleiner, und später wachsen die Kinder schlechter. Hinzu kommt ein erhöhtes Risiko für plötzlichen Kindstod. Wird in Gegenwart von Kleinkindern geraucht, kann dies, so das Deutsche Krebsforschungszentrum, zu Asthma führen oder dies verschlimmern, zu Lungenentzündungen, Bronchitis und Mittelohrentzündungen. Selbst bei Kindern zählt das Passivrauchen schon für ihr späteres Lungenkrebsrisiko, vielleicht auch für das Risiko anderer Krebsarten mit. Der Geruchssinn leidet, Herz und Kreislauf sind weniger leistungsfähig; und die Experten schließen nicht einmal aus, dass Verhaltensstörungen bei Kindern mit dem Rauchen der Erwachsenen in ihrer Umgebung in Zusammenhang stehen.

Belegt sind diese Aussagen durch mehrere hundert Studien und Untersuchungen. Auch die Weltgesundheitsorganisation WHO sieht das Problem des Passivrauchens als dringlich an und bezeichnet es als eine echte und nachhaltige Bedrohung für Kinder.

Welche Inhaltsstoffe sind eigentlich gefährlich?

Nikotin mit seiner anregenden und zugleich beruhigenden Wirkung auf das Nervensystem ist verantwortlich für die suchterzeugende Wirkung des Rauchens und gilt in höherer Dosis als giftig. Für ein Kleinkind kann schon eine zerkaute Zigarette tödlich sein. Im Rauch einer Zigarette stecken nach Angaben des Deutschen Krebsforschungszentrums jedoch über 4.800 Substanzen, von denen mehr als 70 krebserregend sind oder zumindest in diesem Verdacht stehen. Sieben dieser Substanzen gehören zu den stärksten bekannten Kanzerogenen, darunter Benzol, Benz(a)pyren, Formaldehyd, Dioxin. Hinzu kommen andere bedenkliche Gifte wie Kohlenmonoxid, Benzol und Cadmium. Deshalb wurden Nikotinpflaster und

Nikotinkaugummis in Deutschland sogar rezeptfrei als Arzneimittel zur Raucherentwöhnung zugelassen. Rauch, Teer oder Kondensat bergen ganz andere Gefahren.

Was ein Raucher einatmet oder auspustet und was im Aschenbecher verglimmt, ist in seiner Zusammensetzung nur bedingt vergleichbar mit Rauch, der beim Verbrennen von Holz, Kohle oder Öl entsteht. Allen gemeinsam sind krebserzeugende Produkte einer unvollständigen Verbrennung vom Typ der sog. polyzyklischen aromatischen Kohlenwasserstoffe (PAK), die sich abhängig von Temperatur und anderen Faktoren in wechselndem Umfang bilden. Die wichtigsten sonstigen bisher nachgewiesenen oder stark verdächtigen krebserzeugenden Substanzen im Tabakrauch sind Nitrosamine, einige Metalle oder Metallsalze, z. B. Nickel.

Nützt das Umsteigen auf leichte Zigaretten etwas?

Langjährige Untersuchungen des US-Krebsforschungsinstituts (National Cancer Institute, NCI) stellen »Light«-»Zigaretten« ein schlechtes Zeugnis aus. Studien haben ergeben, dass »leichte« Zigaretten mit niedrigerem Teergehalt genauso krebsfördernd sind wie »normale« und ebenso viele kanzerogene Giftstoffe inhaliert werden. Nach Ansicht des NCI »gibt es kein Anzeichen dafür, dass sich Veränderungen am Design oder der Erzeugung von Zigaretten in den vergangenen 50 Jahren positiv auf die öffentliche Gesundheit ausgewirkt haben«. Ein Umstieg auf »leichte« Zigaretten bringe demnach keine Vorteile. Umsteiger seien genauso gefährdet, Krebs und andere Krankheiten zu erleiden, wie Raucher.

Viele Untersuchungen haben ergeben, dass die meisten »Umsteiger« auf Leichtzigaretten einfach nur tiefer inhalieren und an einer Zigarette öfter ziehen, um auf die gleiche Menge Nikotin zu kommen wie mit ihrer gewohnten Marke. Damit steigern sie die Aufnahme entsprechender Schadstoffe enorm. Hinzu kommt, dass die Leichtzigaretten zwar weniger Nikotin enthalten, dafür aber die sog. Bioverfügbarkeit des Nikotins durch Ammoniak, Harnstoff oder Soda erhöht wird mit der Folge höherer Suchtwirkung. Die Zugabe von Menthol lindert den Hustenreiz und erhöht das Atemvolumen, tieferes Inhalieren ist möglich. Nur die konsequente Beendigung des Rauchens vermindert das Risiko, durch Tabakkonsum an Krebs zu erkranken.

Was nützt es, mit dem Rauchen aufzuhören, wenn man schon Krebs hat?

Ob Krebspatienten durch den Verzicht auf das Rauchen ihre Erkrankung direkt beeinflussen können, ist unklar; vermutlich ist der Verlauf überwiegend davon abhängig, ob nach einer Behandlung noch Krebszellen im Körper verblieben sind. Allerdings kann der Verzicht auf das Rauchen auch Krebspatienten enorm nützen: Schon relativ kurze Zeit nach der letzten Zigarette verbessert sich die Sauerstoffaufnahme. Langfristig vertragen Krebspatienten, die nicht rauchen, jede Behandlung besser, Wunden heilen schneller, viele Medikamente belasten den Stoffwechsel weit weniger, und bei Schmerzen helfen schon viel geringere Mengen an Schmerzmitteln als bei Rauchern. Bei vielen Therapieverfahren kann gerade die verbesserte Durchblutung und Sauerstoffversorgung die Wirksamkeit der Krebsmedikamente oder Bestrahlungen verbessern.

Rentenversicherung – gesetzliche Renten

Organisationsreform ab 1. Oktober 2005

Die Trennung der gesetzlichen Rentenversicherung in Arbeiterrentenversicherung und Rentenversicherung für Angestellte gehört der Vergangenheit an. Ab 1.10.2005 firmieren alle Träger der gesetzlichen Rentenversicherung unter dem gemeinsamen Dach »Deutsche Rentenversicherung«.

Mit der neuen Organisation wird die traditionelle Trennung zwischen Arbeitern und Angestellten in der Rentenversicherung aufgegeben. Schon jetzt gibt es gemeinsame Rechtsvorschriften und damit ein einheitliches Leistungsrecht für alle Arbeitnehmer.

Die Bundesversicherungsanstalt (BfA Berlin) und der Verband Deutscher Rentenversicherungsträger (VDR) fusionierten zur Deutschen Rentenversicherung.

Bundesknappschaft, Bahnversicherungsanstalt und Seekasse schließen sich als zweiter Bundesträger zur »Deutschen Rentenversicherung Knapp-Bahn-See zusammen«. Die Zahl der Bundesträger schrumpft damit von vier auf zwei. Die 22 Landesversicherungsanstalten sind als Regionalträger vor Ort Ansprechpartner für Versicherte. Auch ihre Anzahl wird sich mittelfristig verringern.

Berufs- und Erwerbsunfähigkeitsrente

- Drastische Kürzungen der gesetzlichen Renten bei Berufs- und Erwerbsunfähigkeit
- Das Risiko der Erwerbsminderung wird häufig unterschätzt!
- Die Leistungen der gesetzlichen Rentenversicherung werden dafür überschätzt!
- Fest steht: Eine private Absicherung wird unumgänglich!

Über das Risiko »Erwerbsminderung« – plötzlich nicht mehr arbeiten können! – machen sich hauptsächlich diejenigen Gedanken, die erkrankt oder schon älter sind. Jüngere Menschen blenden ernsthafte Erkrankungen oder Unfälle, die sie zur Aufgabe ihres Berufes zwingen könnten, völlig aus.

Dass dieses Risiko aber sehr hoch ist, zeigt die Statistik: Jeder vierte Arbeitnehmer muss wegen einer angeschlagenen Gesundheit vor dem Rentenalter aus dem Arbeitsleben ausscheiden. Unfälle spielen dabei nur selten eine Rolle.

Die häufigsten Ursachen für Berufsunfähigkeit:
- Wirbelsäule, Knochen und Gelenke 34 %
- Nerven- und Gemütsleiden 25 %
- Herz-Kreislauf-Erkrankungen 20 %
- Sonstiges, z. B. Allergien, 8 %
- Krebs 7 %
- Unfälle 6 %

Gesetzliche Renten – Recht ab 1.1.2001

Die gesetzlichen Leistungen wurden zum 1.1.2001 stark eingeschränkt:
- Berufsunfähigkeit wurde für Jahrgänge ab 1961 aus dem Leistungskatalog der gesetzlichen Rentenversicherung herausgenommen
- Für Geburtsjahrgänge vor 1961 wird die Berufsunfähigkeitsrente von zwei Drittel auf die

Hälfte einer vollen Erwerbsminderungsrente gesenkt
- Bei Erwerbsminderung wird eine abgestufte Rente entsprechend dem Restleistungsvermögen am allgemeinen Arbeitsmarkt gezahlt. Dabei wird keine Rücksicht auf Ausbildung und Qualifikation genommen. Jede mögliche Tätigkeit am Arbeitsmarkt muss angenommen werden und führt zur Minderung oder sogar zum Wegfall der Rente
- Vor dem 60. Lebensjahr beantragte Erwerbsminderungsrenten werden generell um 10,8 % gekürzt
- Die Rentenzahlungen werden zunächst befristet gewährt

Wann besteht ein Anspruch? (Rente wegen voller Erwerbsminderung – Recht ab 1.1.2001)

Anspruch auf diese Rente besteht dann, wenn Sie voll erwerbsgemindert sind, in den letzten 5 Jahren vor Eintritt der Erwerbsminderung 3 Jahre Pflichtbeiträge gezahlt und die allgemeine Wartezeit von 5 Jahren erfüllt haben. Auf das Lebensalter kommt es dabei nicht an.

Wann liegt eine Berufsunfähigkeit vor?

Berufsunfähigkeit liegt vor, wenn die Berufsfähigkeit des Versicherten krankheitsbedingt auf weniger als die Hälfte der vollen Berufsfähigkeit eines gesunden Angehörigen seiner Berufsgruppe herabgesunken ist.

Das Bundessozialgericht hat ein sog. »Stufenschema« gebildet, welches hinsichtlich der Qualität und Verweisbarkeit in vier Stufen unterteilt ist. Berufsunfähig ist danach jemand, dem eine Erwerbstätigkeit in seinem bisherigen oder in einem Verweisungsberuf aufgrund seiner gesundheitlichen Situation nicht mehr zugemutet werden kann. Zumutbar ist dabei eine Verweisungstätigkeit in die jeweils nächstniedrige Stufe.

Achtung, wichtige Unterscheidung: Hinzuweisen ist darauf, dass Erwerbs- bzw. Berufsunfähigkeit nicht identisch mit Arbeitsunfähigkeit ist. Auch längere Arbeitsunfähigkeitszeiten beweisen noch nicht das Vorliegen von Erwerbs- bzw. Berufsunfähigkeit.

Auch der sog. Grad der Behinderung nach dem Schwerbehindertengesetz ist keine Feststellung für das Vorliegen von Erwerbs- bzw. Berufsunfähigkeit. Dies bedeutet in der Praxis aufgrund der Verweisungsmöglichkeit, dass jemand, der den beiden untersten Stufen angehört, allenfalls berufsunfähig, nicht aber erwerbsunfähig sein kann, da er auf den sog. allgemeinen Arbeitsmarkt verweisbar ist.

Wann liegt Erwerbsunfähigkeit vor?

Erwerbsunfähig ist jemand, der aufgrund Krankheit zeitlich unabsehbar keine oder nur noch geringe Einkünfte (bis 1/7 der monatlichen Bezugsgröße, festgelegt im Sozialgesetzbuch Teil IV) aus Erwerbstätigkeit erzielen kann.

Rente wegen voller Erwerbsminderung – Recht ab 1.1.2001

Diese Rente wird gewährt, sofern volle Erwerbsminderung vorliegt und in den letzten 5 Jahren vor Eintritt der Erwerbsminderung 3 Jahre Pflichtbeiträge gezahlt und die allgemeine Wartezeit von 5 Jahren erfüllt ist.

Voll erwerbsgemindert ist, wer aus gesundheitlichen Gründen auf dem allgemeinen Arbeitsmarkt täglich keine drei Stunden mehr tätig sein kann.

Übt jemand eine selbständige Tätigkeit aus, selbst wenn dies auf Kosten seiner Gesundheit geschieht und/oder er nur geringfügige, ja sogar nahezu unbedeutende Einkünfte erzielt, wird unwiderlegbar vermutet, dass keine Erwerbsunfähigkeit vorliegt. Es wird daher vor Aufnahme einer selbständigen Tätigkeit gewarnt, da diese zunächst zum Verlust der Rente führen kann.

Erwerbsunfähigkeit ist danach zu beurteilen, ob der Versicherte auf dem allgemeinen Arbeitsmarkt, ohne Begrenzung auf zumutbare Tätigkeit wie bei der Berufsunfähigkeit, noch entsprechende Tätigkeit verrichten, bzw. Arbeitseinkommen erzielen kann. Dies wird nach der Rechtsprechung der Sozialgerichte damit begründet, dass die Frage der Verwertbarkeit der Restarbeitsfähigkeit ein Risiko der Arbeitslosenversicherung darstellt.

Voraussetzung für eine Berentung ist, dass auch durch Maßnahmen zur Rehabilitation keine Wiederherstellung der Berufs- oder Erwerbstätigkeit erfolgen kann. Unter Rehabilitation versteht man in diesem Zusammenhang sowohl medizinische als auch berufliche Maßnahmen, wobei für letztere die Arbeitsämter verantwortlich sind.

Die Diagnose »Krebskrankheit« allein rechtfertigt es nicht, eine Rente zu gewähren.

Eine weitere Voraussetzung ist, dass der Patient in der Vergangenheit ausreichende Rentenversicherungsbeiträge erbracht hat. Die Forderung gilt als erfüllt, wenn er 60 Kalendermonate versichert war und in den letzten fünf Jahren mindestens 36 Beiträge als Pflichtversicherter entrichtet hat.

Ein Rentenanspruch kann aber auch bestehen, wenn der Patient nach ärztlichem Dafürhalten nur noch Teilzeitarbeit ausführen kann, ein solcher Arbeitsplatz jedoch nicht verfügbar ist.

Die Höhe der Rente richtet sich nach Höhe und Zeitraum der eingezahlten Beiträge.

Die Berufsunfähigkeitsrente ist etwa 1/3 niedriger als die Erwerbsunfähigkeitsrente und soll nur die Lohneinbußen ausgleichen, die durch Minderung der Erwerbstätigkeit eingetreten sind.

Die Erwerbs- und Berufsunfähigkeitsrente kann auch als Zeitrente bis zu drei Jahren gewährt werden.

Teilweise Erwerbsminderung – Recht ab 1.1.2001

Teilweise erwerbsgemindert ist, wer aus gesundheitlichen Gründen auf dem allgemeinen Arbeitsmarkt täglich mindestens 3, aber keine 6 Stunden tätig sein kann. Auf das Lebensalter kommt es nicht an.

Auf die allgemeine Wartezeit sind anzurechnen:

- Beitragszeiten (Pflicht- und freiwillige Beiträge),
- Kindererziehungszeiten,
- Zeiten aus dem Versorgungsausgleich,
- Zeiten geringfügiger Beschäftigung mit Beitragszahlung des Arbeitgebers.

Die Wartezeit gilt als erfüllt, wenn die Minderung der Erwerbsfähigkeit u. a. aufgrund eines Arbeitsunfalls oder einer Schädigung während des Wehr- oder Zivildienstes eingetreten ist. Es genügt dann bereits ein Pflichtbeitrag.

Wann beginnt die Rente?

Die Rente beginnt mit dem auf den Eintritt der Erwerbsminderung folgenden Monat. Dies gilt aber nur, wenn der Antrag innerhalb von drei Kalendermonaten nach Eintritt der Erwerbsminderung gestellt wird.

Anmerkung: Diese Hinweise müssen mit den Beratern der jeweiligen Krankenkassen, Auskunfts- und Beratungsstellen oder Versicherungsämtern auf den individuellen Fall hin durchgegangen werden.

Schmerzen bei Krebserkrankungen

Viele Menschen assoziieren Krebserkrankungen mit Schmerzen und Leiden. Im fortgeschrittenen Stadium, wenn eine Heilung der Krankheit nicht mehr möglich ist, treten in der Tat häufig Schmerzen auf. An die Stelle einer heilenden Therapie tritt in dieser Phase der Erkrankung eine intensive ärztliche und pflegerische Betreuung zur Erhaltung der Lebensqualität. Im Vordergrund steht dabei die Schmerztherapie.

Welche Bedeutung haben Schmerzen?

Legt man die Hand auf eine heiße Herdplatte, so folgt darauf gleich ein unangenehmes Gefühl, der akute Schmerz. Dieser signalisiert eine Verletzung von Gewebe und kann damit eine Reaktion herbeiführen, die weiter gehenden Schaden vermeidet: Die Hand wird zurückgezogen. Abhängig vom Ausmaß der Schädigung führt die Beseitigung der Schmerzursache in der Regel zum baldigen Nachlassen der Schmerzempfindung. In einem solchen Fall ist der Schmerz als Warnsignal absolut notwendig: Auch schwere Erkrankungen könnten ohne die Fähigkeit zur Schmerzwahrnehmung häufig nicht erkannt werden. Es gibt jedoch eine Reihe von chronischen Krankheiten, die von Schmerzen zeitweilig oder dauerhaft begleitet sind. Bei ihnen verliert der Schmerz weitgehend seine Signalfunktion oder zeigt allenfalls eine Änderung des Zustandes an. Zu diesen Erkrankungen gehört der Krebs, falls keine Heilung mehr möglich ist. Die Schmerzursache ist in der Regel bekannt, und wie die Krankheit selbst ist auch der Schmerz chronisch. Schmerz ist jedoch nicht nur Ausdruck der Krebserkrankung, sondern kann auf sinnvolle Weise Probleme aufzeigen, die behandelbar sind, z. B. Knochenschmerzen bei Knochenmetastasen.

Ist eine Krebserkrankung immer schmerzhaft? Was ist zu tun?

Viele Krebserkrankungen können, insbesondere bei frühzeitiger Diagnose und Behandlung, geheilt werden. Die Krankheit kann in einem solchen Fall völlig ohne Schmerzen verlaufen. In anderen Fällen können jedoch Schmerzen unabhängig vom Stadium auftreten. Sie sind nicht auf die Endphase beschränkt. Manchmal ist die Tumorbehandlung selbst schmerzhaft oder hinterlässt nach der Heilung Schmerzen, wie z. B. bei einer Vernarbung als Folge einer Operation.

Die Angst, Schmerzen hilflos ausgeliefert zu sein, quält viele Patienten. Sie ist jedoch unbegründet. Durch die richtige und rechtzeitige Anwendung der vielfältigen Möglichkeiten der modernen Schmerztherapie lässt sich bei den meisten Patienten Schmerzfreiheit oder zumindest eine Verminderung des Schmerzes erreichen.

Tritt im Verlauf der Erkrankung Schmerz auf, kann dieser eine Zustandsänderung anzeigen und so eine sinnvolle Funktion haben; ist es jedoch ein chronischer Schmerz mit einer nicht zu behebenden Ursache, hat er jeden Sinn verloren und sollte dringend dauerhaft behandelt werden. Für den Betroffenen kann sonst der unbehandelte oder unzureichend behandelte Schmerz zum beherrschenden Krankheitssymptom werden. Schlaflosigkeit, mangelnder Appetit und Rückzug aus dem sozialen Umfeld sind mögliche Folgen. Eine angemessene Schmerzbehandlung schafft die Voraussetzung dafür, dass der Erkrankte überhaupt Kraft und Energie zur Verfügung hat, um seinen Zustand psychisch zu bewältigen. Die Erhaltung der Lebensqualität ist Sinn und Zweck der Krebsschmerztherapie.

Schmerzerleben ist individuell. Neben den medizinischen Maßnahmen zur Schmerzbehandlung ist oft eine gleichzeitige psychologische Betreuung wichtig, um die Angst vor Schmerzen, die wiederum den Schmerz intensiver erleben lässt, zu mindern und eine zuversichtliche Haltung zu ermöglichen.

Welche Ursachen haben Krebsschmerzen?

Jeder neu auftretende Schmerz kann, muss aber nicht mit der Krebserkrankung zusammenhängen. Deshalb steht immer zunächst die Ursachenfindung im Vordergrund, denn Art und Ursache des Schmerzes bestimmen das Vorgehen bei der Behandlung. Dazu gehört auch die Klärung der Frage nach einer möglichen ursächlichen Behandlung, die der Arzt vor dem Einsatz von Schmerzmedikamenten prüft.

Schmerzen können entweder durch den Tumor selbst, durch Metastasen oder auch durch die Krebstherapie entstehen: Druck auf Nerven, Einwachsen des Tumors in Muskelgewebe, Knochenmetastasen, Nervenschmerzen nach Chemotherapie oder Strahlenschäden sind Beispiele für unterschiedliche Ursachen der Schmerzentstehung, die deshalb auch zu unterschiedlichen Therapien führen. Nicht selten sind zwei oder mehr Ursachen gleichzeitig vorhanden und müssen kombiniert behandelt werden.

Wie geht man vor bei der Therapieplanung?

Vor Beginn der Therapie wird vom Arzt eine ausführliche Schmerzanalyse durchgeführt. Zeitliche Entwicklung, Ort und Qualität des Schmerzes können schon zahlreiche wertvolle Hinweise zur Ursache des Schmerzes geben. Hilfreich kann hier manchmal ein vom Patienten geführtes Schmerztagebuch sein. Kann die Schmerzursache gefunden werden, so wird der Arzt in erster Linie versuchen, diese direkt anzugehen. Ist der Tumor als wesentliche Ursache anzusehen, so werden alle Möglichkeiten bedacht, auf das Tumorwachstum Einfluss zu nehmen. Insbesondere für den Fall, dass Knochenmetastasen die Schmerzen verursachen, sollte vor einer medikamentösen Schmerztherapie mit dem Strahlentherapeuten die Möglichkeit einer Bestrahlung besprochen werden. Ist eine solche Therapie nicht möglich oder allein nicht ausreichend zur Schmerzlinderung, so werden Methoden angewendet, die auf eine Verminderung der Schmerzwahrnehmung abzielen.

Welche Möglichkeiten bietet die Schmerztherapie?

Bei den weitaus meisten Patienten kann durch die Gabe von Schmerzmitteln in Form von Tabletten eine zufrieden stellende Verminderung des Schmerzes erreicht werden. Tabletten haben den Vorteil, dass sie vom Patienten selbst zu Hause eingenommen werden können. Gelegentlich kann es jedoch notwendig sein, die Medikamente über einen anderen Weg zuzuführen. Für Patienten mit Schluckstörungen gibt es Schmerzmittel aus der Gruppe der Opioide auch als Pflaster, die über die Haut stetig den Wirkstoff abgeben und so zu einer gleichmäßigen Konzentration im Blut führen. Des Weiteren können Schmerzmittel über eine Vene eingebracht oder unter die Haut gespritzt werden. Ist eine dauerhafte Gabe dieser Art nötig, so ist die Nutzung von kleinen tragbaren Pumpen vorteilhaft, die eine gleich bleibende Konzentration des Medikaments im Blut ermöglichen. Diese werden auch eingesetzt, um Schmerzmittel kontinuierlich in die Nähe des Rückenmarks zu bringen. Die Pumpen können Schmerzmittel für eine ganze Woche speichern und sind sehr einfach zu bedienen.

Mit Hilfe von kleinen Kanülen kann ein Betäubungsmittel gezielt an die schmerzleitenden Nerven gebracht und die Schmerzleitung für einen kurzen Zeitraum oder längerfristig unterbrochen werden.

Eine Möglichkeit zur Ergänzung der obigen Verfahren kann die Behandlung mit schmerzdämpfenden Reizströmen oder mit Akupunktur bieten, besonders wenn die Schmerzen mit einer starken Muskelverspannung einhergehen.

Selbst wenn die Schmerzen eindeutig körperliche Ursachen haben, wird das Empfinden des Schmerzes stark von der Persönlichkeit und von psychosozialen Faktoren (Nationalität, Kultur, Familie, Arzt-Patient-Beziehung) mitbestimmt. Begleitende psychologische Behandlungsmethoden können hier einen günstigen Einfluss ausüben. Neben einer Reihe von Entspannungstechniken, Ablenkungsstrategien, Hypnose und Meditation sind hier auch Formen der Gesprächspsychotherapie hilfreich.

Das Schmerzerleben ist in starkem Maße von Gefühlen und Gedanken abhängig. Angst, Unsicherheit, depressive Stimmung, die erlebte Bedrohung durch das Fortschreiten der Erkrankung verstärken den Schmerz, während Gelassenheit, Zuversicht und Hoffnung die Schmerzwahrnehmung positiv beeinflussen können. Das Wissen um diese Zusammenhänge ist wie auch die Kenntnis von den Möglichkeiten der Schmerztherapie eine wichtige Voraussetzung für die Entwicklung von Bewältigungsstrategien im Hinblick auf die schwierige Lebenssituation.

Welche Arten von Schmerzmedikamenten werden eingesetzt?

Bei den Schmerzmedikamenten unterscheidet man 2 große Gruppen: die Opioidschmerzmittel und die Nicht-Opioid-Schmerzmittel. Zur letzten Gruppe gehört z. B. die bekannte Acetylsalicylsäure, die allerdings eher bei akuten und nicht bei dauerhaften Schmerzen in Betracht kommt. Andere Medikamente dieser Gruppe werden auch bei chronischen Schmerzen in einer zeitlich länger wirksamen Form eingesetzt (sog. Retardpräparate). Insbesondere bei Knochenschmerzen durch Tochtergeschwülste und bei Entzündung des Gewebes haben sie eine gute Wirkung. Unerwünschte Nebenwirkungen betreffen überwiegend den Magen-Darm-Bereich und können wiederum mit entsprechenden anderen Medikamenten behandelt werden. Eine andere Substanz (Metamizol) aus der Gruppe der Nichtopioide ist bei kolikartigen Schmerzen das Mittel der Wahl. Für die gesamte Gruppe gilt, dass von einer bestimmten Dosis an keine Verbesserung der Wirkung mehr zu erreichen ist und die Therapie auf stärker wirksame Schmerzmittel umgestellt oder als Kombination aus beiden Gruppen weitergeführt werden muss.

Opioidschmerzmittel entfalten ihre Wirksamkeit durch ihren Einfluss auf die Weiterleitung und Verarbeitung der Schmerzinformation im zentralen Nervensystem. Da sie im Gegensatz zu den oben genannten Medikamenten weniger am Ort der Schmerzentstehung wirken, ergänzen sich beide Gruppen und eignen sich zur Kombination. Der bekannteste Vertreter der Opioidsubstanzen ist das Morphin. Diese Medikamentengruppe ist wesentlich wirksamer als die Nichtopioide und hat heute eine besonders große Bedeutung bei der Behandlung von schwersten Schmerzzuständen.

Vorübergehende Nebenwirkungen können zu Beginn der Therapie Übelkeit, Erbrechen oder Benommenheit sein. Bis auf eine meist dauerhaft vorhandene Verstopfung, die konsequent behandelt werden muss, kommt es bei richtiger Durchführung in der Regel zu keinen gravierenden Begleiterscheinungen der Opioidtherapie.

In der Schmerztherapie eingesetzt werden auch Mittel, die eigentlich anderen Krankheitsbildern zuzuordnen sind: Antidepressiva und Medikamente gegen Epilepsie ergänzen die Therapie bei Nervenschmerzen, Kortison wirkt entzündungshemmend und abschwellend und Bisphosphonate unterdrücken die Zerstörung des Knochens bei Knochenmetastasen und lindern die Schmerzen ebenfalls.

Welchen Regeln folgt die Schmerztherapie?

Sind die Schmerzen als dauerhaft anzusehen, setzt eine Therapieplanung auf der Basis von international geltenden Grundregeln (WHO-Schema) ein: Schmerzmedikamente werden nicht nach Bedarf, sondern nach einem vom Arzt festgelegten Zeitplan eingenommen. Zum Zeitpunkt der erneuten Einnahme sollte der Schmerz noch nicht wieder aufgetreten sein, so dass der Patient anhaltend schmerzfrei ist. Die Dosierung der Medikamente folgt nicht einem starren Schema, sondern wird an die vom Patienten angegebene Schmerzintensität angepasst. Dies erfordert eine kontinuierliche Kommunikation: Der Patient sollte seinen Arzt über die Wirkung der Therapie laufend informieren, damit erforderliche Korrekturen der Behandlung rechtzeitig vorgenommen werden können.

Eine Kombination mehrerer Medikamente kann notwendig sein, um den unterschiedlichen Aspekten der Schmerzentstehung gerecht zu werden. Bei kurzfristig auftretenden sog. Schmerzspitzen sollte der Patient zusätzlich ein schnell wirkendes Mittel zur Hand haben.

Nebenwirkungen der Medikamente sind oft vorübergehend und sollten möglichst nicht zum Absetzen der Therapie führen. Sie können wie die Schmerzen selbst behandelt werden. Beschwerden wie Übelkeit und Erbrechen treten meist nur während der Gewöhnungsphase an das jeweilige Schmerzmedikament auf und sind mit entsprechenden Mitteln zu unterdrücken. Wenn Patienten über diese Möglichkeiten nicht informiert sind, verändern sie häufig eigenmächtig die Therapie oder ertragen die Schmerzen ohne Behandlung. Dies ist angesichts des heutigen Wissens um die Schmerztherapie nicht mehr nötig!

Kann man Opioidschmerzmittel unbedenklich einnehmen?

Bei Patienten und Ärzten existieren immer noch Vorbehalte beim Einsatz von Morphin in der Schmerztherapie: Ängste vor Nebenwirkungen wie psychischer Abhängigkeit oder Einschränkung der Atmung tragen dazu bei, die Verordnung dieser Medikamente unnötig lange hinauszuzögern oder die Dosierung zu niedrig zu wählen. Mit einer regelmäßig nach Plan verabreichten, individuell angepassten Dosis kann jedoch in den meisten Fällen die Schmerzfreiheit hergestellt oder zumindest eine wesentliche Linderung ohne bedeutsame Einschränkung durch Nebenwirkungen erreicht werden. Je länger dem Patienten diese stark wirksamen Mittel vorenthalten werden, desto schwieriger gestaltet sich die spätere Schmerztherapie.

Wie sieht die Verschreibung von starken Schmerzmitteln aus?

Um den Missbrauch von Opioiden außerhalb der Schmerztherapie zu verhindern, ist die Verschreibung bei den stark wirksamen Vertretern dieser Medikamentengruppe an zusätzliche Vorschriften gebunden: Der Arzt benutzt zur Verordnung besondere Formulare und die Menge des Medikamentes darf pro Verordnung eine festgelegte Grenze nicht überschreiten.

Auslandsreisen sind trotz der Einnahme von Opioden möglich: Patienten können die vom Arzt in angemessener Menge für die Dauer der Reise verordneten Medikamente mit sich führen. Bei der Verordnung und der Mitnahme gelten jedoch bestimmte Regeln, die abhängig vom Reiseland und der Reisedauer sind.

Wie wichtig ist das Gespräch mit dem behandelnden Arzt?

Eine gut wirksame Schmerztherapie erfordert eine kontinuierliche Kommunikation zwischen dem Patienten und seinem behandelnden Arzt. Rückmeldungen von Seiten des Patienten über die Intensität der Schmerzen, über Nebenwirkungen der Medikamente, über Ängste im Zusammenhang mit der Einnahme von starken Mitteln bilden die Grundlage für eine stetige Anpassung der Therapie an die jeweilige Schmerzsituation. Ebenso sind die Aufklärung über die Therapie, das Ansprechen von Ängsten und Vorurteilen eine wichtige Voraussetzung für die konsequente Durchführung und das Gelingen der Behandlung.

Jeder Arzt, der Krebspatienten betreut, muss bei jedem Besuch/jeder Visite den Patienten nach Schmerzen befragen und diese ggf. dokumentieren.

Jeder Krebspatient mit Schmerzen sollte eine regelmäßige Selbstdokumentation nicht nur der Stärke, sondern auch der Lokalisation der Schmerzen durchführen.

Schmerzen bei Krebs sind kein zwangsläufiges Schicksal, dem Patienten ausgeliefert sind. Medizinische und psychologische Möglichkeiten der Schmerzbehandlung können heute in der Mehrzahl der Fälle zu weitgehender bis völliger Schmerzfreiheit führen.

Schwerbehinderung

Krebspatienten haben eine ganze Reihe von Ansprüchen auf finanzielle Unterstützung, Rehabilitation oder Ersatzleistungen. Sie leiten sich aus den Sozialgesetzbüchern und anderen Gesetzen ab, die Regelungen für den Krankheitsfall oder das Eintreten einer Pflegebedürftigkeit enthalten oder die sich mit den Themen Beruf, Schwerbehinderung oder Rente befassen. Die Regelungen hinsichtlich der Kostenübernahme für die eigentlichen medizinischen Leistungen durch die gesetzliche Krankenversicherung bauen ebenfalls auf gesetzliche Vorgaben auf. Mit dem Sozialgesetzbuch IX, in Kraft seit 1. Juli 2001, wurde die Teilhabe Behinderter am Leben in der Gemeinschaft und im Berufsleben neu geregelt.

Mehr Beratung – mehr Leistung – mehr Chancen für Behinderte und von Behinderung bedrohte Menschen bietet das Sozialgesetzbuch IX.

Schwerpunkte sind:

- Verbesserte Beratung und Unterstützung der Behinderten in gemeinsamen Servicestellen der Rehabilitationsträger. Die Servicestellen sollen in allen Landkreisen und kreisfreien Städten bis Ende 2002 eingerichtet werden. Der Vorteil ist, dass der Ratsuchende umfassend beraten und unterstützt wird und ihm mühsame Wege von Behörde zu Behörde erspart bleiben. Anträge sollen dadurch schneller bearbeitet werden.
- Die Servicestellen sind vernetzt mit den neu zu schaffenden Integrationsstellen zur Hilfe der Teilhabe Behinderter am Arbeitsleben.
- Bei Bedarf werden auf Wunsch des Betroffenen zur Beratung u. a. Selbsthilfegruppen und Behindertenorganisationen hinzugezogen.
- Verbesserte Leistungen bei Rehabilitation, z. B. Übernahme der vollen Reisekosten zu Rehabilitationsmaßnahmen ohne Zuzahlung (§ 53 SGB IX).

In das Gesetz sind u. a. aufgenommen: Stufenweise Wiedereingliederung (§ 28), Förderung der Selbsthilfe (§ 29).

Das bisherige Schwerbehindertengesetz Stand 26.8.1986 ist aufgehoben und in das neue Sozialgesetzbuch (SGB) Nr. IX integriert.

Wer ist Schwerbehinderter?

Schwerbehinderte sind Personen mit einem Grad der Behinderung (GdB) von wenigstens 50, sofern sie ihren Wohnsitz bzw. gewöhnlichen Aufenthalt oder ihre Beschäftigung auf einem Arbeitsplatz im Geltungsbereich dieses Gesetzes haben. Die Schwerbehinderteneigenschaft wird kraft Gesetzes, d. h. bereits mit dem Eintritt der Behinderung und nicht erst mit deren Feststellung durch das Amt für Vesorgung und Familienförderung erworben. Dabei gilt das Antragsprinzip, also ab Antragstellung, nicht rückwirkend.

Wie wird die Eigenschaft als Schwerbehinderter festgestellt?

Das für den Wohnort zuständige Versorgungsamt hat auf Antrag die Behinderung festzustellen. Dies kann nur durch einen Antrag (Formular des Versorgungsamtes) des Behinderten geschehen. Sie können Ihren Schwerbehindertenantrag auch online stellen; alternativ können die Antragsformulare heruntergeladen werden, dargestellt mit dem Acrobat Reader, am Bildschirm ausgefüllt und anschließend ausgedruckt werden (Internetadresse: www.integrationsaemter.de).

Dem Antrag können vorhandene Arztberichte beigefügt werden. Die Festsetzung des Grades der Behinderung (GdB) richtet sich nach Alter und Arztbericht und erfolgt durch den Ärztlichen Dienst des Versorgungsamtes. Grundlage hierzu sind die »Anhaltspunkte für die ärztliche Begutachtung« im sozialen Entschädigungsrecht und nach dem Schwerbehindertengesetz Ausgabe 1996.

Bei Vorliegen mehrerer Behinderungen wird das Zusammenwirken dieser Behinderungen bewertet, nicht aufaddiert.

Wann sollte der Antrag auf Schwerbehinderung gestellt werden?

Der Schwerbehindertenausweis kann sofort nach der Krebsoperation oder auch später beim zuständigen Versorgungsamt unter dem Dach der Ämter für Versorung und Familienförderung und Integrationsämter beantragt werden. Eine rückwirkende Feststellung ist möglich, muss jedoch auf dem Antrag vermerkt werden.

Wer gilt als Schwerbehinderter?

Menschen sind im Sinne des Gesetzes behindert, wenn ihre körperliche Funktion, geistige Fähigkeit oder seelische Gesundheit mit hoher Wahrscheinlichkeit länger als 6 Monate von dem für das Lebensalter typischen Zustand abweichen und daher ihre Teilhabe am Leben in der Gesellschaft beeinträchtigt ist.

Der Grad der Behinderung (GdB) ist ein Maß für die Beeinträchtigung der Teilhabe am Leben in der Gesellschaft. Er besagt nichts über die Leistungsfähigkeit am Arbeitsplatz und ist unabhängig vom ausgeübten oder angestrebten Beruf. Er wird, nach Zehnergraden abgestuft, von mindestens 20 bis höchstens 100 eingeschätzt.

Als Schwerbehinderte gelten Menschen, deren Behinderung nicht nur vorübergehend mindestens 50 GdB beträgt. Behinderte mit weniger als 50, jedoch mindestens 30 GdB können auf Antrag unter gewissen Voraussetzungen »gleichgestellt« werden. Mit der »Gleichstellung« erhalten sie die gleichen Rechte wie Schwerbehinderte, z. B. in den Bereichen Kündigungsschutz, Urlaub, Steuer.

Zum Nachweis der Schwerbehinderteneigenschaft dient der Schwerbehindertenausweis, der gleichzeitig mit dem Antrag auf Feststellung eines Grades der Behinderung beantragt werden sollte.

Grundsätzlich wird bei einer Krebserkrankung in einem akuten Stadium ein Grad der Behinderung von mindestens 50 und damit eine Schwerbehinderung festgestellt. Hierbei handelt es sich um eine sog. 5-jährige Heilungsbewährung, die sowohl vom Organverlust als auch vom Tumorstadium abhängig gemacht wird (60–80 % Minderung).

Danach wird bei der Festsetzung der Minderung lediglich der Organverlust berücksichtigt, z. B. 30 % bei Verlust einer Brust. (Bei Amputation, also Totalverlust, und bei jüngeren Frauen; bei älteren Frauen nicht oder höchstens 10–15, auch abhängig von der psychischen Beeinträchtigung. Nach brusterhaltender Operation zählt nur das Tumorstadium für die 5-jährige Heilungsbewährung, danach GdB = O, außer bei nachgewiesener kosmetischer entstellungpsychischer Beeinträchtigung.)

Anders verhält es sich bei einem Rezidiv oder Metastasen. Treten solche nach Ablauf oder während der 5-Jahres-Frist auf, beginnt erneut eine 5-jährige Heilungsbewährung. Ausnahme: Ca. in situ (Brust oder Zervix) oder Basaliom.

Die meisten Hauptfürsorgestellen stellen das Heft »Behinderung und Ausweis« zur Verfügung. Es enthält neben der überarbeiteten GdB-Tabelle auch Erläuterungen zum Antragsverfahren beim Versorgungsamt und zu den Merkmalen für den Nachteilsausgleich.

Anmerkung: Diese Hinweise müssen mit den Beratern der jeweiligen Krankenkassen, Auskunfts- und Beratungsstellen oder Versicherungsämtern auf die individuelle Situation hin besprochen werden.

Sexualität

Welche Auswirkungen hat Krebs auf die Sexualität?

Die Diagnose Krebs lässt sexuelle Bedürfnisse der Patienten zunächst in den Hintergrund treten. Die Bewältigung von Krankheit und Therapie steht zunächst für beide Partner im Vordergrund. Wenn der Alltag zurückkehrt, treten oft erst Wünsche nach Wärme und Geborgenheit in den Vordergrund. Für manche Menschen ist es in dieser Situation schwierig, ihre Wünsche nach Sexualität zum Ausdruck zu bringen, körperliche Folgen der Behandlung zu bewältigen und in das Sexualleben zu integrieren. Das sind Operationen, die das Körperbild tiefgreifend verändern, wie Brustamputationen, Operationen im Gesichtsbereich oder künstliche Darmausgänge. Operationsfolgen können die Geschlechtsorgane direkt betreffen, wie Eierstock- oder Hodenentfernungen. Chemotherapie kann zu unerträglicher Müdigkeit und Verlust der sexuellen Wünsche führen.

Nicht weniger einschneidend sind häufig die psychischen Folgen für die Partnerschaft. Partner können unsicher sein, ob sie ihre Bedürfnisse ausdrücken dürfen oder den Patienten lieber schonen sollten. Traurigkeit über den möglichen Verlust der körperlichen Attraktivität muss bewältigt werden. Männern fällt es schwer, einen Verlust der Potenz zu bewältigen.

Wie kann sexueller Kontakt wieder hergestellt werden?

Offene Worte über Wünsche und Bedürfnisse helfen hier, Fehlentwicklungen zu vermeiden. Auch für Menschen, die zeitweilig keinen Partner haben, ist es wichtig, sich darüber im Klaren zu sein, dass trotz Einschränkungen auch wieder eine Partnerschaft und Sexualität möglich sein kann. Bei anhaltenden Problemen können psychlogisch geschulte Fachkräfte helfen, einen praktikablen Weg zu finden. Kontakt zu Psychoonkologen gibt es über Krebsberatungsstellen. Sexualmedizinisch geschulte Therapeuten können helfen, neue Wege der Sexualität zu erproben oder durch gewollte Zurückhaltung erst einmal den »Leistungsdruck« aus der Beziehung zu nehmen. Auch das »Darüberreden« kann gelernt werden – das gilt besonders für Paare, denen es aufgrund ihrer Erziehung schon immer schwer fiel, über Sexualität zu reden und sich über Bedürfnisse auszutauschen.

Die Bewältigung einer schweren Erkrankung erfordert von beiden Partnern eine große Anpassungsleistung – Neues muss erprobt, von Bewährtem muss Abschied genommen werden. Niemand sollte sich scheuen, für diesen Prozess Hilfe in Anspruch zu nehmen.

Wie kann sich die Therapie für Frauen auswirken?

Folgen nach Brustkrebsoperation. Die Verstümmelung der Brust als Zeichen der Weiblichkeit löst bei vielen Frauen tiefe Ängste aus. Die Brust wird oft als Sinnbild von Attraktivität empfunden, welche nach einer Brustamputation gestört erscheint. Auch nach einer brusterhaltenden Operation kann das Selbstwertgefühl gestört sein. Viele Frauen wagen es nicht, sich mit ihrem veränderten Körper dem Partner zu zeigen. Wenn der Partner wiederum die Frau schonen möchte, indem er sie nicht bedrängt, kann ein Teufelskreis entstehen, in dem sexuelle Aktivitäten ganz zum Erliegen kommen. Hier sind offene Worte über Wünsche und Ängste ganz wichtig.

Wiederherstellende Operationen nach Brustamputation können das Selbstwertgefühl mancher Betroffener stärken. Mit Prothesen bzw. Eigengewebetransplantationen kann in vielen Fällen ein befriedigendes kosmetisches Bild erreicht werden. Das Empfinden in der wiederhergestellten Brust ist jedoch meist verändert.

Als Folge der häufig notwendigen Hormontherapie kann eine trockene Scheide das Sexualleben beeinträchtigen. Hier können rezeptfreie Gels aus der Drogerie oder Apotheke helfen.

Folgen nach Unterleibsoperation. Nach Bestrahlung und Operationen des Unterleibs kann es zu Verklebungen der Scheide kommen, die den Geschlechtsverkehr schmerzhaft bis unmöglich machen. Hier ist es wichtig, den Arzt zu fragen, ab wann der Geschlechtsverkehr wieder aufgenommen werden darf. Die Scheide kann auch durch in Sanitätsfachgeschäften erhältlichen, verschreibungspflichtige Dilatoren vorsichtig gedehnt weren.

Manuelle Stimulation ist in dieser Phase möglicherweise bei beiden Partnern befriedigend – hier sollten Frauen ihre Wünsche ihrem Partner gegenüber offen äußern.

Wie kann sich die Therapie für Männer auswirken?

Folgen nach Prostataoperation. Zur Behandlung des Prostatakrebses ist die Entfernung der Prostata mitsamt den Samenblasen nötig. Häufig werden die zur Erektion notwendigen Nerven dabei beschädigt. Die Fähigkeit zum Orgasmus bleibt jedoch erhalten, oft jedoch als »trockener Orgasmus« ohne Ausstoss von Samenflüssigkeit.

Verschiedene Hilfsmittel und Prothesen können bei mangelnder Erektionsfähigkeit helfen.

Folgen nach Hodenoperation. Hodenkrebs kommt überwiegend bei jungen Männern vor. Meist ist nur ein Hoden erkrankt, der im Rahmen der Therapie in der Regel entfernt wird. Die Hormonproduktion des belassenen Hodens ermöglicht normalerweise eine ausreichende Testosteronversorgung. Für die Ejakulation wichtige Nerven liegen im Operationsgebiet. Durch deren Schädigung kann der Samenerguss vermindert sein oder fehlen. Früher wurden oft auf beiden Körperseiten Lymphknoten entfernt. Heute werden sie üblicherweise nur auf einer Seite entfernt, die Beschwerden treten dadurch seltener auf und sind sehr selten, wenn während der Operation zusätzlich der Verlauf der Nerven durch moderne Techniken genau ermittelt wird.

Beim seltenen beidseitigen Hodenkrebs oder bei Tumoren, deren Wachstum durch Hormonentzug gestoppt wird, kann die Entfernung beider Hoden erforderlich sein. Dadurch entfällt der Großteil der männlichen Hormone, es werden keine Samenzellen mehr gebildet. Manche Männer fühlen sich dann nicht mehr als »ganzer Mann«. Andere befürchten, dadurch zu »verweiblichen«. Körperliche männliche Merkmale können sich etwas zurückbilden, wie z. B. der Bartwuchs. Die beidseitige Hodenentfernung führt aber nicht zwangsläufig zum Verlust des Interesses an Sexualität. Bei einigen Männern bleibt die Lust auf Sex unverändert.

Spontanremission

Was ist über Spontanremission bekannt?

Das Phänomen der »unerwarteten Genesung« von Krebskranken rückt in jüngster Zeit verstärkt ins Blickfeld. Im wissenschaftlichen Sprachgebrauch wird von Spontanremission gesprochen, wenn ein Tumor sich teilweise oder ganz, vorübergehend oder dauerhaft zurückbildet, ohne dass eine Therapie erfolgt ist oder nach Maßnahmen, die einen derartigen Verlauf nicht schlüssig erklären. Solche Verläufe sind außerordentlich selten. Eine Schätzung kommt auf weltweit etwa 20–30 Fälle pro Jahr, doch ist durchaus vorstellbar, dass manche solcher Verläufe gar nicht bekannt werden. Bei einigen Krebserkrankungen werden Spontanremissionen besonders häufig beobachtet: bei Nierenzellkarzinomen, Melanomen, Lymphomen und beim kindlichen Neuroblastom.

Über die Faktoren, die Spontanremissionen herbeiführen, gibt es bisher nur Vermutungen. Menschen, die selbst eine unerwartete Genesung erlebt haben, bringen dies mit dem eigenen Schicksal, dem eigenen Bemühen in Zusammenhang. Die Schilderungen dieser Menschen sind oft höchst eindrucksvoll. Sie machen aber auch deutlich, dass es nicht »den richtigen Weg zur Heilung« gibt, sondern dass jeder seinen eigenen, einzigartigen Weg eingeschlagen hat. Internationale Studiengruppen sammeln seit einigen Jahren alle verfügbaren Daten, doch lassen sich beim heutigen Wissensstand keine Empfehlungen geben, wie eine Spontanremission herbeizuführen wäre.

Sport und Bewegung

Was hat körperliche Aktivität mit Krebs zu tun?

Bewegung schützt nicht nur vor Herz-Kreislauf-Erkrankungen und stärkt Muskeln und Gelenke, sondern soll auch einigen Krebsarten vorbeugen. Männer und Frauen, die regelmäßig körperlich aktiv sind, sei es im Beruf oder in der Freizeit, erkranken statistisch gesehen seltener zumindest an den häufigeren Tumorarten als Menschen, die Bewegung und Sport meiden und evtl. noch übergewichtig sind, rauchen oder deren Lebensstil weitere Krebsrisikofaktoren aufweist.

Sport spielt auch für bereits Erkrankte eine Rolle: In der Therapie und vor allem in der Nachsorge von Krebs hat regelmäßige Bewegung einen günstigen Einfluss auf die Lebensqualität, den Allgemeinzustand und möglicherweise sogar das Immunsystem und das Wiedererkrankungsrisiko.

Warum schützt Bewegung vor Krebs?

Viel Beachtung haben Untersuchungen des Immunsystems von Sportlern gefunden: Sie zeigten, dass Sport in mäßigem Ausmaß nicht nur die Muskeln, sondern auch die Immunabwehr kräftigt. Überforderung ohne ausreichende Ruhephasen macht den Effekt allerdings wieder zunichte. So erkranken Leistungssportler, die an zu vielen Wettkämpfen hintereinander teilnehmen, danach auffallend häufig an banalen Infekten, den sog. »Erkältungen«.

Die Versuchung, diese Befunde direkt auf die Krebsvorbeugung anzuwenden, ist groß. Immunologen warnen jedoch davor, eine Steigerung vergleichsweise einfacher Werte der Immunabwehr gleich als Schutz vor Krebs zu interpretieren. Was gegen Krankheitserreger wie Viren und Bakterien hilft, muss mit der Abwehr von Tumorzellen noch nicht unbedingt etwas zu tun haben. Vermutlich ist der Zusammenhang Krebs und Immunsystem weit komplizierter, darauf deuten aktuelle Untersuchungen hin.

Dass Sport und Bewegung aber insgesamt zur Verbesserung der Gesundheit beitragen, gilt als unbestritten, nicht nur, weil Menschen, die sich regelmäßig bewegen, auch laut Statistik seltener rauchen, weniger Alkohol trinken und sich gesünder ernähren. Aus der statistischen Krebsforschung, der sog. Epidemiologie, stammen auch Hinweise, dass die günstige Wirkung von Bewegung noch enger mit solchen »gesunden« Lebensweisen verzahnt ist. Deshalb ist in einer der wichtigsten Empfehlungen zur Krebsvorbeugung, dem Europäischen Kodex zur Krebsbekämpfung, auch der Satz aufgenommen: »Sorgen Sie für mehr körperliche Bewegung.«

Wie stellt man sich eine spezielle Schutzwirkung vor?

Die meisten Befunde liegen bislang für Brustkrebs und Darmkrebs vor. Demnach erkranken Frauen, die als Jugendliche und junge Erwachsene viel Sport treiben, seltener an Brustkrebs. Schon regelmäßiges Radfahren schützt, so eine Untersuchung des Deutschen Krebsforschungszentrums. Körperliche Anstrengung drosselt das Körpergewicht und damit auch die körpereigene Bildung weiblicher Geschlechtshormone, vor allem der Östrogene, die nicht nur in den Eierstöcken, sondern auch im Fettgewebe produziert werden. Da die Entstehung von Brustkrebs mit dem Hormonspiegel zusammenhängt, ließe sich ein möglicher Einfluss von Sport und Bewegung über diese Wirkung erklären. Über den Hormonspiegel wirkt Bewegung evtl. auch vorbeugend gegen Gebärmutterkrebs und Prostatakrebs.

Auch gegenüber Darmkrebs entfaltet Sport laut zahlreicher Studien eine schützende Wirkung. Die Gründe dafür sind ebenfalls nicht vollständig aufgeklärt, die meisten Epidemiologen vermuten, dass Bewegung die Darmaktivität anregt. Dadurch verweilt die Nahrung weniger lang im Verdauungstrakt als bei Bewegungsmuffeln, krebsfördernde Bestandteile der Nahrung oder ihrer Abbauprodukte werden schneller ausgeschieden.

Wie viel Bewegung soll es sein?

Bezogen auf die Senkung des Krebsrisikos gibt es noch keine Empfehlungen, die von Fachgesellschaften kommen. Auch ob es Ausdauertraining, Kraftsport oder eher eine Kombination sein soll, steht noch lange nicht fest. Ohne Sport sehen jedoch die meisten Forscher, die sich mit entsprechenden Studien zur Krebsvorbeugung beschäftigen, schwarz: Bei den meisten Menschen ist die Menge an körperlicher Bewegung, die noch bis zum Anfang des 20. Jahrhunderts üblich war, aus Arbeit und Alltag praktisch völlig verschwunden.

Wie viel sich ein Mensch bewegen sollte, um gesund zu bleiben, hängt auch vom Alter, vom allgemeinen Gesundheitszustand und vom bisherigen Training ab. Anhaltspunkte kann der Hausarzt liefern, evtl. nach einer Untersuchung der Herz-Kreislauf-Funktionen und des Bewegungsapparates. Hier hilft Sport meist sogar, anfängliche Einschränkungen zu überwinden.

Kann Bewegung während der Krebstherapie sinnvoll sein?

Für viele Diskussionen sorgten in den 90er-Jahren Studien der Freiburger Universität, in denen Patienten während einer Hochdosischemotherapie und einer Stammzelltransplantation, also den mit am meisten belastenden Therapieformen in der Krebsmedizin, Sport trieben. Die Onkologen, die die Untersuchungen zusammen mit Sportmedizinern und Psychologen durchführten, konnten zeigen, dass bei ihren Sport treibenden Patienten das gefürchtete Erschöpfungssymptom nach Chemotherapie weniger ausgeprägt war als bei der Kontrollgruppe. Die Betroffenen, die z. B. täglich 30 min an einem speziellen »Bettfahrrad« trainiert hatten, fühlten sich auch psychisch besser und hatten weniger Angst. Noch haben diese Studien nicht dazu geführt, dass Krebspatienten in der Therapie zu Sport geraten wird. Mit Sicherheit wird es hier auch nicht zu generellen Empfehlungen kommen: Zu unterschiedlich sind die individuellen Ausgangsbedingungen und die Einschränkungen, die während der jeweiligen Behandlungsformen beachtet werden müssen. Wie schnell heute Patienten aber selbst nach belastenden Operationen im Krankenhaus wieder auf die Beine gebracht werden, hat schon manchen Betroffenen und seine Angehörigen regelrecht entsetzt. Die Mobilisierung hilft jedoch dabei, Kreislaufprobleme und die gefährliche Bildung von Blutgerinnseln zu verhindern, und kann einiges an Medikamenten einsparen.

Ob und wie Sport bei einer bestehenden Krebserkrankung die Immunabwehr zu stärken vermag und ob dies überhaupt einen Einfluss auf die Rückfallhäufigkeit hat, ist noch offen – entsprechende Untersuchungen stehen ganz am Anfang.

Ist Sport nach Krebs sinnvoll?

In Nachsorge und Rehabilitation nach einer Krebserkrankung erfüllen Sport und Bewegungstherapie mehrere Funktionen: Sie stärken die allgemeine Gesundheit, sie vermitteln Patienten wieder Gefühl und Zutrauen zum eigenen Körper, sie lehren, mit möglichen Einschränkungen der Leistungsfähigkeit zurechtzukommen oder gegen sie anzuarbeiten, und sie helfen dabei, Vorsichtsmaßnahmen spielerisch in die normalen Bewegungsabläufe zu integrieren. In den meisten Kliniken zur stationären Nachsorge oder Anschlussheilbehandlung arbeiten daher Physiotherapeuten und Sportlehrer oder auch Fachkräfte mit spezielleren Angeboten wie Tanz- und Bewegungstherapie. Sie passen ihr Angebot an die besonderen Bedürfnisse an, die Patienten mit bestimmten Tumorarten haben können. Wie Sport auch Stomaträgern Spaß machen kann oder dass die Angst vor einem Lymphödem nach Brustkrebs nicht von Bewegung abhalten sollte, wird hier gezielt vermittelt.

Wo viele Patienten auch zu Hause eher zur Schonung neigen, raten Fachleute zu Bewegung: Gerade das Erschöpfungssyndrom nach Krebs, die Fatigue, wird durch Bewegungsmangel eher verschlechtert, weil die Leistungsfähigkeit sich weiter reduziert, anstatt schonend wieder aufgebaut zu werden.

Auch wer im Alltag bisher noch nicht viel Sport getrieben hatte, findet zu Hause viele Angebote: Die Landessportbünde bieten Listen spezieller Gruppen an, die entweder von lokalen Sportvereinen oder von anderen Trägern angeboten werden (Adresse und Internetadresse ▶ Anhang). Die Deutsche Krebsgesellschaft bietet viele weitere Informationen zum Thema Sport und Krebs in einer gleichnamigen Broschüre.

Stationäre Nachsorge für Krebskranke – Leistungen zur medizinischen Rehabilitation (31 Abs. 1 Satz 1 Nr. 3 SGB VI)

Das neunte Rehabilitationsrecht – Kernelemente des Gesetzes

Das neunte Buch des Sozialgesetzbuches (SGB) ist am 1. Juli 2001 in Kraft getreten. Es enthält einerseits eine Zusammenfassung und Weiterentwicklung des Rechts der Rehabilitation und andererseits als Teil 2 das bereits im Oktober 2000 novellierte Schwerbehindertenrecht.

Ein Hauptanliegen beim SGB IX war und ist es, die Koordination der Leistungen und die Kooperation der Leistungsträger durch wirksame Instrumente sicherzustellen: Zuständigkeitsfragen, Leistungsentscheidungen – und z. B. Gutachten – innerhalb von zwei Wochen sowie die flächendeckende Errichtung gemeinsamer örtlicher Servicestellen.

Anders als nach dem bisherigen Rehabilitationsangleichungsgesetz – es enthielt lediglich Grundsätze ohne Rechtsverbindlichkeit für einzelne Leistungsträger – besteht jetzt ein Anspruch auf gezielte Rehabilitationsmaßnahmen.

Das heißt: Wenn durch Krankheit ein Mensch im Vergleich zu altersgleichen gesunden Personen Einschränkungen der Leistungsfähigkeit sowie Verstärkung von Schmerzen und Beschwerden hinzunehmen hat, so besteht ein Anspruch auf gezielte Rehabilitationsmaßnahme.

Wunsch- und Wahlrecht – eine weitere Neuregelung

Um Eigenverantwortlichkeit und Selbstbestimmung zu stärken, erhalten Betroffene erweiterte Wunsch- und Wahlrechte. Bei der Entscheidung über Leistungen und bei der Ausführung der Leistungen ist berechtigten Wünschen der Betroffenen zu entsprechen.

Dabei ist auf persönliche Lebensumstände, Alter, Geschlecht, Familie, religiöse und weltanschauliche Bedürfnisse Rücksicht zu nehmen. Entsprechend der individuellen Ausrichtung sind besonders die Belange von Frauen und Kindern zu berücksichtigen.

Was leistet die Rehabilitation?

Neben den klassischen psychologischen Rehabilitationsangeboten (autogenes Training, Muskelentspannung, Musik- und Tanztherapie etc.) kann die geographische Lage einer onkologischen Rehabilitationsklinik mit zur psychischen Entspannung beitragen.

Der positive Einfluss einer in einer schönen Umgebung stattfindenden stationären Rehabilitation auf die Stimmungslage mancher Betroffener lässt sich nicht leugnen.

Der Betroffene soll in die Lage versetzt werden, ein möglichst beschwerdefreies Leben zu führen, auch wenn er aufgrund seiner Erkrankung dauerhaft eingeschränkt bleibt. Die aktive Beteiligung des Rehabilitanden an der Krankheitsbewältigung durch Anleitung und Schulung gilt hier als zentrales Anliegen.

Grundsatz

Die Träger der Rentenversicherung können als sonstige Leistungen zur Rehabilitation nach § 31 Abs. 1, Satz 1 Nr. 3 Sozialgesetzbuch (SGB) VI onkologische Nachsorgeleistungen bei malignen Geschwulst- und Systemerkrankungen erbringen.

Die Dauer der Maßnahme beträgt drei Wochen, kann jedoch bei Notwendigkeit vom Chefarzt der Rehabilitationsklinik verlängert werden.

Die Leistungen werden bis zum Ablauf eines Jahres nach einer beendeten Primärbehandlung gewährt. Darüber hinaus können spätestens bis zum Ablauf von zwei Jahren nach der Primärbehandlung Maßnahmen im Einzelfall erbracht werden, wenn erhebliche Funktionsstörungen entweder durch die Tumorerkrankung selbst oder durch Komplikationen bzw. Therapiefolgen vorliegen.

Wann wird eine stationäre Rehabilitation gewährt?

Sicher muss sein, dass eine maligne Geschwulst- oder Systemerkrankung vorliegt.

Die Akutbehandlung der Erkrankung muss – zumindest vorläufig – abgeschlossen sein. Eine zytostatische Behandlung hindert grundsätzlich nicht die Durchführung einer Rehabilitationsmaßnahme, da sie in der Rehabilitationsklinik fortgesetzt werden kann. Sehr belastende Chemotherapien sollten aber besser abgeschlossen werden, um den Rehabilitationsprozess nicht zu beeinträchtigen.

Der Patient muss rehabilitationsfähig sein. Darunter ist eine ausreichende Belastbarkeit zu verstehen, um aktiv an der Rehabilitation mitzuwirken, sowie die alleinige Reisefähigkeit mit öffentlichen Verkehrsmitteln zur Rehabilitationsklinik. Ausnahmen gelten z. B. für Patienten mit einer speziellen Körperbehinderung. Nach Prüfung des Einzelfalles kann evtl. eine Begleitperson oder eine andere Transportmöglichkeit durch den Rentenversicherungsträger genehmigt werden.

Wer stellt den Antrag?

Wer eine onkologische Nachsorgeleistung, sei es stationär oder teilstationär, wünscht, muss einen Antrag stellen. Das erforderliche Formular heißt »Antrag auf Leistungen zur Rehabilitation«.

Um den tatsächlichen individuellen Rehabilitationsbedarf zu ermitteln, wird ein kurzer Befundbericht des (Haus-)Arztes oder aber eines Betriebsarztes angefordert. Daneben kann der Patient, wenn er über keinen behandelnden Arzt verfügt, im sog. Gutachterverfahren einen ärztlichen Sachverständigen auswählen oder beauftragen. Zu diesem Zweck liegen in den Auskunfts- und Beratungsstellen der Rentenversicherungträger Listen aus, in denen jeweils mehr als 3 wohnortnahe Gutachter aufgeführt sind.

Wer ist zuständig?

Für Leistungen zur medizinischen Rehabilitation sind u. a. auch die Träger der gesetzlichen Rentenversicherung zuständig.

Die gesetzlichen Krankenkassen und Rentenversicherungsträger im Lande NRW haben die Arbeitsgemeinschaft für Krebsbekämpfung der Träger der gesetzlichen Kranken- und Rentenversicherung in NRW errichtet. Ihr wurde die Aufgabe zugewiesen, im Auftrag ihrer Mitglieder medizinische Rehabilitationsmaßnahmen für Krebskranke durchzuführen. Das heißt: Versicherte aus diesem Bereich stellen den Antrag auf Rehabilitationsmaßnahmen bei der vorgenannten Arbeitsgemeinschaft.

Die Rentenversicherung erbringt die Leistung dann, wenn es gilt, ein vorzeitiges Ausscheiden aus dem Erwerbsleben zu vermeiden.

Wichtig für die Antragsteller: Künftig muss sich der Patient nicht mehr um die Frage des für ihn zuständigen Rehabilitationsträgers kümmern, denn mit dem SGB IX wurde festgelegt, dass die Frage der Zuständigkeit die Träger unter sich klären. Ein Weiterreichen des Antrages von »Behörde zu Behörde« ist damit ausgeschlossen.

Der Träger, bei dem der Antrag gestellt wird, hat zur Prüfung zwei Wochen Zeit. Ist ein Gutachten erforderlich, um über den Antrag zu entscheiden, so muss dieses nach zwei Wochen vorliegen.

Für welchen Personenkreis besteht ein Anspruch?

Gesetzlich Versicherte haben Anspruch auf Rehabilitationsleistungen, wenn sie

- eine Wartezeit von 15 Jahren erfüllt haben oder
- die allgemeine Wartezeit von fünf Jahren in der Rentenversicherung erfüllen und eine Verminderung der Erwerbsfähigkeit vorliegt oder zu befürchten ist oder
- Sechs Kalendermonate mit Pflichtbeiträgen für eine versicherte Beschäftigung oder Tätigkeit in den letzten zwei Jahren vor der Antragstellung nachweisen.

Wer hat außerdem noch Anspruch?

Ebenfalls Anspruch haben Ehegatten bzw. Lebenspartner von Versicherten bei eingetragener Partnerschaft, Rentner und deren Angehörige, Jugendliche, die mindestens einen Pflichtbeitrag schon selbst geleistet haben und im Zeitraum von zwei Jahren nach Beendigung einer Ausbildung oder der Schule angefangen haben, versicherungspflichtig zu arbeiten.

Kinder können eine Kinderrehabilitation erhalten, wenn ein Elternteil die Bedingungen erfüllt oder das Kind Waisenrente bezieht.

Bei Jugendlichen kann bereits ein Pflichtbeitrag ausreichen; für sie genügt es, innerhalb von 2 Jahren nach Beendigung einer Ausbildung (Schule, Fach- oder Hochschule) eine versicherungspflichtige Beschäftigung oder selbständige Tätigkeit aufgenommen zu haben. Diese, bzw. eine daran anschließende Arbeitsunfähigkeit oder Arbeitslosigkeit, muss allerdings bis zur Antragstellung angedauert haben.

Zusammenfassend gesagt: Berechtigt sind also alle Versicherten der Rentenversicherungsträger und alle Mitglieder der gesetzlichen Krankenkassen.

Auf welche Rehabilitationsleistungen privat Versicherte Anspruch haben und wie für sie die Begriffe Kur und Nachsorge besetzt sind, sagt ausschließlich der jeweilige Vertrag aus. Nachfragen ist auch dann wichtig, wenn z. B. eine private Krankenversicherung, aber eine gesetzliche Rentenversicherung besteht.

Wann besteht kein Anspruch?

Onkologische Nachsorgeleistungen kommen für Versicherte nicht in Betracht, wenn sie eine Beschäftigung ausüben, aus der nach beamtenrechtlichen oder entsprechenden Vorschriften eine Anwartschaft auf Versorgung gewährleistet ist, oder wenn Versicherungsfreiheit wegen Bezuges einer Versorgung wegen Erreichens der Altergrenze besteht, also für Beamte und Pensionäre. Entsprechendes gilt für die nichtversicherten Angehörigen.

Der Ausschluss gilt auch dann, sofern die Versicherten oder ihre nichtversicherten Angehörigen wegen einer Berufserkrankung bzw. eines Arbeitsunfalls oder einer Schädigung im Sinne sozialen Entschädigungsrechtes gleichartige Leistungen eines anderen Rehabilitationsträgers erhalten können. (z. B. Kriegsopfergeschädigte).

Wie lange dauert die Maßnahme?

Grundsätzlich dauert die Maßnahme 3 Wochen. Im Einzelfall kann eine Verlängerung beantragt werden.

Welche Rehabilitationsklinik ist die richtige?

Bei einer ► Anschlussheilbehandlung (AHB) trifft die Auswahl in der Regel das Krankenhaus oder die onkologische Praxis. (Hierfür kommen nur die Reha-Kliniken in Frage, die zum AHB-Verfahren zugelassen sind, d. h. bei denen eine vertragliche Regelung mit dem jeweiligen Rentenversicherungsträger, für NRW die Arbeitsgemeinschaft für Krebsbekämpfung, besteht.

Bei stationären Rehabilitationsmaßnahmen (Nach- und Festigungskuren) entscheidet der jeweilige Leistungsträger, den berechtigten Wünschen des Patienten muss entsprochen werden. Dabei wird auch Rücksicht genommen z. B. auf die persönliche Lebenssituation, das Alter, Geschlecht oder familiäre Verhältnisse.

Neben der Krebserkrankung mit ihren speziellen Auswirkungen auf den Patienten werden auch zusätzliche Erkrankungen oder Behinderungen berücksichtigt.

Wie hoch ist der Eigenanteil, müssen Zuzahlungen geleistet werden?

Die Kosten der Rehabilitationsmaßnahmen werden von den Versicherungsanstalten voll übernommen. Es entstehen also im Zusammenhang mit Unterkunft, Verpflegung, ärztlicher Behandlung, Reise und medizinischen Anwendungen keine Kosten.

Der Patient hat lediglich eine Zuzahlung zu leisten. Diese beträgt pro Tag zzt. 10 Euro im gesamten Bundesgebiet und muss für längstens 42 Tage innerhalb eines Kalenderjahres entrichtet werden. Wurden mehrere stationäre Leistungen erbracht, sind alle Tage der Zuzahlung innerhalb eines Kalenderjahres zusammenzurechnen. Es kommt nicht darauf an, ob die Zuzahlungen an den Rentenversicherungsträger oder an die Krankenkasse entrichtet worden sind.

Ist die onkologische Rehabilitationsnachsorge unmittelbar im Anschluss an eine Krankenhausbehandlung erforderlich, z. B. Anschlussheilbehandlung (AHB), muss der Versicherte lediglich für die Dauer von 14 Tagen zuzahlen. Hierbei ist eine innerhalb eines Kalenderjahres an einen Träger der gesetzlichen Krankenversicherung geleistete Zuzahlung ebenfalls anzurechnen.

Welcher Personenkreis ist von der Zuzahlung befreit?

Eine Zuzahlung entfällt für Personen, wenn vom Beginn der Maßnahme an ein gemindertes Übergangsgeld bezogen wird, außerdem bei nichtversicherten Kindern unter 18 Jahren sowie Beziehern von Sozialhilfeleistungen.

Hiervon abgesehen können sich Versicherte bzw. Rentner unter bestimmten Voraussetzungen auf Antrag von der Zuzahlung befreien lassen. Hierzu sehen die Richtlinien der Rentenversicherungsträger vor, dass Versicherte bzw. Rentner von der Zuzahlungspflicht vollständig befreit werden, wenn das eigene monatliche Nettoerwerbseinkommen oder Erwerbsersatzeinkommen für 2004 966 Euro nicht übersteigt.

Anträge auf Befreiung von der Zuzahlung sind mit dem Antrag auf die Rehabilitationsmaßnahme einzureichen.

Welche wirtschaftlichen Leistungen erhält der Patient während der Rehabilitationsmaßnahme?

Patienten, die durch die Teilnahme an einer Rehabilitationsmaßnahme einen finanziellen Ausfall erleiden, erhalten
- Krankengeld bei einer Rehabilitation zu Lasten der Krankenversicherung,
- Übergangsgeld bei einer Rehabilitation zu Lasten der Rentenversicherung.

Das Kranken- bzw. Übergangsgeld wird vom jeweiligen Träger ausgezahlt.

Welche zusätzlichen Leistungen kann der Versicherte noch beantragen?

Patienten können für die Dauer einer Rehabilitationsmaßnahme Haushaltshilfe erhalten. Welche Voraussetzungen erfüllt sein müssen, kann unter dem Stichwort ▶ Haushaltshilfe nachgelesen werden.

Was versteht man unter teilstationärer (ambulanter) Rehabilitation?

Neben der stationären Rehabilitation bieten die Rentenversicherungsträger teilstationäre Rehabilitation an. Dies bedeutet, dass der Patient nur während der Therapiezeiten eine wohnortnahe Rehabilitationseinrichtung aufsucht und die Abende und die therapiefreien Wochenenden zu Hause verbringt.

Der Rentenversicherungsträger ersetzt in angemessenem Umfang die Fahrtkosten.

Eine Zuzahlung zu dieser Heilbehandlung entfällt. Eine teilstationäre Rehabilitation kann anstelle einer stationären Maßnahme oder zu deren Verkürzung durchgeführt werden.

Anmerkung: Diese Hinweise müssen mit den Beratern der zuständigen Leistungsträger, d. h. Krankenkassen, Versicherungsämter oder Auskunfts- und Beratungsstellen der Rentenversicherungsträger, auf den individuellen Fall hin durchgesprochen werden.

Statistik

Wie viele Menschen erkranken in Deutschland an Krebs?

In Deutschland erkranken jährlich ca. 428.000 Menschen an Krebs. Insgesamt sind mehr Männer (218.000) als Frauen (206.000) betroffen. Das mittlere Erkrankungsalter liegt für Männer bei 68,5 und für Frauen bei 69,3 Jahren.

Diese Angaben sind Schätzungen der »Gesellschaft der epidemiologischen Krebsregister e.V. in Zusammenarbeit mit dem Robert Koch Institut (RKI)« auf Basis bereits existierender Krebsregister in einigen Bundesländern und beziehen sich auf das Jahr 2002.

Noch im Jahr 1998 wurden nur 350.000 Krebsneuerkrankungen registriert und im Jahr 2000 395.000. Die auf den ersten Blick stark angestiegene Zahl ist aber hauptsächlich die Folge einer neuen Berechnungsmethode, die seit 2000 angewendet wird. Im Unterschied zu früheren Schätzungen wird seit 2000 anstelle der Zahl erstmalig an Krebs erkrankter Menschen die Zahl aller neu aufgetretenen Krebserkrankungen angegeben. Hierdurch sind zweite und weitere Krebserkrankungen von Betroffenen in die Zählung mit eingegangen. Diese geänderte Vorgehensweise ergibt bis zu 10 % höhere Schätzwerte.

Die Inzidenzraten, d. h. die Zahl neu aufgetretener Krebsfälle, sind nach Schätzungen des Robert-Koch-Instituts in den 90er-Jahren für beide Geschlechter leicht zunehmend bis gleichbleibend gewesen. Als Krebsinzidenz bezeichnet man die Zahl neu aufgetretener Fälle einer Krebserkrankung in der Bevölkerung in einem bestimmten Zeitintervall, gewöhnlich in einem Jahr. Sie wird meist als Rate, z. B. pro 100.000 Personen einer Bevölkerung, angegeben.

Ein anderer, ebenfalls wichtiger Begriff zum Verständnis von Krebsstatistiken ist die Krebsprävalenz. Hierunter versteht man die Gesamtzahl von krebskranken Personen in einer Bevölkerung zum Zeitpunkt der Untersuchung, d. h. unabhängig davon, in welchem Zeitintervall die Diagnose Krebs gestellt worden ist.

Im europäischen Vergleich liegen die altersstandardisierten Inzidenzraten für Frauen und Männer in Deutschland über dem Durchschnitt (◘ Abb. 4).

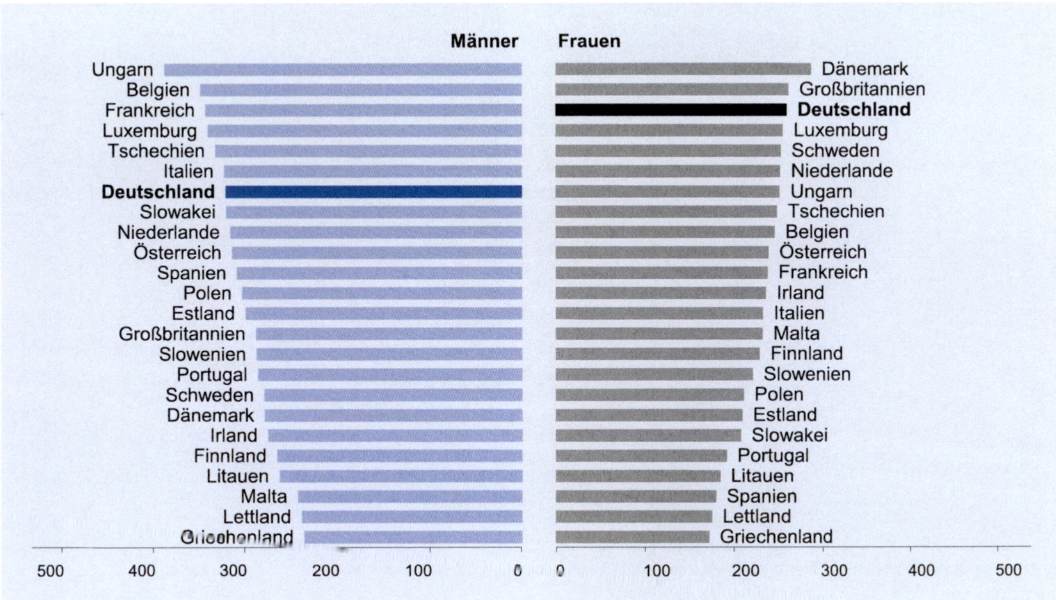

◘ **Abb. 4.** Altersstandardisierte Neuerkrankungsraten in der Europäischen Union 2002. Neuerkrankungen pro 100.000 (Weltstandard) (Quelle: GLOBOCAN-Schätzung 2002, RKI-Schätzung für Deutschland 2002)

Der Zusatz altersstandardisiert bedeutet, dass bei der Auswertung jeweils gleiche Altersgruppen, gestaffelt in Fünfjahresschritten, miteinander verglichen werden, also beispielsweise die Gruppe aller 70- bis 75-Jährigen.

Wie werden die Zahlen berechnet?

Mit der zahlenmäßigen Erfassung und Analyse von Krebsfällen beschäftigt sich das Gebiet der Epidemiologie. Um die Häufigkeit von Krebserkrankungen in Deutschland erfassen zu können, müssen flächendeckend Krebsregister existieren. Krebsregister sind Einrichtungen zur Erhebung, Speicherung, Verarbeitung, Analyse und Interpretation von Daten über das Auftreten von Krebserkrankungen in definierten Erfassungsgebieten. Noch ist in Deutschland die Versorgung mit Landeskrebsregistern nicht flächendeckend. Darüber hinaus werden für einige Tumorarten wie z. B. Leukämien und Lymphome noch zu wenige Fälle gemeldet. Hierdurch ist die Erfassungsquote nicht hoch genug, so dass keine aussagekräftigen Ergebnisse abgeleitet werden können. Insgesamt handelt es sich deshalb bei den genannten Zahlen um Schätzzahlen, die aus Angaben einiger weniger vollständiger Landesregister auf ganz Deutschland hochgerechnet werden. Die Angaben für Deutschland sind jedoch im Vergleich zu den 90er-Jahren, als die neuen gesetzlichen Grundlagen erst geschaffen wurden oder zu greifen begannen, wesentlich verlässlicher geworden.

Krebsregister sind demnach wichtige Einrichtungen für die epidemiologische Forschung, d. h. für die Untersuchung von der Verteilung und Dynamik der Gesundheitsprobleme und deren Einflussgrößen in einer definierten Bevölkerung. Die Daten vollständiger Krebsregister machen Aussagen über Krebsinzidenz, zeitliche Entwicklungen von Krebserkrankungen, Verteilung von Krebserkrankungen, Überlebenszeiten und die mengenmäßige Abschätzung künftiger Krebsneuerkrankungen möglich.

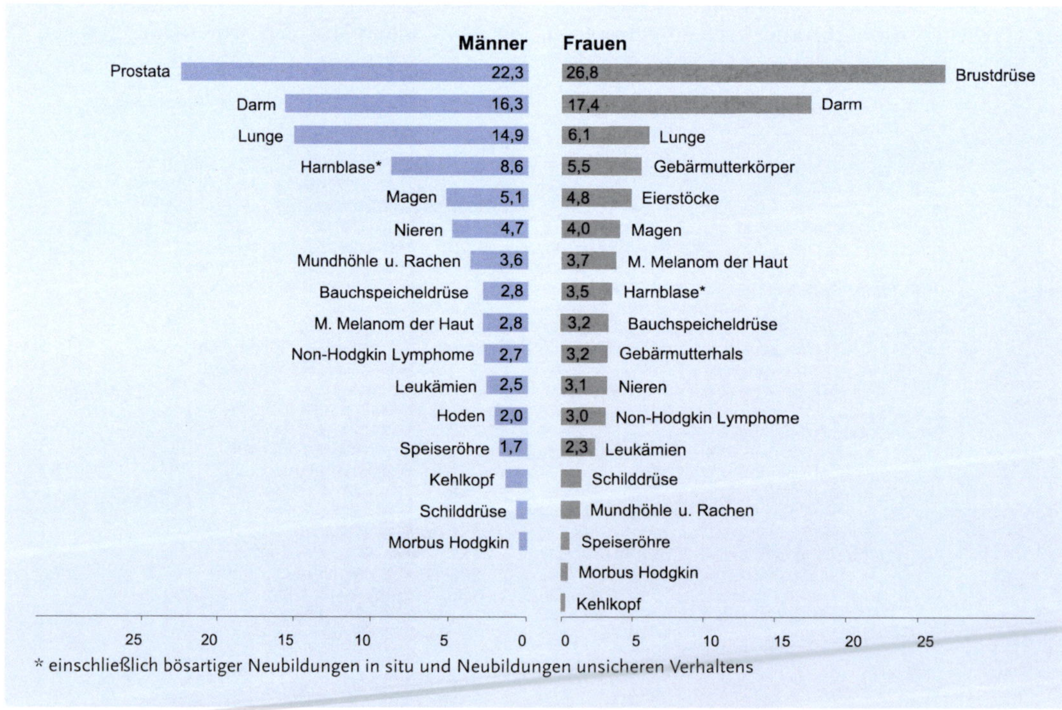

Abb. 5. Prozentualer Anteil an der geschätzten Zahl der Krebsneuerkrankungen in Deutschland 2002 (Männer n = 218.250, Frauen n = 206.000) (Quelle: Robert Koch Institut (2006) »Krebs in Deutschland«, 5. überarbeitete Ausgabe, Saarbrücken)

Welches sind die häufigsten Krebsarten in Deutschland?

Nach den aktuellen Zahlen ist die häufigste Krebserkrankung bei Männern der Prostatakrebs, rund ein Fünftel aller männlichen Krebspatienten leidet daran. Bei Frauen ist rund ein Viertel aller Krebspatientinnen von Brustkrebs betroffen. Bei beiden Geschlechtern liegt Darmkrebs auf Platz 2 und Lungenkrebs auf Platz 3. Einen detaillierten Überblick über den prozentualen Anteil der Krebsformen in Deutschland gibt ◘ Abb. 5 für das Jahr 2002.

Der vorwiegend durch Rauchen verursachte Lungenkrebs führt bei Männern zu den meisten Todesfällen. Bei Frauen ist diese Krebsart immer noch seltener, Frauen haben jedoch deutlich aufgeholt. Und während bei Männern die Neuerkrankungsrate stagniert oder sogar leicht sinkt, wird die Diagnose Lungenkrebs bei Frauen immer häufiger gestellt. Trotzdem liegt Lungenkrebs bei Frauen als Todesursache bisher noch auf Platz 3 unter den Krebs-

erkrankungen, nach Brustkrebs und Darmkrebs, in den USA dagegen schon auf Platz 2. Einen detaillierten Überblick über den prozentualen Anteil an der Zahl der Krebssterbefälle in Deutschland gibt ◘ Abb. 6 für das Jahr 2002.

Steigt die Krebsgefahr mit dem Lebensalter?

Die meisten Krebserkrankungen werden mit steigendem Lebensalter wahrscheinlicher, einige sind sogar »typische« Alterskrankheiten, wie etwa der Prostatakrebs. Bis zum 45. Lebensjahr erkrankten nach den Angaben des Robert-Koch-Instituts für das Jahr 2002 pro 100.000 in Deutschland rund 54 Männer, während in der Altersgruppe der über 75-jährigen Männer immerhin 3.036 von 100.000 erstmals betroffen waren. Eine Schätzung der altersspezifischen Inzidenz in Deutschland gibt ◘ Abb. 7 für das Jahr 2002.

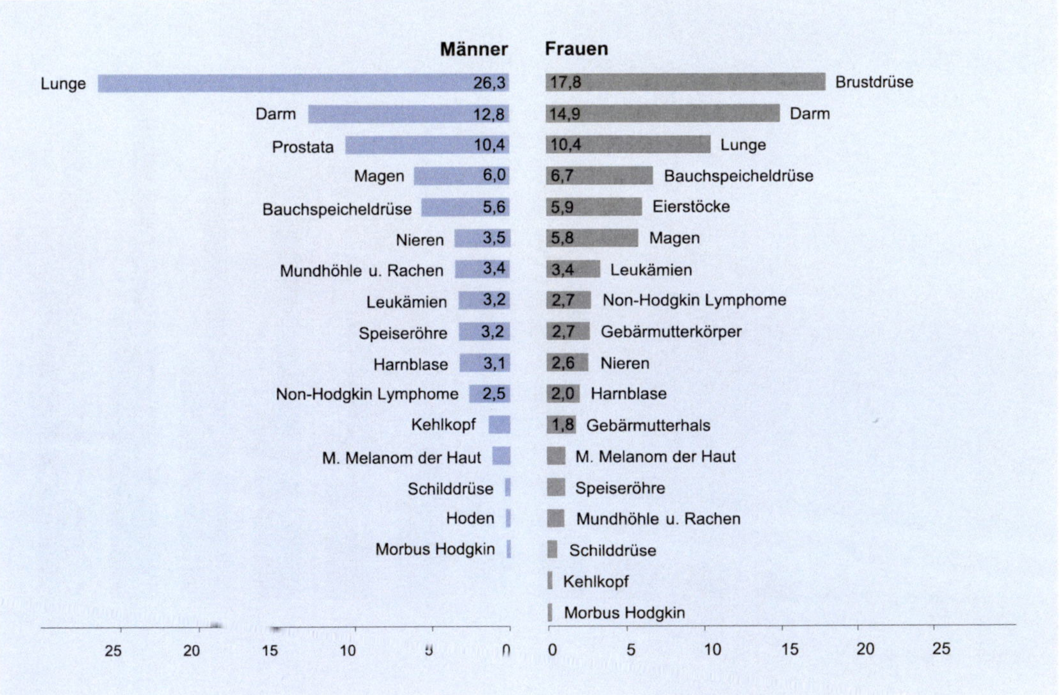

◘ **Abb. 6.** Prozentualer Anteil an der Zahl der Krebssterbefälle in Deutschland 2002 (Männer n = 109.631, Frauen n = 99.945) (Quelle: Robert Koch Institut (2006) »Krebs in Deutschland«, 5. überarbeitete Ausgabe, Saarbrücken).

Wie viele Menschen überleben Krebs?

Noch sterben in Deutschland weit mehr Menschen an Herz-Kreislauf-Erkrankungen als an Krebs. Auch weil die Fortschritte bei der Bekämpfung dieser Erkrankungen im Vergleich zu Krebs sehr groß sind, ist zu befürchten, dass Krebsleiden die traurige Spitzenposition in der Todesursachenstatistik einnehmen könnten. Andererseits ist seit 1990 aber ein Rückgang der Gesamtsterblichkeit an Krebs zu verzeichnen, und zwar bei Männern wie Frauen.

Nach dem derzeitigen wissenschaftlichen und medizinischen Kenntnisstand sind weitere Fortschritte v. a. durch Vorbeugung (Prävention) und Früherkennung von Krebs und seinen Vorstufen zu erreichen. Immer mehr Krebsformen nehmen darüber hinaus durch verbesserte Behandlungsmethoden einen chronischen Verlauf oder werden geheilt. Dies bedeutet, dass die Zahl von Krebsüberlebenden und von Menschen, die mit Krebs leben, ansteigen wird – Deutschland ist auf dem besten Weg zu einem Land mit hoher Krebsprävalenz. Unbestätig-te Schätzzahlen gehen heute schon von Millionen von Menschen aus, die derzeit in Deutschland nach bzw. mit einer Krebserkrankung leben. Das Überleben einer Krebserkrankung, in den USA mit »cancer-survivership« bezeichnet, wird zunehmend auch bei uns ein wichtiges Thema.

Welche individuelle Bedeutung haben Statistiken?

Statistiken spiegeln immer nur die Verhältnisse von gestern wider und enthalten Informationen über eine Gruppe, nicht über ein Individuum. Persönliche Rückschlüsse lassen Statistiken deshalb nur bedingt zu. Das gilt sowohl für Gesunde als auch für Krebspatienten. Gesunden Menschen, die keine besonderen Risikofaktoren aufweisen und ihr Alter mit einberechnen, kann die Statistik einen Anhaltspunkt über ihre Risiken bieten. Vor allem aber sollte sie zur Krebsvorbeugung und zur Früherkennung motivieren: Darmkrebs beispielsweise, auf Platz 2 der Statistik, lässt sich heute gut in frühen Stadien erkennen. Einige Faktoren, die vor Darmkrebs

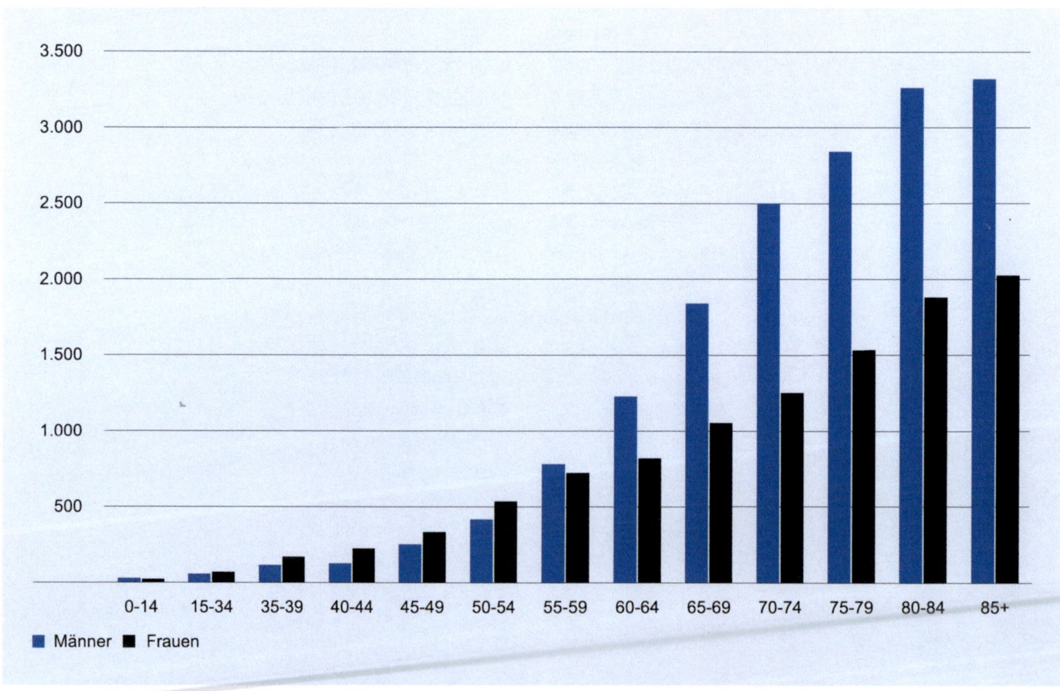

◘ Abb. 7. Schätzung der altersspezifischen Inzidenz in Deutschland 2002. Neuerkrankungen pro 100.000 in Altersgruppen (Quelle: Robert Koch Institut (2006) »Krebs in Deutschland«, 5. überarbeitete Ausgabe, Saarbrücken).

schützen können, sind ebenfalls bekannt, wie z. B. Bewegung und Normalgewicht. Vor Lungenkrebs, dem Killer Nr. 1 für Männer, schützt am besten der Verzicht auf das Rauchen.

Die Chancen, auch mit und nach einer Krebserkrankung ein hohes Alter zu erreichen, werden immer größer. Die altersstandardisierten Krebstodesraten sinken, für Frauen schon seit den 70er-Jahren, für Männer seit Mitte der 80er-Jahre. Insgesamt lebt heute mehr als die Hälfte aller Krebspatienten noch fünf Jahre nach der Diagnosestellung. Diese Zeitspanne ist für viele Krebsarten ein Indiz für eine gute Chance auf dauerhafte Heilung.

Diese Aussage bezieht sich allerdings auf die Gesamtstatistik, sie sieht für Männer und Frauen und für einzelne Formen von Krebserkrankungen durchaus abweichend aus. Vielen Patienten mit Bauchspeicheldrüsenkrebs oder Lungenkrebs können die Ärzte derzeit noch keine längere Überlebenszeit oder Heilung in Aussicht stellen. Dagegen haben z. B. Kinder mit Leukämien und junge Männer mit Hodenkrebs heute sehr gute Chancen, von ihrer Erkrankung dauerhaft geheilt zu werden. Auch die Heilungsraten für Dickdarmkrebs und die Überlebenszeiten bei Brustkrebs sind deutlich angestiegen.

Sterbehilfe, Sterbebegleitung

Was meint der Begriff »Sterbehilfe«?

Die Vorstellung von Hilflosigkeit und Siechtum im Endstadium einer Krebserkrankung ist vielen Menschen unerträglich. Auch der Gedanke, durch medizintechnische Apparaturen künstlich am Leben gehalten zu werden, weckt bei vielen Menschen den Wunsch nach Selbstbestimmung in dieser Lebensphase. Dazu gehört auch die Möglichkeit, sich im Fall einer unerträglichen Situation für den Tod zu entscheiden. Wenn bei der Durchführung die Hilfe anderer Personen nötig ist, spricht man von Sterbehilfe. Dabei ist zwischen aktiver und passiver Sterbehilfe zu unterscheiden.

Aktive Sterbehilfe umfasst Maßnahmen, die das Leben beenden, z. B. die Gabe tödlich wirksamer Medikamente. So verständlich der Wunsch vieler Menschen nach einer »schnellen Erlösung« ist, so problematisch ist er unter rechtlichen und ethischen Gesichtspunkten für Ärzte, insbesondere vor dem Hintergrund der deutschen Geschichte. Nach deutschem Recht ist aktive Sterbehilfe strafbar.

Als passive Sterbehilfe bezeichnet man alle Maßnahmen und Unterlassungen, die das Leben eines Menschen nicht verlängern. Das kann z. B. das Absetzen von Medikamenten (z. B. Antibiotika, Herzmedikamente) sein, der Verzicht auf künstliche Ernährung, Beatmung oder eine Operation. Im weiteren Sinne gehört auch unter Akzeptanz evtl. auftretender Nebenwirkungen die ausreichende Gabe schmerzstillender oder beruhigender Medikamente dazu. Solche Entscheidungen werden meistens von allen Mitgliedern eines Behandlungsteams gemeinsam gefällt. Es sollen in jedem Fall die Angehörigen und wenn möglich der Kranke selbst an dieser Entscheidung aktiv beteiligt werden. Gerade wenn die Auffassungen der Ärzte von denen der Betroffenen abweichen, ist es besonders wichtig, gemeinsam zu einer Klärung zu kommen. Je besser Angehörige um die Wünsche und Bedürfnisse des Kranken Bescheid wissen, desto mehr können sie zu ihrer Verwirklichung beitragen. Deshalb ist es so wichtig, auch angstbesetzte Themen, z. B. das Wo und Wie des Sterbens, rechtzeitig miteinander zu besprechen.

Eine sog. Patientenverfügung (fälschlicherweise auch »Patiententestament« genannt – Testamente enthalten Anweisungen für die Zeit nach dem Tod) kann dazu beitragen, auf die Bedingungen des eigenen Sterbens Einfluss zu nehmen. Gesetzliche Regelungen, die eine eindeutige Auslegung und verpflichtende Anwendung von Patientenverfügungen sichern sollen, werden derzeit vorbereitet. Empfohlen wird, vor der Abfassung einer Patientenverfügung eine fachkundige Beratung in Anspruch zu nehmen. Informationen über geeignete Ansprechpartner sind beim Patiententelefon der Theodor-Springmann-Stiftung aktuell zu erfragen (▶ Anhang »Nützliche Adressen und Internetadressen«).

Welche Möglichkeiten gibt es, die letzte Lebensphase bis zum Tod nach eigenen Wünschen zu gestalten?

Viele Menschen haben den Wunsch, den letzten Teil ihres Lebens zu Hause, in der vertrauten Umgebung und in der Nähe ihrer Angehörigen zu verbringen. Die Möglichkeit, den Tagesablauf nach persönlichen Gesichtspunkten zu gestalten, ist ein großer Vorteil gegenüber dem Aufenthalt im Krankenhaus. Allerdings fällt die beruhigende Sicherheit der Klinik mit kompetenter Versorgung rund um die Uhr weg, und die Anforderungen, die eine häusliche Pflege an die Angehörigen stellt, können diese, besonders wenn sie über längere Zeiträume notwendig wird, an die Grenzen ihrer Belastbarkeit bringen. Daher sollten alle Beteiligten gemeinsam zu einer Entscheidung kommen, die den Bedürfnissen und Möglichkeiten gleichermaßen gerecht wird. Dabei ist es besonders wichtig, Aufgaben zu verteilen, Grenzen der Belastbarkeit anzuerkennen und alle zur Verfügung stehenden Hilfsangebote in Anspruch zu nehmen (Nachbarn, ambulante Krankenpflege, Hausarzt, Sterbebegleitung durch ausgebildete ehrenamtliche Helfer).

In den letzten Jahren sind viele neue Versorgungsmöglichkeiten Schwerkranker entstanden. Regional unterschiedlich entwickelt sind spezielle ambulante onkologische Betreuungsmodelle, oft mit Anbindung an Krankenhäuser. Diese haben den Vorteil, für Rückfragen oder zur stationären Aufnahme zur Verfügung zu stehen. Eine Reihe von Kliniken haben sog. Palliativstationen (palliativ = lindernd) eingerichtet, die speziell auf die Bedürfnisse unheilbar Kranker ausgerichtet und entsprechend ausgestattet sind. Im Zentrum steht die Person des Patienten und der Respekt vor der Einmaligkeit seiner Lebenssituation. Die Behandlung richtet sich in erster Linie auf die Schmerzkontrolle, die Stabilisierung gestörter Körperfunktionen und die Linderung von Krankheitssymptomen. Angehörige werden in die Behandlungsplanung und -durchführung mit einbezogen. Durch intensive Zusammenarbeit mit Hausärzten, ambulanten Pflegediensten und anderen Betreuungsangeboten wird die Rückkehr in die gewohnte Umgebung vorbereitet. Stationäre Hospize nehmen Patienten mit begrenzter Lebenserwartung auf, wenn die häusliche Pflege aus räumlichen oder zeitlichen Gründen unmöglich, andererseits Krankenhauspflege nicht erforderlich ist. Idealerweise steht ein interdisziplinäres Team für die Betreuung zur Verfügung. Ambulante Hospizdienste leisten in erster Linie psychosoziale Betreuung schwerstkranker Menschen zu Hause, auch eine Sterbebegleitung. Die überwiegend ehrenamtlichen Mitarbeiter werden für diesen Einsatz eigens geschult.

Die Zahl solcher Einrichtungen, in denen Schwerkranke pflegerische, medizinische und psychosoziale Betreuung erhalten, die sich soweit wie möglich an persönlichen Wünschen und Bedürfnissen orientiert und den Angehörigen eine Beteiligung an der Pflege und die Nähe zu dem Patienten ermöglichen, ist in den letzten Jahren zwar deutlich gestiegen, doch ist eine flächendeckende Versorgung bei weitem nicht erreicht.

Stoma

Was ist ein Stoma?

Der Begriff Stoma kommt aus dem Griechischen und bedeutet Öffnung oder Mund. Er wird in der Medizin für eine durch eine Operation geschaffene künstliche Körperöffnung verwendet. Die Anlage eines Stomas ist dort erforderlich, wo ein natürlicher Ausgang fehlt oder durch Krankheit oder chirurgische Eingriffe zerstört wurde. Am häufigsten ist dies bei Krebserkrankungen der Fall.

Wann kann die Anlage eines Stomas notwendig sein?

Bei ausgedehnten bösartigen Tumoren des Kehlkopfes lässt es sich manchmal nicht vermeiden, den gesamten Kehlkopf zu entfernen. Da dieser im Bereich der Luftröhre liegt, werden die oberen Luftwege durch die Operation unterbrochen. Um die Atmung weiterhin zu ermöglichen, wird das Ende der Luftröhre, die ja unterhalb des Kehlkopfes durchtrennt wurde, in die Haut eingenäht. Diese Öffnung nennt man Tracheostoma – Trachea ist der medizinische Fachausdruck für die Luftröhre.

Nach Entfernung der Harnblase wegen eines bösartigen Tumors ist nicht immer eine plastische Rekonstruktion der Blase möglich. Dann muss ein neuer Ausgang für das Abfließen des Harns geschaffen werden, meist in der Bauchdecke. Die von der Niere kommenden Harnleiter werden direkt in die Haut eingepflanzt oder in ein aus »stillgelegten« Dünndarmschlingen gebildetes Reservoir (»Pouch«), das ebenfalls einen Ausgang durch die Bauchwand erhält. Dieser künstliche Ausgang heißt Urostoma.

Bei der Operation eines Mastdarmtumors, der sehr nahe am Darmschließmuskel sitzt, ist es bei einem Teil der Patienten nicht möglich, den Schließmuskel zu erhalten. Für den Dickdarm (Kolon) wird dann auf Dauer ein künstlicher Ausgang in der Bauchdecke angelegt, den man als Kolostoma oder Anus praeter naturalis bezeichnet – Anus neben dem natürlichen Ausgang. Falls der gesamte Dickdarm entfernt werden muss, was selten vorkommt, ist es der letzte Abschnitt des Dünndarms, das Ileum, der einen künstlichen Ausgang erhält. Diesen nennt man Ileostoma.

In den beschriebenen Situationen ist das Stoma dauerhaft. Häufiger wird nach Operationen am Darm oder an den ableitenden Harnwegen auch vorübergehend ein Stoma angelegt. Nach Abschluss der Wundheilung wird dieses wieder zurückverlegt.

Wie häufig muss ein Stoma angelegt werden?

Die gute Nachricht für Patienten ist, dass die dauerhafte Anlage eines Stomas heute wesentlich seltener als früher erforderlich ist. Sowohl bei Kehlkopfkrebs als auch bei Mastdarmkrebs versucht man nach Möglichkeit, mit Hilfe vorgeschalteter Chemo- oder Chemo-Strahlen-Therapie und organschonender Operationstechniken den Kehlkopf bzw. den Darmschließmuskel zu erhalten. Nach Blasenentfernung ist vielfach die Bildung einer Ersatzblase aus Darmteilen möglich, die mit der Harnröhre verbunden wird und den Urin über den natürlichen Weg ableitet. Wenn dies nicht gelingt, ist die Bildung eines Sammelbeutels aus Dünndarmteilen möglich, der zwar auch einen Ausgang durch die Bauchwand bekommt, aus dem aber nicht ständig Urin fließt.

Wie funktioniert ein Stoma?

Das Tracheostoma ist die neue Ein- und Austrittspforte für die Atemluft. Es bleibt immer offen und wird nur locker durch Kleidung oder luftdurchlässige Tücher bedeckt.

Künstliche Ausleitungen des Harns gibt es als »trockene« oder »nasse« Urostomata. Trockene Urostomata müssen etwa alle drei Stunden mit einem Katheter entleert werden. Ihr »Sammelbeutel« für den Urin besteht aus Dünndarmschlingen, die unter der Bauchdecke liegen und einen Ausgang durch die Bauchwand haben. Nass ist das Urostoma, wenn die Harnleiter direkt in die Haut eingepflanzt werden. Dann sickert ständig etwas Flüssigkeit heraus, die in einem Urinbeutel aufgefangen werden muss. Zur Entleerung befindet sich am unteren Ende des Beutels ein Ablaufsystem, an das z. B. nachts ein weiterer Beutel mit größerem Fassungsvermögen angeschlossen werden kann, um ihn nicht während der Nacht entleeren zu müssen. Auch für den Tag gibt es Beinbeutel, die man zusätzlich tragen kann.

Ein künstlicher Ausgang für den Dickdarm (Kolostoma) wird ähnlich wie ein Urostoma gehandhabt. Der Darminhalt entleert sich durch den künstlichen Ausgang in der Bauchwand entweder kontinuierlich in einen Plastikbeutel oder nach einer täglich vom Patienten durchzuführenden Darmspülung (Irrigation). Das Tragen eines Kolostomiebeutels ist heute eine saubere, hygienische und geruchfreie Angelegenheit. Je nach Größe und Verdauungstätigkeit wird der Beutel in unterschiedlichen Abständen gewechselt. Die Darmspülung erspart das Tragen eines Beutels, muss aber sorgfältig erlernt und regelmäßig durchgeführt werden. Dabei entleert sich der Darm nach einem Wassereinlauf vollständig. Das Kolostoma kann bis zur nächsten Irrigation durch eine unauffällige Kappe abgedeckt werden.

Plötzlich Stoma – und dann?

Im Fall der Anlage eines Tracheostomas wegen Kehlkopfentfernung können die Patienten nach der Operation zunächst nicht mehr sprechen. Deshalb sollte es die Situation »plötzlich Stoma« nicht geben. Vor dem Eingriff ist eine sorgfältige Aufklärung und Information unerlässlich, die Patienten sollen so viele Fragen wie möglich stellen – danach ist alles viel schwieriger. Auch die verschiedenen Möglichkeiten der Stimmrehabilitation sollten sie schon vorher kennen lernen, ebenso wie den Stimmtherapeuten, der sie später betreuen wird. Die Stimmrehabilitation beginnt so früh wie möglich nach Abschluss der Wundheilung. Bis eine Ersatzstimme erlernt ist, können sich die Patienten nur durch Gesten oder schriftlich äußern, oder man liest ihnen von den Lippen ab.

Eine neue Harn- oder Stuhlableitung durch ein Stoma in der Bauchhaut erfordert eine Phase der Eingewöhnung. Schon vor der Operation werden die Patienten sehr genau aufgeklärt und informiert, wie das Stoma aussehen wird und wie es funktioniert. Beim Urostoma und beim Kolostoma wird die Stelle, an der der künstliche Ausgang sitzen soll, mit dem Patienten zusammen geplant und festgelegt. Nach der Operation kommt die Schulung im Umgang mit dem Stoma und in seiner Pflege. Dabei stehen heute in vielen Kliniken spezielle Stomatherapeuten dem Arzt zur Seite. Oft sind es Krankenschwestern, die eigens dafür ausgebildet wurden, Patienten mit künstlichem Ausgang in der Klinik und auch später zu Hause zu helfen, sie zu unterrichten und bei der Auswahl der passenden Produkte zu beraten. Welches Produkt für die Versorgung jeweils am geeignetsten ist, kann anfangs nur grob eingeschätzt werden, denn es gibt z. B. von ähnlich gearbeiteten Beuteln unterschiedliche Ausführungen verschiedener Firmen. Ausprobieren hilft, ein zufriedenstellendes System zu finden.

Was müssen Stomaträger besonders beachten?

Das Tracheostoma, der künstliche Ausgang der Luftröhre, lässt die Luft völlig ungefiltert und ohne Anfeuchtung in die Luftröhre eintreten. Eine ausreichende Luftbefeuchtung in den Wohn- und Arbeitsräumen ist empfehlenswert, damit die Schleimhaut der Luftröhre nicht allzu stark austrocknet. Das Einträufeln einer sterilen Kochsalzlösung mehrmals täglich beugt der Austrocknung wirksam vor. Außerdem muss das Stoma vor dem Eindringen von Staub und Wasser – etwa beim Duschen und Baden – geschützt werden.

Für Träger eines Kolo- oder Urostomas ist die Pflege und Schonung der das Stoma umgebenden Haut wichtig. Die Beutelöffnung sollte das Stoma exakt umschließen, damit die Haut durch die Ausscheidungen nicht gereizt wird. Die Beutel müssen regelmäßig, aus hygienischen Gründen spätestens alle drei Tage, gewechselt werden. Zur Säuberung der Haut ist die Verwendung von besonderen Lösungen in der Regel nicht notwendig. Wasser und evtl. eine neutrale Seife genügen, für Klebstoffreste können spezielle hautschonende Pflasterentferner verwendet werden.

Wenn Patienten gelernt haben, mit dem Stoma umzugehen, können sie grundsätzlich ein normales und aktives Leben führen. Unter etwas weiter geschnittener Kleidung zeichnet sich auch ein gefüllter oder geblähter Beutel nicht ab. Sport kann sich wohltuend auf das Befinden auswirken. Die Bauchdecke sollte allerdings nicht zu stark beansprucht werden.

Durch ein Kolostoma wird die Darmfunktion nicht beeinträchtigt. Eine spezielle Diät ist nicht erforderlich. Grundsätzlich sollte aber bei jedem Nahrungsmittel die Wirkung auf die Verdauung beobachtet werden. Ernährungsberater helfen bei der Planung des individuellen Speiseplans.

Wie wirkt sich das Stoma auf die Sexualität aus?

Aus medizinischer Sicht gibt es keine Einwände gegen sexuelle Aktivität bei Stomaträgern. Aber in der Partnerschaft bestehen möglicherweise Hemmungen; Scham und Minderwertigkeitsgefühle können auftreten. Die Anlage eines Stomas kann das Selbstwertgefühl eines Menschen verletzen. Für Erwachsene ist das Thema Urin und Stuhlgang in der Regel ein Tabu – und damit muss sich ein Stomaträger auseinander setzen. Ablehnung und Verdrängung sind oft die ersten Reaktionen, evtl. auch beim Partner. Es ist sehr hilfreich, wenn die Partner offen darüber sprechen können, bei Bedarf auch mit psychologischen oder psychosozialen Beratern oder mit Stomatherapeuten.

Auch eine Schwangerschaft und eine normale Geburt sind bei einer Stomaträgerin möglich, wenn es der sonstige Gesundheitszustand zulässt. Es sollten allerdings mindestens 1–2 Jahre seit der Operation vergangen sein. Bei der Geburt wird in der Regel ein Kaiserschnitt notwendig, um den hohen Druck, der beim Pressen auf die Bauchwand einwirkt, zu vermeiden. Eine gute Betreuung durch den Arzt, der die Nachsorge durchführt, und den Frauenarzt sind dabei unumgänglich.

Wer kann weitere Hilfestellung geben?

Viele Patienten haben das Bedürfnis, mit Menschen in Kontakt zu treten, denen es ähnlich geht, die sowohl Ängste als auch Alltagsprobleme aus dem eigenen Erleben kennen und deshalb Verständnis und manchmal auch Ratschläge haben. Zu diesem Zweck betreut die »Deutsche ILCO e.V.« (Ileostomie-Colostomie-Urostomie-Vereinigung) viele Selbsthilfegruppen im ganzen Bundesgebiet, in denen sich Stomapatienten regelmäßig treffen. Die Adresse der Bundesgeschäftsstelle findet sich im ▶ Anhang »Nützliche Adressen und Internetadressen«.

Strahlentherapie

Die Strahlentherapie ist neben der Chirurgie (Operationen), der ▶ Chemo- und der ▶ Hormontherapie eine der wichtigsten Therapiemethoden bösartiger Erkrankungen. Zum Einsatz kommen entweder ausschließlich oder in Kombination mit anderen Methoden energiereiche Formen der elektromagnetischen Strahlung und auch Teilchenstrahlen. Im Gegensatz zur Chemotherapie, bei der das Medikament im ganzen Körper verteilt wird, sind die meisten Formen der Strahlentherapie örtlich begrenzt wirksam. Das bedeutet, dass eine therapeutische Wirkung nur in dem durchstrahlten Körperbereich auftritt. Eine Ausnahme bilden radioaktive Medikamente (Radiopharmaka).

Nach welchen Prinzipien funktioniert die Strahlentherapie?

An den durchstrahlten Körperbereich wird durch die Strahlung Energie abgegeben, was zu Veränderungen in Bauteilen der Zellen führt. Wesentlich für die Wirkung der Strahlentherapie sind vor allem Schädigungen im Zellkern. Dort befinden sich in Form langer Ketten, der DNS, die Bauanweisungen für die einzelnen Bestandteile einer Zelle. Die DNS-

Ketten werden durch die Strahlung elektrisch geladen (Ionisation), es entstehen Brüche in den Ketten und die Bereitschaft zu chemischen Reaktionen steigt (Anregung). Dies kann zur Teilungsunfähigkeit einer Zelle und schließlich zu ihrem Absterben führen (▶ Radioaktivität und Röntgenstrahlen). Das Ausmaß der Strahlungswirkung hängt von verschiedenen Faktoren, beispielsweise dem Sauerstoffgehalt des Gewebes, ab. Wenn über das Blut dem Gewebe nur eine relativ geringe Menge an Sauerstoff zugeführt wird, werden weniger Zellen dauerhaft geschädigt. Die Art der direkten Schädigung ist bei Tumorzellen und gesunden Zellen ähnlich. Dennoch sterben mehr Tumorzellen ab, da sich normale Zellen in der Regel mit Hilfe von Reparaturmechanismen besser von den Schäden erholen können. Um eine Beeinträchtigung des gesunden Gewebes, das den Tumor umgibt, möglichst gering zu halten, wird die Durchführung der Bestrahlung sorgfältig geplant. Bei der Bestrahlung wird die gesunde Tumorumgebung durch Einsatz von Blenden geschützt.

Welche Arten von Strahlung werden in der Tumortherapie angewendet?

In der Therapie von Krebserkrankungen kommen 2 verschiedene Gruppen von Strahlen zur Anwendung: elektromagnetische Strahlen und Teilchenstrahlen.

Elektromagnetische Strahlen

Aus dem Alltag ist uns eine elektromagnetische Strahlenart, die ultraviolette Strahlung der Sonne, wohlbekannt. Sie überträgt Energie. Ihre Wirkung auf die Haut – Bräunung oder Sonnenbrand – ist nach einem Sonnenbad deutlich wahrnehmbar. Die hierbei übertragene Energie ist jedoch um ein vielfaches kleiner als jene, die für die Therapie von bösartigen Erkrankungen benötigt wird. Gemeinsam ist den verschiedenen elektromagnetischen Strahlen, dass sie sich materiefrei im Raum ausbreiten, unter optimalen Bedingungen mit Lichtgeschwindigkeit. Einerseits verhalten sie sich dabei wie Wellen, andererseits aber lassen sie sich auch als Flut von zahlreichen kleinen Energieteilchen (Photonen, Quanten) auffassen. Bisweilen wird deshalb auch der Ausdruck Photonentherapie verwendet. Der für die Therapie bedeutsame Unterschied der einzelnen Arten elektromagnetischer Strahlen liegt in ihrem unterschiedlichen Gehalt an Energie. Energiearme Strahlen lösen in den Zellen keine oder nur wenige Veränderungen aus und haben nur eine geringe Eindringtiefe. Nur energiereiche Strahlen können Zellen in einem für die Therapie ausreichenden Maße verändern.

1899, vier Jahre nach der Entdeckung der Röntgenstrahlen durch Wilhelm Conrad Röntgen, wurde von der ersten erfolgreichen Anwendung dieser mit einer elektrischen Entladungsröhre erzeugten elektromagnetischen Strahlung bei der Therapie von Hautkrebs berichtet. Strahlen dieser Energiestärke können den Körper zwar durchdringen, haben aber nur an der Körperoberfläche ausreichende Stärke, um Tumorgewebe zu zerstören.

Elektromagnetische Strahlen mit einem sehr hohen Energiegehalt (Ultraröntgenstrahlen, Gammastrahlen) sind in der Lage, auch tiefer im Körper gelegene Tumoren zu zerstören, während gleichzeitig oberflächlich gelegene Organe relativ gering belastet werden. Da die Mehrzahl der Tumoren halbtief oder tief im Körper gelegen sind, werden meistens diese Strahlenarten bei der Behandlung eingesetzt.

Geräte, die radioaktive Stoffe (Kobalt-60 oder Cäsium-137) nutzen, wurden in den 50er-Jahren in die Therapie eingeführt. Die Strahlung wird beim Zerfall der Stoffe frei, sie wird als Gammastrahlung, die Geräte als Telegammageräte bezeichnet.

Parallel dazu wurden Beschleuniger in die Therapie eingeführt. Sie erzeugen elektromagnetische Strahlung über einen anderen Weg. Dazu werden negativ geladene Teilchen (Elektronen) mit Hilfe von Magnetfeldern auf eine sehr hohe Geschwindigkeit beschleunigt und dann abgebremst. Die beim Abbremsen erzeugte hochenergetische elektromagnetische Bremsstrahlung (Ultraröntgenstrahlen) kann therapeutisch genutzt werden. Die Ultraröntgenstrahlen der Beschleuniger unterscheiden sich im Wesentlichen nicht von den Gammastrahlen des Kobalt-60 oder Cäsium-137. Bestimmte Unterschiede im Detail, vor allem in der Eindringtiefe, können aber therapeutisch von Nutzen sein.

Die erste in der Medizin verwendete Quelle hochenergetischer Gammastrahlung war das Radium-226. Die Strahlung von Radium-226 hat aber im menschlichen Körper nur eine geringe Reichweite.

Deshalb kann Radium-226 nur in den Fällen angewendet werden, in denen die Strahlenquelle in unmittelbarer Nähe des Tumors gebracht werden kann (Kontakttherapie). Um die nötige Dosis zu erreichen, ist eine mehrstündige Bestrahlungszeit erforderlich. Radium-226 wird in der Kontakttherapie heute mehr und mehr von anderen radioaktiven Substanzen (Radionukliden), wie Cäsium-137 oder Kobalt-60, abgelöst.

Teilchenstrahlen

Die in einem Beschleuniger auf hohe Geschwindigkeiten gebrachten Elektronen können auch selbst in der Therapie eingesetzt werden. Die Elektronentherapie zeichnet sich durch ihre geringe Eindringtiefe, die innerhalb der Grenzen ihrer Reichweite sehr genau reguliert werden kann, aus. Sie eignet sich zur Behandlung oberflächlich gelegener Tumoren, tiefer liegende Organe werden dabei sehr gut geschont.

Auch andere beschleunigte Teilchen können zur Bestrahlung eingesetzt werden: geladene Atome (Schwerionen und Protonen, ▶ Ionenbestrahlung) und die ungeladenen Bausteine des Atomkerns, die Neutronen.

Protonen sind positiv geladene Bauteile des Atomkerns. Seit 1957 werden Protonenstrahlen in Europa für medizinische Zwecke getestet. Der wesentliche Vorteil der Protonenstrahlung liegt in ihrer genauen Platzierbarkeit. Daher eignet sich diese Methode besonders für Tumoren in der Nähe von Risikoorganen. Als besonders gut geeignet erwies sie sich zur Behandlung eines bösartigen Tumors des Auges, des Aderhautmelanoms.

Neben den Protonen werden noch weitere Teilchen getestet. Dazu gehören neben den Pi-Mesonen (Pionen) die Schwerionen (Neon-, Kohlenstoff-, Silizium- und Argonionen). Da die Herstellung dieser Teilchen sehr aufwändig ist, gibt es weltweit nur wenige Zentren, die diese Form der Therapie überhaupt erproben können (▶ Ionenbestrahlung).

Wo befinden sich die Strahlenquellen bei der Therapie?

Bei der perkutanen Bestrahlung befindet sich die Strahlenquelle außerhalb des Körpers, und die Strahlung gelangt durch die Haut und darunter liegendes gesundes Gewebe bis zum Zielort. Diese Bestrahlungsart wird am häufigsten eingesetzt.

Eine neuere Form der Strahlentherapie ist die intraoperative Strahlentherapie mit Elektronen. Dabei werden der Tumor oder Tumorreste während der Operation berührungsfrei direkt bestrahlt. Das strahlenempfindliche tumorfreie Gewebe wird weitestgehend aus dem Bestrahlungsfeld gehalten. So wird die Strahlendosis im Tumorbereich konzentriert und normales Gewebe so gut wie möglich geschont.

Bei den anderen Techniken werden die Strahler im Körper nahe an den Tumor gebracht (Brachytherapie). Dabei kann die Strahlenquelle in einen Hohlraum plaziert werden, z. B. in der Speiseröhre (endokavitäre Bestrahlung), oder die Strahler können in den Tumor eingesetzt werden (interstitielle Bestrahlung). Beim Nachladeverfahren (Afterloading) wird das strahlende Material erst nach Platzieren eines Tubus ferngesteuert aus einem strahlendichten Tresor vorgefahren. Auf diese Weise werden Ärzte und Pflegepersonal nicht von den Strahlen erreicht.

Es können auch strahlende Substanzen verabreicht werden. Sie verteilen sich über die Blutbahn im Körper und reichern sich im Tumor an, wie z. B. bei der Therapie des Schilddrüsenkrebses mit radioaktivem Jod oder bei der Behandlung von Knochenmetastasen mit Strontium-89.

Wie wird eine Bestrahlung geplant?

Sinn der Bestrahlungsplanung ist es, den Tumor genau und vollständig durch die Bestrahlung zu erfassen und gleichzeitig das umliegende gesunde Gewebe und lebenswichtige Organe (Risikoorgane) zu schonen. Mit speziellen Röntgenapparaten (Durchleuchtungsgeräte) kann das Bestrahlungsgebiet ermittelt und eine Bestrahlung simuliert werden. Dadurch lässt sich feststellen, wie die spätere Bestrahlung vorgenommen werden muss. Auf die Haut werden Markierungen aufgetragen, um immer exakt dieselbe Stelle bestrahlen zu können. Manchmal werden ergänzend die Körperumrisse aufgezeichnet oder Masken zur Fixierung des Körpers anmodelliert. Die Informationen können auch zusammen mit den Ergebnissen aus vorangegangenen bildgebenden Untersuchungen (z. B. ▶ Computertomographie) in einem Computer bearbeitet werden. Unter Vorgabe des Zielgebiets und der umliegenden Risikoorgane wird im Computer eine Simulation der möglichen Bestrahlungsabläufe durchgeführt und der bestmögliche Therapieplan ausgearbeitet. Dieser ermöglicht, das Zielvolumen optimal zu bestrahlen und die Risikoorgane zu schonen.

Wie läuft eine Strahlentherapie zeitlich ab?

Bei der häufigsten Form der Bestrahlung, der von außen durch die Haut, ist es üblich, die Bestrahlung mit kleinen Einzeldosen 4- bis 5-mal pro Woche durchzuführen (Fraktionierung). In den kurzen Pausen zwischen den Bestrahlungen kann sich das gesunde Gewebe wesentlich rascher und vollständiger erholen als das Tumorgewebe. Im Durchschnitt sind insgesamt zwischen 25 und 35 Bestrahlungen nötig, die genaue Zahl hängt von der Art und Beschaffenheit des Tumors sowie von der Höhe der Strahlendosis einer Sitzung ab. Die Bestrahlung erfolgt meist ambulant.

Veränderungen im zeitlichen Ablauf und in der Dosierung der Bestrahlung werden getestet, z. B. eine Bestrahlung in kürzeren Abständen bei geringeren Einzeldosen (Hyperfraktionierung) und/oder auch eine Anpassung der Bestrahlungsabstände an das Wachstumsverhalten des Tumors.

Ein anderes Prinzip ist die dauerhafte Verabreichung der Bestrahlung über einen längeren Zeitraum bei geringerer Dosisleistung (Dosis/Zeit). Die Strahlungsquellen werden so platziert und die Dosisleistung wird derart gewählt, dass es zu einer Schädigung des Krebsgewebes kommt, das gesunde Gewebe jedoch keine oder nur eine geringe Beeinträchtigung erfährt. Dieses Prinzip kann z. B. bei Formen der interstitiellen Therapie (Einbringung des Strahlers direkt in den Tumor) Anwendung finden.

Bei der stereotaktischen Konvergenzbestrahlung und der intraoperativen Bestrahlung wird der Tumor äußerst zielgenau bestrahlt. Das umliegende gesunde Gewebe ist aus dem Strahlengang nahezu vollständig ausgespart. Deshalb ist es hier möglich, die gesamte tumorzerstörende Dosis innerhalb kurzer Zeit in nur einer Sitzung zu verabreichen. Beide Methoden sind nur in bestimmten Krankheitssituationen angebracht und werden mit speziellen Geräten bisher nur an wenigen Tumorzentren durchgeführt.

Welche Nebenwirkungen können auftreten?

Meist werden die Bestrahlungen gut vertragen. Manchmal können jedoch unangenehme Nebenwirkungen auftreten. Die Art und das Ausmaß der Nebenwirkungen hängen entscheidend davon ab, welche Körperteile bestrahlt werden und welche Strahlendosis verwendet wird. Darüber hinaus spielen individuelle Faktoren eine Rolle: Patienten reagieren unterschiedlich auf die gleiche Bestrahlung. Über die Einzelheiten klärt der behandelnde Strahlentherapeut auf.

Wenn gesunde Zellen geschädigt werden, sterben manche ab, andere erholen sich wieder. Es hängt vom betroffenen Gewebe ab, ob die abgestorbenen Zellen wieder vollwertig ersetzt werden oder ob es zu einem Ersatz durch Bindegewebe (Narbe) kommt. Im Allgemeinen sind die Nebenwirkungen vorübergehender Natur, einige wenige jedoch können bestehen bleiben. Wichtig ist es, über mögliche Nebenwirkungen informiert zu sein. Manche treten bei geeigneten Vorbeugungsmaßnahmen zumindest weniger häufig auf, z. B. kann bei Bestrahlung im Mundraum dem Auftreten von Karies durch besonders intensive Zahnpflege vorgebeugt werden. Andere Nebenwirkungen lassen sich durch geeignete Maßnahmen lindern, z. B. Durchfall oder Entzündungen der Mundschleimhaut durch eine geeignete Diät (▶ Ernährung bei Krebs). Bemerkt man irgendwelche Veränderungen, sollte man den Arzt informieren. Er kann geeignete Möglichkeiten zur Linderung der Beschwerden anbieten und beurteilen, ob vielleicht eine Unterbrechung oder Änderung der Therapie nötig ist.

Stress

Was ist Stress?

Stress ist eine genetisch festgelegte Aktivierungsreaktion des gesamten Organismus, ursprünglich, um angesichts von Bedrohung Energie für Kampf oder Flucht bereitzustellen. Diese Reaktion des Organismus soll es uns ermöglichen, uns schnell auf wechselnde Lebensumstände einzustellen. Eine mittlere Aktivierung wird meist als angenehme Anspannung erlebt und ist die Voraussetzung für optimale Leistungen, d. h. in dieser Dosierung wirkt Stress positiv. Darüber hinausgehende Aktivierung sowie lang anhaltende (chronische) Aktivierung führen dagegen zu Überforderung. Die Anzeichen dafür werden gewöhnlich als »Stress« bezeichnet.

Was jeder einzelne als Stress erlebt, ist sehr unterschiedlich: Was den einen Menschen belastet, wird vom anderen möglicherweise als anregend empfunden. Es sind also nicht die von außen kommenden Reize (sie werden »Stressoren« genannt), die das Stresserleben ausmachen, sondern die Reaktionen des Einzelnen, wenn er mit Anforderungen oder Bedrohungen konfrontiert wird. Die Stärke der Reaktion wiederum hängt wesentlich davon ab, welche Bedeutung die jeweilige Situation für den betroffenen Menschen hat und wie er die eigenen Bewältigungsmöglichkeiten einschätzt. Dazu gehört auch, welche Hilfsquellen jeweils zur Verfügung stehen, beispielsweise in Form von Verständnis und Unterstützung durch Angehörige und Freunde.

Gibt es Zusammenhänge zwischen Stress und einer Krebserkrankung?

Das Phänomen Stress wird häufig als Ursache für die verschiedensten Krankheiten angesehen. Veränderungen im vegetativen Nervensystem und im hormonellen Gleichgewicht, die während der Aktivierungsreaktion ablaufen, können bei hoher Intensität und langer Dauer durchaus körperliche Schäden anrichten, vor allem an den jeweiligen individuellen Schwachstellen. Nachgewiesen ist dies beispielsweise für die Entstehung von Herz-Kreislauf-Krankheiten.

Für die Entstehung von Krebs dagegen konnten solche Zusammenhänge nicht gefunden werden. In den letzten Jahren sind mehrere Untersuchungen an großen Bevölkerungsgruppen nach langen Beobachtungszeiträumen abgeschlossen worden: Weder nach anhaltendem Alltagsstress noch nach einmaligem außergewöhnlichem Stress wie dem Verlust eines Kindes sind Krebserkrankungen häufiger aufgetreten.

Es gibt allerdings eine Möglichkeit, wie Stress indirekt zur Entstehung einer Krebserkrankung beitragen kann. In Belastungssituationen verhalten sich viele Menschen gesundheitsschädigend: Sie rauchen mehr, ernähren sich ungesund, trinken mehr Alkohol. Damit setzen sie sich bekannten Risikofaktoren für die Entwicklung einer Krebserkrankung aus.

Szintigraphie

Die Szintigraphie gehört zu den Diagnoseverfahren, die Tumoren sichtbar machen können. Sie ergänzt andere Untersuchungsmöglichkeiten bei der Verdachtsdiagnose Krebs und spielt eine große Rolle bei der Beobachtung des Verlaufs vieler Krebsarten.

Was ist eine Szintigraphie?

Bei der Szintigraphie werden Tumoren durch ihre unterschiedlichen funktionellen Eigenschaften vom gesunden Gewebe unterschieden. Sie liefert also – anders als das Röntgen, ein Computertomogramm oder eine Kernspinaufnahme – kein Bild vom Aussehen eines Organs oder Gewebes, sondern zeigt im Bild, wie es funktioniert: Vor der Untersuchung bekommt der Patient eine Trägersubstanz gespritzt, die mit einem sog. Tracer radioaktiv beladen ist. Tumorzellen und normales Gewebe »verdauen« oder verarbeiten diesen Träger unterschiedlich schnell und reichern so innerhalb der gleichen Zeit auch unterschiedlich viel der radioaktiven Substanz an. Meist sammeln sich die Tracer im Tumor stärker als im gesunden Gewebe an, was man mit speziellen Aufnahmegeräten sichtbar machen kann. Szintigramme haben ein charakteristisches Aussehen, oft sind Körperumrisse, beim Knochenszintigramm das gesamte Skelett abgebildet. Gewebe, die viel Tracer enthalten, erscheinen dunkler als das weniger anreichernde umliegende Gewebe.

Weil die Szintigraphie anders funktioniert als z. B. eine Röntgenaufnahme, rechnet sie zur sog. Nuklearmedizin und nicht zur Radiologie. Auch die Positronenemissionstomographie (PET) und die SPECT-Untersuchung (für engl. »single photon emission computed tomography«) zählen zu den szintigraphischen Verfahren und damit zur Nuklearmedizin. Die PET beruht jedoch auf einem aufwändigeren apparativen System als die Gammakameraszintigraphie.

Ersetzt die Szintigraphie andere Untersuchungen?

Eine nuklearmedizinische Untersuchung ist, wie praktisch alle anderen Verfahren auch, nie allein ausschlaggebend für eine Krebsdiagnostik. Sie liefert ergänzende Informationen zu verschiedenen klinischen, laborchemischen und radiologischen Befunden. Mit der Szintigraphie lassen sich beispielsweise manche gutartige Tumoren vom Krebs unterscheiden; auch zur Prüfung, ob eine Geschwulst gestreut hat, wird sie eingesetzt.

Wie läuft die Untersuchung ab?

Dem Patienten wird vor der Untersuchung eine geringe Menge der zur jeweiligen Fragestellung passenden sog. Tracersubstanz gespritzt. Der Tracer verteilt sich mit dem Blutstrom im Körper und erreicht damit die zu untersuchenden Gewebe. Wie lange dies dauert, hängt von der verwendeten Substanz und der Fragestellung ab; die Wartezeit kann zwischen wenigen Minuten und mehreren Tagen dauern.

Während die radioaktive Markierung des Tracers im Körper des Patienten zerfällt, sendet sie Gammastrahlen aus, eine den Röntgenstrahlen verwandte Strahlungsart. Zur eigentlichen Aufnahme wird der Patient auf einer Liege unter eine sog. Gammakamera gefahren. Sie erfasst die Strahlen, ein angeschlossener Computer errechnet aus der regionalen und zeitlichen Verteilung der registrierten Strahlung Funktionsbilder von den Geweben.

Dem Detektor an der Kamera ist eine wabenartige Blende (Kollimator) vorgeschaltet, die nur die Strahlen aus einer festgelegten Richtung durchlässt. Der Detektor besteht im Wesentlichen aus einem großflächigen Kristall, in dem die Gammastrahlen schwache Lichtblitze erzeugen. Diese sog. Szintillationen, die zur Freigabe von einzelnen Elektronen führen, werden durch einen Verstärker, einen sog. Photomultiplier (Elektronenvervielfältiger) zu einem Elektronenfluss verstärkt, der in ein komplexes Widerstandsnetz geführt wird und somit die Lokalisationen der Szintillationen im Gesichtsfeld der Kamera orten lässt. Gelegentlich wird die Gammakamera deshalb auch als Szintillationskamera bezeichnet. Aus der Verteilung der elektrischen Ströme des Widerstandsnetzes errechnet der angeschlossene Computer ein Bild, das Szintigramm.

Um Szintigramme des ganzen Körpers zu erzeugen, wird der Patient auf der Liege unter dem Detektor entlangbewegt. Eine Aufnahme dauert wenige Minuten bis maximal halbe Stunde, hinzu kommt vorher die Wartezeit, bis sich der Tracer verteilt hat.

Welche radioaktiven Substanzen werden in der Szintigraphie eingesetzt?

Ein Tracer besteht im Allgemeinen aus einem Träger, von dem man die Verteilung, Anreicherung und Ausschwemmung aus den verschiedenen Geweben des Körpers gut kennt. Diese Substanz wird dann radioaktiv markiert, so dass man den Tracer im Körper mit Hilfe einer Gammakamera verfolgen und zunächst am Bildschirm eines Computers und dann auf der Aufnahme im Gewebe auffinden kann. Die eigentlichen Bestandteile sind damit ein radioaktives Element, wie z. B. das Jod-131 bzw. das Jod-123, und eine biologische Substanz wie Zucker, Hormone oder Antikörper, die mit den radioaktiven Elementen »beladen« werden. Unterschiede kommen außer durch den Stoffwechsel der Tumorzellen durch die veränderte Durchblutung von Tumoren, die raschere Zellteilung und die Ausstattung der Zelloberflächen mit charakteristischen Proteinen zustande. Je nach Fragestellung werden zur Szintigraphie verschiedene Tracer eingesetzt. Man unterscheidet dabei metabolische, stoffwechselspezifische, und bindungsspezifische Substanzen. Letztere nutzen die Oberflächenunterschiede zwischen gesunden und kranken Zellen. Metabolische Tracer (z. B. Thallium-201-Chlorid, Technetium-99m-Isonitrile, Technetium-99m-V-DMSA) werden von stoffwechselaktiven Zellen besonders rasch aufgenommen und reichern sich daher in Tumoren an, allerdings auch in entzündetem Gewebe. Jod-123 und Jod-131 werden ausschließlich von Schilddrüsenzellen aufgenommen und in das Schilddrüsenhormon eingebaut.

Bindungsspezifische Tracer hingegen docken an spezielle Oberflächenmerkmale von Tumorzellen an. Man unterscheidet hier radioaktiv markierte monoklonale Antikörper und Rezeptorliganden. Geeignete »Andockstellen« für monoklonale Antikörper sind bestimmte Proteine an der Zellmembran. Sie kommen zwar nicht ausschließlich, jedoch stark gehäuft auf Tumorzellen vor. Ein Beispiel ist die Immunszintigraphie mit Antikörpern gegen das karzinoembryonale Antigen (CEA), das man vor allem auf der Oberfläche von Tumoren des Magen-Darm-Traktes nachweisen kann.

Bei der Rezeptorszintigraphie nutzt man die Bindung von Hormonen an Strukturen auf ihren Zielzellen, den sog. Rezeptoren. Gewählt werden Tracer, die möglichst große Ähnlichkeit mit diesen Botenstoffen haben. Ein Beispiel ist die Rezeptorszintigraphie mit Indium-111-Octreotid, einem Tracer, der mit dem Hormon Somatostatin verwandt ist. Rezeptoren für Somatostatin finden sich gehäuft auf den Zellen von medullären Schilddrüsenkarzinomen, kleinzelligen Bronchialkarzinomen, Mammakarzinomen, Meningeomen und Lymphomen sowie seltenen Tumoren des Magen-Darm-Traktes wie Karzinoide.

Sind die verwendeten radioaktiven Substanzen gefährlich für den Patienten oder seine Umgebung?

Da die bei einer Szintigraphie eingesetzten Mengen an strahlenden Substanzen äußerst gering sind, kommt es nicht zu wesentlichen Belastungen, aus denen ein messbar erhöhtes Risiko entstehen kann. Diese liegen in der Regel im Bereich der Strahlendosen, denen Menschen jedes Jahr durch natürliche Radioaktivität ausgesetzt sind. Zudem werden ausschließlich sog. Gammastrahler verwendet, die im Vergleich zu anderen Strahlungsarten (Alpha- und Betastrahlung) für die Körperzellen wenig schädlich sind. Je nach Substanz ist nach Minuten bis wenigen Tagen auch die Tracersubstanz entweder zerfallen oder ausgeschieden. Beim diagnostischen Einsatz von Radioisotopen sind keine Sicherheitsauflagen für den Patienten erforderlich. Trotzdem ist die Szintigraphie eine Untersuchung, die nur bei gezielten Fragestellungen und nicht als Routineuntersuchung bei Krebsverdacht eingesetzt wird.

In welchen Situationen ist eine Szintigraphie angezeigt?

Sie kann bei der ersten Diagnose eines Tumors eingesetzt werden, aber auch zur Verlaufskontrolle bei und nach einer Behandlung.

Ob ein gut- oder bösartiger Tumor vorliegt, kann evt. mit einer Szintigraphie schon beim ersten Anzeichen einer Erkrankung erkannt werden. Die Hauptindikation zur Szintigraphie besteht aber in der Beurteilung, wie weit fortgeschritten das Tumorgeschehen ist.

Nach einer Strahlen- oder Chemotherapie oder einer Hormonbehandlung hilft die Szintigraphie, vernarbtes Restgewebe von einer noch aktiven Tumormasse zu unterscheiden, was mit bildgebenden Techniken häufig unmöglich ist. Auch in der Nachsorge, etwa bei ansteigenden Tumormarkern, kann die Szintigraphie zur Lokalisation des neu aufgetretenen Tumorgewebes eingesetzt werden.

Die Skelettszintigraphie gehört zu den am häufigsten durchgeführten nuklearmedizinischen Untersuchungen in der Krebsmedizin. Sie dient vor allem der Suche und Beurteilung von Knochentumoren und Skelettmetastasen. Ein Nachteil der Nuklearmedizin ist allerdings die geringe Trennschärfe gegenüber gutartigen Erkrankungen am Knochen, wenn die Stoffwechselunterschiede sich nicht ausreichend unterscheiden. So gelingt es mit szintigraphischen Methoden alleine kaum, einen Knochentumor sicher von einer entzündlichen Veränderung zu differenzieren.

Tumorarten, bei denen mit der Szintigraphie nach Knochenmetastasen gesucht wird, sind vor allem Brustkrebs und Prostatakrebs. Auch bei Bronchialkarzinom, bei Nierenkarzinom, Darmkrebs und bestimmten (follikulären) Formen des Schilddrüsenkarzinoms macht die Untersuchung Sinn, sowohl vor Beginn der Therapie wie auch in der Nachsorge, falls von einer frühzeitigen Erkennung möglicher Metastasen therapeutische Konsequenzen zu erwarten sind.

Speziell, wenn bei einem Krebspatienten Knochenschmerzen neu auftreten und/oder unklare Laborwerte den Verdacht auf einen Knochenbefall erwecken, sollte zur Abklärung eine Skelettszintigraphie durchgeführt werden. Ihren festen Platz hat die Szintigraphie ebenso bei malignen Melanomen und Lymphomen, da hier ein Knochen- oder Knochenmarkbefall eine erhebliche Veränderung der Erkrankung darstellt. Hier wird deshalb zusätzlich oft eine Knochenmarkszintigraphie mit anderen Tracern durchgeführt.

Mit der Lymphszintigraphie wird der Lymphabfluss in der Umgebung von Tumoren vor allem bei Melanomen und Mammakarzinomen sichtbar gemacht. Die Szintigraphie spielt eine zunehmend wichtige Rolle bei der Entdeckung von Lymphknotenmetastasen beim Brustkrebs der Frau (Beurteilung des sog. Wächterlymphknotens, engl. »sentinel lymphnode«). Melanom und Brustkrebs neigen zu regionalen Absiedelungen, weil über die Lymphbahnen in die nähere Umgebung des Ersttumors Tumorzellen wandern und sich ansiedeln können. Bei Tumoren des kleinen Beckens wie dem Gebärmutterhalskarzinom und dem Prostatakrebs können ebenfalls lokale Lymphknotenmetastasen auftreten. Die entsprechenden Lymphbahnen und risikobehafteten Lymphknoten lassen sich auch hier nur mit szintigraphischen Techniken darstellen.

Welche einzelnen Organe werden mit der Szintigraphie untersucht?

Szintigraphische Verfahren dienen bei Lebererkrankungen weniger dem Auffinden eines Tumors als vielmehr der Unterscheidung gutartiger von bösartigen Prozessen. Allerdings kann hier in vielen Fällen eine gezielte Gewebeentnahme raschen Aufschluss geben. Wertvoller ist die Kontrolle des Therapieerfolgs bei Chemotherapie von Lebermetastasen mittels PET. Bei Verdacht auf ein Pankreaskarzinom wird die Unterscheidung eines Tumors von einer Entzündung der Bauchspeicheldrüse durch eine PET erleichtert.

Bei Nierentumoren kann eine Funktionsszintigraphie dazu dienen, vor der Operation die Leistungsfähigkeit der tumorfreien Niere oder – bei organerhaltendem Eingriff – der zurückbleibenden Restniere einzuschätzen.

Für Schilddrüsenerkrankungen stellt die Szintigraphie mit die wichtigste Untersuchung dar. Sie nutzt die Tatsache, dass die Drüse als praktisch einziges Gewebe im Körper Jod in das Schilddrüsenhormon einbaut. Mit radioaktiv markiertem Jod (Jod-131, Jod-123) lassen sich Schilddrüsengewebe daher sehr gezielt darstellen. Schilddrüsenkarzinome fallen dabei als sog. »kalte Knoten« auf, da sie weniger Jod speichern als das umgebende gesunde Drüsengewebe. Nach Entfernung eines Schilddrüsentumors kann eine Ganzkörperszintigraphie auch dazu dienen, Tumorreste oder, in der Nachsorge, Rückfälle aufzuspüren.

Thermalkuren, Sauna, Fango und Massage nach Krebs

Dürfen Krebspatienten Badekuren machen?

Für Krebspatienten stehen im Jahr nach der ersten Behandlung im Rahmen der stationären Rehabilitation besondere klinische Kurangebote zur Verfügung. Sie sind ganz auf die Bedürfnisse der Patienten abgestimmt und tragen viel zur Erholung und Wiedereingliederung ins Berufsleben bei.

Etwas anderes sind die klassischen »Badekuren«, die nicht mit dem Aufenthalt in einer Reha-Klinik verwechselt werden dürfen. Bei diesen je nach Ort und Angebot sehr unterschiedlichen Kurformen gibt es vor allem bei Thermalbädern für Krebspatienten einige Einschränkungen.

Kann ein Thermalbad, eine Fangopackung oder ein Saunagang allgemein schädlich sein?

Bei Patientinnen und Patienten, denen mehrere Lymphknoten entfernt wurden und bei denen der Lymphabfluss eingeschränkt ist, begünstigen heiße Bäder, Sauna oder Packungen unter Umständen das Auftreten eines Lymphödems, einer Flüssigkeitsansammlung im betroffenen Gewebe. Frisches Narbengewebe bildet sich schlechter um, und bestrahlte Haut reagiert evtl. auch noch nach längerer Zeit empfindlich auf jede Manipulation. Ganz allgemein ist in der ersten Zeit nach jeder Krebsbehandlung auch Vorsicht geboten wegen der evtl. möglichen Kreislaufbelastung durch eine Thermalkur oder andere Wärmebehandlungen. Wer sich noch nicht richtig erholt hat, sollte einen Saunabesuch oder ein Thermalbad und auch die Fangopackung zunächst vermeiden. Mit den behandelnden Ärzten können betroffene Patienten besprechen, welches Vorgehen ohne Gefahr für die Gesundheit möglich ist. Bei Bedenken sollte eine andere Kur- oder Therapieform in Betracht gezogen werden.

Wie steht es mit Badekuren, bei denen radioaktives Wasser oder der Aufenthalt in sog. Heilstollen angewandt werden?

Einige traditionsreiche Kurorte weisen eine geringe Radioaktivität im Thermalwasser auf. Da die aufgenommenen Mengen radioaktiver Stoffe extrem gering sind, ist nicht die radioaktive Belastung der Grund der eingeschränkten Eignung, sondern eher, wie oben ausgeführt, die Temperatur. Unklar ist dagegen das Risiko von sog. Heilstollen, in denen Patienten Liegekuren in radonhaltiger Luft machen. Das radioaktive Gas halten Experten, z. B. vom Bundesamt für Strahlenschutz, inzwischen aufgrund neuer Erkenntnisse für viel gefährlicher als noch vor wenigen Jahren. Sie sehen nachweisbare Gesundheitsgefahren jedoch eher für das Personal, das in diesen Stollen über mehrere Berufsjahre tätig ist, als für Patienten, die sich nur vergleichsweise kurz darin aufhalten. Radon in Innenräumen stellt ein Risiko, an Lungenkrebs zu erkranken, dar. Wie groß die Zahl der Lungenkrebserkrankungen durch Radon in Deutschland genau ist, wird augenblicklich untersucht.

Ist auch von Massagen abzuraten?

Für eine mechanische Verbreitung von Tumorzellen, z. B. durch Massagen, gibt es keine Beweise. Trotzdem gehen ausgebildete Fachkräfte bei Krebspatienten nur mit Vorsicht vor; die direkt betroffene Körperregion ist bis zur vollständigen Genesung meist tabu.

Tumormarker

Was sind Tumormarker?

Unter dem Begriff »Marker« versteht man allgemein Kennzeichen, die auf etwas Bestimmtes hinweisen – also Erkennungszeichen. Tumormarker sind demnach Merkmale, die auf eine bösartige Geschwulst hinweisen. Gemäß der medizinischen Definition sind es Substanzen, meist Zucker-Eiweiß-Moleküle, die bei Krebserkrankungen im Blut oder in anderen Körperflüssigkeiten erstmals oder in größerer Menge nachweisbar sind oder auf der Oberfläche von Tumorzellen sitzen. Tumormarker werden von Krebszellen gebildet und ins Blut abgegeben, oder ihre Bildung wird durch eine Krebserkrankung ausgelöst. Im Idealfall sollte ein bestimmter Tumormarker eindeutig auf eine bestimmte Krebserkrankung hinweisen. Diese ideale Situation ist leider praktisch nie gegeben. Die wenigsten dieser Marker sind tumorspezifisch, und verschiedene Tumormarker können bei unterschiedlichen Krebsarten erhöht sein. Auch existieren bei weitem nicht für alle Krebserkrankungen Tumormarker. Nicht gemeint sind hier die verschiedenen heute bekannten molekularbiologischen und molekulargenetischen Marker, die der Charakterisierung von Tumoren dienen und ggf. auch Ansatzpunkt für therapeutische Maßnahmen sein können (▶ Molekularbiologische Krebsdiagnostik, ▶ Molekularbiologisch begründete Therapie).

Was sind die Anforderungen an einen Tumormarker?

Die Eignung von Tumormarkern zum diagnostischen Einsatz bei einzelnen Krebserkrankungen bemisst sich nach ihrer »Sensitivität« und ihrer »Spezifität«. Die Sensitivität besagt, wie gut mit dem Marker eine Tumorerkrankung nachgewiesen werden kann, also wie hoch der Anteil richtig positiver (im Sinne von »Treffer«) Ergebnisse in großen Untersuchungsreihen ist. Ein idealer Tumormarker wäre immer bei tatsächlichem Vorliegen eines bestimmten Tumors erhöht, würde also keine Erkrankung »übersehen«. Die Spezifität bezeichnet, wie gut und zutreffend der Marker zwischen der gesuchten und anderen Erkrankungen und zwischen gesund und krank unterscheiden kann. Ideal wäre, dass der Marker bei Gesunden nie erhöht ist. Bei einer hundertprozentigen Sensitivität und Spezifität würden anhand des Markerwerts nie Gesunde als krank und Kranke als gesund eingestuft. Einen solchen Marker gibt es aber nicht. Die definierten Grenzwerte für den Normalbereich sind immer ein Kompromiss. Während die Spezifität je nach gesetztem Grenzwert bis zu über 90 % reichen kann, liegt die Sensitivität nur bei ganz wenigen Markern über 70 % – das heißt in 70 % der Fälle wird die Erkrankung durch den Markertest richtig erkannt. Meist liegt der Wert darunter. Durch geschickte Kombination von Markern lässt sich der Aussagewert zwar manchmal erhöhen, aber die Sicherheit ist trotzdem nicht hoch genug.

Was sagen Tumormarkerwerte aus?

Um einen Tumormarkerwert sinnvoll und richtig interpretieren zu können, muss man zunächst in einer gegebenen Situation den richtigen Marker wählen und seine Aussagekraft genau kennen. Zur Diagnosestellung oder zur Planung einer Behandlung reichen Tumormarkerbestimmungen nicht aus. Sie können aber manchmal geeignet sein, um die Wirksamkeit einer Behandlung oder den Krankheitsverlauf zu beurteilen. Wichtig ist dabei, dass der betreffende Tumormarker vor Beginn einer Therapie bestimmt wird, um einen Vergleichswert für den weiteren Verlauf zu haben.

Weil bei den meisten verfügbaren Tumormarkern der im Blut gemessene Wert in einem direkten Verhältnis zur Tumormasse im Körper steht, kann eine Veränderung des vor der Therapie festgestellten Wertes Hinweise auf die Wirksamkeit der Behandlung oder auf erneutes Tumorwachstum geben: Sinken erhöhte Werte nach der Operation des Tumors innerhalb von etwa 4–8 Wochen – je nachdem, wie rasch der Marker im Körper abgebaut wird – in den Normbereich, spricht dies für eine vollständige Entfernung der Geschwulst. Wenn kein Tumorgewebe mehr im Körper vorhanden ist, sollten die betreffenden Marker in den Normalbereich zurückgehen oder gar nicht mehr nachweisbar sein. Weiterhin erhöhte oder gar ansteigende Werte deuten dagegen auf verbliebenes Tumorgewebe oder schon bestehende Metastasen hin.

Auch bei Chemo-, Hormon- und Strahlentherapie kann der Verlauf der Markerwerte zur Beurteilung von Wirksamkeit oder Unwirksamkeit der Behandlung herangezogen werden: Sinken die Werte ab, so deutet dies auf ein Ansprechen der Erkrankung auf die Therapie hin. Ein Ansteigen der Tumormarkerwerte, das z. B. im Rahmen einer Nachsorgeuntersuchung festgestellt wird, kann bis zu 6 Monate früher das Wiederauftreten eines Tumors oder die Bildung von Metastasen anzeigen als andere Untersuchungen wie Röntgen oder Ultraschall.

Wichtig ist zu wissen, dass kein Tumormarker ganz spezifisch für eine bösartige Erkrankung ist und dass normale Markerwerte das Vorliegen einer Tumorerkrankung oder eines Rückfalls nicht ausschließen.

Was nützt die Tumormarkerbestimmung dem Patienten?

Sinken vor Therapiebeginn bestimmte und erhöhte Tumormarkerwerte während oder nach der Behandlung ab, so bedeutet dies, dass der Tumor auf die Behandlung anspricht. Bleiben die Werte jedoch hoch oder steigen sie weiter an, kann dies für einen Abbruch bzw. einen Wechsel der Therapie sprechen. Der Patient wird so nicht unnötig durch unwirksame Behandlungsmaßnahmen belastet. Bei ansteigenden Markerwerten im weiteren Verlauf kann bei manchen, aber keineswegs bei allen Erkrankungen, durch frühzeitige erneute Einleitung einer Therapie die wieder aufgetretene Erkrankung erfolgreicher beeinflusst werden.

In diesen Fällen werden die geeigneten Tumormarker im Rahmen der Nachsorgeuntersuchungen in Abständen bestimmt. Bei anderen Erkrankungen wiederum hat sich gezeigt, dass die »Früherkennung« eines Rückfalls aufgrund des Anstiegs von Tumormarkerwerten keine Vorteile für die Behandlung bietet. Dann ist auch die regelmäßige Bestimmung nicht sinnvoll und unnötig.

Wann ist die Bestimmung von Tumormarkern sinnvoll?

Der wesentliche Einsatzbereich von Tumormarkerbestimmungen ist die Behandlungs- und Verlaufskontrolle bei solchen Krebserkrankungen, für die geeignete Marker existieren. Im Rahmen der Nachsorge ist die Bestimmung nur dann gerechtfertigt, wenn sich aus dem Ergebnis der Untersuchung und der möglichen »Früherkennung« eines Rückfalls aufgrund ansteigender Werte therapeutische Konsequenzen ergeben. Dies bedeutet, dass erfolgversprechende medizinische Möglichkeiten zur Behandlung verfügbar sein müssen und dass diese Behandlungen bei frühem Beginn auch wirksamer sind als wenn sie erst eingeleitet werden, wenn sich das Fortschreiten der Erkrankung anderweitig bemerkbar macht. Ist dies nicht der Fall, macht die Tumormarkerbestimmung keinen Sinn: Sie belastet nur den Patienten und verursacht unnötige Kosten. Der Rückfall wird zwar früher bekannt, aber der Patient lebt insgesamt nicht länger – nur länger mit bekanntem Rückfall.

Kann man die Bestimmung von Tumormarkern zur Früherkennung einsetzen?

Für die Frühdiagnose von Krebserkrankungen, etwa im Rahmen von Reihenuntersuchungen gesunder bzw. beschwerdefreier Personen, eignen sich Tumormarker mit ganz wenigen Ausnahmen nicht, denn sie sind mehrheitlich nicht spezifisch für eine bestimmte Erkrankung. Deshalb lässt der Nachweis eines Markers im Blut auch keinen eindeutigen Rückschluss auf das Vorliegen eines bösartigen Tumors zu. Zudem schließen auch normale Tumormarkerwerte eine Krebserkrankung nicht aus. Eine Ausnahme kann die Überwachung des Markers Alphafetoprotein (AFP) zur frühen Erkennung von Leberzellkrebs bei gefährdeten Personen, also bei Menschen mit chronisch aktiver Hepatitis, Leberzirrhose und Anzeichen einer Infektion mit dem Hepatitis-C-Virus, sein. Mit Einschränkungen gilt dies auch für die Bestimmung des prostataspezifischen Antigens (PSA) in Verbindung mit der Abtastung der Prostata vom Enddarm aus zur erweiterten Frühdiagnose von ▶ Prostatakrebs. Aber auch hier konnte bisher nicht nachgewiesen werden, dass bei Früherkennung mit dieser Methode die Sterblichkeit durch Prostatakrebs sinkt. Deshalb ist die PSA-Bestimmung auch nicht Bestandteil des gesetzlichen Krebsfrüherkennungsprogramms in Deutschland. Die meisten übrigen Marker können zum einen bei verschiedenen Krebsarten, zum anderen auch bei einer Reihe gutartiger Erkrankungen erhöhte Werte aufweisen.

Wie werden Tumormarker gemessen?

Die Bestimmung von Tumormarkern erfolgt üblicherweise an einer Blutprobe. Zur Messung stehen heute standardisierte Testverfahren zur Verfügung, die als kommerzielle »Sets« oder »Kits« angeboten werden. Die festgelegten Normalwerte für einen bestimmten Marker können bei den verschiedenen

Testansätzen etwas unterschiedlich sein, bedingt durch unterschiedliche Empfindlichkeit. Deshalb ist es wichtig, die Untersuchung bei einem Patienten immer mit derselben Methode durchzuführen.

In welchen Abständen werden Tumormarker bestimmt?

Wenn der Erfolg einer Behandlung, etwa einer Operation oder Chemotherapie, durch die Tumormarkerbestimmung überprüft werden soll, so erfolgt eine Messung vor Therapiebeginn. Nur wenn dieser Wert erhöht ist, sind Folgebestimmungen sinnvoll. Nach der Operation oder dem Beginn der Chemotherapie muss man mit der nächsten Messung zumindest so lange abwarten, bis der Tumormarker aus dem Körper verschwunden wäre, wenn er nicht mehr nachgebildet würde. Dazu ist die Kenntnis der biologischen Abbaugeschwindigkeit der einzelnen Marker im Körper erforderlich. Im Rahmen der Nachsorge von solchen Krebserkrankungen, bei denen die Früherkennung eines Fortschreitens der Erkrankung für die weiteren Behandlungsaussichten sinnvoll ist, werden Bestimmungen der jeweils geeigneten Tumormarker in den ersten zwei Jahren etwa vierteljährlich, danach in längeren Abständen – etwa halbjährlich – durchgeführt. Bei den meisten Tumoren ist nach Ablauf von fünf Jahren die Wahrscheinlichkeit eines Rückfalls nur noch gering. Im Einzelnen richten sich die Abstände und die Dauer der Markerbestimmung nach den Nachsorgeempfehlungen für die unterschiedlichen Krebserkrankungen. Besteht ein konkreter Verdacht auf erneutes Tumorwachstum am ursprünglichen Ort (Lokalrezidiv) oder auf eine Metastasierung, können zur Beurteilung eines »Trends« des Markerverlaufs Bestimmungen in kürzeren Abständen sinnvoll sein. Wird im Rahmen der Kontrolluntersuchungen ein erhöhter Wert festgestellt, ohne dass weitere Krankheitszeichen bestehen, sollte nach etwa vier Wochen eine erneute Bestimmung erfolgen.

Können Erhöhungen oder Schwankungen der Markerwerte auch andere Ursachen haben als Krebswachstum?

Zeitweilige Erhöhungen von verschiedenen Tumormarkerwerten können u. a. bei verschiedenen entzündlichen Erkrankungen des Verdauungstrakts, bei Leberzirrhose, Verschluss der Gallenwege und Nierenfunktionsstörungen auftreten und werden auch bei Rauchern beobachtet. In diesen Fällen sind die Werte jedoch wechselnd und steigen nicht stetig an. Auch bei Verwendung unterschiedlicher Testverfahren oder von Produkten unterschiedlicher Hersteller können sich teilweise erhebliche Markerschwankungen ergeben. Deshalb sollte bei einem Patienten im Verlauf stets der gleiche Test verwendet werden, um eine unnötige Verwirrung zu vermeiden. Ein einzelner »Ausreißer« in den Werten ist meist ohne Bedeutung.

Besonders hohe Werte können sich auch dadurch ergeben, dass nach Operation, Chemo- oder Strahlentherapie durch die Zerstörung von Tumorzellen große Mengen des Tumormarkers ins Blut gelangen. Besonders niedrige Werte entstehen z. B. dadurch, dass nach einer Operation mit starkem Blutverlust das Blut und damit die Markerkonzentration durch Gewebswasser »verdünnt« wird.

Bei einer bekannten Krebserkrankung und kontinuierlich ansteigenden Tumormarkern muss aber immer an ein Wiederauftreten des Tumors gedacht werden.

Bei welchen Krebserkrankungen sind Tumormarkerbestimmungen sinnvoll?

Im Rahmen der Behandlungsüberwachung und zur Früherkennung eines Rückfalls ist die Bestimmung von Tumormarkern besonders bei Dickdarmkrebs, Brustkrebs, Eierstockkrebs, Prostata- und Hodenkrebs und beim kleinzelligen Lungenkarzinom sinnvoll. Aber auch bei einigen anderen Erkrankungen können Markerbestimmungen, u. U. in geeigneten Kombinationen, in manchen Fällen zusätzliche Informationen liefern.

Welche sind die wichtigsten Tumormarker?

Für einige der häufigeren Krebserkrankungen gibt es aussagekräftige Marker, die in der nachfolgenden Übersicht in alphabetischer Auflistung zusammengestellt sind. Es werden jeweils die Tumoren genannt, bei denen eine Bestimmung des entsprechenden Markers sinnvoll sein kann. Fettgedruckt sind die Krankheitsbilder, bei denen die Bestimmung des jeweiligen Markers die größte praktische Bedeutung hat.

AFP (Alphafetoprotein)

Unter normalen Bedingungen während der Embryonalzeit vom Fetus gebildet, gelangt über die Plazenta auch in den mütterlichen Kreislauf. Während der Schwangerschaft Werte bis 400 Millionstelgramm (µg) pro Liter (l). Bei verschiedenen Erkrankungen des Feten noch höhere Werte möglich. Normalwert: bis 7,5 µg/l.

Tumoren, die gehäuft mit erhöhten AFP-Werten einhergehen:
- Leberzellkrebs
- Keimzelltumoren von Eierstock und Hoden und außerhalb der Keimdrüsen

Andere Erkrankungen, die mit einer AFP-Erhöhung einhergehen können:
- Embryonale Missbildungen (z. B. Spina bifida, Störungen der Hirnentwicklung),
- Leberzirrhose
- Leberentzündung

CA 125

Bedeutung in erster Linie in der Verlaufskontrolle bei Eierstockkrebs. Normalwert: < 35 Einheiten (U) pro Tausendstelliter (ml) mit einem Graubereich bis 65 U/ml.

Tumoren, die gehäuft mit erhöhten CA-125-Werten einhergehen:
- Eierstockkrebs
- Gebärmutterkrebs
- Bauchspeicheldrüsenkrebs

Andere Erkrankungen, die mit einer CA-125-Erhöhung einhergehen können:
- akute Eileiterentzündung
- gutartige Ovarialtumoren
- Erkrankungen von Leber und Gallenwegen
- Nierenversagen
- Bauchspeicheldrüsenentzündung

CA 15-3 (engl. »cancer antigen«, Krebsantigen)

Größte Bedeutung in der Verlaufskontrolle bei Brustkrebs. Bei gemeinsamer Bestimmung von CA 15-3 und CEA wird eine Metastasierung bei Brustkrebs mit über 80%iger Sicherheit erkannt. Normalwert: unter 40 U/ml.

Tumoren, die gehäuft mit erhöhten CA-15-3-Werten einhergehen:
- Brustkrebs
- Eierstockkrebs

Andere Erkrankungen, die mit einer CA-15-3-Erhöhung einhergehen können:
- Mastopathie
- Niereninsuffizienz
- Entzündliche Lungenerkrankungen
- Entzündliche Erkrankungen im Verdauungstrakt

CA 19-9

Vor allem bei Tumoren der Bauchspeicheldrüse, der Gallenwege und des übrigen Magen-Darm-Trakts von Bedeutung. Gemeinsame Bestimmung mit CEA kann sinnvoll sein. Normalwert: < 37 U/ml.

Tumoren, die gehäuft mit erhöhten CA-19-9-Werten einhergehen:
- Bauchspeicheldrüsenkrebs
- Gallenwegskrebs
- Magenkrebs
- Dickdarmkrebs
- Leberzellkrebs

Andere Erkrankungen, die mit einer CA-19-9-Erhöhung einhergehen können:
- Gallenblasenentzündung
- Bauchspeicheldrüsenentzündung
- Hepatitis (Leberentzündung), Leberzirrhose und andere Lebererkrankungen

CEA (engl. »carcino-embryonic antigen«, karzinoembryonales Antigen)

CEA ist ein Zucker-Eiweiß-Molekül, das ins Blut abgegeben wird. Die Bestimmung erfolgt üblicherweise im Blut. Normalwert: 1,5–5 µg/l; bei Rauchern bis 10 µg/l.

Tumoren, die gehäuft mit erhöhten CEA-Werten einhergehen:
- Dickdarmkrebs
- Schilddrüsenkrebs (medullär)
- Gebärmutterkrebs
- Bauchspeicheldrüsenkrebs
- Brustkrebs

nichtkleinzelliger Lungenkrebs

Andere Erkrankungen, die mit einer CEA-Erhöhung einhergehen können:
- alkoholische Leberzirrhose
- Bauchspeicheldrüsenentzündung
- Leberentzündung
- entzündliche Darmerkrankungen

Entzündliche Lungenerkrankungen CYFRA 21-1

Abkürzung für »Cytokeratinfragment«. Cytokeratin ist Bestandteil des Stützgerüsts eines bestimmten Zelltyps, der epithelialen Zellen. CYFRA 21-1 ist ein im Blut nachweisbares Fragment (Bruchstück) des Cytokeratins 19. Normalwert: < 3,3 µg/l

Tumoren, die gehäuft mit einer Erhöhung des CYFRA-21-1-Werts einhergehen:
- nichtkleinzelliger Lungenkrebs
- Blasenkrebs

Andere Erkrankungen, die mit einer CYFRA-21-1-Erhöhung einhergehen können:
- gutartige Lungenerkrankungen
- Leberentzündung (Hepatitis)
- Leberzirrhose
- Bauchspeicheldrüsenentzündung (Pankreatitis)
- Erkrankungen des weiblichen Genitalsystems, des Harntrakts und des Magen-Darm-Trakts Werte über 10 µg/l haben allerdings selten ein »gutartige« Ursache

HCG (engl. »human chorionic gonadotropin«, Choriongonadotropin)

Hormon; wird zu Beginn einer Schwangerschaft von fetalen Zellen gebildet, stimuliert den Gelbkörper zur Hormonproduktion, die zum Erhalt der Schwangerschaft nötig ist. Außerhalb der Schwangerschaft deuten erhöhte HCG-Werte fast mit Sicherheit auf einen Keimzelltumor von Hoden oder Ovar bzw. auf ein Chorionkarzinom hin. Normalwert: <5 Internationale Einheiten (IU)/l, nach der Menopause <10 IU/l.

Tumoren, die gehäuft mit erhöhten HCG-Werten einhergehen:
- Chorionkarzinom
- Keimzell- und Mischtumoren von Hoden und Eierstöcken

Andere Erkrankungen, die mit einer HCG-Erhöhung einhergehen können
- Blasenmole

NSE (neuronspezifische Enolase)

Normalerweise vor allem in den Nervenzellen des Gehirns und des peripheren Nervengewebes und auch in sog. neuroendokrinen Zellen im Magen-Darm-Trakt nachweisbar. Erhöhte Werte im Blut besonders beim kleinzelligen Lungenkrebs. Normalwert: < 12,5 bis maximal 20 µg/l.

Tumoren, die gehäuft mit einer Erhöhung des NSE-Werts einhergehen:
- kleinzelliger Lungenkrebs
- neuroendokrine Tumoren

Andere Erkrankungen, die mit einer NSE-Erhöhung einhergehen können:
- gutartige Lungenerkrankungen
- Blutkörperchen- oder Blutplättchenzerfall (Hämolyse)

PSA (prostataspezifisches Antigen)

Spezifischer Marker für Prostatagewebe. Hoher Gehalt im Prostatasekret, im Blut normalerweise nur Spuren. Bei gut- und bösartigen Erkrankungen der Prostata steigen die Werte auch im Blut an. Ein Karzinom ist um so wahrscheinlicher, je höher die Werte sind. Geeigneter Marker zur Verlaufskontrolle nach vollständiger Prostataentfernung wegen Prostatakrebs. Normalwert: < 4 bis maximal 10 µg/l.

Tumoren, die gehäuft mit erhöhtem PSA-Wert einhergehen:
- Prostatakrebs

Andere Erkrankungen, die mit einer PSA-Erhöhung einhergehen können:
- gutartige Vergrößerung der Prostata (Prostatahyperplasie)
- Prostataentzündung

SCC (engl. »squamous cell carcinoma antigen«, Plattenepithelkarzinomantigen)

Marker für Plattenepithelkarzinome. Plattenepithel ist ein Zelltyp, der im Körper innere und äußere Oberflächen überzieht (äußere Haut, bestimmte Schleimhäute). Normalwert: < 2–2,5 µg/l.

Tumoren, die gehäuft mit erhöhten SCC-Werten einhergehen:

- Gebärmutterhalskrebs
- Hals-Nasen-Ohren-Tumoren
- Nichtkleinzelliger Lungenkrebs

Übelkeit und Erbrechen bei Krebserkrankungen

Viele Patienten mit einer fortgeschrittenen Krebserkrankung leiden unter Übelkeit und Erbrechen; die möglichen Ursachen sind vielfältig und führen deshalb auch zu unterschiedlichen Therapien. In der Regel kann dem Patienten mit einem Medikament oder der Kombination verschiedener Substanzen zu einem besseren Befinden verholfen werden.

Wann treten Übelkeit und Erbrechen auf?

Eine wesentliche Rolle spielen Medikamente, die in der Therapie der Krebserkrankung oder auch in der Schmerztherapie eingesetzt werden. Außerdem können das Versagen von Organen wie Leber oder Niere wie auch Schädigungen am Zentralnervensystem zu Übelkeit und Erbrechen führen. Nicht selten sind Veränderungen im Magen-Darm-Bereich, z. B. Verengungen des Darmes, an der Entstehung dieser Symptome beteiligt. Auch ein erhöhter Kalziumspiegel kann eine Übelkeit hervorrufen.

Nicht zu unterschätzen sind neben den körperlichen Ursachen von Übelkeit und Erbrechen auch psychische Faktoren: Es ist bekannt, dass bereits das Wissen um das mögliche Auftreten von starker Übelkeit im Rahmen einer Behandlung mit krebszelltötenden Mitteln (Chemotherapie) das tatsächliche Auftreten mit bedingen kann. Wie im Erleben von Schmerzen kommt der Angst und der damit verbundenen negativen Erwartung eine große Bedeutung zu. Sie sollte deshalb von Arzt und Patient bei der Therapie mitbedacht werden.

Übelkeit und Erbrechen im Rahmen einer Chemotherapie

Im Rahmen einer medikamentösen Therapie sind Appetitlosigkeit, Übelkeit und Erbrechen häufige Nebenwirkungen; viele Patienten fürchten die Chemotherapie aus diesem Grund. Eine starke Ausprägung der Symptome, die nicht ausreichend gesondert behandelt werden, führt nicht selten zu inkonsequenter Durchführung der Therapie oder gar zu deren Abbruch.

Das Ausmaß der Beschwerden ist abhängig von der jeweiligen Art, der Dauer und Anwendung der Chemotherapie und reicht von Übelkeit über häufigen Brechreiz bis zum Erbrechen. Ebenso ist der zeitliche Verlauf nicht einheitlich: Beschwerden können akut innerhalb von 24 Stunden nach Gabe der Medikamente auftreten, während verzögert einsetzende Beschwerden frühestens nach 16 Stunden, in der Regel zwischen dem 2. und 5. Tag nach der Behandlung in Erscheinung treten. Vorweggenommene Übelkeit, in der Fachsprache als »antizipatorische Übelkeit« bezeichnet, bedeutet, dass der Patient aufgrund von Informationen oder eigener Erfahrung das Wissen um die Möglichkeit des Auftretens von Übelkeit und Erbrechen besitzt. Dies kann vor, während oder nach der Therapie zu den entsprechenden Beschwerden führen.

Übelkeit und Schmerztherapie

Nicht selten wird eine Schmerztherapie wegen der Nebenwirkungen der Behandlung vom Patienten selbst abgebrochen. Dafür besteht allerdings keine Notwendigkeit, denn Begleiterscheinungen wie Übelkeit können wie die Schmerzen selbst behandelt werden. Übelkeit und Erbrechen treten gehäuft in der Anfangsphase der Behandlung mit Opioiden auf und sind in der Regel durch den vorübergehenden Einsatz entsprechender Medikamente, z. B. Metoclopramid, Haloperidol, Domperidon, Dimenhydrinat, zu beherrschen.

Welche Behandlungsmöglichkeiten hat der Arzt?

Je nach Ursachen der Beschwerden kommen unterschiedliche Medikamente zum Einsatz. Gegen die

Erbrechen verursachende Wirkung der Chemotherapeutika werden Antiemetika gegeben – dies gehört in jedes Behandlungsprotokoll. Eine individuelle Empfindlichkeit und das psychische Befinden des Patienten sollten vom Arzt mitbedacht werden. Durch eine gute Aufklärung über die Behandlungsmöglichkeiten kann er viel zur Beruhigung vorhandener Ängste beitragen.

Für die Schmerztherapie gilt: Bei dauerhaften, durch Medikamente wenig zu beeinflussenden Nebenwirkungen der Schmerzmedikamente ist keineswegs die Beendigung der Schmerztherapie, sondern der Wechsel auf ein anderes Schmerzmittel angezeigt.

Wie kann Übelkeit und Erbrechen während der Chemotherapie durch den Patienten selbst vorgebeugt werden?

Entspannung während und nach der Chemotherapie, z. B. durch autogenes Training, kann ebenso wie das Schaffen einer angenehmen Atmosphäre hilfreich sein.

Da Patienten häufig sehr geruchsempfindlich sind, sollten sie vor intensiven Gerüchen (Essen, Blumen) geschützt werden.

Kleine Mahlzeiten vor und nach der Therapie, Verzicht auf fettreiche und stark gewürzte Speisen entlasten das Verdauungssystem.

Bei andauerndem Erbrechen kann auf feste Nahrung vorübergehend verzichtet und durch Aufnahme von klaren Getränken oder Lutschen von Eiswürfeln oder gefrorenen Fruchtstückchen dem Flüssigkeitsverlust vorgebeugt werden.

Ultraschalluntersuchung

Medizinische Untersuchungen mit Ultraschall werden als Sonographie bezeichnet.

Was ist eine Ultraschalluntersuchung?

Ultraschallgeräte arbeiten nicht mit Röntgenstrahlen, sondern mit Schallwellen. Die Frequenz der benutzten Wellen liegt mit mehr als 1–30 Mio. Schwingungen pro Sekunde weit oberhalb der menschlichen Hörgrenze. Der Bereich, der vom menschlichen Ohr wahrgenommen werden kann, liegt zwischen 20 und 16.000 Hz (Hertz = Schwingungen pro Sekunde).

Wie funktioniert Ultraschall?

Bei der Untersuchung wird ein Schallkopf von außen auf die zu untersuchende Körperregion aufgesetzt, zum besseren Kontakt wird ein Gel auf den Schallkopf oder die Haut aufgetragen. Der Schallkopf sendet kurze Schallwellen aus, die von den verschiedenen Körpergeweben in unterschiedlichem Ausmaß »verschluckt« oder zurückgeworfen werden (»Echos«).

Aufgrund dieser Echos berechnet das Ultraschallgerät ein Schnittbild der inneren Organe. Moderne Sonographiegeräte ermöglichen sehr feine, teils auch farbige Bilder mit einer Auflösung unter 1 mm. Diese Umsetzung von Schall in Bilder nennt man Sonographie, was so viel bedeutet wie Zeichnen oder Schreiben mit Schall.

Was kann man auf dem Ultraschallbild erkennen?

Wasser, etwa in flüssigkeitsgefüllten Körperhohlräumen oder Zysten, z. B. in der Brustdrüse oder der Niere, wird von Ultraschall vollständig durchquert, was sich auf dem Computerbild schwarz darstellt. Knochen (oder z.B. auch Nieren- oder Gallensteine) lassen überhaupt keinen Schall durch und werfen ihn vollständig zurück (hohe Echogenität). Auf dem Bild erscheint die schallkopfnahe Knochenoberfläche daher weiß, und dahinter sieht man nichts mehr, weil der Schall fast komplett zurückgeworfen wird. Die in ihrer Echogenität dazwischen liegenden Gewebe stellen sich in unterschiedlichen Graustufen dar. So lassen sich auf dem Ultraschallbild Gewebe mit verschiedener Echodichte voneinander abgrenzen. Weil ein ausgebildeter Untersucher gelernt hat, wie Organe und Gewebe normalerweise im Ultraschallbild aussehen, erkennt er auch Veränderungen.

Moderne Ultraschalltechniken

Auch bei Ultraschalluntersuchungen kann man bei bestimmten Fragestellungen die Aussagekraft durch den Einsatz von besonderen Kontrastmitteln verbessern. Diese Echosignalverstärker bestehen aus kleinsten gashaltigen Mikrobläschen. Durch ihren Einsatz können z. B. Lebertumoren besser erkannt werden, und es ist möglich, die Durchblutung von Organen und Tumoren besser darzustellen.

Mit der 3D-Sonographie, einer Ultraschalldarstellung in drei Ebenen, ergeben sich neue Möglichkeiten zur Beurteilung von Tumoren und zur Steuerung von minimal invasiven (wenig eingreifenden) Methoden, z. B. zur Gewebeentnahme.

Welche Organe kann man mit Ultraschall untersuchen?

Lufthaltige Organe und Knochen reflektieren den größten Teil der Ultraschallwellen und sind deshalb schwer beurteilbar. Die Diagnostik von Veränderungen im Brustraum ist wegen der luftgefüllten Lunge schwierig. Ein gasgefüllter Darm erschwert die Untersuchung der Bauchorgane. Auch bei stark übergewichtigen Patienten kann die Untersuchung weniger aussagekräftig sein.

In der Krebsdiagnostik hat die Ultraschalluntersuchung einen sehr hohen Stellenwert. Besonders gut lassen sich Leber, Niere und Schilddrüse untersuchen. Die Sonographie der Brustdrüse stellt eine wichtige Ergänzung zur Mammographie in der Erkennung von Brustkrebs dar.

Die Entwicklung spezieller Schallköpfe macht es möglich, Organe von innen zu untersuchen. Man nennt dies Endosonographie. Diese Technik wird angewandt in der Diagnostik von Tumoren der Gebärmutter oder der Eierstöcke, indem ein Schallkopf in die Scheide eingeführt wird. Zur Untersuchung der Prostata wird vom Enddarm aus geschallt. Durch Einführen des Schallkopfes in den Enddarm kann die Ausdehnung eines Rektumkarzinoms genauer erfasst werden, was für die Behandlungsplanung von großer Wichtigkeit ist. Auch in der Beurteilung von Tumoren der Speiseröhre, des Magens und der Bauchspeicheldrüse liefert die Endosonographie wichtige Informationen.

Die Sonographie ist eine wichtige Technik zur Unterstützung von wenig eingreifenden (minimal invasiven) Techniken zur gezielten Gewebeentnahme, z. B. aus der Leber, der Brustdrüse oder der Prostata.

Ist eine Ultraschalluntersuchung schädlich?

Anders als bei Röntgenuntersuchungen wie der Computertomographie ist der Patient bei der Sonographie keiner Strahlenbelastung ausgesetzt. Inzwischen wird die Ultraschalldiagnostik seit ca. 40 Jahren angewandt. Mögliche Risiken wurden eingehend wissenschaftlich untersucht. Bei den in der medizinischen Diagnostik verwendeten Ultraschallenergien sind Nebenwirkungen nicht zu erwarten. Mehrfachuntersuchungen sind risikolos. Auch Schwangere und Kinder können gefahrlos untersucht werden.

Umweltbelastung – ein Gesundheitsrisiko?

Die Vorstellungen zur Umweltbelastung an sich haben sich in den letzten 20 Jahren deutlich verändert. In vielen Bereichen ist unsere Umgebung weit weniger mit Schadstoffen belastet als noch vor wenigen Jahren. Dies wirkt sich auch auf die menschliche Gesundheit aus: Messbar wird die gesunkene Belastung beispielsweise am zunehmenden Rückgang der Schadstoffkonzentration in Muttermilch. Die Empfehlung, nur sechs Monate zu stillen und dann die Milch untersuchen zu lassen, um die Schadstoffbelastung für das Kind so niedrig wie möglich zu halten, konnte schon 1996 zurückgenommen werden.

Was tatsächlich die Umwelt belastet, ändert sich zudem in vergleichsweise kurzen Zeiträumen. Noch vor rund 30 Jahren schien sich, betrachtete man die Überschriften in den Zeitungen und Zeitschriften, die größte Belastung für den Menschen aus Luftverschmutzung und Smog zu ergeben.

Abgelöst wurde die Angst vor Gift in der Luft durch die vor Gift im Essen: Rückstände von Düngemitteln, Pflanzenschutzmitteln und anderen Umweltgiften sind zwar heute noch immer wieder in Lebensmittelproben nachweisbar. Wer gesundheitsbewusst und saisongerecht einkauft, kann zumindest bei Obst, Gemüse und anderen Nahrungsmitteln aus der EU Höchstbelastungen vermeiden.

Ein anderes Beispiel sind Holzschutzmittel, die in den 8oer-Jahren in hoher Konzentration in vielen Wohnräumen gemessen wurden. Sie spielen heute kaum noch eine Rolle. Ihre Problematik führte jedoch zur Erkenntnis, dass nicht nur Schadstoffe draußen, sondern auch innerhalb der eigenen vier Wände berücksichtigt werden mussten.

Viele Gesetze, ein gestiegenes Umweltbewusstsein und kleine und größere technische Fortschritte haben zur Verbesserung der Situation beigetragen. Auch der Ausbau eines EU-weiten Kontroll- und Messsystems hat zur Entspannung beigetragen.

Es wird aber doch immer wieder über neue Schadstoffe und bisher unbekannte Risiken berichtet?

Gerade die in den vergangenen Jahren geschaffenen regelmäßigen Überwachungen führen dazu, dass immer wieder neue Schadstoffe entdeckt oder altbekannte Substanzen dort gefunden werden, wo sie nicht hingehören und wo man sie nicht erwartet hatte. Es ist also eher das besser funktionierende Warnsystem, das die Schadstoffdiskussion in der öffentlichen Wahrnehmung hält. In die Diskussion gerieten in den letzten Jahren beispielsweise Acrylamid in stärkehaltigen Lebensmitteln, die zu stark erhitzt wurden, oder hormonähnliche Substanzen in Gewässern, die dort beispielsweise als Rückstände von Duftstoffen aus Kosmetika und Putzmitteln, aber auch durch von Menschen ins Abwasser ausgeschiedene Abbauprodukte von Medikamenten nachgewiesen werden können. ► Elektrosmog durch Handys und Mobilfunk ist ein Risikofaktor, vor dem sehr viele Menschen Angst haben, obwohl die wissenschaftlichen Untersuchungen bisher gezeigt haben, dass eine Schädigung – wenn überhaupt vorhanden – zumindest eher gering sein könnte.

Welche Rolle als Gesundheitsgefahr diese Stoffe tatsächlich spielen, ob sie für Menschen überhaupt zur Belastung oder gar zur Krebsgefahr werden oder ob ihre schädliche Wirkung sich viel eher im jeweils untersuchten Ökosystem an Pflanzen oder Tieren zeigt, kann oft erst nach langwierigen und teilweise mehrjährigen Untersuchungen sicher beurteilt werden. Auch dies belegt das Beispiel der genannten Faktoren, sehr zum Leidwesen der Ämter und zuständigen Behörden: Sie machen im Sinn des vorbeugenden Verbraucherschutzes die Bevölkerung auf mögliche Gefahren aufmerksam, die sich nach gründlicher Untersuchung als im Alltag nicht oder nur wenig relevant herausstellen.

Hat jeder mit einer krank machenden Belastung durch Umweltgifte zu rechnen?

Die Erfahrungen der Umweltambulanzen der Universitäten und anderer spezialisierter Einrichtungen sprechen eher dagegen. Der Großteil der entsprechenden Untersuchungen führt nicht zur Aufdeckung eines Zusammenhangs zwischen einer Erkrankung, vor allem einer Krebserkrankung, und einer Umweltbelastung. Nur die wenigsten Menschen, die verschiedene Beschwerden auf den Kontakt zu Schadstoffen zurückführen, haben messbar erhöhte Blutwerte oder eine nachweisbare Einlagerung von Giften im Fettgewebe.

Diese Ergebnisse haben den Institutionen, die sie veröffentlicht haben, zum Teil erhebliche Kritik eingebracht. Es wurde ihnen unterstellt, möglicherweise umweltbedingte Beschwerden nicht ernst zu nehmen und den Betroffenen psychische Labilität zu attestieren. Die Institutionen halten dagegen, dass sie bei Routineuntersuchungen tatsächlich nicht selten messbare Belastungen feststellen, die Betroffenen aber gar keine Beschwerden haben.

Ob es tatsächlich Menschen gibt, die besonders empfindlich auf diverse Chemikalien reagieren, ist derzeit noch ungeklärt. Die sog. »vielfache Chemikalienüberempfindlichkeit«, engl. »multiple chemical sensitivity« oder MCS, ist ein neueres Feld der weltweiten Umweltforschung geworden, an der sich auch das deutsche Umweltbundesamt und das Bundesinstitut für Risikobewertung beteiligen.

Was sich sehr geändert hat, ist die im Vergleich zu früher differenziertere Betrachtung der Umweltbelastung verschiedener Personengruppen. Kinder beispielsweise werden heute rein untersuchungstechnisch oder bei der Berechnung von Grenzwerten nicht mehr einfach zu kleinen Erwachsenen »heruntergerechnet«. Insgesamt spielt heute der vorsorgende Verbraucherschutz bei allen Maßnahmen der EU, des Bundes und der Länder, der Kreise und Kommunen eine zentrale Rolle.

Wie schützt man sich vor Umweltgiften?

Die zuständigen Institutionen weisen immer wieder darauf hin, dass auch das eigene Verhalten zur Senkung der Umweltbelastung beiträgt. So haben beispielsweise auch die privaten Maßnahmen zum

Energiesparen in den vergangenen Jahren dazu beigetragen, dass der Schadstoffausstoß beim Heizen, beim Autofahren, bei der Stromerzeugung usw. nicht parallel zur wirtschaftlichen Entwicklung angestiegen, sondern praktisch gleich geblieben ist.

In den eigenen vier Wänden empfehlen Experten beispielsweise heute, bei Sanierung und Renovierung auf die Entfernung alter, möglicherweise gesundheitsgefährdender Faktoren zu achten. Dazu gehören etwa der Austausch alter, vielleicht noch bleihaltiger Wasserrohre, die Verwendung schadstoffarmer Materialien und Haushaltsgeräte und der Wechsel zu energiesparenden und keine Innenraumschadstoffe produzierenden Heizsystemen. Es folgt aber auch meist der Hinweis, dass der stärkste bisher bekannte Umweltschadstoff in Innenräumen der Tabakrauch ist – und der ist auf jeden Fall krebserzeugend (▶ Rauchen und Passivrauchen).

Wenn der konkrete Verdacht auf eine Schadstoffbelastung in Innenräumen gegeben ist, besteht die Möglichkeit einer gezielten Untersuchung. So kann man beispielsweise Raumluft auf Radon (▶ Radioaktivität und Strahlen) oder die Belastung mit Schimmelpilzen untersuchen. Eine ungezielte Untersuchung ist dagegen meist teurer als die komplette Sanierung einer möglicherweise schadstoffbelasteten Wohnung.

Wer sich gesund ernähren will, kann sich heute an den Empfehlungen zum saisongerechten Einkauf von Lebensmitteln orientieren – Gemüse, das im Freiland und Hochsommer wenig Pflege braucht, verlangt im Treibhaus mitten im Winter Dünger und Pflanzenschutzmittel und ist oft entsprechend stärker belastet. Wie die Nahrung zusammengesetzt sein sollte, haben die Krebsexperten in der »Fünf-am-Tag-Regel« zusammengefasst – fünfmal am Tag eine Portion Obst und/oder Gemüse (▶ Ernährung in der Vorbeugung von Krebserkrankungen).

Gibt es eine Möglichkeit, im Körper gespeicherte Schadstoffe auszuschwemmen?

Vor allem von alternativen Anbietern wird der Ausleitung und Ausschwemmung von Schadstoffen in der Krebsbehandlung ein großer Stellenwert beigemessen. Die meisten Verfahren wurden ursprünglich entwickelt, um bei schweren Vergiftungen, etwa mit Schwermetallen, chemische Substanzen wenigstens ansatzweise aus dem Körper zu entfernen. Zu diesen Methoden gehören beispielsweise die sog. Chelatbildner, die bei der unkonventionellen Amalgamsanierung eingesetzt wurden. Alle Verfahren haben jedoch schwere Nebenwirkungen oder sind bei geringer Belastung sogar gefährlicher als die Schadstoffe. Dass bei vielen Verfahren, wenn sie überhaupt wirken, mit »Kanonen auf Spatzen« geschossen wird, verschweigen die meisten Anbieter. Die Kassen zahlen entsprechende Verfahren meist nicht. Ebenfalls kritisch zu sehen sind radikale Hungerkuren zur Ausleitung von im Fettgewebe gespeicherten Schadstoffen oder andere ausleitende oder angeblich entgiftende Diäten (▶ Ernährung bei Krebs).

Wer informiert aktuell über Schadstoffe und Risiken?

Zuständig sind für Fragen zur Umweltbelastung bundesweit das Bundesministerium für Umwelt, Naturschutz und Reaktorsicherheit und das Umweltbundesamt. Das Ministerium und das Bundesamt bieten viele Informationen im Internet (unter www.bmu.de und www.umweltbundesamt.de) und als Broschüre. Das Bundesinstitut für Risikobewertung (online unter www.bfr.bund.de) ist für die Bereiche Lebensmittel, Kosmetika, Gegenstände des täglichen Bedarfs und Gebrauchsgegenstände sowie für Pflanzenschutzmittel, Biozide und ganz allgemein Chemikalien zuständig. Entsprechend informieren die Länderbehörden. In den meisten Städten und Gemeinden gibt es heute außerdem die Möglichkeit, sich vor Ort zu informieren und Beratungsangebote zum Thema Umwelt und Gesundheit wahrzunehmen.

Urlaub und Reisen

Können Krebspatienten einfach so wegfahren?

Ob eine Ferienreise kurz nach einer Krebserkrankung oder sogar schon in Therapiepausen zum Gesundheitsrisiko werden könnte, besprechen Betroffene am besten mit den behandelnden Ärzten. Auf viele Fragen, die vor dem Kofferpacken geklärt werden sollten, gibt es nur individuelle Antworten. Wie lange die letzte Behandlung zurückliegt, ob das Immunsystem mitspielt und wie die versicherungsrechtliche Situation ist, hat Einfluss auf die persönliche Entscheidung.

Geht auch ein Urlaub statt einer Kur?

Eine Kur ist von einer stationären medizinischen Rehabilitationsmaßnahme und von einer Anschlussheilbehandlung (AHB) zu unterscheiden. Sie dienen der körperlichen, geistigen und seelischen Wiederherstellung und sollen Patienten dabei helfen, sich wieder ihrem gewohnten Alltag zu stellen und ihre Arbeitsfähigkeit wiederzuerlangen. Mit einem Urlaub oder den früher üblichen Badekuren hat eine solche Behandlung nichts zu tun. Ob die gezielte Nachbehandlung in einer Spezialklinik Betroffenen, die sich durch Erkrankung und Therapiefolgen noch nicht wieder wohl fühlen, nicht schneller wieder auf die Beine hilft als ein selbst geplanter Urlaub, lässt sich am besten mit dem Arzt besprechen. Er kann bei Bedarf auch alles Notwendige veranlassen, z. B. den Kontakt mit dem jeweils zuständigen Leistungsträger, also mit der Krankenkasse oder der Rentenversicherung. Patienten, die schon in der Klinik die Rahmenbedingungen abklären wollen, helfen die Sozialdienste weiter. Wer schon zu Hause ist, kann sich an die sog. Servicestellen REHA wenden, die seit Anfang 2003 bundesweit die zentralen Anlaufstellen für diese Fragen sind (Adressen über die Bundesversicherungsanstalt für Angestellte, ▶ Anhang »Weitere nützliche Adressen und Internetadressen«).

Wer sich im Großen und Ganzen fit fühlt und nur ein paar Tage Tapetenwechsel möchte, wird die stationäre Nachsorge mit ihren ausgefeilten Angeboten und Therapieplänen als Alternative allerdings gar nicht erst in Betracht ziehen.

Welche Medikamente braucht man?

Welche Medikamente noch ein- und damit auch mitgenommen werden, richtet sich nach der jeweiligen Therapie. Wichtig ist ein kurzer Check: Vertragen alle Arzneimittel auch Hitze, Kälte oder Feuchtig-

keit? Kann notfalls auf ein weniger empfindliches Präparat gewechselt werden? Findet man am Urlaubsort einen Arzt, der notfalls auch Mittel spritzt oder Infusionen gibt, wenn nicht alle Medikamente per Tablette verfügbar sind?

Das letzte Rezept vor der Abreise sorgt nicht nur für einen ausreichenden Vorrat für den Urlaub, sondern auch für die ersten Tage nach der Rückkehr: Der Arzt braucht zur Planung also genaue Angaben über die Dauer der Abwesenheit. Mit ins Handgepäck sollten nicht nur alle Medikamente, sondern auch die Beipackzettel. Rezeptfreie Medikamente können sich Patienten damit im Notfall auch im Ausland leichter beschaffen, da diese Fachinformationen Angaben über die verwendeten Substanzen in international gültiger Form enthalten. Davon ausgenommen sind allerdings einige pflanzliche Präparate und weitere Mittel, die nur in Deutschland zugelassen und im Ausland nicht anerkannt sind.

Dürfen Krebspatienten Auto fahren und fliegen?

Ob die Fahrt mit dem eigenen Auto angetreten werden kann, entscheidet der allgemeine Zustand. Wichtig ist die Klärung, ob Medikamente evtl. die Fahrtüchtigkeit beeinflussen, z. B. Schmerzmittel oder Mittel gegen Übelkeit. Auch nach Schädeloperationen kann die Fahrerlaubnis rein rechtlich eingeschränkt sein. Langes Sitzen, große Temperaturschwankungen, bei einem Stau auch einmal Einschränkungen beim Gang zur Toilette sollten bedacht werden.

Mit dem Fliegen sollten Patienten, die eine Operation hinter sich haben, noch ein bisschen warten: zwei bis sechs Wochen – evtl. auch länger – nach Eingriffen in die Bauchhöhle oder den Brustraum und sogar sechs Monate nach Eingriffen am Schädel. Die medizinischen Daten geben hierbei Anhaltspunkte: Durch die Drucksenkung im Flugzeug kommt es zu einer Ausdehnung von Darmgasen und Körperflüssigkeiten, die dann frische Narben über Gebühr belasten oder erhebliches Unwohlsein hervorrufen können. Erkundigen sollten sich kürzlich operierte Patienten auch, ob bei ihnen die Gefahr eines sog. Pneumothorax bestehen könnte, einer Ablösung des Lungengewebes vom Brustfell, die ebenfalls zu erheblichen Komplikationen während eines Fluges führen kann. Eingriffe am Schädel und bestehende Hirntumoren oder Hirnmetastasen könnten wegen plötzlicher Drucksenkungen bei Start und Landung zu Schwellungen führen, die die Hirnfunktion beeinträchtigen oder zu Krampfanfällen führen. Patienten und Patientinnen mit einem Lymphödem sollten mit ihren Ärzten besprechen, wie diese Gewebeschwellung während längerem und vielleicht unbequemem Stillsitzen am besten versorgt wird.

Die genaue Abklärung möglicher Risiken ist auch aus rechtlichen Gründen notwendig: Die Kosten für eine ungeplante Zwischenlandung werden unter Umständen auf Patienten verlagert, die eine solche Notlage hätten voraussehen können. Da die Vorstellungen der Fluggesellschaften und ihrer medizinischen Experten hier relativ streng sind, sollten alle Abweichungen bei der persönlichen Planung ausführlich mit den behandelnden Ärzten besprochen werden, um böse Überraschungen zu vermeiden

Auch hier gilt: Ob tatsächlich Einschränkungen der Flugtauglichkeit vorliegen, kann am besten der behandelnde Arzt klären. Auch die Flugmedizinischen Dienste vieler Fluggesellschaften helfen weiter. Bei gut verheilten Operationsnarben und gutem Allgemeinzustand steht dem Ferienflug jedoch nichts im Weg.

Wegen der trockenen Luft im Flugzeug sollten nicht nur Krebspatienten viel trinken, jedoch keinen Alkohol, der sich ungünstig auf den Kreislauf und die Durchblutung auswirkt. Fußgymnastik schützt vor Thrombosen, kleinen Blutgerinnseln in den Beinvenen, die bei langem Stillsitzen gar nicht so selten auftreten. Ob es Sinn macht, für einige Tage vor dem Abflug ein Medikament zu nehmen, das das Verklumpen der Blutplättchen verhindert, kann der behandelnde Arzt ermessen.

Operiert, wieder gesund und trotzdem Einschränkungen? Viele Patienten, die nach einer Krebsbehandlung mit einem Stoma leben, wagen sich nur zögernd die Gangway eines Flugzeuges hinauf, aus Angst vor engen Flugzeugtoiletten und Stomabeuteln, die sich wegen der oben erwähnten Druckschwankungen ganz plötzlich aufblähen. Praktische Tipps und Tricks, die das »Abheben« trotz körperlicher Einschränkungen ganz leicht machen, halten Selbsthilfegruppen bereit.

Flüssigkeitsgefüllte Implantate zur Brust- oder Hodenrekonstruktion machen dagegen keine Schwierigkeiten beim Fliegen.

Wie sieht es mit Sonnenbaden und Schwimmen aus?

So ein Sommerurlaub kann manchmal ganz schön anstrengend sein: Sonne und Hitze belasten den Kreislauf. Bei Patienten, denen viele Lymphknoten entfernt oder bestrahlt wurden, können ungewohnte Temperaturen darüber hinaus einen Lymphstau oder ein Lymphödem begünstigen. Die bei einem Lymphödem gespannte Haut reagiert auch besonders empfindlich auf UV-Strahlen; der Spaziergang in der prallen Mittagssonne sollte also tabu und ein guter Sonnenschutz selbstverständlich sein.

Bestrahlte Haut sollte ebenfalls nicht oder zumindest nicht ungeschützt der Sonne ausgesetzt werden. Ob ein Sonnenschutzmittel mit hohem Lichtschutzfaktor gut vertragen wird, kann man schon einige Zeit vor dem geplanten Urlaub testen. Nach einer Radiotherapie reagieren viele Patienten auch empfindlich auf Chlor- oder Meerwasser. Solange eine Bestrahlung noch andauert, ist es am besten, allen potenziellen Hautreizungen von vornherein aus dem Weg zu gehen.

Bei Thermalbädern gibt es für Krebspatienten ebenfalls einige Einschränkungen, die von entsprechenden Kurorten in der Information über die Heilanzeigen aufgeführt werden und bei den Kurverwaltungen erfragt werden können. Dahinter steht, neben der Angst vor einer ungünstigen Wirkung auf den Kreislauf, auch die Befürchtung, dass durch die allgemeine Umstellung der Körperfunktionen bei Thermalbädern (temperaturbedingte Stoffwechselveränderungen, Blutdruckanstieg etc.) eine Tumorerkrankung wieder ausbrechen oder beschleunigt werden könnte. Einen Beweis für diese Theorie gibt es nicht. Hat der behandelnde Arzt keine Einwände, kann die Badekur ohne Sorge genossen werden.

Kann man sich gegen Tropenkrankheiten impfen lassen?

Viele Behandlungsformen bei Krebs, vor allem Chemotherapie und Bestrahlung, haben zumindest zeitweilige Auswirkungen auf das Immunsystem. Sind die Impfungen, die für einige Reiseziele empfohlen werden, deshalb ausgeschlossen? Ob sich das Immunsystem eines Patienten einige Wochen nach einer Chemotherapie insgesamt ausreichend erholt hat, um reisen zu können, lässt sich anhand einer Blutuntersuchung feststellen. Sogenannte Wachstumsfaktoren können bei einer ausgeprägten oder lang anhaltenden Schädigung die Neubildung der Immunzellen im Knochenmark beschleunigen.

Gerade weil Krebspatienten einen besonders guten Infektionsschutz benötigen, verlieren Impfungen auch bei intaktem Immunsystem keinesfalls ihren Stellenwert. Im Vordergrund steht dabei auch für Urlauber eher der Schutz vor Allerweltskrankheiten wie Wundstarrkrampf oder Kinderlähmung als die Vakzine gegen ausgesprochene »Exoten«, die nur Fernreisenden drohen. Die Grippeimpfung und die Impfung gegen eine schwere Form der Lungenentzündung werden sogar ausdrücklich bei einigen Tumorarten empfohlen.

Auch hier gelten einige Besonderheiten: Der aktuelle Immunstatus und die persönliche Risikosituation des Betroffenen sind allein ausschlaggebend dafür, ob geimpft werden kann oder nicht. Bei einer Leukozytenzahl von unter 3.000 ist eine Immunantwort auf die Impfung voraussichtlich nicht erfolgreich, die Impfung schlägt also nicht oder nicht ausreichend an. Die folgenden Faustregeln müssen daher immer sorgfältig auf ihre Eignung für den jeweiligen Patienten geprüft werden, sie dürfen auf keinen Fall als verbindlich angesehen werden.

Mit sog. Aktivimpfungen warten Ärzte im Schnitt zwei Jahre nach einer Krebstherapie, die Einschränkungen der Immunabwehr mit sich gebracht hat. Liegen ein besonders hohes Infektionsrisiko oder ein anderer wichtiger Grund vor, können aber Ausnahmen gemacht werden. Dann wird Impfungen mit einem abgetöteten Erreger der Vorzug vor einer Lebendimpfung gegeben. Passive Immunisierungen mit Immunglobulinen sind unter Umständen als Schutz vor einigen Erkrankungen ebenfalls möglich, halten jedoch nicht länger als zwei bis drei Monate an.

Ob Patienten nach einer Hochdosisbehandlung und Knochenmarktransplantation noch über den Schutz früherer Impfungen verfügen und ob sie geimpft werden dürfen, muss im Einzelfall geklärt werden.

Allgemeine Informationen auch für Gesunde rund um das Impfen halten das Robert-Koch-Institut und andere Institutionen im Internet bereit, beispielsweise auch zu neuen Impfstoffen, die auch für immungeschwächte Patienten geeignet sind.

Darf man trotz Krankschreibung in die Ferien?

Eine Krankschreibung schließt rein rechtlich eine Ferienreise zwar nicht aus. Trotzdem sollten Betroffene folgende Punkte beachten, die die geltenden Regelungen und Urteile mit sich bringen: Wer krankgeschrieben ist, soll sich zunächst einmal erholen. Berufstätige Patienten dürfen deshalb keine Vorhaben planen, die eine Beeinträchtigung der Genesung beinhalten könnten. Dies gilt für anstrengende Reisen ebenso wie für Hobbys und Freizeitaktivitäten. Auch eine nicht mit dem Arzt abgesprochene Therapieunterbrechung wegen einer Ferienfahrt kommt also nicht in Frage. Berücksichtigt wird bei einer Entscheidung natürlich auch die psychische und soziale Situation, so dass nie allein medizinische Faktoren den Ausschlag geben.

Am besten informieren sich noch krankgeschriebene Patienten rechtzeitig bei Arzt oder Ärztin, dem Arbeitgeber und der jeweiligen Krankenversicherung. Vor bösen Überraschungen schützt im Zweifelsfall auch die Bitte nach schriftlichen Auskünften oder Bestätigungen. Wie sich eine länger währende Krankmeldung auf den Anspruch auf Jahresurlaub bzw. Urlaubsgeld auswirkt, muss beim Arbeitgeber direkt erfragt werden. Urlaub, der im Rahmen der im jeweiligen Betrieb geltenden Regelungen zur Übertragung ins Folgejahr nicht in Anspruch genommen werden konnte, verfällt allerdings meist.

Viren und Krebs

Was sind Viren?

Viren sind winzige Teilchen, die nur aus ihrem Erbgut, also Desoxyribonukleinsäure (DNS) oder Ribonukleinsäure (RNS), und einer Verpackung aus Eiweißen, ggf. auch Fetten, bestehen. Es gibt sehr viele verschiedene Familien von Viren. Früher wurden sie meistens nach den von ihnen ausgelösten Erkrankungen unterschieden, heute werden sie nach ihrem Feinbau eingeteilt. Eine grobe Einteilung besteht darin, sie nach ihrem Gehalt an Erbgut in DNS-Viren und RNS-Viren zu unterscheiden. Viren können sich nicht selbständig vermehren. Sie benötigen hierzu eine Wirtszelle, in die sie eindringen und ihre Erbinformation in die der Zelle einschleusen. Dann wird die Zelle überlistet, »Baumaterial und Technologie« zur Virusvermehrung zur Verfügung zu stellen.

Die bevorzugten Ausbreitungswege der verschiedenen Viren zwischen Menschen sind unterschiedlich. Dazu gehören z. B. der Körperkontakt bei Papillomviren oder, sofern keine Sicherheitsmaßnahmen ergriffen wurden, die Blutübertragung bei Hepatitis-B-Viren.

Wenn es dem Virus gelingt, in den Körper einzudringen und dort »sesshaft« zu werden, so wird dies als Infektion bezeichnet. Durch die Vermehrung des Virus innerhalb des menschlichen Körpers kann es zu den typischen Beschwerden einer mit diesem Virus verknüpften Infektionserkrankung kommen. Es gibt aber auch Infektionen, die keine oder kaum Beschwerden bereiten.

Können Viren Ursache von Krebs sein?

Schon Anfang letzten Jahrhunderts war bekannt, dass manche Virusarten bei Tieren die Entstehung von Tumoren auslösen können. In den letzten Jahrzehnten waren diese Viren für die Forschung sehr nützlich. Es konnten viele Details über die Umwandlung von virusbefallenen Zellen in Krebszellen beobachtet werden. Die Wissenschaftler bezeichnen diese Viren als onkogene (krebsauslösende) Viren oder Tumorviren.

Beim Menschen war die Aufdeckung eines möglichen ursächlichen Zusammenhangs zwischen einer Virusinfektion und einer Krebserkrankung jedoch schwieriger. Dafür gibt es einige Gründe: Nur ein geringer Prozentsatz der infizierten Personen erkrankt an der entsprechenden Krebserkrankung. Außerdem liegen in der Regel zwischen der Virusaufnahme in den Körper und dem Auftreten von Tumoren extrem lange Zeiten, durchschnittlich etwa 0–5 Jahre. Auch wenn ein gehäuf-

tes Zusammentreffen der Infektion mit einer Virusart und einer Krebserkrankung beobachtet wurde, ist dies allein noch kein Beweis für einen ursächlichen Zusammenhang. Dazu müssen von Seiten der Forschung weitere, andersartige Belege vorliegen.

Weltweite Bemühungen der Forscher ermöglichen es, dass wie bei einem Puzzle Bilder über einzelne Viren und ihre Bedeutung bei einer Krebserkrankung entstehen. Heute ist sicher, dass einige Viren maßgeblich an der Entstehung von bestimmten Krebserkrankungen des Menschen beteiligt sind. Auf der ganzen Welt sind dies 18–20 % aller Neuerkrankungen worin allerdings auch durch Bakterien und Parasiten bedingte Krebserkrankungen enthalten sind. An der Umwandlung einer gesunden Zelle in eine Krebszelle scheinen Viren auf verschiedene Arten beteiligt sein zu können, sowohl auf direktem als auch auf indirektem Wege. Zu den Details gibt es inzwischen einige Erkenntnisse, vieles ist jedoch noch unbekannt.

Immer wieder werden auch in den Tumoren bisher unbekannte Virustypen entdeckt. Wenn sie genauer untersucht sind, kann man mit speziellen Testverfahren prüfen, wie häufig sie insgesamt bei einer Krebserkrankungsart nachweisbar sind. Kommt ein bestimmter Virustyp regelmäßig vor, so lässt dies einen ursächlichen Zusammenhang vermuten und gibt Anstoß zu weiteren Untersuchungen.

Welche Viren können beim Menschen an der Entstehung von Krebserkrankungen beteiligt sein?

Gruppe der Herpesviren. Das Epstein-Barr-Virus ist als Erreger des Pfeifferdrüsenfiebers (infektiöse Mononukleose) bekannt. Die Infektion erfolgt in der Regel im Kindesalter und kann zu Fieber, Anschwellen der Lymphknoten und Entzündung des Rachens führen. Häufig verläuft sie ohne Beschwerden. Innerhalb Europas hat die Mehrheit aller Menschen irgendwann im Lauf des Lebens Kontakt mit dem Virus. Insbesondere bei Menschen mit dauerhaft stark verminderter Immunfunktion ist das Virus maßgeblich an der Entstehung von bösartigen Erkrankungen beteiligt. Es handelt sich dabei um Erkrankungen von B-Lymphozyten (B-Zell-Lymphome). Vermutet wird, dass das Virus auch bei der Entstehung von 30–40 % der Hodgkin-Lymphome eine Rolle spielt. Außerhalb Europas wird ein deutlicher Zusammenhang mit der Entstehung des Burkitt-Lymphoms, einem B-Zell-Lymphom (Vorkommen u. a. bei afrikanischen Kindern bei Infektion mit Malaria), und des nasopharyngealen Karzinoms (Vorkommen besonders in Ostasien) gesehen. Wie die Infektion zu einer Entartung von Zellen beitragen könnte, ist nicht in allen Details geklärt. Neben dem Epstein-Barr-Virus ist auch das Herpesvirus 8 an der Entstehung des Kaposi-Sarkoms sowohl bei Menschen mit einer AIDS-Erkrankung als auch ohne AIDS-Erkrankung beteiligt.

Humane Papillomviren (HPV). Über 100 verschiedene Virentypen aus der Gruppe der Papillomviren wurden bisher entdeckt. Einige verursachen gutartige Tumoren, Papillome, die aus Haut- oder Schleimhautzellen hervorgehen. Als Warzen findet man sie besonders häufig an Händen und Füßen. Die Papillome kommen auch im Rachen, in der Luftröhre oder an anderen Stellen vor. Man bezeichnet sie als Kondylome, wenn sie im Genitalbereich auftreten.

In Zellen von Gebärmutterhalskrebs, dem Zervixkarzinom, kann in den meisten Fällen Erbsubstanz von HPV-Viren nachgewiesen werden, insbesondere der Typen 16 und 18. Diese verursachen keine Warzen, sondern können sich durch relativ unauffällige weißliche oder rötliche Flecken zeigen. Sie verschwinden meistens nach einer gewissen Zeit wieder spurlos. Einige aber bleiben und können sich über viele Jahre hinweg zu bösartigen Tumoren entwickeln. Aufgrund vieler verschiedenartiger Untersuchungsergebnisse gilt es heute als sicher, dass eine Infektion mit einem dieser beiden HPV-Viren die wesentliche Ursache für die Entstehung von Gebärmutterhalskrebs ist.

Über den Mechanismus der Entstehung einer bösartigen Zelle aus einer der vielen infizierten Zellen kennt man bereits wichtige Details. Bei einer der infizierten Zellen kommt es beim Einbau von viralem Erbgut zu einem unglücklichen Unfall, es geht Information verloren, so dass das eigentliche Ziel, nämlich die Produktion von neuen Viren, nicht mehr verfolgt wird. Dennoch wird aber die Wirtszelle weiterhin zu Wachstum und Teilung angeregt. Normalerweise entstehen bei einer Zellteilung Tochterzellen, die mit der Mutterzelle identisch sind. Der durch das Virus beschleunigte und nicht mehr kontrolliert ablaufende Teilungsprozess aber führt dazu, dass fortlaufend im Erbgut verändert Tochterzellen produziert werden. Dies kann schließlich dazu führen, dass eine zur Krebszelle entartete Tocherzelle entsteht.

Von einigen weiteren Typen von Papillomviren weiß man, dass auch sie mit Gebärmutterhalskrebs in Verbindung stehen. Das Erkrankungsrisiko ist aber weitaus geringer. Sie scheinen lediglich die Entstehung zu begünstigen, das Einwirken sehr bedeutsamer zusätzlicher Faktoren ist eine Bedingung für eine Erkrankung. Bestimmte Papillomvirentypen (u. a. Typ 16) sind auch an der Entstehung anderer bösartiger Tumoren der weiblichen Genitale, an bösartigen Tumoren im Analbereich und an der Entstehung des Peniskarzinoms beteiligt.

Etwa 35 % der Krebserkrankungen der Mundhöhle und der Mandeln sind ebenfalls meist durch Typ 16 verursacht. Es bestehen darüber hinaus Hinweise darauf, dass HPV-Infektionen auch in anderen Körperbereichen an der Entstehung von Krebserkrankungen beteiligt sein könnten. Zum Beispiel wurden Papillomviren auch in Tumoren der Haut, in Plattenepithelkarzinomen und Basaliomen gefunden.

Die Gruppe der Papillomviren scheint unter den Viren die bedeutsamste hinsichtlich der Krebsentstehung zu sein. An der Entwicklung von Impfstoffen wird derzeit weltweit gearbeitet.

Hepatitisviren. Das Hepatitis-B-Virus (HBV), Auslöser der Leberentzündung vom Typ B, ist ein wesentlicher ursächlicher Faktor für die Entstehung von Leberzellkrebs. Dieser Tumor tritt in Deutschland zwar relativ selten auf, weltweit betrachtet ist er aber eine der wichtigsten Krebsarten. In manchen Ländern Ostasiens und des südlichen Afrikas ist er mit Abstand die häufigste Krebserkrankung. Sofern man das Virus dauerhaft in sich trägt, erhöht sich das Risiko einer Leberzellkrebserkrankung auf das 30- bis 100fache. Wie es zu der Entartung einer betroffenen Zelle kommt, ist noch nicht vollständig geklärt.

Es steht ein wirksamer und sicherer Impfstoff zur Verfügung, der das Immunsystem zur schnellen Abwehr von eingedrungenen Hepatitis-B-Viren befähigt. Erste Ergebnisse von Impfprogrammen bei Kindern in Ländern mit hoher Zahl an Neuerkrankungen von Leberzellkrebs (z. B. Volksrepublik China) deuten an, dass dadurch, wie erhofft, eine Verminderung der Erkrankungshäufigkeit zu erzielen ist.

Ein anderer wichtiger Erreger einer Leberentzündung, das Hepatitis-C-Virus (HCV), wurde erst vor wenigen Jahren identifiziert. Die Erkrankung (früher als Non-A-non-B-Hepatitis bezeichnet) verläuft sehr häufig chronisch und verursacht dann bei 20–30 % der Patienten einen langsamen bindegewebigen Umbau der Leber (Leberzirrhose). Bei den Patienten mit Leberzirrhose besteht ein erhöhtes Risiko, an einem Leberzellkrebs zu erkranken, bisweilen kommt es auch allein bei chronischer Infektion zur Tumorbildung.

Die seit Anfang der 90er-Jahre vorhandenen HCV-Antikörpertests haben genauere Untersuchungen zur Bedeutung des Virus ermöglicht. Neben dem Hepatitis-B-Virus ist heute auch das Hepatitis-C-Virus als wichtiger Risikofaktor für die Entstehung von Leberzelltumoren anerkannt.

Retroviren (Retroviridae). Im Gegensatz zu den anderen bisher beschriebenen besitzen die Viren der Familie der Retroviridae (früher Retroviren) als Erbgut keine Desoxyribonukleinsäure (DNS) sondern Ribonukleinsäure (RNS). Da das Erbgut der Wirtszellen aus DNS besteht, muss die RNS zum Einschleusen vorher in entsprechende DNS umgeschrieben werden. Die Viren nutzen dazu ein charakteristisches Enzym, das sich dann auch in der infizierten Zelle nachweisen lässt. Einige dieser Viren verursachen Leukämien bei Tieren (z.B. bei Katzen, Hühnern, Mäusen, Affen). Beim Menschen ist ein direkter ursächlicher Zusammenhang nur mit dem humanen T-lymphotropen Retrovirus, HTLV-I, gefunden worden, das an der Auslösung der seltenen, vorwiegend in Japan vorkommenden adulten T-Zell-Leukämie wesentlich beteiligt ist.

Das humane Immundefizienzvirus, HIV, Erreger der Immunschwächekrankheit AIDS (▶ AIDS und Krebs), ist ebenfalls ein RNS-Virus. Obwohl HIV selbst nicht direkt an der Umwandlung von gesunden Zellen in Krebszellen beteiligt ist, treten gehäuft bösartige Erkrankungen auf. Wahrscheinlich begünstigen die Immunschwäche und auch andere Milieuveränderungen deren Entstehen. AIDS-Kranke bekommen häufiger bösartige Erkrankungen der weißen Blutkörperchen (Non-Hodgkin-Lymphome, z. B. Burkitt-Lymphom) und Kaposi-Sarkome. Kaposi- Sarkome sind dunkel gefärbte Haut- und Schleimhauttumoren, die aus Blutgefäßwandzellen entstehen, sie sind bei männlichen AIDS-Patienten besonders häufig. Diese bösartigen Erkrankungen stehen wiederum ursächlich mit dem Epstein-Barr-Virus bzw. einem speziellen neuentdeckten Herpesvirus in Verbindung. Es treten auch gehäuft Tumoren auf, bei deren Entstehung Papillomviren beteiligt sind.

Schützen Vitamine vor Krebs?

Vitamine schützen wie einige andere Nahrungsbestandteile vor einer ganzen Reihe von Krebsarten, dies ließ sich in Studien zeigen, in denen große Bevölkerungsgruppen oder auch Krebspatienten nach ihren Ernährungsgewohnheiten gefragt wurden. Auch die Messung der Vitaminspiegel im Blut gesunder Probanden und im Blut von Krebspatienten zeigt Unterschiede. Die auffälligsten Ergebnisse fanden Wissenschaftler für Lungenkrebs und Krebs in Mund, Rachen, Speiseröhre und Magen. Auch bei Prostatakrebs scheint es Einflüsse zu geben. Bei anderen Krebsarten kann der Zusammenhang nicht eindeutig beurteilt werden oder gilt als wenig wahrscheinlich. Dazu gehören Krebserkrankungen bei Kindern, Leukämien, Lymphome, aber auch so häufige Tumorarten wie Brustkrebs oder Darmkrebs.

Das heißt, man sollte so viele Vitamine wie möglich schlucken?

Auf keinen Fall. Nachdem die ersten Beobachtungsstudien den Zusammenhang Vitamine–Krebs gezeigt hatten, wurden sofort Studien durchgeführt, um die Ergebnisse für die Krebsvorsorge und die Behandlung von Patienten umzusetzen. Diese Studien haben praktisch alle enttäuscht, einige zeigten sogar eine Steigerung des Krebsrisikos und mussten abgebrochen werden, um die Probanden nicht zu gefährden.

Dies bedeutet jedoch nicht, dass die Ergebnisse an sich falsch waren: Heute gehen Krebsforscher davon aus, dass Vitamine in der natürlichen Ernährung und nicht als Tablette zugeführt werden müssen. Außerdem sind inzwischen mehrere Tausend Inhaltsstoffe von Lebensmitteln daraufhin untersucht worden, welche krebsschützenden Stoffe außer den Vitaminen sie noch enthalten. Vor allem bei Obst und Gemüse wurden die Forscher fündig. Die sog. sekundären Pflanzenstoffe zur Chemoprävention spielen anscheinend eine ebenso wichtige Rolle bei der Krebsvorsorge. Es ist nicht auszuschließen, dass noch längst nicht alle natürlichen Schutzstoffe bekannt sind. Möglicherweise sind sie auch nur im natürlichen Zusammenspiel aller Komponenten richtig wirksam, und nicht dann, wenn sie als isolierte Einzelsubstanz geschluckt werden. Anders lautende Aussagen von Herstellern entsprechender Präparate sind meist nichts anderes als Werbung und halten einer Überpüfung nicht stand.

Generell gehen die Ernährungsempfehlungen der großen deutschen und internationalen Expertenkommissionen heute dahin, die Vitaminversorgung und die Aufnahme sekundärer Pflanzenstoffe möglichst ausschließlich über die natürliche Ernährung und nicht über Tabletten sicherzustellen.

Für einige Vitamine gilt »viel hilft viel« sowieso nicht, die Einnahme von Tabletten kann schädlich sein: Entweder wird der Überschuss einfach vom Körper ungenutzt ausgeschieden, wie beim wasserlöslichen Vitamin C; oder er ist sogar giftig, wie beim Vitamin A, wo eine Überdosierung zu Hautschäden, Lebervergrößerung und allgemeiner Schwäche führen kann. Eine aufsehenerregende amerikanische Studie an Rauchern, bei denen das Lungenkrebsrisiko durch Betakarotin gesenkt werden sollte, ergab im Januar 1996 sogar ein Ansteigen der Erkrankungsfälle und bestätigte damit Daten, die 1994 in einer großen finnischen Untersuchung schon einen ähnlich negativen Effekt angedeutet hatten. Neuere Studien haben diese und ähnliche Zahlen inzwischen untermauert.

Stimmt es, dass man heute mehr Vitamine braucht als früher?

Pauschal beantwortet stimmt das nicht. Auch eine »Verarmung« unserer Lebensmittel an Vitaminen, die immer wieder behauptet wird, ist nachweislich nicht der Fall.

In den letzten Jahren beobachten Mediziner aber immer häufiger, dass der Durchschnitt der Bevölkerung sogar überdurchschnittlich gut mit Vitaminen versorgt ist. Frische Lebensmittel sind überall rund ums Jahr erhältlich, moderne Methoden der Konservierung wie das Tiefkühlen lassen Vitaminverluste auch im Winter kaum noch zum Problem werden, und viele Fertiglebensmittel, vom Saft bis hin zu Süßigkeiten, enthalten sogar künstliche Vitamine.

Untergruppen der Bevölkerung, etwa ältere allein lebende Rentner mit geringem Einkommen oder auch Kinder und Jugendliche, die sich einseitig ernähren, können jedoch regelrechte Vitaminmangelsymptome aufweisen. Strenge Diäten sind ebenfalls klassische Auslöser für eine Unterversorgung. Auch hier liegt die Abhilfe allerdings in einer gesunden ausgewogenen Ernährung und nur im Ausnahmefall in der kurzzeitigen Einnahme von Vitamintabletten.

Es lohnt sich also auf jeden Fall, zunächst Bilanz bezüglich der bisherigen Vitaminversorgung zu ziehen. International empfehlen Fachleute »Fünf am Tag«, also 5-mal am Tag eine Portion Obst oder Gemüse, mit möglichst viel Abwechslung, frisch oder zubereitet und der Jahreszeit angepasst. Ergänzt wird dieser Tipp zur Krebsvorbeugung um den Rat, möglichst ballaststoffreich zu essen, also z. B. Brot zu allen Mahlzeiten. Faltblätter, Rezepte und Hintergrundinformationen gibt es bei der Deutschen Krebsgesellschaft (▶ Anhang »Weitere nützliche Adressen und Internetadressen«) zu bestellen oder im Internet unter www.5amtag.de.

Wie steht es mit der Vitaminversorgung bei Krebspatienten?

Auch hier gibt es keine wissenschaftlich fundierten Empfehlungen, die für alle Formen der Erkrankung Geltung hätten. Solange Krebspatienten keine Probleme mit einer ausgewogenen Ernährung haben, gibt es für sie keinen Grund, zusätzlich Vitaminpräparate einzunehmen. Das kann sich natürlich nach einer Operation, Chemotherapie oder Bestrahlung oder bei einer fortgeschrittenen Erkrankung ganz anders darstellen. Allerdings gibt es auch hier inzwischen Ergebnisse, die ein Umdenken zumindest während einer Strahlentherapie nahe legen: Möglicherweise schützen Vitamine während einer Bestrahlung genau die Krebszellen, die eigentlich zerstört werden sollen. Hier helfen aber die behandelnden Ärzte mit Informationen darüber weiter, was im Einzelfall besonders wichtig ist.

Therapeutisch werden in erster Linie Vitamin A und seine chemischen Abkömmlinge eingesetzt. Sie beeinflussen vor allem bei Krebsarten, die die Haut und Schleimhäute betreffen, z. B. im Mundbereich, vorgeschädigte Zellen besonders günstig. Alle diese Präparate haben jedoch starke Nebenwirkungen und sind deshalb nur über Rezept im Rahmen einer ärztlichen Behandlung erhältlich.

Wichtig: Die meisten Vitaminpräparate und Spurenelemente, die in Deutschland verkauft werden, sind von der Zulassung her keine Arzneimittel, sondern sog. Nahrungsergänzungsmittel. Das heißt, dass sie vom Gesetz her gar nicht therapeutisch wirken dürfen. Auch Mittel, die bislang als Arzneimittel erhältlich waren, haben 2003 ihre Zulassung eingebüßt, oder die Hersteller hatten sie gar nicht erst verlängern lassen.

Wachstumsfaktoren der Blutbildung

Was sind Wachstumsfaktoren?

Wachstumsfaktoren sind sog. Zytokine, körpereigene hormonähnliche Botenstoffe, die auf Zellen eine aktivierende Wirkung ausüben und sie zu Teilung und Vermehrung anregen können. Wachstumsfaktoren der Blutbildung – fachsprachlich hämatopoetische Wachstumsfaktoren – beeinflussen im Knochenmark die Vermehrung und Ausreifung von weißen und roten Blutkörperchen (Leukozyten und Erythrozyten) und von Blutplättchen (Thrombozyten). Man kann sie daher auch als Wachstumshormone der Blutbildung bezeichnen, die aber nicht wie etwa Geschlechtshormone oder Insulin in speziellen Drüsen gebildet werden, son-

dern in verschiedenen Zellarten, die überall im Körper verbreitet sind. Diese Zellhormone vermitteln ihre vielfältigen, teilweise überlappenden Wirkungen auf andere Zellen, die dadurch aktiviert oder ihrerseits zur Bildung von Zytokinen angeregt werden. Weil sie in der Zellkultur einzelne blutbildende Zellen so vermehren, dass auf dem Nährboden »Kolonien« entstehen, nennt man sie auch koloniestimulierende Faktoren (CSF, engl. »colony stimulating factors«). Ihrer chemischen Zusammensetzung nach sind diese Substanzen Glykoproteine, also Zucker-Eiweiß-Verbindungen. Ihre Bildung unterliegt komplizierten Regulationsmechanismen.

Welche hämatopoetischen Wachstumsfaktoren gibt es?

Seit Mitte der 80er-Jahre ist eine große Zahl von Wachstumsfaktoren der Blutbildung entdeckt und mit molekularbiologischen Methoden charakterisiert worden. Viele sind heute gentechnologisch genau so herstellbar, wie sie natürlicherweise beim Menschen vorkommen, und einige sind schon seit Jahren als Medikamente im klinischen Einsatz, wie der granulozytenkoloniestimulierende Faktor (G-CSF) und der granulozyten-/makrophagenkoloniestimulierende Faktor (GM-CSF) – beides Wachstumsfaktoren für weiße Blutkörperchen. Andere, wie Wachstumsfaktoren für die Megakaryozyten, aus denen Blutplättchen (Thrombozyten) entstehen, werden daraufhin untersucht, ob ihre Anwendung in bestimmten Situationen wirksam sein könnte. Ein für die Bildung und Ausreifung roter Blutkörperchen (Erythrozyten) entscheidender Wachstumsfaktor ist das Erythropoetin, das im Körper vorwiegend in der Niere gebildet wird und heute ebenfalls als Medikament verfügbar ist. Daneben gibt es noch viele andere Zytokine, die zumindest in der Zellkultur allein oder in Kombination mit anderen stimulierende Wirkungen auf Blutzellen oder ihre Vorläufer haben.

Welche Rolle spielen hämatopoetische Wachstumsfaktoren in der Krebsbehandlung?

Die Wachstumsfaktoren des blutbildenden Systems sind keine »Antitumormedikamente«, denn sie haben keine hemmende (zytostatische) Wirkung auf Krebszellen. Ihre Anwendung im Rahmen der Krebsbehandlung hat vielmehr unterstützende Funktion: Sie zielt darauf ab, die Knochenmarkschädigung nach intensiven Chemotherapien oder Hochdosischemotherapie zu mildern und die Erholung der Blutbildung zu beschleunigen. Von dieser Schädigung sind hauptsächlich die Vorläuferzellen der weißen Blutkörperchen betroffen. Sie reagieren auf die Chemotherapie sehr empfindlich, so dass es schnell zu einer Abnahme der Granulozyten und Makrophagen (Fresszellen des Immunsystems) im Blut kommt (Neutropenie). Da gerade diese Zellarten eine entscheidende Rolle in der Abwehr von Bakterien und Pilzen spielen, können sich in dieser Phase bei ausgeprägter und länger andauernder Behandlung schwere, unter Umständen tödlich verlaufende Infektionen entwickeln.

Durch Gabe von Wachstumsfaktoren, die die Bildung und Ausreifung dieser Zellen anregen und beschleunigen, lässt sich das Infektionsrisiko nach einer hoch dosierten Chemotherapie vermindern. Ein Thrombozytenwachstumsfaktor, der zur Unterstützung der Neubildung der durch Chemotherapie manchmal ebenfalls stark verminderten Blutplättchen eingesetzt werden könnte, ist derzeit nicht als Medikament verfügbar. Durch die Gabe von Erythropoetin lässt sich die bei Krebspatienten manchmal ebenfalls bestehende krankheitsoder chemotherapiebedingte Blutarmut bekämpfen, denn dieses Zytokin regt die Neubildung roter Blutkörperchen an.

Wann kommt die Anwendung hämatopoetischer Wachstumsfaktoren in Frage?

Ein Einsatz dieser Substanzen kann sinnvoll sein, wenn das Knochenmark des Patienten nach einer intensiven Chemotherapie stark geschädigt ist und damit gerechnet werden muss, dass die Zahl der Leukozyten für mehr als 1 Woche sehr niedrig sein wird.

Nach konventioneller (»normal« dosierter) Chemotherapie nimmt die Zahl der weißen Blutkörperchen zwar auch ab, jedoch sind Dauer und Ausmaß der Knochenmarkschädigung nicht so ausgeprägt, dass ein Einsatz von Wachstumsfaktoren unbedingt erforderlich wäre. Die Pausen zwischen den Chemotherapiezyklen, die in der Regel 3–4 Wochen betragen, dienen dann als Erholungszeiten für das Knochenmark. Neue Ansätze in der Behandlung einiger Tumoren basieren jedoch darauf, die Intervalle zwischen den Chemotherapiezyklen mit Unterstützung durch Wachstumsfaktoren zu verkürzen, um durch diese Form der »Dosisintensivierung« eine stärkere Antitumorwirkung zu erreichen. Zur Unterstützung und Beschleunigung der Blutzellregeneration wird hier G-CSF zugegeben. Auch lassen sich durch die Gabe von G-CSF Vorläuferzellen der Blutbildung (Blutstammzellen) aus dem Knochenmark in die Blutbahn ausschwemmen (»mobilisieren«), wo sie gesammelt und dann zur Blutstammzelltransplantation nach Hochdosischemotherapie verwendet werden können.

Zu den derzeit wichtigsten Anwendungsgebieten von G-CSF im Rahmen der Krebsbehandlung zählen

- die »Mobilisierungstherapie«,
- die Förderung von »Anwachsen« und Reifung der übertragenen Vorläuferzellen der Blutbildung nach Knochenmark- bzw. Blutstammzelltransplantation,
- die vorbeugende Behandlung nach intensiver knochenmarkschädigender Chemotherapie, wenn ein länger als sieben Tage andauernder starker Abfall der weißen Blutkörperchen auf unter 500 pro Millionstelliter (µl) zu erwarten ist.

Erythropoetin wird hauptsächlich zur Behandlung der Blutarmut (Anämie) bei Dialysepatienten und zur Vermehrung der roten Blutkörperchen vor Eigenblutspenden eingesetzt. Aber auch die Tumoroder chemotherapiebedingte Anämie kann mit Erythropoetin behandelt werden. Die Anhebung des Hämoglobinwertes im Blut, der ein Maß für den Gehalt an sauerstofftransportierendem rotem Blutfarbstoff ist, kann sich auch günstig auf das Allgemeinbefinden der Patienten auswirken, insbesondere die bei Krebserkrankungen häufige chronische Müdigkeit (»Fatigue«) bessern. Zudem hängt die Wirksamkeit von Tumorbehandlungen, besonders der Strahlentherapie, auch mit der Sauerstoffversorgung im Gewebe zusammen. Es gibt Hinweise, dass bei manchen Tumoren bei bestehender Blutarmut eine Verbesserung der Sauerstoffversorgung durch Anhebung des Hämoglobinwerts auch den Therapieeffekt steigert.

Hat die Gabe von hämatopoetischen Wachstumsfaktoren Nebenwirkungen?

Die Substanzen sind in den verwendeten Dosierungen meist gut verträglich. Als Nebenwirkungen können bei einem Teil der Patienten Knochen- und Muskelschmerzen auftreten, manchmal leichte grippeähnliche Symptome mit Temperaturerhöhung, Müdigkeit und Kopfschmerzen, in einzelnen Fällen auch Hautreaktionen am Ort der Injektion.

Wiedereingliederung in das Berufsleben

Stufenweise Wiedereingliederung dient dazu, arbeitsunfähige Versicherte nach länger andauernder, schwerer Krankheit schrittweise an die volle Arbeitsbelastung des bisherigen Arbeitsplatzes heranzuführen und so den Übergang zur vollen Berufstätigkeit zu erreichen. Durch eine individuell angepasste Steigerung von Arbeitszeit und Arbeitsbelastung im Rahmen eines medizinisch, arbeitsphysiologisch und psychologisch begründeten sowie ärztlich überwachten Wiedereingliederungsplans (Stufenplan) wird angestrebt, den Genesungs- und Rehabilitationsprozess günstig zu beeinflussen.

Dabei wird den arbeitsunfähigen Arbeitnehmern die Möglichkeit gegeben,

- ihre berufliche Belastbarkeit kennen zu lernen,
- ihre Selbstsicherheit wiederzugewinnen und
- die Angst vor Überforderung und einem Krankheitsrückfall abzubauen.

Die stufenweise Wiedereingliederung erfolgt aus therapeutischen Gründen. Sie dient der Erprobung und dem Training der Leistungsfähigkeit des arbeitsunfähigen Versicherten an seinem bisherigen Arbeitsplatz.

Es wird davon ausgegangen, dass durch die stufenweise Arbeitsaufnahme die endgültige Arbeitsfähigkeit früher eintritt und ein dauerhafter Einsatz am Arbeitsplatz besser gelingt als ohne diese Leistung und sich somit negative Folgen einer lang andauernden Ausgliederung der Betroffenen aus dem Erwerbsleben vermeiden lassen, wie etwa

- Einbuße beruflicher Kenntnisse und Fertigkeiten,
- mangelndes Interesse an der Wiederaufnahme der Arbeit,
- missglückte Arbeitsversuche, weil ein normaler Arbeitstag nach längerer Arbeitsunfähigkeit zunächst überfordern kann,
- Kündigung durch den Arbeitgeber und damit bei Arbeitsfähigkeit Verlust der früheren Einkommensquelle,
- aufwändige berufsfördernde Rehabilitationsleistungen – Leistungen Teilhabe am Arbeitsleben,
- auf das bestehende Leiden fixierte Krankheitsbilder,
- vorzeitige Berentung und
- daraus resultierende psychosoziale, insbesondere familiäre Probleme.

Zielgruppe

Die stufenweise Wiedereingliederung ist als Mittel zur Rehabilitation von arbeitsunfähigen Versicherten vorgesehen, die aufgrund schwerer Krankheit(en) über längere Zeit aus dem Erwerbsleben ausgegliedert waren und nach ärztlicher Feststellung ihre bisherige Tätigkeit teilweise verrichten können.

Die Zielgruppe wird sehr weit gefasst, so dass ein Wiedereingliederungsplan grundsätzlich nach allen schwereren oder chronischen Erkrankungen mit wochen- oder monatelang fortbestehender Arbeitsunfähigkeit einsetzen kann, ohne dass medizinische Einschluss- oder Ausschlusskriterien zu beachten wären.

Als Indikation kommen u. a. Krebserkrankungen (alle Lokalisationen) in Frage. Allerdings müssen aus medizinischer Sicht eine ausreichende Belastbarkeit des Betroffenen und eine günstige Aussicht auf berufliche Wiedereingliederung gegeben sein.

Wer hat Anspruch?

Versicherte haben Anspruch auf Belastungserprobung und Arbeitstherapie, wenn nach den für andere Träger der Sozialversicherung geltenden Vorschriften solche Leistungen nicht erbracht werden können (Sozialgesetzbuch – Buch V, § 74). Belastungserprobung und Arbeitstherapie sind medizinische Leistungen zur Rehabilitation, die der Erprobung und Verbesserung der Arbeitsbelastung und damit der stufenweisen Wiedereingliederung ins Berufsleben dienen.

Praktische Vorgehensweise

Der behandelnde Arzt stellt für die jeweilige Krankenkasse (gesetzliche Krankenkasse) bei der der Patient versichert ist, eine formlose Bescheinigung darüber aus, in welchem Umfange, also wie viele Stunden täglich, der Patient in der Lage ist, seinen Beruf auszuüben. Mit dem Arbeitgeber sollte dann die neue Situation besprochen werden, wobei die Arbeitszeit während der Belastungserprobung üblicherweise vier bis sechs Stunden täglich dauern sollte. Die Krankengeldhöhe bzw. die monatliche Bezüge ergeben sich aus dem Teilentgelt und dem Teilkrankengeld. Während dieser Zeit werden sowohl vom Arbeitgeber als auch von der Krankenkasse Geldleistungen gewährt.

Ist die Maßnahme zeitlich begrenzt?

Die Dauer der Leistung ist abhängig von der Dauer des Krankengeldbezuges. Der Patient ist weiterhin arbeitsunfähig, d. h. die Zeit der Belastungserprobung wird auf die 78 Wochen Krankengeldzahlung angerechnet.

Anmerkung: Diese Hinweise müssen mit Beratern der jeweiligen Einrichtung auf den individuellen Fall hin durchgegangen werden.

Anhang

Abkürzungen und Einheiten

ABCD-Regel	dient zur Beurteilung von Hautveränderungen; A steht für Asymmetrie, B für Begrenzung, C für Color (Farbe), D für Durchmesser usw.
AHB	Anschlussheilbehandlung
AIO	Arbeitsgemeinschaft internistische Onkologie
ALL	akute lymphatische Leukämie
AML	akute myeloische Leukämie
ANLL	akute nichtlymphatische Leukämie
AOK	Allgemeine Ortskrankenkasse
ASI	aktiv-spezifische Immuntherapie
ASS	Acetylsalicylsäure, »Aspirin«
ATRA	Kombination von Chemotherapie mit Vitamin-A-Säure bei der Sonderform der akuten Promyelozytenleukämie
AU	Arbeitsunfähigkeit
AZ	Allgemeinzustand
BCG	Bacillus Calmette-Guérin, Immuntherapeutikum z. B. bei Blasenkrebs
BfA	Bundesversicherungsanstalt für Angestellte
BfArM	Bundesinstitut für Arzneimittel und Medizinprodukte
BPH	benigne Prostatahyperplasie, gutartige Prostatavergrößerung
BRCA-1/-2	Brustkrebsgene, Gene für ein erhöhtes Brustkrebsrisiko
B-Symptome	Nachtschweiß, Gewichtsabnahme und Fieber bei Morbus Hodgkin und Non-Hodgkin-Lymphomen
BTM	Betäubungsmittel
BU	Berufsunfähigkeit
BWS	Brustwirbelsäule
Ca.	Abk. für lat. »carcinoma«, Karzinom
CA (15-3)	engl. »cancer antigen«; Krebsantigen (Tumormarker)
CD (34/44)	Zelloberflächenmerkmale (Prognosefaktoren)
CEA	karzinoembryonales Antigen (Tumormarker)
CIS	carcinoma in situ (oder auch: Cancer Information Service, Krebsinformations-dienst in den USA)
CLL	chronische lymphatische Leukämie
CML	chronische myeloische Leukämie
CR	engl. »complete remission«, komplette Remission
CSF	engl. »colony stimulating factor«; zellulärer Wachstumsfaktor
CT	Computertomographie
CUP	engl. »cancer of unknown primary«;Metastasen ohne Primärtumor
Dapo	Deutsche Arbeitsgemeinschaft für Psychoonkologie e.V.
DFG	Deutsche Forschungsgemeinschaft
DGE	Deutsche Gesellschaft für Ernährung
DGHS	Deutsche Gesellschaft für humanes Sterben
DKFZ	Deutsches Krebsforschungszentrum
DKG	Deutsche Krebsgesellschaft
DKH	Deutsche Krebshilfe
DLFH	Deutsche Leukämie-Forschungshilfe
DLH	Deutsche Leukämiehilfe

DNS/DNA	Desoxyribonukleinsäure (Säure engl. »acid«), Material der Erbsubstanz
EBV	Epstein-Barr-Virus
ED	erektile Dysfunktion; Erstdiagnose; engl. »extensive disease« (ausgedehntes Krankheitsstadium)
EMG	Elektromyographie
EPIC	European Prospective Investigation into Cancer and Nutrition, Europäische Ernährungsstudie
FAP	familiäre adenomatöse Polyposis
FU	Fluorouracil, Chemotherapie, überwiegend bei Darmkrebs
GBK	Gesellschaft zur Bekämpfung der Krebskrankheiten Nordrhein-Westfalen e.V.
G-CSF	hämatopoetischer Wachstumsfaktor (Granulozytenwachstumsfaktor)
GEK-Studie	Gesundheit, Ernährung und Krebs, Studie zum Krebsrisiko durch Ernährung
GF	engl. »growth factor«; Wachstumsfaktor
GfBK	Gesellschaft für biologische Krebsabwehr
GnRH	Gonadotropin freisetzendes Hormon
GSI	Gesellschaft für Schwerionenforschung
GvH	engl. »graft versus host«; Transplantat-gegen-Wirt-Reaktion, Immunreaktion nach Knochenmarktransplantation
Gy	Gray; seit 1975 gebräuchlichste Maßeinheit für die Energiedosis; Messgröße für die bei einer Strahlentherapie eingesetzte Dosis; ersetzt die alte Einheit Rad (rd); 1 Gy = 100 rd
HIFU	hochintensiver fokussierter Ultraschall
HITT	hochfrequenzinduzierte Thermotherapie
HIV	humanes Immunschwächevirus (AIDS-Virus)
HNPCC	engl. «herditary nonpolyposis colon cancer"; nichtpolypöses kolorektales Tumorsyndrom
HOT	hämatogene Oxidationstherapie
HPV	humanes Papillomvirus
IFN	Interferon
IL-2	Interleukin 2
ILCO	Ileostomie-Kolostomie-Urostomie-Vereinigung, Selbsthilfegruppe
INKA	Informationsnetz für Krebspatienten und Angehörige, Selbsthilfe
IORT	engl. »intraoperative radiation therapy«; intraoperative Strahlentherapie; Bestrahlung während einer Operation direkt auf Tumoren
J; Joule	Einheit für Wärme, Energie und Wärmemenge; früher gemessen in Kalorien (cal)
KID	Krebsinformationsdienst
KMT	Knochenmarktransplantation; oder auch Krebs-Mehrschritt-Therapie nach Ardenne
LAK	lymphokinaktivierte Killerzellen
LH	luteinisierendes Hormon
LH-RH (Analoga)	Luteinisierendes-Hormon-Releasing-Hormon, Gonadotropin-Releasing-Hormon; in einer Region des Zwischenhirns (Hypothalamus) gebildete Botenstoffe
LITT	laserinduzierte Thermotherapie
M	Milli-; vor Maßeinheiten: bezeichnet den tausendsten Teil einer Einheit; 10^{-3}
MAK	maximale Arbeitsplatzkonzentration (für gesundheitsschädigende Stoffe)

MDE	Minderung der Erwerbsfähigkeit
MDK	medizinischer Dienst der Krankenversicherung
MDS	myelodysplastisches Syndrom
mg	Milligramm
ml	Milliliter
MM	malignes Melanom
MRT	Magnetresonanztomographie; Kernspintomographie
µ	Mikro-; vor Maßeinheiten; bezeichnet den millionsten Teil einer Einheit; 10-6
µg	Mikrogramm
µl	Mikroliter
µm	Mikrometer
n	Nano-; vor Maßeinheiten: bezeichnet den zehnmillionsten Teil einer Einheit; 10-9
ng	Nanogramm
NHL	Non-Hodgkin-Lymphom
nl	Nanoliter
nm	Nanometer
NMR-Tomographie	engl. »nuclear magnetic resonance« (Kernspintomographie/Magnetresonanz-tomographie)
OAK	Onkologischer Arbeitskreis, Zusammenschluss von onkologisch tätigen Ärzten einer Region
OSP	Onkologischer Schwerpunkt, Zusammenschluss spezialisierter Kliniken einer Region
p	piko-; vor Maßeinheiten: bezeichnet den billionsten Teil einer Einheit; 10-12
PAP-Test	PAP steht für Papanicolaou, Test auf Gebärmutterhalskrebs
PAP (I–V)	Stadien bei auffälligem Befund am Gebärmutterhals
PAK	polyzyklische aromatische Wasserstoffe, z. B. Benzpyren
PCR	engl. »polymerase chain reaction«, Polymerasekettenreaktion, zur Vervielfältigung von Erbsubstanz , molekularbiologisches Diagnoseverfahren
PDT	photodynamische Lasertherapie
PEG	perkutane endoskopische Gastrostomie
PET	Positronenemissionstomographie
PR	partielle Remission, Teilremission, teilweise Rückbildung von Symptomen/Tumoren
PSA	prostataspezifisches Antigen, Tumormarker
PSO	Arbeitsgemeinschaft für Psychoonkologie in der Deutschen Krebsgesellschaft
pTNM	pathohistologisches Klassifizierungssystem (► TNM)
PUVA	orale Psoralen- und Ultraviolett-A-Licht-Therapie bei Hautlymphomen
rad, rd	engl. »radiation absorbed dose«; ältere Einheit für die Energiedosis, heute ersetzt durch Gray (Gy) 1 rd = 0,01 Gy
rem	engl. »roentgen equivalent man«; Messgröße im Strahlenschutz; bis 1985 gültige Einheit der Äquivalenzdosis; Maß für die vermutete biologische Wirkung der Aufnahme einer definierten Strahlendosis im Organismus; berücksichtigt spezifische Eigenschaften der verschiedenen Strahlenarten; für Röntgenstrahlung gilt: rem = rd; heute ausgedrückt in Sievert (Sv); 1 rem = 0,01 Sv
SCF	Stammzellfaktor
SHG	Selbsthilfegruppe

SKAT	Schwellkörperautoinjektionstherapie
SMT	Sauerstoffmehrschritttherapie
Sv	Sievert; Messgröße für die biologische Wirkung einer bestimmten Strahlendosis unter Berücksichtigung der Strahlenart und der Bestrahlungsbedingungen; bis 1985 zulässige Einheit: rem; 1 Sv = 100 Rem
SZT	Stammzelltransplantation
TCM	traditionelle chinesische Medizin
TENS	transkutane elektrische Nervenstimulation, Schmerzbehandlung
TIL	tumorinfiltrierende Lymphozyten
TNF	Tumornekrosefaktor
TNM-System	Tumor, Nodus (Lymphknoten), Metastase; Stadieneinteilungssystem für bösartige Tumoren (pTNM: pathohistologisches Klassifizierungssystem
TNS	transkutane Nervenstimulation, Schmerzbehandlung
TPA	engl. »tissue polypeptide antigen« (Tumormarker)
TUR(P)	transurethrale Resektion der Prostata
TZ	Tumorzentrum, Zusammenschluss spezialisierter und forschender Einrichtungen einer Region
UV-Strahlung	ultraviolette Strahlung
UV-A	ultraviolette Strahlung im Bereich von 400–320 nm
UV-B	ultraviolette Strahlung im Bereich von 320–280 nm
UV-C	ultraviolette Strahlung im Bereich von 280–200 nm
WHO	World Health Organization; Weltgesundheitsorganisation
ZNS	Zentralnervensystem

Glossar

Anorexie	Appetitlosigkeit
Antiemetika	Mittel gegen den Brechreiz; häufig zur Bekämpfung des Erbrechens bei Chemotherapie gegeben
Antikörper	Von Immunzellen (▶ s. Lymphozyten) gebildete Proteine, die gezielt Strukturen (Antigene) auf der Oberfläche von Krankheitserregern, Zellen oder Molekülen erkennen und sich an sie binden. Antikörper dienen dem Immunsystem zur Erkennung und Zerstörung von Erregern oder abnormen Zellen
Anus praeter (naturalis)	Künstlicher Darmausgang in der Bauchwand
Aromatasehemmer	Substanzen, die die Östrogenproduktion außerhalb der Eierstöcke vermindern; hemmen ein Enzym, das für die Umwandlung von Vorstufen in Östrogen verantwortlich ist; Anwendung vor allem in der Hormontherapie von fortgeschrittenem Brustkrebs
Bisphosphonate	▶ s. Diphosphonate
Blasenmole	Fehlbildung des Mutterkuchens unterschiedlichen Ausmaßes. Gutartige Wucherung der Zotten, die jedoch in eine bösartige Form übergehen und in den Körper metastasieren kann
BRCA-1 und -2	Englische Abkürzung für Brustkrebs (»breast cancer«); BRCA-1 und -2 sind zwei wachstumsregulierende Gene. Defekte dieser Gene werden für die meisten Fälle von erblichem Brustkrebs verantwortlich gemacht. Etwa 5–10% aller Brustkrebserkrankungen sind erblich bedingt
CEA	Karzinoembryonales Antigen (Tumormarker)
Chemoprävention	Verhinderung einer Erkrankungen durch Vorbeugung mit zellwachstumshemmenden Medikamenten
Computertomographie	Computerunterstützte Röntgenuntersuchung mit Schnittbilddarstellung des Körpers in dünnen Schichten
dicklumig	Mit großem Durchmesser
Diphosphonate	Substanzen (Abkömmlinge einer phosphathaltigen Säure), die sich an die Mineralsubstanz des Knochens anlagern und dadurch die knochenabbauenden Zellen hemmen, die für die Knochenauflösung bei Skelettmetastasen verantwortlich sind
DNS/DNA	Desoxyribonukleinsäure; bildet bei den meisten Lebewesen (ausgenommen manche Viren) das genetische Material (Erbgut); ist im Zellkern, in den Chromosomen lokalisiert; Träger der genetischen Information eines Lebewesens
Endoskopie	Betrachtung (»Spiegelung«) von Körperhohlräumen mit Endoskopen, die mit einer Lichtquelle ausgerüstet sind und Bilder vom Körperinneren über Glasfasern nach außen »leiten«. Die nähere Bezeichnung richtet sich nach dem betrachteten Organ (z. B. Gastroskopie: Magenspiegelung, Zystoskopie: Blasenspiegelung)
Enzyme	Fermente; Biokatalysatoren in Form von Proteinen, die im Körper chemische Reaktionen bewirken. Jedes Enzym ist auf eine bestimmte chemische Umsetzung spezialisiert. Beispiel Verdauungsenzyme: Proteasen spalten Proteine, Lipasen bauen Fette ab

Epidemiologie	Lehre von der Häufigkeit und Verteilung von Krankheiten in Bevölkerungsgruppen; arbeitet mit statistischen Methoden, z. B. um Hinweise auf Krankheitsursachen und Risikofaktoren zu gewinnen
epidemiologische Studie	Bevölkerungsbezogene Untersuchung der Epidemiologie
FAP	Familiäre adenomatöse Polypose, vererbbare Erkrankung des Dickdarmes, bei der sich hunderte von Polypen bilden, die krebsartig entarten
Gamma-Knife	Spezielles Bestrahlungsgerät zur Durchführung kleinräumiger Bestrahlung im Kopfbereich
Gastroskopie	Endoskopische Untersuchung des Magens (▶ s. Endoskopie)
Hormon	In geringsten Konzentrationen wirksamer Botenstoff, der sich nach Ausschüttung durch eine Hormondrüse oder durch Zellen (Zellhormone) im Körper verteilt. Für seine Signale sind nur die Organe empfänglich, deren Zellen entsprechende »Empfänger« (Hormonrezeptoren) tragen
Kachexie	Zustand der Auszehrung des Organismus mit Abmagerung, Kräfteverfall und zunehmender Störung der Organfunktionen. Häufige Begleiterscheinung bei fortgeschrittenen Tumorerkrankungen, aber auch bei chronischer Mangelernährung, Stoffwechselerkrankungen, chronischen Infektionen und im hohen Alter
Kernspintomographie	(Auch Magnetresonanztomographie, MRT) Bildgebende Untersuchungsmethode mit einem röhrenförmigen Gerät, in dem starke, veränderliche Magnetfelder erzeugt werden. Die Kernspintomographie eignet sich besonders gut zur Darstellung von Weichteilen und verursacht keine Strahlenbelastung
Koloskopie	Endoskopische Untersuchung des Dickdarms (▶ s. Endoskopie)
Kontraindikation	Gegenanzeige; Grund, der gegen die Durchführung einer Behandlungsmaßnahme spricht
Kortikosteroide	Gruppe biologisch wichtiger organischer Verbindungen mit der Wirkung der Nebennierenrindenhormone
Linearbeschleuniger	Bestrahlungsgerät zur Erzeugung ultraharter Röntgenstrahlen; Einsatz in der Strahlentherapie zur Behandlung halbtief oder tief gelegener Tumoren
Lokalrezidiv	Rezidiv eines Tumors am ursprünglichen Ort
Lymphozyten	Untergruppe der weißen Blutkörperchen, die als Träger immunologischer Funktionen von zentraler Bedeutung für die körpereigene Abwehr sind. Die Vorläuferzellen stammen aus dem Knochenmark, die weitere Entwicklung erfolgt in den lymphatischen Organen. Man unterscheidet B- und T-Lymphozyten, mit jeweils unterschiedlichen Aufgaben
Magnetresonanztomographie (MRT)	Gleichbedeutend mit Kernspintomographie (▶ s. dort)
Mammographie	Röntgendarstellung der weiblichen Brust
Menarche	Zeitraum des ersten Eintritts der Monatsblutung
Mesotheliom	Seltener Tumor, der vom Mesothel ausgeht. Das Mesothel ist die Deckzellschicht von Brustfell (Pleura) und Bauchfell (Peritoneum)
monoklonaler Antikörper	Antikörperpräparation, die nur eine einzige Struktur erkennt. Monoklonale Antikörper werden im Labor mit Hilfe von unsterblich gemachten Immunzellen gebildet, die einer einzelnen Vorläuferzelle entstammen. Gleichartige Nachkommen eines einzelnen Vorläufers nennt man Klon

neoadjuvante Chemotherapie	Chemotherapie vor Entfernung eines Tumors, dient der Verkleinerung des Tumors und/oder der Abtötung von kleinsten Tumorzellnestern; auch präoperative Chemotherapie
Nitrosamine	Verbindungen die aus Nitriten und Aminen entstehen; krebserzeugende Substanzen, die sich u. a. in Tabakrauch, geräucherten oder gepökelten Lebensmitteln bilden
Nuklearmedizin	Fachbereich der Medizin, der radioaktive Substanzen zur Diagnose oder Therapie benutzt
Okkultbluttest	Haemoccult-Test; Test zum Nachweis nicht sichtbaren (okkulten) Blutes im Stuhl
Opioide	Opiatähnliche Substanzen, die in der Schmerztherapie verwendet werden. Opiate sind Morphium und verwandte schmerzstillende Inhaltsstoffe des Opiums
PAP-Test	Benannt nach dem Anatomen Papanicolaou; standardisierte zytologisch-mikroskopische Untersuchung von Abstrichen des Gebärmutterhalses und -mundes zur Früherkennung von Gebärmutterhalskrebs (Zervixkarzinom). Die Ergebnisse werden je nach Abweichung vom normalen Zellbild mit PAP I bis PAP IV bezeichnet
Plazenta	Mutterkuchen
Polyp	Umschriebene gutartige Gewebewucherung der Schleimhaut, die als (häufig gestielte) Vorwölbung in Erscheinung tritt (z. B. Dickdarmpolypen). Be-stimmte Arten von Polypen können zu bösartigen Tumoren entarten (▸ s. FAP)
PSA	Prostataspezifisches Antigen
Radiologie	Anwendung von Strahlen in Diagnostik und Therapie
Radiopharmakon	Medikament, das radioaktive Stoffe enthält. Wird zur Diagnostik und zur inneren Bestrahlung (z. B. bei Knochenmetastasen) verabreicht
Skelettszintigraphie	Szintigraphie des Skeletts
Stoma	Künstlich geschaffener Ausgang eines Hohlorgans (meist Harnwege oder Darm) an der Körperoberfläche
Studien, klinische	Dienen der Entwicklung neuer oder der Verbesserung vorhandener Behandlungsmethoden und Medikamente. Dies setzt eine systematische Untersuchung an Patienten voraus und verläuft in mehreren aufeinander aufbauenden Phasen. Phase I dient der Feststellung der Verträglichkeit, der Dosisfindung und der Wirksamkeitsabschätzung, Phase II der Untersuchung der Wirksamkeit für eine bestimmte Indikation, der Verträglichkeit und der Wechselwirkungen, Phase III dem eindeutigen Wirksamkeitsnachweis im Vergleich zu Placebo und den Standardtherapien
Szintigraphie	Bildgebendes Untersuchungsverfahren, bei dem zur Darstellung Radionuklide oder mit Radionukliden markierte Arzneistoffe verwendet werden
Toxizität, toxisch	Giftwirkung einer Substanz, z. B. eines Zytostatikums
Ultraschalluntersuchung	(Sonographie) bildgebendes Verfahren, bei dem mit Schallwellen unhörbar hoher Frequenz innere Organe auf einem Bildschirm sichtbar gemacht werden können

Adressen

Tumorzentren

Tumorzentrum Dresden e.V.
Universitätsklinikum Dresden
Fetscherstr. 74
01307 Dresden
Telefon: 0351 / 31 77-302
Telefax: 0351 / 31 77-303
E-Mail: tzd@imib.med.tu-dresden.de
http://www.tumorzentrum-dresden.de

Brandenburgisches Tumorzentrum –
Onkologischer Schwerpunkt Cottbus e.V.
Thiemstr. 111
03046 Cottbus
Telefon: 0355 / 46 20-46
Telefax: 0355 / 46 20-47
E-Mail: h.kurbjuhn@ctk.de
http://www.ctk.de/de/tumor/tumorseite1.htm

Tumorzentrum
Universitätsklinikum Leipzig e.V.
Liebigstr. 27
04103 Leipzig
Telefon: 0341 / 97 16 14-0 und 97 16 14-1
Telefax: 0341 / 97 16 14
E-Mail: hohs@medizin.uni-leipzig.de
http://www.uni-leipzig.de/~tuz

Tumorzentrum Halle e.V.
Martin-Luther-Universität Halle
Univ. Klinikum Ernst-Grube-Str. 40
06097 Halle
Telefon: 0345 / 557-24 57
Telefax: 0345 / 557-24 57
E-Mail: Tumorzentrum@medizin.uni-halle.de
http://www.medizin.uni-halle.de/tumorzentrum/
index.html

Tumorzentrum Gera e.V.
Klinikum der Stadt Gera/Institut für Pathologie
Straße des Friedens 122
07548 Gera
Telefon: 0365 / 8 28 89 48
Telefax: 0365 / 8 28 89 49
E-Mail: Reinhard.Goetze@wkg.srh.de

Tumorzentrum Jena e.V.
Friedrich-Schiller-Universität
Ziegelmühlenweg 1
07743 Jena
Telefon: 03641 / 933-120 und 933-114
Telefax: 03641 / 933-111
E-Mail: gisela.reinhold@med.uni-jena.de
http://www.med.uni-jena.de/tumor

Südwestsächsisches Tumorzentrum Zwickau e.V.
Karl-Keil-Str. 35
08060 Zwickau
Telefon: 0375 / 56 99-100
Telefax: 0375 / 56 99-111
E-Mail: tuz@tumorzentrum.z.uunet.de
http://www.tumorzentrum-zwickau.de

Tumorzentrum Chemnitz e.V.
Im Krankenhaus Küchwald der
Kliniken Chemnitz GmbH
Bürgerstr. 2
09113 Chemnitz
Telefon: 0371 / 3 33 4-2709
Telefax: 0371 / 3 33 4-2723
E-Mail: tumorzentrum@skc.de
http://www.tumorzentrum-chemnitz.de

Tumorzentrum Berlin e.V.
Robert-Koch-Platz 7
10115 Berlin
Telefon: 030 / 28 53 89-0
Telefax: 030 / 28 53 89-40
E-Mail: tumorzentrum@tzb.de
http://www.tzb.de

Tumorzentrum Land Brandenburg
Geschäftsstelle Onkologischer Schwerpunkt
Frankfurt (Oder)
am Klinikum Frankfurt (Oder)
Müllroser Chaussee 7
15236 Frankfurt (Oder)
Telefon: 0335 / 548-2026
Telefax: 03834 / 548-2029
E-Mail: info@tumorzentrum-brandenburg.de
http://www.tumorzentrum-brandenburg.de

Tumorzentrum Greifswald e.V.
Klinikum der Ernst-Moritz-Arndt Universität
W.-Rathenau-Str. 48
17487 Greifswald
Telefon: 03834 / 86 58-90 und 86 58-91
Telefax: 03834 / 86 58-97
E-Mail: tzentrum@uni-greifswald.de
http://www.medizin.uni-greifswald.de/tzentrum

Tumorzentrum Rostock
Klinik für Strahlentherapie
Südring 75
18059 Rostock
Telefon: 0381 / 49 49 00-0
Telefax: 0381 / 49 49 00-6
E-Mail: rainer.fietkau@med.uni-rostock.de
http://www.uni-rostock.de/fakult/medfak/
tumorzentrum

Tumorzentrum Schwerin-Westmecklenburg
Klinikum Schwerin
Wismarsche Str. 397
19055 Schwerin
Telefon: 0385 / 520-2300
Telefax: 0385 / 520-2318
E-Mail: tumorzentrum@schwerin.helios-kliniken.de
http://www.helios-kliniken.de/stellent/websites/
get_page.asp?nodeId=2314

Tumorzentrum Hamburg e.V.
Martinistr. 40
20251 Hamburg
Telefon: 040 / 460-4222
Telefax: 040 / 460-4232
E-Mail: info@tumorzentrumhh.de
http://www.tumorzentrumhh.de

Tumorzentrum Kiel
Christian-Albrechts-Universität
Niemannsweg 4
24105 Kiel
Telefon: 0431 / 597-2913
Telefax: 0431 / 597-1945
E-Mail: tzk@tumorzentrum.uni-kiel.de
http://www.uni-kiel.de:8080/tzk/tzk.htm

Tumorzentrum Weser-Ems e.V.
Ärztehaus, Huntestr.14
26135 Oldenburg
Telefon: 0441 / 4 42 15
E-Mail: info@tumorzentrum-weser-ems.de
http://www.tumorzentrum-weser-ems.de

Tumorzentrum Bremen e.V.
Institut für Pathologie des
Zentralkrankenhauses Bremen-Nord
Hammersbecker Str. 228
28755 Bremen
Telefon: 0421 / 66 06-1472
Telefax: 0421 / 66 06-1594
E-Mail: bremerkrebsgesellschaft@t-online.de
http://www.tumorzentrum-bremen.de

Tumorzentrum Hannover
Medizinische Hochschule Hannover
Carl-Neuberg-Str. 1
30625 Hannover
Telefon: 0511 / 532-5060 und 532-3020
Telefax: 0511 / 532-9326
E-Mail: tumorzentrum@mh-hannover.de
http://www.tumorzentrum-hannover.de

Tumorzentrum Marburg
Klinik der Philipps-Universität Marburg
Pilgrimstein 3
35037 Marburg
Telefon: 06421 / 28-4401
Telefax: 06421 / 28-4558

Tumorzentrum Göttingen
Robert-Koch-Str. 40
37075 Göttingen
Telefon: 0551 / 39-9516 oder -9517
Telefax: 0551 / 39-2237

E-Mail: tumorze@mrz.klinik.de, eratzke@
med.uni-goettingen.de
http://www.tumorzentrum.med.uni-goettingen.de

TZ Magdeburg/Sachsen-Anhalt e.V.
Medizinische Fakultät Otto-v.-Guericke
Universität
Leipziger Str. 44
39120 Magdeburg
Telefon: 0391 / 6 71 32-66
Telefax: 0391 / 6 71 32-67
E-Mail: tumorzentrum@medizin.uni-magdeburg.de
http://www.med.uni-magdeburg.de/tzm/

Tumorzentrum Düsseldorf e.V.
Chirurgische Klinik der Heinrich Heine Universität
Moorenstr. 5
40225 Düsseldorf
Telefon: 0211 / 811-7720
Telefax: 0211 / 811-8853
E-Mail: haem-onk.haas@med.uni-duesseldorf.de

Westdeutsches Tumorzentrum Essen e.V. (WTZE)
Innere Klinik und Poliklinik (Tumorforschung)
Hufelandstr. 55
45147 Essen
Telefon: 0201 / 723-2001
E-Mail: tumorklinik@uni-essen.de
http://www.uni-essen.de/tumorforschung

Tumorzentrum Münsterland e.V.
Universitätsklinikum Münster
Ebene 05/West, Zi. 831a
Albert-Schweitzer-Str. 33
48129 Münster
Telefon: 0251 / 83 48-567
Telefax: 0251 / 83 48-267
E-Mail: tumorzentrum@uni-muenster.de
http://medweb.uni-muenster.de/institute/tumorz

Tumorzentrum Köln
Klinikum der Universität zu Köln
Kerpener Str. 62
50931 Köln
Telefon: 0221 / 478-87660
Telefax: 0221 / 478-6733
E-Mail: cio@uk-koeln.de
http://www.cio-koeln.de

Tumorzentrum Aachen e.V.
Wendlingweg 2
52074 Aachen
Telefon: 0241 / 80-89 728 und 80-89 899
Telefax: 0241 / 80-82 562
E-Mail: leitstelle@tuzac.de
http://www.tuzac.de

Tumorzentrum Bonn e.V.
Klinik für Dermatologie/Medizinische
Universitätsklinik
Sigmund-Freud-Str. 25
53105 Bonn Venusberg
Telefon: 0228 / 29 91 61
Telefax: 0228 / 9 28 88 27
http://www.tumorzentrum-bonn.de

Tumorzentrum Rheinland-Pfalz e.V.
Geschäftsstelle
Am Pulverturm 13
55101 Mainz
Telefon: 06131 / 17-3001
Telefax: 06131 / 17-6607
E-Mail: lenz@mail.uni-mainz.de
http://mz98.imsd.uni-mainz.de/TUZ

Tumorzentrum Rhein-Main e.V.
Universitätskinderklinik
Theodor-Stern-Kai 7
60596 Frankfurt (Main)
Telefon: 069 / 63 01-5338
Telefax: 069 / 63 01-7373
E-Mail: tuz@em.uni-frankfurt.de
http://www.klinik.uni-frankfurt.de/Tumorzentrum

Onkologischer Schwerpunkt HSK Wiesbaden
Dr.-Horst-Schmidt-Kliniken GmbH
Ludwig-Erhard-Str. 100
65119 Wiesbaden
Telefon/Telefax: 0611/43-3333
E-Mail: klaus.krehle@hsk-wiesbaden.de
http://www.hsk-wiesbaden.de/osp_start.htm

Tumorzentrum Homburg/Saar e.V.
Saarländisches Tumorzentrum am
Universitätsklinikum des Saarlandes e.V.
Gebäude 52
66421 Homburg
Telefon: 06841 / 16 27-431 und 16 27-433
Telefax: 06841 / 16 27-496
E-Mail: tumorzentrum@uniklinik-saarland.de
http://www.uniklinik-saarland.de/tumorzentrum

Tumorzentrum Heidelberg/Mannheim
Koordinations- und Geschäftsstelle
Im Neuenheimer Feld 105/110
69120 Heidelberg
Telefon: 06221 / 56-6557 und 56-6558
Telefax: 06221 / 56-5094
E-Mail: tzhdma@med.uni-heidelberg.de
http://www.tumorzentrum-hdma.de

Nationales Centrum für
Tumorerkrankungen (NCT)
Otto-Meyerhof-Zentrum
Im Neuenheimer Feld 350
69120 Heidelberg
Telefon: 06221 / 56-4801
Telefax: 06221 / 56-7030
E-Mail: Tagesklinik_NCT@med.uni-heidelberg.de
http://www.dkfz.de/de/nct

Onkologischer Schwerpunkt Stuttgart
Diakonissen-Krankenhaus
Rosenbergstr. 38
70176 Stuttgart
Telefon: 0711 / 991-3511
Telefax: 0711 / 991-1090
E-Mail: info@osp-stuttgart.de
http://www.osp-stuttgart.de

Interdisziplinäres Tumorzentrum Tübingen
Eberhard-Karls-Universität
Herrenberger-Str. 23
72070 Tübingen
Telefon: 07071 / 2 98 52-35 / 2 98 52-36
Telefax: 07071 / 29 52 25
E-Mail: tumorzentrum@med.uni-tuebingen.de
http://www.medizin.uni-tuebingen.de/itz/index.
html

Tumorzentrum Freiburg
Klinikum der Universität
Hugstetter Str. 55
79106 Freiburg
Telefon: 0761 / 270-3302
Telefax: 0761 / 270-3398
E-Mail: ulrike.gromer@uniklinik-freiburg.de
http://www.tumorzentrum-freiburg.de

Tumorzentrum München
Geschäftsstelle
Maistr. 11
80337 München
Telefon: 089 / 51 60-2238
Telefax: 089 / 51 60-4787
E-Mail: tzmuenchen@med.uni-muenchen.de
http://www.med.uni-muenchen.de/TZMuenchen

Tumorzentrum Augsburg
Stenglinstr. 2
86156 Augsburg
Telefon: 0821 / 400-3100
Telefax: 0821 / 400-3381
E-Mail: info@tuz.zk.augsburg-med.de
http://www.tumorzentrum-augsburg.de

Tumorzentrum Ulm
Klinikum der Universität Ulm
Robert-Koch-Str. 8
89081 Ulm
Telefon: 0731 / 502-3333
Telefax: 0731 / 502-4626
E-Mail: sekr.tzu@medizin.uni-ulm.de
http://www.uni-ulm.de/klinik/tzu

Tumorzentrum Erlangen-Nürnberg
Dr.med. Sabrina Petsch
Leiterin der Geschäftsstelle des Tumorzentrums
Erlangen-Nürnberg
Carl-Thiersch-Str. 7
91052 Erlangen
Telefon: 09131/85-39 290
Telefax: 09131/85-34 001
E-Mail: sabrina.petsch@tuz.imed.uni-erlangen.de
http://www.tumorzentrum.klinikum.uni-erlangen.de

Tumorzentrum Regensburg
Pathologisches Institut der Universität
Franz-Josef-Strauß-Allee 11
93053 Regensburg
Telefon: 0941 / 944-6601 und 944-6600
Telefax: 0941 / 944-6602
E-Mail: zentrum.tumor@klinik.uni-regensburg.de
http://www.tumorzentrum-regensburg.de

Interdisziplinäres Tumorzentrum Würzburg
Sekretariat Medizinische Poliklinik
Klinikstr. 8
97070 Würzburg
Telefon: 0931 / 201-70 220
E-Mail: register.tz@mail.uni-wuerzburg.de
http://www.tumorzentrum.uni-wuerzburg.de

Klinisches Krebsregister
Klinikum der Universität – Haus D5
Josef-Schneider-Str. 2
D-97080 Würzburg
Telefon: 0931 - 201-35 860
Telefax: 0931 - 201-35 952
E-Mail: register.tz@mail.uni-wuerzburg.de
http://www.uni-wuerzburg.de/tumorregister/

Regionales Tumorzentrum Suhl e.V.
Albert-Schweitzer-Str.2
98527 Suhl
Telefon: 03681 / 35 61 24
Telefax: 03681 / 35 59 21
E-Mail: wackes@tumorzentrum-suhl.de
http://www.tumorzentrum-suhl.de

Tumorzentrum Erfurt e.V.
Klinikum Erfurt
Postfach 595
99089 Erfurt
Telefon: 0361 / 7 81 48-02
Telefax: 0361 / 7 81 48-03
E-Mail: tuz@tumorzentrum-erfurt.de
http://www.tumorzentrum-erfurt.de

Krebsberatungsstellen

Beratungsstellen für Krebspatienten und ihre Angehörigen werden von unterschiedlichen Einrichtungen und Trägern unterhalten. Das Spektrum der Angebote reicht von der Vermittlung von Ansprechpartnern und Selbsthilfegruppen bis hin zur umfassenden Unterstützung in allen Fragen, die sich aus der krankheitsbedingt veränderten Lebenssituation ergeben.

Psychosoziale Beratungsstellen im engeren Sinne bieten Informationen und Hilfestellungen bei sozialrechtlichen Themen, sind Ansprechpartner bei sozialen und psychischen Notlagen, bieten unterstützende psychotherapeutische Hilfen und sind vernetzt mit Angeboten anderer Fachinstitutionen in Prävention, Behandlung und Nachsorge.

Die nachfolgenden Adressen sind das Ergebnis von schriftlichen Umfragen, die KID im Herbst 2003 durchgeführt hat mit dem Ziel, über das spezifische Angebot der Beratungsstellen aktuell informieren zu können. Die Zusammenstellung erhebt keinen Anspruch auf Vollständigkeit.

Die Angaben über Öffnungszeiten, Zusammensetzung des Beraterteams und spezifische Angebote der Beratungsstellen können telefonisch bei KID erfragt werden.

Krebsberatung und Kontaktstelle für
Selbsthilfegruppen nach Krebs
Wendlingweg 2
52074 Aachen
Tel. 0241 / 4748 80

Landratsamt Altenburger Land
Gesundheitsamt
Geschwulstkrankenberatung
Lindenaustr. 31
04600 Altenburg
Tel. 03447 / 58 68 15

Landratsamt Annaberg/Gesundheitsamt
Tumorberatungsstelle
Wolkensteiner Str. 40
09456 Annaberg-Buchholz
Tel. 03733 / 83 32 06

Psychosoziale Krebsberatungsstelle
Landratsamt Ilm-Kreis
Gesundheitsamt
Ritterstr. 14
99310 Arnstadt
Tel. 03628 / 73 84 15

Landratsamt Aue-Schwarzenberg
Gesundheitsamt
Tumorberatungsstelle
Wettiner Str. 61
08280 Aue
Tel. 03771 / 277-676 und 277-674

Landratsamt Vogtlandkreis
Gesundheitsamt
Psychosoziale Beratungsstelle für
Tumorpatienten
Schulstr. 2
08209 Auerbach
Tel. 03744 / 26 40

Psychosoziale Beratungsstelle der Bayerischen
Krebsgesellschaft e.V.
Schießgrabenstr. 6
86150 Augsburg
Tel. 0821 / 90 79 19-0

Landkreis Bad Doberan
Gesundheitsamt
Sozialpsychiatrischer Dienst
Dammchaussee 30a
18209 Bad Doberan
Tel. 038203 / 475-0

Psychosoziale Krebsnachsorge
DRK-Kreisverband Stormarn e.V.
Grabauer Str. 17
23843 Bad Oldesloe
Tel. 04531 / 17 81 21

Psychosoziale Krebsnachsorge
DRK-Kreisverband Segeberg e.V.
Kurhausstr. 57
23795 Bad Segeberg
Tel. 04551 / 992-37

Erika Pitzer-Krebsberatungsstelle der Hessischen
Krebsgesellschaft e.V. für den Main-Kinzig-Kreis
Parkstr. 7–9
63628 Bad Soden-Salmünster
Tel. 06056 / 91 42-0

Krebsberatungsstelle Waldeck-Frankenberg der
Hessischen Krebsgesellschaft an der Klinik
Reinhardshöhe
Quellenstr. 8–12
34537 Bad Wildungen
Tel. 05621 / 70 51 93

AUFWIND – Förderung der Lebensqualität bei
Krebs e.V.
Markgrafenstr. 13
76530 Baden-Baden
Tel. 07221- 39 52 36

Gesundheitsamt Bautzen
SG Tumor- und Aidsberatungsstelle
Bahnhofstr. 5
02625 Bautzen
Tel. 03591 / 32 48 30

Psychosoziale Krebsberatungsstelle
Opernstr. 24–26
95444 Bayreuth
Tel. 0921 / 1 50 30 44

Gesundheitsamt Potsdam-Mittelmark
Niemöllerstr. 1
14806 Belzig
Tel. 033841 / 9 13 06

Beratungsstelle der
Berliner Krebsgesellschaft e.V.
Robert-Koch-Platz 7
10115 Berlin
Tel. 030 / 2 83 24 00

Bezirksamt Berlin-Mitte
Beratungsstelle für Behinderte und Krebskranke
Haus der Gesundheit Tiergarten
Turmstr. 22
10559 Berlin
Tel. 030 / 2 00 93-3222 (Pförtner)

Bezirksamt Berlin-Mitte
Beratungsstelle für Behinderte und Krebskranke
Haus der Gesundheit Wedding
Reinickendorfer Str. 60b
13347 Berlin
Tel. 030 / 2 00 94-5200 (Pförtner)

Bezirksamt Charlottenburg-Wilmersdorf
Beratungsstelle für Behinderte, Krebskranke
und AIDS
Sigmaringer Str.1
10713 Berlin
Tel. 030 / 90 29-15801 (Auskunft/Anmeldung)

Bezirksamt Friedrichshain-Kreuzberg
Gesundheitsamt
Postfach 35 07 01
10216 Berlin
Tel. 030 / 23 24-0

Bezirksamt Hohenschönhausen-Lichtenberg
Beratungsstelle für Behinderte und Krebskranke
Matenzeile 26
13053 Berlin
Tel. 030 / 55 04-7542

Bezirksamt Neukölln/Außenbezirk
Beratungsstelle für Menschen mit Behinderung,
Krebs und Aids
Gutschmidtstr. 27/29
12359 Berlin
Tel. 030 / 68 09-1216

Bezirksamt Neukölln/Innenbezirk
Beratungsstelle für Menschen mit Behinderung,
Krebs und Aids
Falkstr.27
12053 Berlin
Tel. 030 / 68 09-2077 und 68 09-1237

Bezirksamt Pankow von Berlin
Beratungsstelle für Behinderte und Krebskranke
Grunowstr. 8-11
13187 Berlin
Tel. 030 / 4883-2813

Bezirksamt Prenzlauer Berg
Beratungsstelle für Behinderte und Krebskranke
Prenzlauer Allee 90
10405 Berlin
Tel. 030 / 42 40-4753

Bezirksamt Reinickendorf von Berlin
Beratungsstelle für Behinderte und Krebskranke
Teichstr. 65
13407 Berlin
Tel. 030 / 41 92-5186, -5187, -5188

Bezirksamt Spandau von Berlin
Beratungsstelle für Behinderte und Krebskranke
Melanchthonstr. 8
13595 Berlin
Tel. 030 / 36 99-7611 und -7628

Bezirksamt Steglitz-Zehlendorf
Gesundheitsamt
Beratungsstelle für behinderte Menschen,
Krebs- und Aids-Kranke
Schloßstr. 80 (Steglitzer Kreisel)
12154 Berlin
Tel. 030 / 63 21-4707 (Anmeldung)

Bezirksamt Tempelhof-Schöneberg
Psychosoziale Beratungsstelle für
Krebs- und Aids-Kranke
Erfurter Str. 8
10825 Berlin
Tel. 030 / 75 60 62 16

Bezirksamt Tempelhof-Schöneberg
Psychosoziale Beratungsstelle für
Krebs- und Aids-Kranke
Rathausstr. 27
12105 Berlin
Tel. 030 / 75 60 72 93

Bezirksamt Treptow-Köpenick von Berlin
Beratungsstelle für Behinderte, Krebskranke
und Aids-Kranke
Verwaltungszentrum Adlershof, Haus 3
Rudower Chaussee 4
12489 Berlin
Tel. 030 / 61 72 61 23

Gesundheitsamt Marzahn-Hellersdorf
Premnitzer Str. 11
12681 Berlin
Tel. 030 / 9 02 93 66 11

**Psychosoziale Beratungsstelle für Krebskranke
und Angehörige – Selbsthilfe Krebs e.V.**
Albrecht-Achilles-Str. 65
10709 Berlin-Wilmersdorf
Tel. 030 / 89 40 90-40

**Ehe- und Lebensberatung
Psychosoziale Krebsberatung**
Elfriede-Eilers-Zentrum
Detmolder Str. 280
33605 Bielefeld
Tel. 0521 / 9 21 64 31

**Haus der Diakonie
Psychosoziale Beratung für Tumorkranke
und Angehörige**
Landhausstr. 58
71032 Böblingen
Tel. 07031 / 21 65-19 oder -11

**Selbsthilfegruppe für Krebsbetroffene e.V.
Beratungsstelle**
Westring 43
44787 Bochum
Tel. 0234 -68 10 20

**Psychosoziale Krebsberatungsstelle des
Tumorzentrums Bonn e.V.**
Sigmund-Freud-Str. 25, Wohnheim 2
53105 Bonn
Tel. 0228 / 29 91 61

**Landratsamt Leipziger Land
Gesundheitsamt
psychosoziale Beratungsstelle zur
Tumornachsorge**
Pawlowstr. 56
04552 Borna
Tel. 03433 / 24 15 18

**Stadt Bottrop/Gesundheitsamt
Beratungsstelle für Krebskranke**
Gladbecker Str. 66
46215 Bottrop
Tel. 02041 / 70 35 31

**Caritasverband im Kreis Wesermarsch e.V.
Psychosoziale Krebsberatung**
Hafenstr. 7
26919 Brake
Tel. 04401 / 85 92 00

**Verein Krebsnachsorge Braunschweig e.V.
Beratungsstelle für Krebskranke und Angehörige**
Hagenmarkt 2
38100 Braunschweig
Tel. 0531 / 1 46 89

**Bemer Krebsgesellschaft e.V.
Beratungsstelle**
Am Schwarzen Meer 101–105
28205 Bremen
Tel. 0421 / 4 91 92 22

**Leben mit Krebs e.V.
Krebsberatungsstelle**
Kurfürstenstr. 4
27568 Bremerhaven
Tel. 0471 / 94 18 90 00, Nottelefon: 0160-74 39 038

Krebsfürsorge Bremervörde-Zeven e.V.
Neue Str. 45 (AOK)
27432 Bremervörde
Tel. 04761 / 85 38-908

**Onkologisches Forum Celle e.V.
Krebsberatungsstelle und Ambulanter
Palliativdienst**
Wehlstr. 29
29221 Celle
Tel. 05141 / 21 77 66

**Gesundheitsamt Chemnitz/Stadt
Psychosoziale Beratungsstelle für Tumorkranke**
Am Rathaus 8
09111 Chemnitz
Tel. 0371 / 4 88 53-83 und -85

Gesundheitsamt
Beratungsstelle für Krebskranke
Puschkinpromenade 25
03044 Cottbus
Tel. 0355 / 6 12 32 76

Gesundheitsamt
Tumorberatungsstelle
Am Wallgraben 1
04509 Delitzsch
Tel. 034202 / 8 14 21

Stadt Delmenhorst Gesundheitsamt
Krebsberatung
Lange Str. 1a
27749 Delmenhorst
Tel. 04221 / 99 26 25

Beratungsstelle für psychosoziale
Krebsnachsorge der Ev. Familienbildungsstätte
Wiesenstr. 5
32756 Detmold
Tel. 05231 / 9 76 68 32

Psychosoziale Tumorberatungsstelle
Landratsamt Döbeln/Gesundheitsamt
Mastener Str. 15
04720 Döbeln
Tel. 03431 / 74 21 20

Landeshauptstadt Dresden
Gesundheitsamt – Beratungsstelle für
Tumorkranke und Angehörige
Bautzener Str. 125
01099 Dresden
Tel. 0351 / 4 59 38 31

Tumorzentrum Dresden e.V.
Psychosoziale Beratungsstelle
Löscherstr. 18
01309 Dresden
Tel. 0351 / 31 77-304

Psychosoziale Beratung für Krebspatienten am
Krankenhaus Eggenfelden
Simonsöder Allee 20
84307 Eggenfelden
Tel. 08721- 98 31 40

Krebsberatung
Haus der Sozialarbeit
Grimsehlstr. 10
37547 Einbeck
Tel. 05561 / 34 72

Krebsberatungsstelle
Arbeiter-Samariter-Bund
Am Hahnacker 1
50374 Erftstadt
Tel. 02235 / 46 19 65

Krebsberatung für Betroffene, Angehörige und
Interessierte
Camillo-Sitte-Platz 3
45136 Essen
Tel. 0201 / 26 56 56

Psychosozialer Dienst
Universitätsklinikum Essen
Innere Klinik (Tumorforschung)
Hufelandstr. 55
45122 Essen
Tel. 0201 / 7 23-4118,-4177,-2286

Psychosoziale Krebsnachsorge
DRK-Kreisverband Ostholstein e.V.
Waldstr. 6
23701 Eutin
Tel. 04521 / 80 03-0

Gesundheitsamt
Behinderten- und Geschwulstberatungsstelle
Fehrbelliner Str. 28,
Gesundheitszentrum G, Zi. 59
14612 Falkensee
Tel. 03322 / 27 42 38

Konkret e.V.
Kontaktstelle für krebskanke Frauen und deren
Angehörige
Bismarckstr. 56
24943 Flensburg
Tel. 0461 / 4 80 85 79

**Psychosoziale Krebsnachsorge
DRK-Kreisverband Flensburg-Stadt e.V.**
Schleswiger Str. 30–32
24941 Flensburg
Tel. 0461 / 14 04 60-0

**Gesundheitsamt
Beratungsstelle für Behinderte,
chronisch Kranke und Tumorpatienten**
Leipziger Str. 53
15232 Frankfurt (Oder)
Tel. 0335 / 5 52 53 30

**Landratsamt Freiberg
Gesundheitsamt
Tumorberatungsstelle**
Leipziger Str. 4
09599 Freiberg
Tel. 03731 / 79 98 42

**Psychologischer Dienst am Tumorzentrum
Freiburg**
Hugstetter Str. 55
79106 Freiburg
Tel. 0761 / 2 70 73 90 oder 2 70 72 84

**Kontaktstelle für Krebskranke
Schwerpunkt krebskranke Kinder
und deren Familien**
Birkenweg 11
83395 Freilassing
Tel. 08654 / 47 96 41

**Landratsamt Weißeritzkreis
Gesundheitsamt Freital
Tumorberatung**
Wilsdruffer Str. 23
01705 Freital
Tel. 0351 / 64 83-118

**Landratsamt Leipziger Land
Gesundheitsamt Geithain
Onkologischer Beratungsdienst**
Robert-Koch-Str. 8
04643 Geithain
Tel. 034341 / 6 03 60-371

**Wald-Klinikum Gera gGmbH
Psychosoziale Beratungsstelle für Tumorkranke
und Angehörige des Tumorzentrums Gera e.V.**
Straße des Friedens 122
07548 Gera
Tel. 0365 / 8 28-2175 oder -2176

**Psychosoziale Krebsberatung am
Beratungszentrum der AWO**
Oldaustr. 32
38518 Gifhorn
Tel. 05371 / 72 47 41

**Landkreis Chemnitzer Land
Landratsamt
Gesundheitsamt – Tumorberatung**
Chemnitzer Str. 29
08371 Glauchau
Tel. 03763 / 4 56-31und -22

**Stadtverwaltung Görlitz – Gesundheitsamt
Tumorberatungsstelle**
Reichertstr. 112
02826 Görlitz
Tel. 03581 / 67 23 17

**Psychosoziale Krebsberatung Greifswald
Institut für Medizinische Psychologie**
Walther-Rathenau-Str. 48
17487 Greifswald
Tel. 03834 / 86 56 97 und 86 56 00

**Landratsamt Grimma
Gesundheitsamt
Onkologische Beratungsstelle**
Leipziger Str. 42
04668 Grimma
Tel. 03437 / 98 45 58

**Psychosoziale Beratungsstelle für Tumorkranke
Landratsamt Riesa-Großenhain
Gesundheitsamt**
Remonteplatz 8
01558 Großenhain
Tel. 03522 / 30 35 36

Gesundheitsamt Güstrow
Behindertenhilfe
Am Wall 3–5
18273 Güstrow
Tel. 03843 / 75 55-314

Krebsberatungsstelle des Diakonischen Werkes
Begegnungsstätte Eppenhausen
Eppenhauser Str. 154
58093 Hagen
Tel. 02331 / 58 84 90

Sachsen-Anhaltische Krebsgesellschaft e.V.
Krebsberatungsstelle
Paracelsusstr. 23
06114 Halle
Tel. 0345 / 47 88-110

Krebsberatungsdienst der Hamburger
Krebsgesellschaft e.V.
Martinistr. 40
20251 Hamburg
Tel. 040 / 4 60 42 22

Psychoonkologie im Allgemeinen Krankenhaus
St. Georg
Lohmühlenstr. 5
20099 Hamburg
Tel. 040 / 28 90-2480, -3481

Psychosoziale Beratungsstelle für Krebskranke
und Angehörige
AWO-Landesverband Hamburg e.V.
Rothenbaumchaussee 44
20148 Hamburg
Tel. 040 / 41 40 23-30

Psychosozialer Dienst der Einrichtung für
Knochenmarktransplantation im
Universitätskrankenhaus Eppendorf
Martinistr. 52
20246 Hamburg
Tel. 040 / 4 28 03-6694

Beratungsstelle für Krebskranke und Angehörige
Grupenstr. 8
30159 Hannover
Tel. 0511 / 27 07 39-60 und -61

Psychosoziales Zentrum für ganzheitliche
Gesundheit e.V.
Oase im Evangelischen Krankenhaus Hattingen
Bredenscheider Str. 54
45525 Hattingen
Tel. 02324 / 50 67 24

Psychosoziale Krebsnachsorge
DRK-Kreisverband Dithmarschen e.V.
Hamburger Str. 73
25746 Heide
Tel. 0481 / 9 02-0

Sektion Psychoonkologie
Klinik für Psychosomatische und Allgemeine
Klinische Medizin
Im Neuenheimer Feld 155
69120 Heidelberg
Tel. 06221 / 56-2727

Landkreis Eichsfeld – Gesundheitsamt
Beratungsstelle für Krebskranke
Aegidienstr. 24
37308 Heiligenstadt
Tel. 03606 / 65 03 05

Beratungsstelle für Krebskranke und Angehörige
AWO Kreisverband Hildesheim-Alfeld (Leine) e.V.
Osterstr. 39A
31134 Hildesheim
Tel. 05121 / 1 79 00 12

Beratungsstelle für Tumorerkranke
und deren Angehörige
im Gebäude der Caritas Erftkreis
Reifferscheidstr. 2–4
50354 Hürth-Hermülheim
Tel. 02233 / 79 90-75 und -76

Psychosoziale Krebsnachsorge
DRK-Kreisverband Nordfriesland e.V.
Industriestr. 9
25813 Husum
Tel. 04841 / 96 68-0

**Lebensberatungsstelle für Burgwedel,
Isernhagen und Wedemark**
Dorfstr. 2
30916 Isernhagen
Tel. 0513 / 89 28 28

DRK-Kreisverband Steinburg e.V.
Bahnhofstr. 11
25524 Itzehoe
Tel. 04821 / 67 90-0

**Psychosoziale Beratungsstelle
Thüringische Krebsgesellschaft e.V.**
Felix-Auerbach-Str. 14
07747 Jena
Tel. 03641 / 33 69 88

**DRK Psychosoziale
Krebsnachsorgeberatungsstelle**
Augustastr. 16–24
67655 Kaiserslautern
Tel. 0631 / 8 00 93 40

**Krebsgesellschaft Rheinland-Pfalz e.V.
Informations- und Beratungszentrum**
Hellmut-Hartert-Str. 1, Haus 19, Ebene 10
67655 Kaiserslautern
Tel. 0631 / 3 11 08 30

**Landratsamt Kamenz – Gesundheitsamt
Beratungsstelle für Tumorpatienten**
Macherstr. 55
01917 Kamenz
Tel. 03578 / 32 53 32

**Beratungsstelle für Krebskranke und Angehörige
Diakonisches Werk**
Stephanienstr. 98
76133 Karlsruhe
Tel. 0721 / 1 67-213 oder -144

**Psychosoziale Beratungsstelle für Krebskranke
und Angehörige**
Kronenstr. 15
76133 Karlsruhe
Tel. 0721 / 3 50 07-128 oder -129

**Leben mit Krebs e.V.
Kontakt- und Beratungsstelle**
Kurt-Schumacher-Str. 2
34117 Kassel
Tel. 0561 / 10 76 70

**Beratungsstelle der Schleswig-Holsteinischen
Krebsgesellschaft e.V.**
Niemannsweg 4
24105 Kiel
Tel. 0431 / 5 97 37 41

**Psychosoziale Krebsnachsorge
DRK-Kreisverband Kiel e.V.
Servicezentrum**
Prüner Gang 15
24103 Kiel
Tel. 0431 / 98 26 09-0

**Psychosoziale Nachsorge am Klinikum der
Christian-Albrechts-Universität zu Kiel**
Niemannsweg 4
24105 Kiel
Tel. 0431 / 5 97 29 13

**Beratungsstelle für Tumorkranke
und deren Angehörige
Krebsgesellschaft Rheinland-Pfalz e.V.**
Löhrstr. 119
56068 Koblenz
Tel. 0261 / 9 88 65-0

-kik- Krebsberatungsstelle
Neuenhöfer Allee 17
50937 Köln
Tel. 0221 / 4 68 01 31

**Verein LebensWert e.V.
Klinik für Innere Medizin der Uni-Klinik Köln**
Joseph-Stelzmann-Str. 9
50931 Köln
Tel. 0221 / 4 78 64 78

**Psychosoziale Beratungsstelle für Krebspatienten
und ihre Angehörige (DRK)**
Mainaustr. 29
78464 Konstanz
Tel. 07531 / 58 17 35

Gesundheitsamt Köthen
Sozialpsychiatrische Beratungsstelle
Siebenbrunnenpromenade 31
06366 Köthen
Tel. 03496 / 60-1435, -1391, -13 12

Psychosoziale Beratungsstelle
Begegnungszentrum Wiedenhof
Mühlenstr. 42
47798 Krefeld
Tel. 02151 / 60 23 33

Gesundheitsamt Leipzig-Stadt
Beratungsselle für Tumorkranke
Friedrich-Ebert-Str. 19a
04109 Leipzig
Tel. 0341 / 1 23 67 55

Psychoonkologische Ambulanz
Psychosoziale Beratungsstelle für
Tumorpatienten und Angehörige
Riemannstr. 32
04107 Leipzig
Tel. 0341 / 9 71 54 07

Tumorberatungsstelle
Städtisches Klinikum »St. Georg«
Delitzscher Str. 141, Haus 8
04129 Leipzig
Tel. 0341 / 9 09 28 50

Beratungsstelle für Krebsbetroffene e.V. – help
Schulstr. 34
51373 Leverkusen
Tel. 0214 / 4 44 70

Landkreis Löbau/Zittau
Arbeitsbereich Löbau – Gesundheitsamt
Psychosoziale Tumorberatungsstelle
Georgewitzer Str. 25, Haus 111, Zi. 308
02708 Löbau
Tel. 03585 / 44 16 41

Psychosoziale Beratungsstelle zur
Krebsnachsorge
Caritas-Verband Lübeck e.V.
Fegefeuer 2
23552 Lübeck
Tel. 0451 / 79 94 61 18

Gesundheitsamt Landkreis Teltow-Fläming
Sozialmedizinischer Dienst
Beratungsstelle für Behinderte
Am Nuthefließ 2
14943 Luckenwalde
Tel. 03371 / 60 83-892

Beratungsstelle für Tumorkranke
und Angehörige
Krebsgesellschaft Rheinand.-Pfalz e.V.
Kirchplatz 3
67065 Ludwigshafen
Tel. 0621 / 57 85 72

Landkreis Ludwigslust
Fachdienst Gesundheit
Garnisonsstr. 1
19288 Ludwigslust
Tel. 03874 / 6 24 23 90

Landeshauptstadt Magdeburg
Gesundheits- und Veterinäramt
Beratung für chronisch kranke, krebskranke
und behinderte Menschen
Lübecker Str. 32
39124 Magdeburg
Tel. 0391 / 5 40 60-71 bis -74

Magdeburger Krebsliga e.V.
Kontakt- und Beratungsstelle
Gerhart-Hauptmann-Str. 35
39108 Magdeburg
Tel. 0391 / 6 71 73 94

Psychosoziale Beratungsstelle am Tumorzentrum
Rheinland-Pfalz e.V.
Am Pulverturm 13
55101 Mainz
Tel. 06131 / 17 30 03

Leben mit Krebs Marburg e.V.
Am Glaskopf 21
35039 Marburg
Tel. 06421 / 16 26 25

Psychosoziale Beratungsstelle für Tumorpatienten – Gesundheitsamt
Obere Bahnhofstr. 7
09496 Marienberg
Tel. 03735 / 66 35 35

Gesundheitsamt Meißen Psychosoziale Krebsberatung
Dresdner Str. 25
01653 Meißen
Tel. 03521 / 72 56 16

Psychosoziale Krebsberatung
Simeonstr. 17
32423 Minden
Tel. 0571 / 8 28 02 18

Gesundheitsamt Mittweida Onkologie
Am Landratsamt 3
09648 Mittweida
Tel. 03727 / 95 02 52

Landratsamt Leipziger Land Gesundheitsamt Mölkau Onkologischer Beratungsdienst
Chemnitzer Str. 7
04557 Mölkau
Tel. 0341 / 12 64-621

BRK Kreisverband München Psychosoziale Krebsnachsorge
Seitzstr. 8
80538 München
Tel. 089 / 23 73-276, -278

Psychosomatische Beratungsstelle für Krebskranke, psychosomatisch Kranke und Angehörige im Zentrum für Individual- und Sozialtherapie (ZIST) e.V.
Richard-Wagner-Str. 9
80333 München
Tel. 089 / 52 64 63

Psychosoziale Krebsberatungsstelle der Bayerischen Krebsgesellschaft e.V. Zentrum Leben mit Krebs
Nymphenburger Str. 21a
80335 München
Tel. 089 / 54 88 40-21 bis -24

Krebsberatungsstelle des Tumorzentrums Münsterland e.V. im Gesundheitshaus
Gasselstiege 13
48159 Münster
Tel. 0251 / 52 33 38 und 52 42 81

Gesundheitsamt Behinderten- und Geschwulstberatungsstelle
Goethestr. 59/60, Zi. 300
14641 Nauen
Tel. 03321 / 4 03 53 00

Psychosoziale Krebsnachsorge DRK-Kreisverband Neumünster e.V.
Schützenstr. 14–16
24534 Neumünster
Tel. 04321 / 7 20 85

Beratungsstelle für nachgehende Krankenfürsorge – Onkologie Gesundheitsamt
Neustädter Str. 44
16816 Neuruppin
Tel. 03391 / 68 82 54

Beratungsstelle für Krebsbetroffene und Angehörige AWO
Carl-Schütte-Str. 6
31582 Nienburg
Tel. 05021 / 35 00

Südharz-Krankenhaus gGmbH Psychosoziale Betreuungsstelle für Tumorkranke
Dr.-Robert-Koch-Str. 39
99734 Nordhausen
Tel. 03631 / 41 22 87

**Krebsberatungsstelle der AWO
für die Grafschaft Bentheim**
Veldhauser Str. 179
48527 Nordhorn
Tel. 05921 / 82 62 13 oder 0172 / 27 82 101

**Psychosoziale Krebsberatung der Bayerischen
Krebsgesellschaft e.V.**
Keßlerplatz 5
90489 Nürnberg
Tel. 0911 / 4 95 33

Krebsberatungsstelle im Gesundheitsamt
Rummelweg 16/18
26122 Oldenburg
Tel. 0441 / 2 35 86 35

**Landkreis Oberhavel
Gesundheitsamt
Gesundheitsfürsorge und -beratung**
Havelstr. 29
16515 Oranienburg
Tel. 03301 / 60 17 79

**Beratungsstelle für Krebsbetroffene
und Angehörige
Haus der Stiftungen**
Heger Str. 7–9
49074 Osnabrück
Tel. 0541 / 6 00 44 50

**Landkreis Parchim – Gesundheitsamt
Tumorberatungsstelle**
Putlitzer Str. 25
19370 Parchim
Tel. 03871 / 7 22 63-6, -5, -2

**Landkreis Uecker-Randow
Fachdienst Gesundheit
Beratungsstelle für Krebskranke**
An der Kürassierkaserne 9
17309 Pasewalk
Tel. 03973 / 25 55 09

**Psychosoziale Krebsberatungsstelle der
Bayerischen Krebsgesellschaft e.V. am Klinikum
Passau**
Bischof-Piligrim-Str. 1
94032 Passau
Tel. 0851 / 53 00 22 68

**Psychosoziale Krebsberatungsstelle der
Bayerischen Krebsgsellschaft e.V.**
Regensburgerstr. 34
94036 Passau
Tel. 0851 / 7 20 19 50

**Gesundheitsamt Pirna
Sozialmedizinischer Dienst**
Ernst-Thälmann-Platz 1
01796 Pirna
Tel. 03501 / 51 58 10

**Gesundheitsamt Plauen
Psychosoziale Beratungsstelle für
Tumorpatienten und deren Angehörige**
Unterer Graben 1
08523 Plauen
Tel. 03741 / 2 91 26 03

**Psychosoziale Krebsnachsorge
DRK-Kreisverband Plön e.V.**
Rodomstorstr. 103
24306 Plön
Tel. 04522 / 74 79-175

**Gesundheitsamt
Beratungsstelle für Krebskranke im
Sozialmedizinischen Dienst**
Friedrich-Ebert-Str. 79–81
14461 Potsdam
Tel. 0331 / 2 89 24 02

**Gesundheitsamt Landkreis Uckermark
Tumorberatungsstelle**
Karl-Marx-Str. 1
17291 Prenzlau
Tel. 03984 / 70 25 53

Gesundheitsamt Rathenow
Behinderten- und Geschwulstberatungsstelle
Geschwister-Scholl-Str. 7
14712 Rathenow
Tel. 03385 / 5 51 46 38

Psychosoziale Krebsnachsorge
DRK-Kreisverband Hzgt.Lauenburg e.V.
Röpersberg 10
23909 Ratzeburg
Tel. 04541 / 86 44 01

AOK Allgäu-Oberschwaben
Psychosoziale Krebsberatungsstelle
Sozialer Dienst der AOK
Welfenstr. 2
88212 Ravensburg
Tel. 0751 / 3 71-137 und -138

Psychosoziale Beratungsstelle der Bayerischen
Krebsgesellschaft e.V.
Martin-Luther-Str. 14, 4. Stock
93047 Regensburg
Tel. 0941 / 5 99 97 83

DRK-Selbsthilfe Kontaktstelle
Deutsches Rotes Kreuz,
Kreisverband Pinneberg
Oberer Ehmschen 53
25462 Rellingen
Tel. 04101 / 5 00 34 90

Beratungs- und Kontaktstelle
DRK-Kreisverband Rendsburg-Eckernförde e.V.
Am Holstentor 8-10
24768 Rendsburg
Tel. 04331 / 1 38-3

Beratungsstelle für Krebspatienten
und Angehörige
AOK Reutlingen, Sozialer Dienst
Konrad-Adenauer-Str. 23
72762 Reutlingen
Tel. 07121 / 2 09-298 und -297

Psychoonkologischer Dienst
am Klinikum Rosenheim
Pettenkoferstr. 10
83022 Rosenheim
Tel. 08031 / 36 37 67

Gesundheitsamt Rostock
Onkologische Beratungsstelle
St.-Georg-Str. 109
18055 Rostock
Tel. 0381 / 3 81 53 17

DRK-Krebsnachsorge Saar
DRK-Landesverband Saarland
Wilhelm-Heinrich-Str. 9
66117 Saarbrücken
Tel. 0681 / 50 04-242

DRK-Krebsnachsorge
Kreisverband Saarlouis
Kaiser-Wilhelm-Str. 10
66740 Saarlouis
Tel. 06831 / 42 152

Krebsberatungsstelle des
Gesundheitsamtes Saarlouis
Choisyring 5
66740 Saarlouis
Tel. 06831 / 44 47 24

Chronisch Erkrankte und
Krebsnachsorgeberatungsstelle im
DRK-Kreisverband Salzgitter e.V.
Berliner Str. 12
38226 Salzgitter
Tel. 05341 / 83 08 19

Krebsberatungsstelle Salzgitter-Bad e.V.
Windmühlenbergstr. 13
38259 Salzgitter
Tel. 05341 / 3 88 78

Gesundheitsamt Salzwedel
Beratungsstelle für chronisch Kranke
und Krebskranke
Karl-Marx-Str. 30, Ärztehaus
29410 Salzwedel
Tel. 03901 / 84 05 77

**Psychosoziale Krebsnachsorge
DRK-Kreisverband Schleswig-Flensburg e.V.**
Stadtweg 49
24837 Schleswig
Tel. 04621 / 8 19-0

**Ambulante Psychosoziale Krebsnachsorge
Krebsverein Schwäbisch Hall e.V.**
Am Mutterhaus 3
74523 Schwäbisch Hall
Tel. 0791 / 8 94 02

**Psychosoziale Beratungsstelle
der Bayerischen Krebsgesellschaft e.V.
am Leopoldina Krankenhaus**
Gustav-Adolf-Str. 8
97422 Schweinfurt
Tel. 09721 / 7 20 22 90

**Gesundheitsamt
Beratungsstelle für Behinderte und Krebskranke**
Anne-Frank-Str. 29
19061 Schwerin
Tel. 0385 / 5 45 28-44 und -45

**Soziale Dienste e.V. Senftenberg
Onkologische Nachsorge-und Beratungsstelle**
Adolf-Hennecke-Str. 8
01968 Senftenberg
Tel. 03573 / 36 87 41

**Krebsberatungsstelle für Patienten und
Angehörige im Caritasverband für den
Rhein-Sieg- Kreis e.V.**
Wilhelmstr. 155–157
53721 Siegburg
Tel. 02241 / 12 09-308 und -316

**Krebsberatung Solingen e.V.
Psychosoziale Hilfe bei Krebs**
Kasernenstr. 15
42651 Solingen
Tel. 0212 / 1 33 71

**Krebsnachsorge Stade
Lebens- und Sozialberatung
für Krebspatienten e.V.**
Harsefelderstr. 8
21680 Stade
Tel. 04141 / 6 77 44

Gesundheitsamt des Landkreises Schaumburg
Probsthäger Str. 6
31655 Stadthagen
Tel. 05721 / 97 58-0

**Landkreis Märkisch-Oderland
Gesundheitsamt – Geschwulstberatungsstelle**
Prötzeler Chaussee 5
15344 Strausberg
Tel. 03341 / 3 60-736 oder -726

**Gesundheitsamt der Landeshauptstadt Stuttgart
Beratungsstelle und
Sozialdienst für Tumorkranke**
Bismarckstr. 3
70176 Stuttgart
Tel. 0711 / 2 16-4772 (Sekretariat)

**Krebsberatungsstelle Südthüringen am
Regionalen Tumorzentrum Suhl e.V.**
Albert-Schweitzer-Str. 2
98527 Suhl
Tel. 03681 / 35 61 27

**Diakonisches Werk
Psychosoziale Krebsberatung**
Kirchweg 3
97941 Tauberbischofsheim
Tel. 09341 / 92 80-0

**Medizinische Einrichtung GmbH Teltow
Beratungsstelle für Krebskranke**
Potsdamer Str. 7-9
14513 Teltow
Tel. 03328 / 42 72 37

**Landratsamt Torgau-Oschatz
Tumorberatungsstelle**
Puschkinstr. 2
04860 Torgau
Tel. 03421 / 75 89 06

Krebsgesellschaft Rheinland-Pfalz e.V.
Beratungsstelle für Tumorkranke und
Angehörige
Brotstr. 53, 3. Etage
54290 Trier
Tel. 0651 / 4 05 51

Psychoonkologischer Dienst
Interdisziplinäres Tumorzentrum Tübingen
Herrenberger Str. 23
72070 Tübingen
Tel. 07071 / 2 98 70-53 oder -54

Informations- und Beratungsstelle für
Krebskranke und Angehörige am
Gesundheitsamt
Schwenninger Str. 2
78048 Villingen-Schwenningen
Tel. 07721 / 91 31 93

Psychosoziale Beratungsstelle des
Onkologischen Arbeitskreises Walsrode e.V.
Lange Str. 18b
29664 Walsrode
Tel. 05161 / 7 29 90

Psychosoziale Beratungsstelle der
Sächsischen Krebsgesellschaft e.V.
Werdauer Str. 48
08056 Werdau
Tel. 0375 / 28 14 05

Harzklinikum Wernigerode
Krebsberatungsstelle
Bodestr. 1
38855 Wernigerode
Tel. 03943 / 61 15 97

Krebsberatungsstelle
AWO-Kreisverband Wilhelmshaven e.V.
Bismarckstr. 169a
26386 Wilhelmshaven
Tel. 04421 / 1 35 95

Hansestadt Wismar
Gesundheitsamt
Krebsberatungsstelle
Hinter dem Rathaus 15
23966 Wismar
Tel. 03841 / 2 51 53 33

Medizinische Einrichtungs GmbH
Betreuungsdienst für chronisch Kranke
Heinrich-Heine-Platz 7
19322 Wittenberge
Tel. 03877 / 40 36 70

Pychosoziale Krebsberatungsstelle
Hofkamp 131
42103 Wuppertal
Tel. 0202 / 45 64 44

Psychosoziale Krebsberatungsstelle Würzburg
der Bayerischen Krebsgesellschaft e.V.
Ludwigstr. 22/II
97070 Würzburg
Tel. 0931 / 28 06 50

Landratsamt Löbau-Zittau
Gesundheitsamt
Psychosoziale Beratungsstelle für Tumorkranke
Max-Müller-Str. 2c
02763 Zittau
Tel. 03583 / 51 23 23

Psychosoziale Krebsberatungsstelle der
Sächsischen Krebsgesellschaft e.V.
Werdauer Str. 48
08056 Zwickau
Tel. 0375 / 28 14 05

Stadtverwaltung Zwickau/Gesundheitsamt
SG Onkologische Fürsorge
Werdauer Str. 62
08009 Zwickau
Tel. 0375 / 83 53 80

Beratungsstellen Familiärer Brustkrebs

Max-Delbrück-Zentrum
für Molekulare Medizin
Bereich Tumorgenetik
Robert-Rössle-Str. 10
13122 Berlin
Termine für Betroffene: Tel. 030 / 45 05 64-272

Medizinische Fakultät der TU Dresden
Klinik und Poliklinik für Frauenheilkunde
und Geburtshilfe
Fetscher Str. 74
01307 Dresden
Termine für Betroffene: Tel. 0351 / 458-2864

Frauenklinik der Medizinischen Einrichtungen
der Universität Düsseldorf
Moorenstr. 5
40225 Düsseldorf
Termine für Betroffene: Tel. 0211 / 811-7550

Institut für Humangenetik
der Universität Heidelberg
Im Neuenheimer Feld 328
69120 Heidelberg
Termine für Betroffene: Tel. 06221 / 56 50 87

Universitätsfrauenklinik Kiel
Michaelisstr. 16
24105 Kiel
Termine für Betroffene: Tel. 0431 / 5 97 20-71

Klinik und Poliklinik für Frauenheilkunde
und Geburtshilfe der Universität zu Köln
Kerpener Str. 34
50931 Köln
Termine für Betroffene: Tel. 0221 / 478-4900

Institut für Humangenetik
der Universität Leipzig
Philipp-Rosenthal-Str. 55
04103 Leipzig
Termine für Betroffene: Tel. 0341 / 9 72 38 00

Frauenklinik Rechts der Isar
der Technischen Universität München
Ismaningerstr. 22
81675 München
Termine für Betroffene: Tel. 089 / 41 40-2446

Universitätsfrauenklinik
im Klinikum Großhadern
an der Ludwig-Maximilians-Universität
Marchioninistr. 25
81377 München
Termine für Betroffene: Tel. 089 / 70 95-7571

Institut für Humangenetik
der Universität Münster
Vesaliusweg 12–14
48149 Münster
Termine für Betroffene: Tel. 0251 / 8 35 54-24

Frauenklinik und Poliklinik
der Universität Ulm
Prittwitzstr. 43
89075 Ulm
Termine für Betroffene: Tel. 0731/50 02-7606

Institut für Humangenetik
der Universität Würzburg
Am Hubland
97074 Würzburg
Termine für Betroffene: Tel. 0931 / 8 88 40 84

Weitere nützliche Adressen und Internetadressen

Deutsche Krebsgesellschaft

Die Deutsche Krebsgesellschaft (DKG) ist die größte wissenschaftlich-onkologische Fachgesellschaft in Deutschland. Sie ist verantwortlich für viele Initiativen und Fachdiskussionen, verantwortet Leitlinien zur Krebsdiagnose und Krebsbehandlung, kümmert sich um das Thema Prävention und veranstaltet den größten deutschsprachigen Kongress zum Thema Krebs. Die Landeskrebsgesellschaften sind von der Internetseite aus unter dem Stichwort »Wir über uns« erreichbar.

Die Deutsche Krebsgesellschaft baut auch ein Register der klinischen Studien zum Thema Krebs auf. Abrufbar ist es im Internet unter: www.studien.de. Achtung: Diese Studieninformationen richten sich an Fachleute – sie sollten mit den behandelnden Ärzten besprochen werden.
www.krebsgesellschaft.de

Deutsche Krebshilfe

Die Deutsche Krebshilfe fördert Projekte zur Verbesserung der Diagnose, Therapie, Nachsorge und Selbsthilfe. Sie hilft, die Ausstattung beispielsweise in Kliniken zu verbessern und Notstände in Therapie-, Forschungs- und Rehabilitationseinrichtungen zu beheben. Die Broschüren der Krebshilfe decken ein weites Spektrum an Informationen ab und sind online lesbar.
www.krebshilfe.de

Selbsthilfeorganisationen

Arbeitskreis der Pankreatektomierten e.V.

Der Arbeitskreis organisiert regionale und lokale Gruppen und Veranstaltungen, gibt viele Informationen und hilft bei der Bewältigung durch Erfahrungsberichte online sowie ein Forum weiter.
Krefelder Str. 3, 41539 Dormagen
Telefon: 02133 / 4 23 29
Telefax: 02133 / 4 26 91
www.adp-dormagen.de
E-Mail: adp-dormagen@t-online.de

Deutsche ILCO e.V.

Zwar können heute immer mehr Patienten mit Blasen- und Darmkrebs so behandelt werden, dass ein künstlicher Blasen- bzw. Darmausgang nicht notwendig ist. Trotzdem ist das sog. Stoma auch heute noch eine Therapiefolge, mit der viele Betroffene leben müssen. Die Deutsche ILCO (Deutsche Ileostomie-Colostomie-Urostomie-Vereinigung) als Vereinigung der Stomaträger e.V. informiert über das Leben und den praktischen Umgang mit dem Stoma.
Deutsche ILCO e.V.
Landshuter Str. 30, 85356 Freising
Telefon: 08161 / 93 43 01 oder 93 43 02
Telefax: 08161 / 93 43 04
E-Mail: info@ilco.de
www.ilco.de

Frauenselbsthilfe nach Krebs e.V.

Der Bundesverband Frauenselbsthilfe nach Krebs ist eine der ältesten Dachorganisationen für Krebspatientinnen (und auch Krebspatienten). Die Internetseite bietet sowohl Listen regionaler und örtlicher Gruppen wie auch viele Informationen, Broschüren, Termintipps und vieles mehr an.
B 6, 10/11, 68159 Mannheim (Geschäftsstelle)
Telefon: 0621 / 2 44 34
Telefax: 0621 / 15 48 77
www.frauenselbsthilfe.de (Achtung, es öffnet sich ein neues Bildschirmfenster)
E-Mail: kontakt@frauenselbsthilfe.de

Aktion Bewusstsein Brustkrebs

Bundesweite Aktion mit dem Ziel, in der Öffentlichkeit mehr Bewusstsein für Brustkrebs zu schaffen, durch Aufklärung die Angst vor dieser Erkrankung zu nehmen und über Entstehungsursachen, Möglichkeiten der Früherkennung und aktuelle Behandlungsmethoden zu informieren.
Aktion Bewusstsein für Brustkrebs
c/o Dr. Dieter Alt
Untere Kippstr. 21, 69198 Schriesheim
Telefon: 06220 / 9 126 33
Telefax: 06220 / 91 26 79

Mamazone – Frauen und Forschung gegen Brustkrebs e.V.

Das Selbsthilfeprojekt Frauen und Forschung gegen Brustkrebs e.V. wurde gegründet, um Frauen zu unterstützen, um sich für die Qualität von Diagnostik, Therapie und Nachsorge zu engagieren und um die Forschung voranzubringen. Mit Initiativen wie dem Projekt »Diplompatientin« oder Surfkursen zur Internetnutzung will Mamazone Patientinnen bei der Entwicklung zur selbstbestimmten, gut informierten und aktiven Betroffenen helfen.

Max-Hempel-Str. 3, 86153 Augsburg
(Hausanschrift; im Hause des MDK Bayern)
Postfach 31 02 20, 86063 Augsburg (Postanschrift)
Telefon: 0821 / 52 13-144
Telefax: 0821 / 52 13-143
E-Mail: info@mamazone.de oder buero@
mamazone.de

Deutsche Hirntumorhilfe e.V.

Karl-Heine-Str. 27, 04229 Leipzig
Telefon: 03437 / 70 27 00
Telefax: 03437 / 70 27 27
www.hirntumorhilfe.de
E-Mail: info@hirntumorhilfe.de

Bundesverband der Kehlkopflosen e.V.

Viel Information im Internet, Listen regionaler Gruppen nach Landesverbänden geordnet, die Zeitschrift »Sprachrohr«, Fortbildungsveranstaltungen, all das bietet eine der ältesten Selbsthilfegruppen in Deutschland.

Annaberger Str. 231, 09120 Chemnitz
Tel.: 03 71 / 22 11 18 u. 22 11 23
Fax: 03 71 / 22 11 25
www.kehlkopflosenbundesverband.de
E-Mail: info@kehlkopflosenbundesverband.de

Bundesverband Prostatakrebs Selbsthilfe e.V.

Der Bundesverband unterstützt Männer, die Krebserkrankung im heilbaren Stadium zu erkennen, hilft Betroffenen und informiert sie und setzt sich für eine Veränderung bei der Früherkennung und Behandlung des Prostatakarzinoms ein. Die Internetseite bietet neben viel Information auch ein Forum und und die Adressen regionaler und lokaler Gruppen.

Postfach 10 11 25, 30983 Gehrden
Telefon 05108 / 92 66 46
Telefax 05108 / 92 66 47
www.prostatakrebs-bps.de
E-Mail: bpsev@t-online.de

Deutsche Leukämie-Forschungshilfe e.V. (DLFH) und Deutsche Kinderkrebsstiftung

Der Dachverband Deutsche Leukämie-Forschungshilfe – Aktion für krebskranke Kinder e.V. – koordiniert die Arbeit von derzeit 60 angeschlossenen regionalen Mitgliedsverbänden, die von Eltern krebskranker Kinder gegründet wurden und gemeinsam das Ziel verfolgen, die Situation dieser Kinder und ihrer Familien zu verbessern. Die Deutsche Kinderkrebsstiftung ist aus diesen gemeinsamen Anstrengungen hervorgegangen. Die Internetseiten bieten betroffenen Eltern, Kindern und Jugendlichen jede nur denkbare Form von Information und Anlaufstellen für Unterstützung.

DLFH Dachverband und
Deutsche Kinderkrebsstiftung
Joachimstr. 20, 53113 Bonn
www.kinderkrebsstiftung.de/dlfh.html und
www.kinderkrebsstiftung.de
E-Mail: info@kinderkrebsstiftung.de

Deutsche Leukämie- und Lymphom-Hilfe (DLH)

Die DLH ist der Bundesverband der Selbsthilfeorganisationen für Erwachsene mit Leukämien oder Lymphomen. Auf der Internetseite finden sich die Kontaktadressen zu den entsprechenden Angeboten vor Ort, viele Informationen zu den unterschiedlichen Krankheitsbildern sowie eine Onlinekontaktbörse für Menschen, die sich mit ähnlich Betroffenen austauschen möchten, aber am Wohnort noch niemanden gefunden haben.

Wichtig sind die Links zu den eigenständigen Selbsthilfegruppen, die sich zu den einzelnen Krankheitsbildern zusammengefunden haben, sowie anderen Informationsseiten zu Leukämien, Lymphomen und anderen hämatologischen Erkrankungen, unter www.leukaemie-hilfe.de, Stichwort »Informationen«, dann »Linkhinweise«.

Telefonsprechzeiten sind: montags bis freitags von 9 bis 12 Uhr und von 14 bis 16 Uhr, außer Mittwochnachmittag.

Thomas-Mann-Str. 40, 53111 Bonn (Hausanschrift)
Postfach 14 67, 53004 Bonn (Postanschrift)
Telefon: 0228 / 3 90 44-0
Telefax: 0228 / 3 90 44-22
www.leukaemie-hilfe.de
E-Mail: info@leukaemie-hilfe.de

Schmerzen, Hospize, Sterbebegleitung

Deutsche Schmerzliga e.V.

Die Deutsche Schmerzliga e.V. vermittelt Anschriften von qualifizierten schmerztherapeutischen Einrichtungen in Ihrer Region. Eine Liste der regionalen schmerztherapeutischen Kolloquien, die es in vielen Städten inzwischen gibt, finden Sie ebenfalls auf dieser Homepage.

Die Deutsche Schmerzliga unterstützt und fördert die Gründung von Selbsthilfegruppen für Menschen mit chronischem Schmerz. Wenn Sie in einer Selbsthilfegruppe mitarbeiten wollen, können Sie sich zunächst mit einer Liste der Selbsthilfegruppen orientieren. Sie ist geordnet nach Postleitzahlen.
Adenauerallee 18, 61440 Oberursel
Telefon: 0700 / 375 375 375
(werktags von 9 bis 12 Uhr)
Telefax: 0700 / 375 375 38
www.schmerzliga.de
E-Mail: info@schmerzliga.de

Bundesarbeitsgemeinschaft Hospiz zur Förderung von ambulanten, teilstationären und stationären Hospizen und Palliativmedizin e. V.

Am Weiherhof 23, 52382 Niederzier
Telefon: 02428 / 80 29 37
Telefax: 02428 / 80 28 92
E-Mail: bag.hospiz@hospiz.net

Deutsche Hospiz Stiftung

Europaplatz 7, 44269 Dortmund
Telefon: 0231 / 73 80-730
Telefax: 0231 / 73 80-731

Sozialrechtliche Fragen

Bundesministerium für Gesundheit und Soziale Sicherung (BMGS)

Das BMGS bietet viele Informationen rund um das Thema Gesundheit, von der Gesundheitspolitik bis hin zum Originaltext des Sozialgesetzbuches und der weiteren Gesetze, die die Bedingungen der Versorgung und die Angebote des Gesundheitswesens regeln. Antworten zu wichtigen Fragen sind als Broschüre erhältlich, z. B. zum Thema Rente (im Bereich »Publikationen«). Zu vielen Fragen, die Krebspatienten betreffen können, stellt das Ministerium auch gebührenfreie Bürgertelefone zur Verfügung (Montag bis Donnerstag von 8 bis 20 Uhr):
0800 / 15 15 15-0 (Thema Rente)
0800 / 15 15 15-2 (Thema Behinderung)
0800 / 15 15 15-8 (Thema Pflegeversicherung)
0800 / 15 15 15-9 (Thema Krankenversicherung)
www.bmgs.de

Deutsche Rentenversicherung Bund

Die Deutsche Rentenversicherung gibt Informationen zu Rente und Rehabilitation (unter den jeweiligen Stichworten), verlinkt zu den Landesversicherungsanstalten und zu den Rehabilitationskliniken, die sie verantwortet. Unter dem Stichwort Rehabilitation finden sich auch die Adressen der lokalen oder regionalen Servicestellen REHA – sie sind wichtige Ansprechpartner für die Beratung von gesetzlich versicherten Krebspatienten, unabhängig vom Versicherungsträger.
www.deutsche-rentenversicherung.de

Theodor-Springmann-Stiftung

Die Datenbank der Theodor-Springmann-Stiftung und das Patiententelefon informieren nicht nur über Angebote und Möglichkeiten für schwerkranke Menschen und ihre Angehörigen. Die umfangreichen Informationen umfassen inzwischen auch eine Anleitung zum Suchen von Informationen im Internet und viele Links zum Thema Sozialrecht.
Theodor-SpringmannStiftung
Patienteninformationsstelle
Reuchlinstr. 10–11, 10553 Berlin
Telefon: 030 / 44 02 40 79
www.tss-datenbank.de
E-Mail: auskunft@patiententelefon.de

Verband Deutscher Rentenversicherungsträger (VDR)

Der VDR bietet eine Vielzahl von Informationen zu Rehabilitation oder Rente und weiteren sozialrechtlichen und sozialmedizinischen Fragen. Die Links führen zu weiteren entsprechenden Einrichtungen und Informationsanbietern.
www.vdr.de
E-Mail: vdr.frankfurt@vdr.de

Sport

Landessportbünde

Landessportverband Baden-Württemberg
Fritz-Walter-Weg 19, 70372 Stuttgart
Telefon: 0711 / 2 80 77-850
Telefax: 0711 / 2 80 77-878
www.lsvbw.de
E-Mail: info@lsvbw.de

Bayerischer Landes-Sportverband
Georg-Brauchle-Ring 93, 80992 München
Telefon: 089 / 1 57 02-0
Telefax: 089 / 1 57 02-444
www.blsv.de
E-Mail: info@blsv.de

Landessportbund Berlin
Jesse-Owens-Allee 2, 14053 Berlin
Telefon: 030 / 3 00 02-0
Telefax: 030 / 3 00 02-107
www.lsb-berlin.net
E-Mail: info@lsb-berlin.org

Landessportbund Brandenburg
Haus des Sports
Schopenhauerstr. 34, 14467 Potsdam
Telefon: 0331 / 9 71 98-0
Telefax: 0331 / 9 71 98-34
www.lsb-brandenburg.de
E-Mail: info@lsb-brandenburg.de

Landessportbund Bremen
Eduard-Grunow-Str. 30, 28203 Bremen
Telefon: 0421 / 79 28 70
Telefax: 0421 / 7 18 34
www.lsb-bremen.de
E-Mail: info@lsb-bremen.de

Hamburger Sportbund
Haus des Sports
Schäferkampsallee 1, 20357 Hamburg
Telefon: 040 / 4 19 08-0
Telefax: 040 / 4 19 08-274
www.hamburger-sportbund.de
E-Mail: hsb@hamburger-sportbund.de

Landessportbund Hessen
Otto-Fleck-Schneise 4, 60528 Frankfurt am Main
Telefon: 069 / 67 89-0
Telefax: 069 / 67 89-109
www.sport-in-hessen.de
E-Mail: info@landessportbund-hessen.de

Landessportbund Mecklenburg-Vorpommern
Wittenburger Str. 116, 19059 Schwerin
Telefon: 0385 / 7 61 76-0
Telefax: 0385 / 7 61 76-31
www.lsb-mv.de
E-Mail: lsb@lsb-mv.de

Landessportbund Niedersachsen
Ferd.-Wilh.-Fricke-Weg 10, 30169 Hannover
Telefon: 0511 / 12 68-0
Telefax: 0511 / 12 68-190
www.lsb-niedersachsen.de
E-Mail: info@lsb-niedersachsen.de

Landessportbund Nordrhein-Westfalen
Friedrich-Alfred-Str. 25, 47055 Duisburg
Telefon: 0203 / 73 81-0
Telefax: 0203 / 73 81-616
www.wir-im-sport.de
E-Mail: info@lsb-nrw.de

Landessportbund Rheinland-Pfalz
Rheinallee 1, 55116 Mainz
Telefon: 06131 / 28 14-0
Telefax: 06131 / 28 14-120
www.lsb-rlp.de
E-Mail: info@lsb-rlp.de

Landessportbund Sachsen
Goyastr. 2d, 04105 Leipzig
Telefon: 0341 / 2 16 31-0
Telefax: 0341 / 2 16 31-85
www.sport-fuer-sachsen.de
E-Mail: lsb@sport-fuer-sachsen.de

Landessportbund Sachsen-Anhalt
Maxim-Gorki-Str. 12, 06114 Halle
Telefon: 0345 / 52 79-0
Telefax: 0345 / 52 79-100
www.lsb-sachsen-anhalt.de
E-Mail: halle@lsb-sachsen-anhalt.de

Landessportverband für das Saarland
Hermann Neuberger Sportschule
Gebäude 54, 66123 Saarbrücken
Telefon: 0681 / 38 79-0
Telefax: 0681 / 38 79-154
www.lsvs.de
E-Mail: info@lsvs.de

Landessportverband Schleswig-Holstein
Winterbeker Weg 49, 24114 Kiel
Telefon: 0431 / 64 86-0
Telefax: 0431 / 64 86-190
www.lsv-sh.de
E-Mail: info@lsv-sh.de

Landessportbund Thüringen
Werner-Seelenbinder-Str. 1, 99096 Erfurt
Telefon: 0361 / 3 40 54-0
Telefax: 0361 / 3 40 54-77
www.thueringen-sport.de
E-Mail: lsb@thueringen-sport.de

Finanzielle Hilfen

Härtefonds der Deutschen Krebshilfe e.V.
Neben ihren vielen Informationsangeboten, ihrer Unterstützung der Krebsforschung und den Bemühungen um eine verbesserte Versorgung von Patienten verfügt die Deutsche Krebshilfe auch über einen Härtefonds. Die Zuwendungen gibt es in der Regel nur einmal und wenn andere Unterstützungsmöglichkeiten ausgeschöpft sind. Notwendig ist eine Selbstauskunft (www.krebshilfe.de/neu/kontakt/selbstausk.pdf), auch ein Merkblatt steht online zur Verfügung (www.krebshilfe.de/neu/kontakt/haertefonds-merkblatt_072003.pdf).
Ansprechpartner (Quelle: www.krebshilfe.de):
Telefon: 02 28/7 29 90-244 (Anneliese Eichwald)
Telefon: 02 28/7 29 90-243 (Christiane Haard)
Telefon: 02 28/7 29 90-245 (Erwin Weichselbaum)
Telefon: 02 28/7 29 90-246 (Marion Arenz)
www.krebshilfe.de

Hans-Rosenthal-Stiftung
Schnelle Hilfe in akuter Not versucht die Stiftung Betroffenen zu verschaffen, die unverschuldet in Not geraten sind. Voraussetzung ist eine Prüfung der Bedürftigkeit, Hilfe von anderer Seite darf nicht absehbar sein.
Telefon: 030 / 7 72 43 55
Telefax: 030 / 7 72 44 51
www.hans-rosenthal-stiftung.de
E-Mail: kontakt@hans-rosenthal-stiftung.de

Marianne-Strauß-Stiftung (MSS)
Die Marianne-Strauß-Stiftung verfügt derzeit nicht über Internetinformationen. Die Stiftung hilft unverschuldet in Not geratenen Menschen; in der Regel ist Voraussetzung, dass andere Hilfs- und Unterstützungsmöglichkeiten nicht zur Verfügung stehen.
Oettingenstr. 22, 80538 München
Telefon: 089 / 29 49 67
E-Mail: M-S-S@t-online.de

Deutsche Kinderkrebsstiftung
Familien, die durch die Krebserkrankung ihres Kindes in Not geraten sind, können einen Antrag an den Sozialfonds stellen. Bedürftige Familien erhalten nach sorgfältiger Prüfung des Antrags eine einmalige finanzielle Zuwendung, deren Höhe sich nach dem monatlichen Einkommen und der Zahl sowie dem Alter der zum Haushalt gehörenden Personen richtet.
www.kinderkrebsstiftung.de

Information, Foren und Chats im Internet

Inkanet
Das Informationsnetz für Krebspatienten und ihre Angehörigen (INKA) will motivieren, sich eigenständig über die Krankheit und die entsprechenden Beratungsangebote zu informieren. INKA gehört zu den ältesten Initiativen, die im Internet von Betroffenen selbst gestartet wurden. Die INKA-Pinnwand war das erste Forum, in dem sich Krebspatienten untereinander austauschen konnten. Viele thematisch gegliederte Informationen und Links erweitern das Angebot.
www.inkanet.de

krebsgemeinschaft.de
In der krebsgemeinschaft.de können sich Brustkrebspatientinnen und Patienten mit Leukämie nicht nur informieren, sondern v. a. per Chat und Diskussionsforum austauschen. Die krebsgemeinschaft.de ist Teil eines Forschungsprojektes, dass vom Bun-

desministerium für Bildung und Forschung (BMBF) gefördert wird.
www.krebsgemeinschaft.de

Krebs-Kompass

Auf den Seiten des Krebs-Kompass finden sich nicht nur viele themenbezogene Foren und Chats, sondern auch viele direkt abrufbare Informationen und Links, ein Kalender, Anleitung zum »Surfen im Internet« (auch als Broschüre erhältlich) und vieles mehr. Getragen wird der Krebs-Kompass von der Volker-Karl-Oehlrich-Gesellschaft e.V.
www.krebs-kompass.de

Krebs-Webweiser

Das Tumorzentrum Freiburg (www.tumorzentrum-freiburg.de) hat eine sehr große, wenn auch unkommentierte Linksammlung zum Thema Krebs zusammengestellt. In regelmäßigen Abständen erscheint der Krebs-Webweiser auch als gedruckte Broschüre.
www.krebs-webweiser.de

Strahlenschutzorganisationen – national und international

www.ssk.de
(Deutsche Strahlenschutzkommission; SSK)
www.bfs.de
(Deutsches Bundesamt für Strahlenschutz, BfS)
www.icnirp.de
(International Commission on Non-Ionizing Radiation Protection; ICNIRP)
www.who.int/en/
(Weltgesundheitsorganisation; WHO)
www.iarc.fr
(International Agency of Research on Cancer; IARC)

Umweltbelastung

www.bmu.de
(Bundesministerium für Umwelt, Naturschutz und Reaktorsicherheit)
www.umweltbundesamt.de
(Umweltbundesamt)
www.bfr.bund.de
(Bundesinstitut für Risikobewertung; zuständig für die Bereiche Lebensmittel, Kosmetika, Gegenstände des täglichen Bedarfs und Gebrauchsgegenstän-

de sowie für Pflanzenschutzmittel, Biozide und ganz allgemein Chemikalien)

Internationale Krebsinformationsdienste

Seit fast zwei Jahrzehnten arbeiten die Informations- und Beratungsdienste zum Thema Krebs über Ländergrenzen hinweg zusammen. So existiert nicht nur eine Zusammenarbeit deutschsprachiger Krebsinformationsdienste, sondern auch ein Austausch auf europäischer und internationaler Ebene. Die Zusammenarbeit berücksichtigt die unterschiedlichen Strukturen der Gesundheitssysteme und die unterschiedliche Finanzierung der einzelnen Dienste: Während der deutsche KID oder beispielsweise der Cancer Information Service in den USA mit öffentlichen Mitteln gefördert werden, sind andere Angebote bei den nationalen Krebsligen angesiedelt oder ausschließlich durch Spenden finanziert.

Dienste in deutscher Sprache – Luxemburg, Österreich, Schweiz

Fondation Luxembourgeoise contre le Cancer – Luxemburgische Krebsstiftung
209, Route d'Arlon, L-1150 Luxemburg
Information in französischer und deutscher Sprache, »Info Cancer«:
- Telefon: Vorwahl Luxemburg (00352), innerhalb Luxemburgs 352 / 4 53 03-31
- Telefax: Vorwahl Luxemburg (00352), innerhalb Luxemburgs 352 / 4 53 03-333
- Internet: www.cancer.lu/dindex.html
- E-Mail: flcc@pt.lu

Österreichische Krebshilfe Dachverband
Wolfengasse 4, A-1010 Wien
- Telefon: Vorwahl Österreich (0043-1), innerhalb Österreichs 01 / 7 96 64 50
- Telefax: Vorwahl Österreich (0043-1), innerhalb Österreichs 01 / 7 96 64 50-9
- Internet: www.krebshilfe.net (Achtung, es öffnet sich eine neue Bildschirmseite)
- E-Mail: service@krebshilfe.net
- Landesverbände im Internet: www.krebshilfe.net/organisation/landesvereine.shtm

Krebsliga Schweiz – Ligue Swisse contre le Cancer –
Lega Svizzero contro il Cancro
Postfach 8219, CH-3001 Bern
- Krebstelefon (deutsch): aus Deutschland (0041-31) 3 89 91 00, in der Schweiz 0800 / 55 88 38
- Cancer assistance (französisch): in der Schweiz 0800 / 55 42 48
- Linea Cancro (italienisch): in der Schweiz 0800 / 55 62 68
- Im Internet: www.cancer.ch
- E-Mail: info@swisscancer.ch
- E-Mail für Anfragen zu Krebs: helpline@swisscancer.ch

Krebsinformation in den USA

Der Krebsinformationsdienst des Nationalen Krebsforschungsinstituts der USA (Cancer Information Service CIS und National Cancer Institute) war Vorbild für viele weitere Dienste in anderen Ländern.
- www.cancer.gov (in englischer und spanischer Sprache)
- Unter www.cancer.gov/cancertopics/ finden sich viele Informationen über häufige Krebsarte. Bitte beachten Sie: Dass sich das Gesundheitssystem in den USA sehr von dem in Deutschland unterscheidet, wirkt sich teilweise auch auf die Formulierung von Behandlungsstandards aus, auf die Vorgaben zur Früherkennung oder die Nachsorge bei Krebs. Auch sind viele Studien in den USA, die mit öffentlichen Mitteln gefördert werden, für Nicht-U.S.-Staatsbürger nicht ohne weiteres zugänglich.

Dachorganisation en der Krebsinformation – internationale Adressen

Die internationalen Krebsinformationsdienste und Beratungstelefone treffen sich in regelmäßigen Abständen, um gemeinsame Erfahrungen auszutauschen, gemeinsame Qualitätsstandards zu erarbeiten und Initiativen zur Gründung neuer Krebsinformationsdienste in Ländern zu unterstützen, in denen noch kein solches Angebot existiert. Auf der Internetseite der International Cancer Information Service Group (ICIS) findet sich eine Mitgliederliste mit Links zu den jeweiligen Ländern (in englischer Sprache, Ländernamen in Englisch).
www.icisg.org

Herausgeber

Hilke Stamatiadis-Smidt, M.A., übernahm 1976 den Aufbau und die Leitung der Stabsabteilung Presse- und Öffentlichkeitsarbeit des Deutschen Krebsforschungszentrums. 1985 etablierte sie gemeinsam mit Prof. Dr. Almut Sellschopp, Heidelberg-München, den Krebsinformationsdienst für den Bürger, den sie zusätzlich bis zu ihrem Ruhestand Ende 2002 leitete. Nach Studienabschluss war sie vier Jahre im Referat Presse- und Öffentlichkeitsarbeit des Bundesforschungsministeriums in Bonn tätig. Ab 1970 baute sie die Abteilung Presse- und Öffentlichkeitsarbeit der Deutschen Forschungsgemeinschaft in Bonn auf und leitete sie bis 1976. Im Jahr 2002 gründete sie mit Mitarbeitern das Steinbeis-Transferzentrum für Gesundheitsinformation.

Prof. Dr. med. Dr. h.c. mult. Harald zur Hausen leitete in den Jahren 1983–2003 als Vorsitzender des Stiftungsvorstandes das Deutsche Krebsforschungszentrum in Heidelberg. Im Jahr 2003 wurde er emeritiert. Seit dem Jahr 2000 ist er als Herausgeber (Editor-in-Chief) des International Journal of Cancer tätig.

Prof. Dr. med. Otmar D. Wiestler ist seit 2005 Vorstandsvorsitzender und wissenschaftlicher Stiftungsvorstand des Deutschen Krebsforschungszentrums in Heidelberg. Wissenschaftlich beschäftigt er sich mit der Erforschung von Gehirntumoren, insbesondere mit ihren molekularen Ursachen, ihrer molekularen Pathologie und ihrer möglichen Entwicklung aus Stammzellen. Vor seinem Amtsantritt in Heidelberg war er Direktor des Instituts für Neuropathologie der Universität Bonn, das er von 1992 bis 2003 leitete. Parallel dazu baute er das Hirntumor-Referenzzentrum der Deutschen Gesellschaft für Neuropathologie und Neuroanatomie e.V. in Bonn auf und war Mitbegründer der Life & Brain GmbH, Bonn, als deren medizinischer Geschäftsführer er von 2002 bis 2003 wirkte. Otmar Wiestler ist Vorsitzender des Beirats und Mitglied des Vorstands der Deutschen Krebshilfe.

Dr. med. Hans-Joachim Gebest, vormals langjähriger Chefarzt einer Rehabilitationsklinik für Tumorkranke und Oberarzt der Hämatoonkologischen Abteilung der Medizinischen Universitätsklinik Heidelberg, leitet seit 2004 den Krebsinformationsdienst des Deutschen Krebsforschungszentrums mit der Expertise eines onkologisch erfahrenen Klinikers.

Autoren und ihre Beiträge

Krebsinformationsdienst (KID), Deutsches Krebsforschungszentrum

Christian Beitel, Dipl.-Biologe
Arbeitsplatz und Krebsrisiko, Asbest, Chemotherapie, Computertomographie, Elektrosmog, Hochdosischemotherapie, Hyperthermie, Interferone, Interleukin-2, Kernspintomographie, Mobiltelefone und Handys, Radioaktivität und Röntgenstrahlung

Monika Christ, Ärztin
Brustkrebs bei Männern, Gentests, Hormonersatztherapie, Kinderwunsch bei Krebs, Mastopathie, Sexualität

Andrea Gaisser, Ärztin
Was ist Krebs?; Der Krebsinformationsdienst (KID) des Deutschen Krebsforschungszentrums, Biopsie, Brustkrebs, Chemoprävention, Darmkrebs, Entwicklung und Prüfung neuer Krebsmedikamente, Europäischer Kodex gegen Krebs, Herceptin – Antikörper zur Brustkrebstherapie, Hormontherapie, Knochenmetastasen, Krebsfrüherkennung, Lungenkrebs, Mammographie, Molekularbiologische Krebsdiagnostik, Molekularbiologisch begründete Therapie, Photodynamische Lasertherapie, Prostatakrebs, Stoma, Tumormarker, Wachstumsfaktoren der Blutbildung

Dr. med. Hans-Joachim Gebest
Statistik

Dr. med. Regine Hagmann
Ernährung bei Krebs, Ernährung in der Vorbeugung von Krebserkrankungen, Fatigue bei Krebspatienten, Hirnmetastasen, Leukämien, Positronenemissionstomographie, PET-CT, Ultraschalluntersuchung

Gisela Harms, Dipl.-Psychologin
Abkürzungen und Einheiten, Glossar, Adressen der Tumorzentren in Deutschland

Prof. Dr. med. Dr. h.c. mult. Harald zur Hausen
Viren und Krebs

Dr. sc. hum. Birgit Hiller, Dipl.-Biologin
Was ist Krebs?; Aids und Krebs, Alkohol als Krebsrisiko, Alternative, biologische und unkonventionelle Methoden in der Krebstherapie, Ansteckung, Arzneimittel und Nahrungsergänzungsmittel, CUP-Syndrom, Körper-, Haar- und Hautpflege bei Krebs, Sport und Bewegung, Szintigraphie, Thermalkuren, Sauna, Fango und Massage nach Krebs, Umweltbelastung – ein Gesundheitsrisiko? Urlaub und Reisen, Schützen Vitamine vor Krebs?

Prof. Dr. med. Gerhard van Kaick
Behandlungsfolgen von Strahlen- und Chemotherapie, Ionenbestrahlung, Strahlentherapie

Monika Preszly, M. A.
Mistel, Rauchen und Passivrauchen, Wissenschaftlicher Beirat, Nützliche Adressen

Helga Schüssler, Sozialversicherungsfachangestellte
Anschlussheilbehandlung, Haushaltshilfe, Krankengeld bei Erkrankung des Versicherten, Nach- und Festigungskuren bei malignen Geschwulst- und Systemerkrankungen, Rentenversicherung – gesetzliche Renten, Schwerbehinderung, Stationäre Nachsorge für Krebskranke, Wiedereingliederung in das Berufsleben

Carla Simon, Dipl.-Psychologin
Schmerzen bei Krebserkrankungen, Übelkeit und Erbrechen bei Krebserkrankungen

Dr. phil. Sabine Wilcke, Dipl.-Psychologin
Was ist Krebs?; Angehörige, Angst, Krankheitsbewältigung, Lebensqualität, Psychische Einflüsse auf die Krebsentstehung, Psychologische Hilfen, Psychoonkologie, Spontanremission, Sterbehilfe, Sterbebegleitung, Stress, Adressen der psychosozialen Beratungsstellen in Deutschland

Claudia Eberhard-Metzger, Dipl.-Biologin, freie Wissenschaftsjournalistin
Apoptose, Immunsystem, Immuntherapie, Monoklonale Antikörper

Danksagung

Der besondere Dank der Verfasser gilt den nachstehend Genannten, die die Autoren mit ihrem Fachwissen unterstützt haben:

Dr. Andreas Eisenmenger
Deutsche Krebsforschungszentrum

Prof. Dr. med. Uwe Haberkorn
Deutsches Krebsforschungszentrum/
Radiologische Klinik der Universität Heidelberg

Priv.-Doz. Dr. Dipl. Phys. Peter Huber
Deutsches Krebsforschungszentrum

Franz Jakob
AOK-KundenCenter, Heidelberg

Prof. Dr. med. Gerhard von Kaick
Deutsches Krebsforschungszentrum

Dr. med. Gerhard Moldenhauer
Deutsches Krebsforschungszentrum

Dank sei auch dem **Verein zur Förderung der Krebsinformation in Deutschland e.V.** für seine Unterstützung.